足病治疗师规范化
培训教材

足病专科治疗与护理

Foot Disorders: Treatment and Care

周秋红 戴薇薇 周 捷 主编

化学工业出版社
·北京·

内容简介

本书由中南大学湘雅医院糖尿病足防治中心和糖尿病足防治联盟牵头，集结了全国十几家医院的内分泌科、烧伤重建外科、血管外科、骨科、伤口中心等临床一线医护人员合力编写。内容包括概论、糖尿病足、甲病、其他足部相关疾病，其中以糖尿病足的诊治、全病程管理与护理等内容为重点，并提供丰富的案例分析等，注重实用性和可操作性，旨在为医护人员全面了解足病的相关知识、掌握科学的治疗方法和护理措施提供帮助。

本书适合足病诊疗的医师、护理人员阅读。

图书在版编目（CIP）数据

足病专科治疗与护理 / 周秋红，戴薇薇，周捷主编. 北京 ：化学工业出版社，2025. 9. -- ISBN 978-7-122-48858-9

Ⅰ. R658.305；R473.6

中国国家版本馆CIP数据核字第2025JW6785号

责任编辑：戴小玲　李　悦
责任校对：刘曦阳
装帧设计：史利平

出版发行：化学工业出版社
（北京市东城区青年湖南街13号　邮政编码100011）
印　　装：北京宝隆世纪印刷有限公司
710mm×1000mm　1/16　印张21　字数501千字
2025年9月北京第1版第1次印刷

购书咨询：010-64518888　　售后服务：010-64518899
网　　址：http://www.cip.com.cn
凡购买本书，如有缺损质量问题，本社销售中心负责调换。

定　　价：198.00元　

编写人员名单

主　编　周秋红　戴薇薇　周　捷

副主编　付小爱　喻　玲　胡　婷　李明清　彭韦霞　杜俊峰

编　者　（排名不分先后）：

陈　梦　德国陈梦足病师诊所（Praxis fuer Podologie Meng Chen）

崔　旭　中南大学湘雅医院

蔡蕴敏　复旦大学附属金山医院

曹忠昂　领航足科医生集团

曹文娟　上海市长宁区江苏街道社区卫生服务中心

陈　丽　上海市长宁区新华街道社区卫生服务中心

丁　婷　益阳市中心医院

杜俊峰　武汉大学人民医院

戴薇薇　中南大学湘雅医院

德　吉　日喀则市人民医院

胡　婷　中南大学湘雅医院

胡　命　中南大学湘雅医院

付小爱　中南大学湘雅医院

耿琳华　深圳市宝安区妇幼保健院

韩辉武　中南大学湘雅医院

黄　洁　中南大学湘雅医院

蒋铁建　中南大学湘雅医院

靳松娜　中南大学湘雅护理学院

孔伟婷　中南大学湘雅护理学院

李　娜　长沙市第三医院

刘　华　中南大学湘雅医院

李炳辉　华中科技大学同济医学院附属梨园医院

李明清　中南大学湘雅医院

雷少榕　中南大学湘雅医院

欧阳洋　中南大学湘雅医院

彭　欢　中南大学湘雅医院

彭韦霞　益阳市中心医院

琼　达　日喀则市人民医院

孙　权　邵阳学院附属第二医院

粟　娟　中南大学湘雅医院

孙碧霞　中南大学湘雅护理学院

谭琳月　中南大学湘雅护理学院

王　伟　中南大学湘雅医院

王成功　中南大学湘雅医院

吴辽芳　中南大学湘雅医院

王娅平　中南大学湘雅医院

王鸿林　广州华立学院

许　灿　中南大学湘雅医院

喻　玲　中南大学湘雅医院

余征霞　益阳市中心医院

姚慧明　中南大学湘雅医院

殷晓菁　复旦大学附属华东医院

辛慧琳　中南大学湘雅护理学院

张　磊　中南大学湘雅医院

周　捷　中南大学湘雅医院

朱　婷　益阳市中心医院

张　瑛　中国人民解放军联勤保障部队第九二一医院

赵　爽　中南大学湘雅医院

张江林　深圳市人民医院

周秋红　中南大学湘雅医院

郑海亮　首都医科大学附属北京世纪坛医院

赵　薇　中南大学湘雅护理学院

陈国杰　中国人民解放军总医院第四医学中心

秘　书　李　娜　长沙市第三医院

插　图　李紫微　湘雅常德医院

周凌镜　清华大学美术学院

主　审　许樟荣　中国人民解放军战略支援部队特色医学中心

雷闽湘　中南大学湘雅医院

白姣姣　复旦大学附属华东医院

莫永珍　江苏省老年医院

徐　俊　天津医科大学朱宪彝纪念医院

序

足病是现代人常见的健康问题之一，其发病率高，几乎每个人都会在某个时间出现这样或那样的足病问题，如剪趾甲过深引起甲沟损伤，甚至甲沟炎；足的皮肤起水疱或出现足癣、胼胝、灰趾甲等。更为严重的足病，如糖尿病足溃疡，可能引发截肢等严重后果。老年人、糖尿病患者若发生足病，则可能很严重，给患者带来不可逆转的身体伤害和心理创伤。目前我国仅有少数医院的医护人员兼顾足病治疗工作，足病医学专科医护人员匮乏。我国有近 14 亿的人口，却没有一所具有医学专业基础的足病医师培训学院。因此一本全面、专业的足病诊疗规范化教材对于承担足病诊疗的医务人员尤为重要。

《足病专科治疗与护理》一书深入浅出地阐述了足部的解剖结构、生理功能，以及各类足病的成因、临床表现与诊治方法，帮助读者全面了解足病的相关知识，掌握科学的治疗方法和护理措施；以糖尿病足溃疡为重点，兼顾其他的足病，不仅介绍现代医学在足病治疗方面的实践和新技术、新方法的应用，也介绍了传统医学的治疗方法，为足病的治疗提供了多样化的选择；以预防为主，强调足病的防治结合，因人而异，实施足病的筛查与管理；强调护理在足病康复中的重要作用，较为详细地介绍了足病患者的日常护理要点、康复锻炼方法以及心理调适技巧，旨在帮助患者全面恢复健康，充分体现以患者为中心的治疗理念和现代医学对人文关怀的深刻理解与实践。该书注重实用性和可操作性，为读者提供了丰富的案例分析、实用技巧和多学科合作诊疗的模式，使读者能够学以致用，丰富临床实践和提高专业理论水平。本书介绍国内外足病防治模式以及专业人员的培训方法，这是国内外足病及其相关专业人员合作完成的专业参考书，是很有价值的足病诊疗培训教材。

本书的编写人员来自不同的医疗单位和不同的专业，有经过国外正规培训的足病医师、足踝外科医生，更有临床经验丰富的足病相关专业的医生、护士和康复专业人员，这使本书写作风格多元、论述侧重点有别。本书有着颇高的学术与实用意义。我认真阅读了该书，很有收获。在此，我向所有为本书付出辛勤努力的作者、编辑和工作人员表示衷心的感谢。我期待有更多的专业人员关注患者的足部健康，希望《足病专科治疗与护理》能够成为各位同仁工作中的良师益友，为优质的临床足病服务做出贡献，用我们的专业知识和技能帮助广大患者拥有健康的双足。

许樟荣

2025 年 7 月

前·言

随着中国老龄化进程的不断加快，足病患者逐渐增多，对足病的诊疗需求日益突出。患者辗转于骨科、普通外科、皮肤科等多个科室，甚至求医无门，只能求助于服务业技师或在家自行处理，导致病情延误甚至加重。以足部护理需求最大的群体——糖尿病患者为例，近年来我国糖尿病患病率快速增长，成年人总糖尿病加权患病率从 2010 年的 9.7%，2013 年的 10.4% 上升到 2017 年的 12.8%，糖尿病患者总数约 1.298 亿，是全球糖尿病患者人数最多的国家。糖尿病足（diabetic foot，DF）是糖尿病最严重、最常见的并发症之一，也是导致糖尿病患者残疾、死亡的主要原因。糖尿病患者一生中并发 DF 的风险为 15% ~ 25%，在治愈后 1、3、5 年的复发率分别达 34%、61%、70%。世界上每 20s 就有 1 人因 DF 截肢，截肢后患者的 5 年病死率更是高达 50% 左右。因此，DF 不仅严重危害患者的身心健康，影响患者的生活质量，同时也给家庭、卫生机构、社会带来了沉重的经济负担。面对发病率如此之高的糖尿病患者群体和如此严重的糖尿病足溃疡及其他相关足病，我们的防治工作任重道远。

加强足病患者的教育和管理，开展足病防治的多学科合作，贯彻预防为主的理念，可有效降低足溃疡的发生率和截肢率。然而，我国目前尚无足病医学专业，足病医学的专科医护人员依然十分匮乏，也缺少相应的足病诊室，很多足踝疾病还不能做到规范化诊疗。因此，认真研究和解决足病医学专业的教育问题是发展我国足病医学事业的一个十分关键的环节。

鉴于我国目前还缺少较为系统和规范的足病专科治疗与护理的教材和专业参考书，由中南大学湘雅医院糖尿病足防治中心和糖尿病足防治联盟牵头，集结了内分泌科、烧伤重建外科、血管外科、骨科、伤口中心等临床一线的医护人员，历经两年的反复斟酌和讨论修改，共同撰写了本书。本书共分四章，第一章为概论，包括足病的概念、足病医师和足病治疗师的概念、足踝部解剖和生物力学、糖尿病足不同阶段的减压措施、国内外足病医学发展现状、足病治疗师的培养和足病室的建设与管理；第二章介绍糖尿病足，包括糖尿病足的概论、评估、规范化诊疗和护理、多学科合作诊疗、预防、健康教育、全病程管理、临床案例分析等；第三章介绍甲病，包括甲生物学、指（趾）甲的解剖与生理、甲病的定义、甲病的诊断技巧、甲病的体征和常见的甲病类型；第四章介绍了其他足部相关疾病，包括足畸形和常见足部皮肤病变等。本书精准、全面地讲述了足病治疗与护理专业中的关键理论、治疗重点、操作难点，还涵盖了当前的足病防治和管理策略，深入浅出，注重理论联系实际，通过详细、完整的案例分析培养读者的临床思维和临床实践能力。

在本书的编写过程中，承蒙许樟荣教授为本书作序，也得到了多位足病诊疗与护理界同仁的指导和大力支持，在此，谨向所有专家和作者致以诚挚的谢意！对于编写过程中可能存在的不足之处，恳请各位读者给予指正和建议，以便我们在再版时能够及时修正和补充。

周秋红

2025 年 7 月

目·录

线上内容目录

第一章 概论

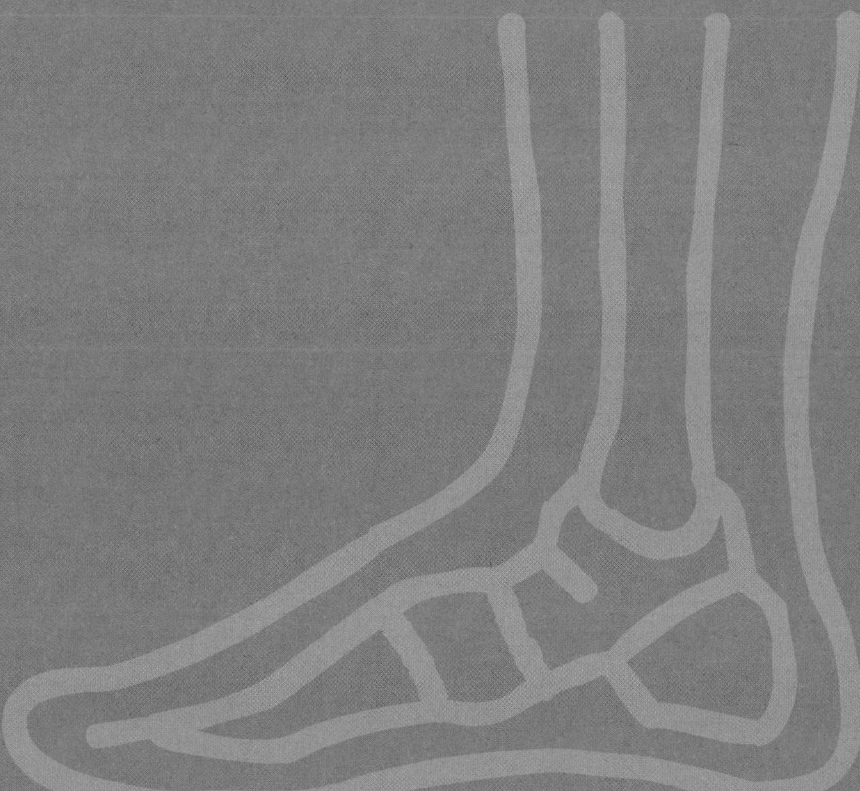

第一节　足病概述

一、足病的概念

足病包括足部皮肤、皮下组织、肌肉、血管、骨骼等组织的解剖异常和生理障碍。从临床意义来说，足病主要指糖尿病足、甲沟炎、嵌甲、胼胝、鸡眼、足部感染、足部皮肤病、足部畸形等。

二、足病医师和足病治疗师的概念

目前国内从事足病诊疗的主要是足病医师和足病治疗师。足病医师是指能够专业处理膝关节以下的包含皮肤、肌肉、血管、神经、骨骼等部位的足部相关疾病的医师；足病治疗师是指为足病患者进行相关的检查和测定，对足部独立地实施护理性操作的足病专科护士。足病治疗师所做的工作有些是预防性的，有些是为了帮助患者恢复健康的，比如为患者进行鸡眼和胼胝修复，对嵌甲进行修剪、矫正，对溃疡伤口进行包扎等[1]。

第二节　足踝部解剖与生物力学

一、足踝部的解剖

足是人体运动和承重的最主要部分，被认为是一个半刚体多关节的复杂肌骨结构。足部有 28 块骨（包括两块第一跖骨下籽骨）、33 个关节，以及 112 条相互交叉的肌肉和韧带，与胫骨和腓骨等踝部结构，它们共同组成了足踝部分的肌肉骨骼系统。足部主要起到以下四个方面的作用：充当支撑基础；提供弹性，以减轻震荡；向前行走时作为杠杆；提供一定的灵活性，以适应不平的路面。结构决定功能，正是由于人体足踝有如此复杂的结构，才能满足以上四大功能。总之，足部既有一定的刚度来承受压力，又具有一定的柔韧性来适应不同路面和运动的需求。

（一）足踝的关节及韧带

从结构上区分，足部可以分为前足、中足、后足三大部分（图 1-2-1），任一部分或关节都非独立体，而是共同参与足踝部的功能。前足由五列趾骨和与之相连的五根跖骨组成，可以活动，方便行走。中足由五块不规则的跗骨组成纵弓，起到一定的减震和稳定的作用。而后足由距骨、跟骨和距下关节组成。距骨的上方与小腿两个长骨（胫骨和腓骨）相连，构成了非单一轴铰链的踝关节。距骨下方与跟骨相连组成距下关节，可允许足部进行一定的内外翻。跗横关节又称为 Charcot 关节，由距舟、跟骰、舟楔组成；而跖跗关节又称为 Lisfranc 关节，是由跖骨基底与骰骨及楔骨相连的关节。踝关节的屈伸运动与距下关节和足的运动是联合的。当踝关节跖屈时足内翻、内旋，当踝关节背屈时足外翻、外旋。实际上，跖背屈伸运动发生在踝关节。足的内外翻则在距下关节发生，跗横关节并无真正内外翻作用，仅有侧方旋转。前足内翻外翻时，一定伴随内旋外旋。

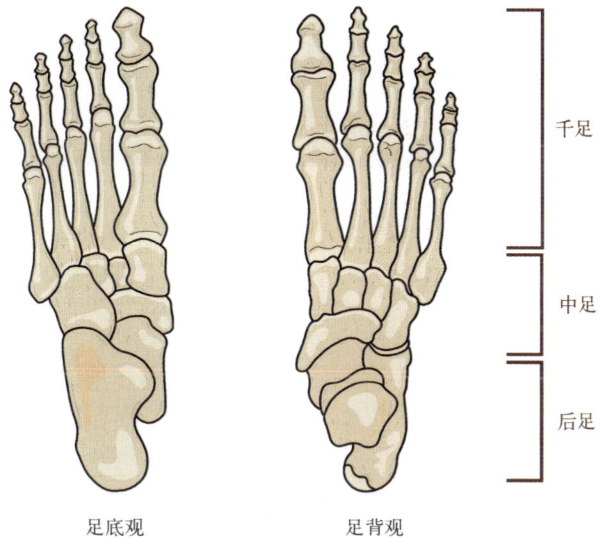

图 1-2-1 足部骨骼的底背视图

踝关节的内侧韧带呈三角形，称为三角韧带（图 1-2-2）。该韧带的特点是强而有力，其作用主要是限制足过度外翻。此外，距腓前韧带，在踝关节跖屈位可限制足内翻活动，在踝关节中立位时，对抗距骨向前移位；距腓后韧带，可限制踝关节过度背伸活动；跟腓韧带，在踝关节 90°位限制足内翻活动。跟舟韧带的背侧面是纤维软骨面，有滑膜覆盖，距骨头部的部分由此面托住。跟舟韧带跖面紧贴胫骨后肌腱，其中部边缘与踝关节的三角韧带会合。总之，外侧韧带的主要作用是限制足、踝的内翻幅度。

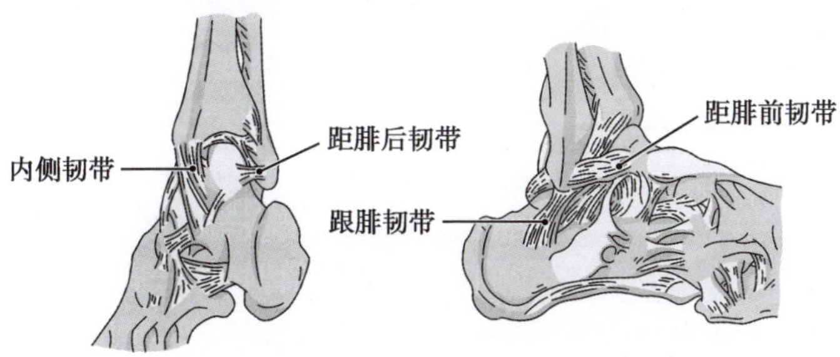

图 1-2-2 踝关节周围韧带群（后斜视图和外侧视图）

（二）纵弓和横弓

纵弓由内外侧柱构成，内侧柱较高，包括跟骨、距骨、舟骨、3 块楔骨及内侧 3 块跖骨。外侧柱较低，由跟骨、骰骨及外侧 2 块跖骨构成。纵弓的结构更有利于人类长期行走，足弓可以减震，且为神经、血管提供安全的通道，更重要的是能为跟腱提供较长的前足力臂。对于稳定的纵弓，跟骨至跖骨头之间的关节是比较僵硬的，因此可以较好地提供杠杆力的传递，而横弓由第 2、第 3 楔骨，以及第 2 ～ 4 跖骨呈楔形排列而成。骨的宽面向上，窄面向下，构成弓形。

（三）足踝的肌肉

足部是由肌肉、肌腱和韧带共同支撑起骨骼和关节的。肌肉既维持足部骨骼的相对位置也通过收缩来实现关节运动。大部分足部的肌肉都起始于下肢并由跟腱连到足部，并且位于足部底部。比目鱼肌和腓肠肌共同组成小腿的三头肌，而三头肌是踝关节最强有力的跖屈肌。胫前肌负责足部的背屈和内翻，胫后肌负责足部的跖屈和内翻，并支撑起足弓，胫骨长肌负责踝关节的背屈和内翻。在足部内部还有很多小肌肉，这些小肌肉可帮助足趾跖屈和背屈。外在肌肉与踝关节和距下关节轴的位置可以解释该肌肉所起的作用，例如跟腱位于踝关节的后方，距下关节的内侧，则跟腱用力时，踝关节有跖屈和内翻。

（四）足的表面解剖

1. 足背

足背皮肤与其他部位皮肤没有大的区别，皮肤较薄（约 2mm），表皮也较薄（约 0.2mm），拥有不发达的毛囊和皮脂腺结构。但是关节部位（跖趾关节）的背面没有毛囊，外分泌腺发达。未累及全层的创伤，会从除关节的足背和趾背以外的毛囊上皮、外分泌腺汗管上皮以及关节处足背皮肤的外分泌腺汗管上皮开始上皮化，皮肤上皮化后很容易形成脱色素状态。

2. 足底

足底皮肤较厚（约 5mm），表皮也厚（约 0.6mm），特别是作为负重部位的足跟，前负重区比非负重区（足弓）有增厚的倾向。在足底，没有发达组织，无毛囊，汗管-汗腺组织较足背的位置深，皮下组织和脂肪组织间有较厚的纤维结缔组织。

二、足踝部生物力学机制

足部是一个生物力学机制复杂的人体结构，与其他运动系统相互作用。足部任何结构的破坏，如疾病、外力或手术损伤等，均会造成其他结构生物力学机制的改变。进一步来说，当正常足踝部各个组成部分的功能受到广泛影响时，整个足踝部功能才会受到严重损害。

虽然解剖上将足部划分成三个部分，但在步态周期中，三个部分的活动会作为一个整体。在这些结构内，任何一部分的改动都会影响整个足部和足踝的正常步态。一个关节的运动将影响足和踝部其他关节的运动。因此当足和足踝的功能或活动有改变时，可以影响整个下肢的步态。

本章将结合步态及足部的生物力学，介绍一些临床上常用的足病减负器具。

（一）足和踝关节的生物力学基础

步行时足部关节的动作是相当复杂的，活动同时进行于多个切面上。实际上足部的运动可被简单地分为非承重和负重两个类别。平均一个人步行的速度约为每分钟 60 步。每一步大约有 60% 的时间双足是在负重的阶段，这段时间称为站立相（stance phase）；在余下约 40% 的步态中便只有一只足在负重，这段时间便称为摆动相（swing phase）。

站立相从一边的足跟接触地面开始，直至同一边的蹰趾离开地面完结，其中包含了三个不同的时段（表 1-2-1）：接触期（contact phase）、站立相中期（mid stance phase）和推进期（propulsion phase）。这个时候双足都在地面上，把体重都压在双足上。虽然双足都在站立相阶段跟地面接触，但各在站立相的不同时段。

表 1-2-1　站立相的三个时段

阶段	表现
接触期	由足跟接触地面开始，到前足掌着地前的阶段。在此期间，足转换为柔软的结构，以吸收来自地面的反作用力（图 1-2-3）
站立中期	由前掌着地，到足跟离开地面前的阶段。在此时段内，足转化为移动适配器，用作吸收压力，适应崎岖地面和保持平衡（图 1-2-4）
推进期	由足跟离开地面，到足趾离开地面前的阶段。足部保持一个硬杠杆的状态，以便把我们的身体往前推进（图 1-2-5）

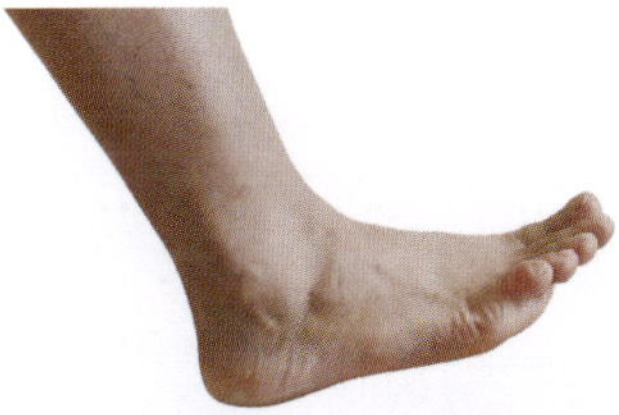

图 1-2-3　接触期——由足跟接触地面开始

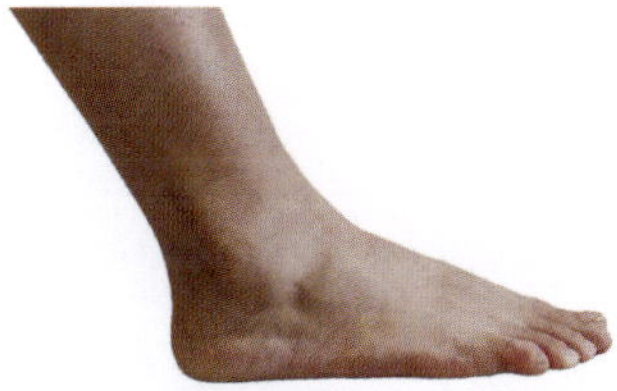

图 1-2-4　站立中期——由前掌着地开始

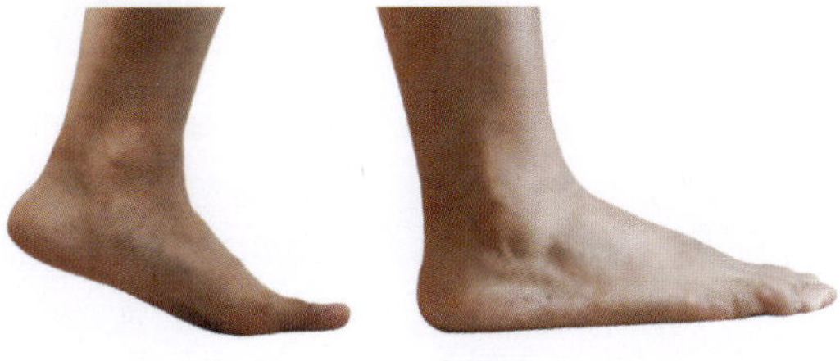

图 1-2-5　推进期——由足跟离开地面开始

在摆动相内只有一只足在负重，而另一只足是在非承重的阶段。在这段时间内，一只足正在姿态中期承受整个身体的重量。虽然另一只足是在非承重阶段，它亦为下一个步态周期准备下肢的正确位置，足跟便能够再一次承受身体重量及接收地面的应力。这样便完成了一整个步态周期。

（二）步行和跑步的步态周期

1. 步行的步态周期

人体的步态是一组由机体各个部分参与形成的节律性、周期性前向运动过程。一个步态周期定义为自一侧足跟着地起，到同一侧足跟再次着地之间的过程。通过该定义方式，可将步态参数如步长、步速以及节律等测量简单化。

一个步态周期可进一步划分为支撑相和摆动相。支撑相约占整个步态周期的38%，摆动相占 62%。支撑相又可以进一步分为双下肢同时着地承重的双侧肢体负重期（0% ～ 12%），后续的单侧肢体负重期（12% ～ 50%），以及摆动相开始前的第二次双侧肢体负重期（50% ～ 62%）。

对侧下肢在步态周期中的时相可通过推算得到。例如，一侧足趾离地通常发生在对侧足部完全着地之后，约在整个步态周期的 12% ；一侧足跟离地发生于对侧下肢摆动相进行到 34% 时，此时处于摆动相的肢体已越过对侧支撑相肢体；最后，该侧足跟着地发生于整个步态周期进行到 50% 时。足部僵直的患者，初始阶段的足跟着地可能会被足趾着地所替代，全足着地占整个步态周期的 7%。小腿三头肌痉挛或挛缩可使足跟离地动作提前发生，而腓肠肌群的萎缩可造成该动作的延迟。胫前肌群的萎缩所导致的足下垂可在下肢摆动与全足着地期间引起髋关节和膝关节伸展运动的增加。

步行作为一个持续运动状态，由于许多动作同时发生，整体分析步行步态周期难度较大。为评估步态周期中各种动作以及足踝部各组成部分的力学机制，将支撑相分为三个阶段：第一阶段，自单侧足跟开始着地到全足完全着地；第二阶段，自全足着地到身体重心越过该足；第三阶段，自足跟离地、踝关节开始跖屈到足趾完全离地。

（1）第一阶段　占整个步态周期的前 15%，自足跟着地到全足底完全接触地面。此时对侧足跟已经离地，但重心仍位于对侧前足。在第一阶段中，足部对落地时的冲击力起到了吸收和缓冲的作用。自足跟着地到全足底完全着地，踝关节发生快速跖屈。在整个步态周期进行到 7% 左右时，踝关节开始背屈。

在第一阶段中，足部承受全身的重量，跟骨快速外翻且足纵弓变平。足弓变平源自距下关节的运动，且在该期达到最大限度。在足部最初触地时，距下关节会出现短暂的旋后，同时伴有踝关节轻度背屈。在第一阶段中，后足由旋后运动迅速变为旋前运动的机制为被动过程，其旋前运动程度完全取决于关节结构、关节囊松紧以及韧带情况。在第一阶段中，并无显著的肌肉活动来限制距下关节的旋前运动。

距下关节是后足旋转与小腿旋转的纽带。在第一阶段中，跟骨外翻通过距下关节及踝关节的传递，转化为小腿的内旋动作。在远端，后足的外翻使跗横关节解锁，从而使足纵弓变平来缓冲冲击力以及吸收能量。

足跟着地后，身体重心出现减速，之后迅速向上加速并越过正在伸展的一侧下肢。足跟着地产生的冲击力以及身体重心的升高，使得地面的反作用力约增加了体重的 15% ～ 25%。

在第一阶段，胫前肌群的离心收缩减缓了踝关节跖屈的速度。此时小腿后侧以及足内侧肌群处于放松状态。上述肌群的放松状态有利于足纵弓的形变。胫前肌群的萎缩会导致上述减速运动的缺失以及典型足部拍击地面动作的出现。

（2）第二阶段 占整个步态周期的 15% ～ 40%。在该阶段，身体重心越过承重的下肢。身体重心在越过承重下肢时，其高度达到最大，此时处于整个步态周期的 35%，之后重心开始下降。在该阶段，足部由松弛缓冲的状态转为刚性承重状态。

在第二阶段，踝关节开始背屈，并在整个步态周期进行到 40% 时背屈程度达到最大。此时踝关节承重达到最大值，约为身体重量的 4.5 倍。整个步态周期进行到 34% 时，足跟开始离地，对侧下肢开始越过处于支撑相的一侧肢体。之后在周期进行到 40% 时，承重的足部开始跖屈。

在第二阶段，距下关节逐渐发生内翻。该动作发生于正常人步态周期的 30%，发生于平足患者步态周期的 15%。该动作由多种因素促成，但由哪个因素主导尚无定论。对侧摆动相肢体使支撑相肢体产生外旋，这一外旋扭力通过距下关节传导，使跟骨发生内翻。踝关节轴线的倾斜、跖骨排列的倾斜以及足底跖筋膜也对后足内翻产生作用。距下关节内翻影响到中足，增加了跗横关节的稳定性，并使中足由之前松弛状态转化为刚性状态。

在该阶段，足部并未承受身体的全部重量，使得人体可以实现单侧肢体负重。压力测试显示，在该阶段足部承重仅为体重的 70% ～ 80%。

在第二阶段中，肌肉的收缩活动使足部与下肢功能发生了重要改变。小腿后侧肌群、外侧肌群以及足底内侧肌群处于兴奋状态。正常人足底内侧肌群的兴奋始于整个步态周期的 30%，而平足患者始于 15%。小腿后侧肌群的收缩减慢了胫骨向前越过足部的速度，进而有助于对侧下肢增加步长。该部位肌群的萎缩将导致对侧下肢足跟过早着地，从而使步长缩短。

（3）第三阶段 占整个步态周期的 40% ～ 62%。在该阶段中随着对侧肢体获得有效步长，踝关节快速跖屈直至足趾离地。在该阶段，距下关节继续内翻并在足趾离地时达到最大限度，进而使前足部从第一阶段的松弛缓冲状态转化为足趾离地时的刚性状态。该内翻动作是第二阶段动作的延续，其产生于小腿外旋扭力通过踝关节及距下关节的传导、踝关节关节面的倾斜、跖腱膜的紧张以及跖骨的倾斜排列。在远端，跟骨内翻使跗横关节由之前的放松状态变为刚性状态，此外由于身体重量及跖腱膜紧张使距舟关节受力增加，从而稳定距舟关节。

在第三阶段的初始，压力测试显示足部受力增加，这是由于身体重心的下降。此时足部受力约为体重的 1.2 倍。随后支持足与地面的作用力逐渐降为零，而身体重量由对侧足部开始承受。

在第三阶段，以小腿三头肌为主的小腿后方肌群收缩，引起踝关节的跖屈。该跖屈动作使支撑相相对延长。尽管跖屈运动在该阶段一直持续并达到最大，但小腿后侧肌群在达到步态周期的 50% 后便不再收缩，余下的踝关节跖屈主要由身体重心向对侧足部的转移所驱动。足底内侧肌群直至足趾离地后一直处于收缩状态。但相比于足底内侧肌群的收缩作用，跖腱膜在足纵弓的维持中占主导作用。该阶段由于足趾背屈，跖腱膜发生紧张，牵拉引发跖骨头跖屈，从而维持足纵弓高度。胫前肌群在该阶段的最后 5% 时出现收缩，可能是为踝关节在足趾离地后的背屈运动做准备。

2. 跑步的步态周期

在正常步行时，始终有至少一侧下肢与地面接触。随着速度的提高，会出现一个双侧肢体同时离地的腾空期，且足部与地面接触的时间以及该时间在整个步态周期中所占的比例均有所缩短。此外，由步行转化为跑步的临界步速大于由跑步转化为步行的临界步速。

（三）人体运动学

人体在运动过程中以特殊的方式进行双腿直立行走。步行不仅仅是一个将一侧足部放置于另一侧足部前方的简单动作。在步行期间，全身均处于运动状态。两个人的步态是完全不一样的，即使是同一个人的步态也并不是始终保持不变的。在不同环境中，参与步行的身体各个部位结构均会发生改变，如鞋的类型、机体疲劳程度、体重变化以及其他各种因素引起某些结构功能降低的情况。尽管上述结构功能会发生不同的改变，但通过系统整合仍可维持协调的步行状态。所以足病师在临床中不能单独参考步态生物力学相关参数的均值，要重视各个结构的生物力学参数在人群中的差异，更应了解各个结构之间相互作用的关系。

（四）人体动力学

1. 足底压力动力学

步行时的足底压力研究已经在多个临床领域发挥价值，包括导致一系列临床相关症状的前足压力研究。前足压力升高可导致跖骨头疼痛或神经性溃疡，通过对鞋垫的简单修改即可使之缓解。糖尿病足或神经性足部溃疡与相关区域垂直压力和水平方向剪切力的增高有关。此类患者的足底压力有从前足内侧移向外侧的趋势，而足趾所受压力则有所降低。

踇外翻患者由于第一跖骨头及踇趾承受的压力减小、其他各跖骨头承受压力的增加，通常产生转移性跖痛，并与畸形严重程度相关。踇外翻合并转移性跖痛者的第 2 ～ 5 跖骨头的峰值压力及峰值持续时间均高于无转移性跖痛者。

跟腱和跖腱膜也会对足底压力和步态生物力学产生影响。跟腱牵拉所引发的提踵运动使得身体重心在垂直的方向位移最小化，同时使能量消耗降至最低。在支撑相，由于踝关节背屈，能量储存于小腿三头肌中，此时韧带处于弹性拉伸状态。随后，韧带在踝关节跖屈提踵时恢复初始状态。这种韧带的弹性回缩有利于小腿三头肌保持活化状态并在步态周期中以最高效率运作。小腿三头肌的收缩使步长增大，踝关节通过跖屈有效延长了下肢长度。慢性跟腱损伤患者在运动中会利用除了踝关节以外足部的其他部位活动，反而会使踝关节变得僵硬。此类患者在足部落地后，达到第一次垂直作用力峰值所用的时间缩短，提示其足部的缓冲功能降低，但代表跖骨头区所受压力的第二次压力峰值并未降低。对足底溃疡的糖尿病患者，使用延长跟腱的方法可以加快其愈合速度并降低神经病理性溃疡的复发率。跟腱延长术后初期踝关节背屈增加，跖屈力矩和足底峰值压力均有减小，但在术后7个月后，尽管踝关节背屈角度仍然维持，但跖屈力矩和足底压力均有所回升。这提示足底峰值压力的减小与踝关节跖屈肌群肌力减小的相关性比与踝关节背屈增加的相关性更大。

2. 足底压力的测量

足底压力以及地面反作用力的测量在相关研究领域已较为完善，这使我们对足踝部的生物力学机制有了重新的认识。通过与其他技术相结合，如高速相机、运动传感仪器、电子测角仪以及肌电图测试仪（EMG）等，对地面反作用力的研究帮助我们了解了步态过程中的运动学与动力学机制。

间接测量技术基于对其他可测量的步态参数与足底作用力之间的关系进行测量，避免了对昂贵、笨重测量仪器的依赖。

直接测量技术通过物理方法或电子传感器将足与地面的作用转化为可被测量的参数。不同的直接测量体系可通过不同手段来记录足底的压力或者地面反作用力。空间分辨率以及样本差异会影响到系统记录足底的真实峰值压力以及对足底特定区域的识别。最早的直接测量手段是根据材料的物理特性来获得足与地面的相互作用。将足置于黏土、石膏或土壤中，通过足印的深浅来判断足底压力的分布。应用材料包括橡胶垫结合纵脊锥形投影或多层网格（如Harris-Beath垫）等。当站立或行走于其上时，产生的压力与材料凹陷的程度成正比，进而可以对足底压力进行测量。上述方法廉价、便携，但其测量结果分辨率较低且不能实时分辨。

以肉眼观察为基础的研究体系依赖于对站立或步行时足底面的观察，首先要了解与足部压力对应的足部解剖构造（图1-2-6）。

其次需要知晓足弓指标，正常的足弓面积百分比为20%～25%（图1-2-7），＜20%属于高弓足（图1-2-8），＞26%属于扁平足（图1-2-9）。

最直观的方法是双足站立于一块透明的平板上，直接观察或用影像记录足底的形态。该方法为足底形态学研究提供了一种精确、动态以及定性的测量手段。在上述平板上添加一个物理传感器，可对足底不同区域的压力进行量化，并且可以弥补单独应用传感器测量时由于压力的瞬时变化而无法测量的一些数据。通过对所得图像的记录和校准，可以达到Harris-Beath垫无法保证的空间分辨度，并实现对实时压力的测量。

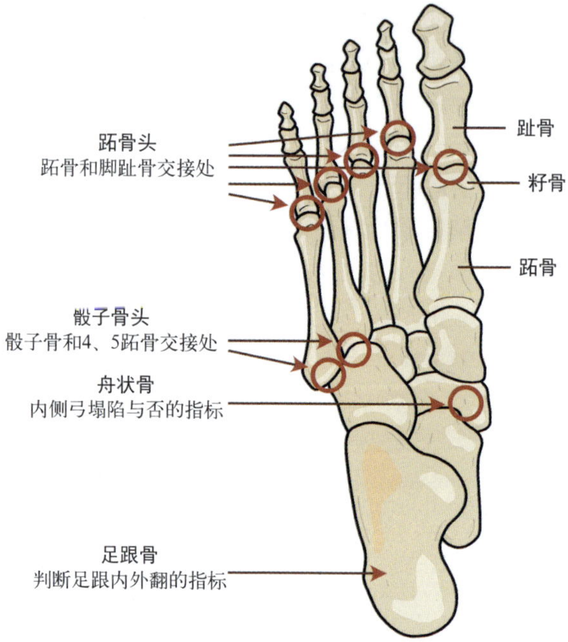

图 1-2-6　与足部压力对应的足部解剖构造

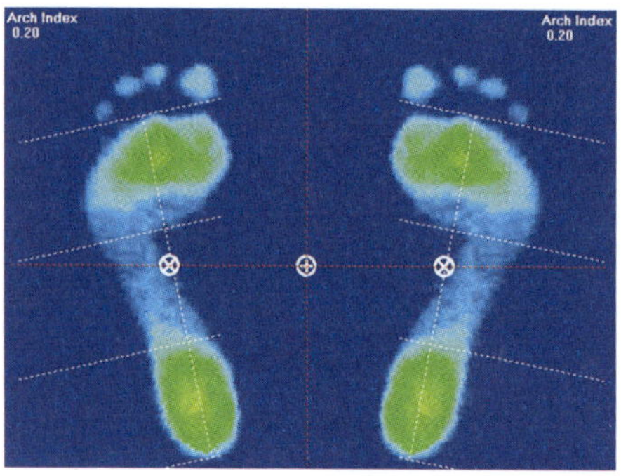

图 1-2-7　正常足

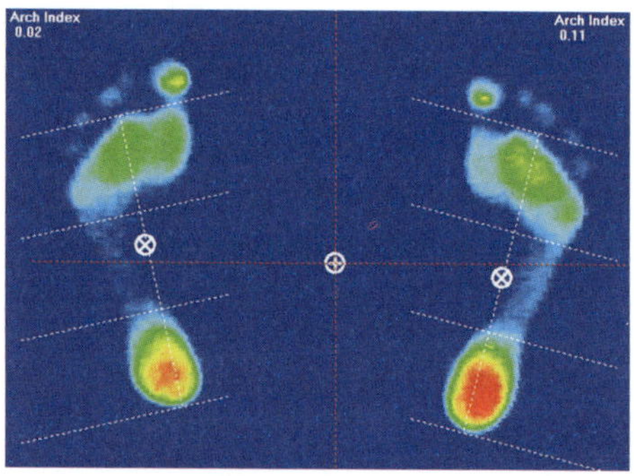

图 1-2-8　高弓足

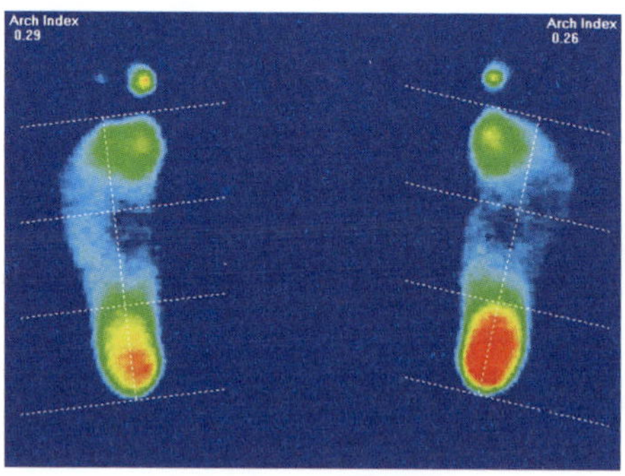

图 1-2-9　扁平足

随着技术的发展，临床上压力传感器的尺寸较先前缩小了很多，这使得测量足底不同区域的压力成为可能。这些传感器可置于足底特定的受力点或受力区域，从而描绘出步行或站立时足底的压力分布图。这些数据可用来绘制成整个步态周期中包含时间与空间因素的足底受力图。许多系统是通过在平板中置入有压力传感器的薄膜或膜片等仪器，来进行足底压力测量（图 1-2-10）。此外，还可以选择将含有传感器的薄膜置入鞋中（图 1-2-11）。

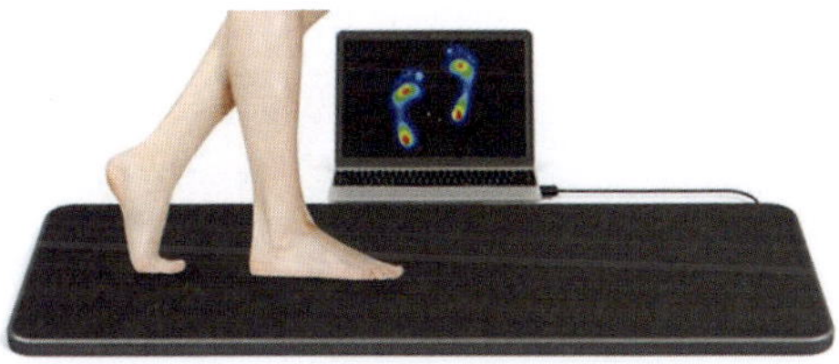

图 1-2-10 平板传感器测试足底压力

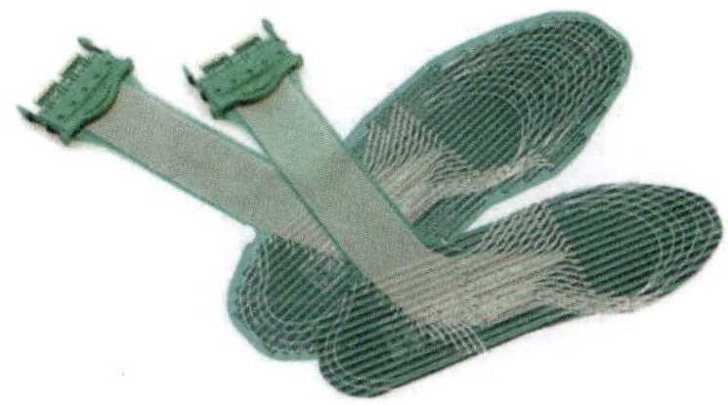

图 1-2-11 鞋垫式传感器

通过上述方法，可在更多的环境以及不同影响因素下对足底压力进行测量，同时也能分析鞋本身的影响。因此，平板传感器测试法与鞋垫式传感器测试法在光足或穿戴硬底鞋垫测量时能够较好地关联。

三、足踝部的组织应力

足底压力是指单位面积的足底和地面之间的总体相互垂直作用力。正常人的足底压力参数和分布有一定的规律，疾病状态时足部畸形或功能异常可导致足底压力改变和分布异常。其中足部畸形是引起足底局部压力过大的重要因素，任何畸形都可能引起足部形成高压区，导致胼胝形成、韧带松弛、关节病变，进而引起局部缺血或步态异常而损伤足部皮肤，最终形成溃疡。检测糖尿病患者足底压力可筛查并发现高危人群、早期诊断糖尿病足、判断足病的病因及其严重程度，为早期干预和治疗提供依据。

（一）设计减负器具时常用的方法

（1）用有减震功能的材料做鞋垫，减少足底撞击地面时产生的应力。

（2）运用羊毛垫来增加负重面积，使重量均匀地分配。

（3）可以使用助行器和休息等措施来减少应力。

（4）减少小面积的负重力量。例如在有爪形趾的患者所穿着的鞋头部位进行额外的深度调整，以减少压力集中于趾间关节的背侧部皮肤。

（二）矫形材料的选择

能否成功地治疗下肢结构或生物力学不足的因素，除了医患合作外，还依赖于全面的临床下肢生物力学应用评估，在机械控制上是否应用其知识。另外，足病治疗师还需要认识不同矫形材料的性能、性质和特点等。用于足部减负的矫形材料种类繁多，一般可分为软性或弹性，半刚性或半灵活性及硬刚性；也可从其密度上分为低、中或高密度。材料的性能特点主要是以供应商所做的材料力学行为测试而确定的。表 1-2-2 简单介绍了常用的矫形材料。

表 1-2-2 常用的矫形材料

种类	作用	举例
高密度、硬刚性	主要用作矫形器的外壳，承受重量	Cork 聚丙烯
中密度、半刚性或半灵活性	主要用作外壳和重新分配重量	乙烯-醋酸乙烯酯共聚物
低密度、软性或弹性	主要用作组织缓冲、减震和调节	PPT（pressure perfect technology）

第三节 糖尿病足不同阶段的减压措施

糖尿病足不易愈合、治疗困难、容易复发，其临床防治一直是医护人员工作中的重点。对于存在神经病变的足溃疡，使用适当的减压干预措施减轻过大的机械应力更是其治疗的基石。常见的减压干预措施包括：各类减压装置（如全接触式石膏、可拆卸石膏助行器、不可拆卸石膏助行器及踝-足矫形器等）、减压（治疗）鞋具、减压手术（如跟腱延长术、跖骨头切除术、关节成形术及趾屈肌腱切断术等）及其他非手术减压措施（如卧床休息、轮椅、减压敷料及毛毡泡沫等）。

根据危险因素在临床上把糖尿病足分为四个阶段，见表 1-3-1。在每个阶段的患者将参与不同的治疗计划，包括足部护理教育、足部评估、足部治疗、足部减负控制和多学科协作等。

表 1-3-1 糖尿病足的不同阶段

不同阶段	表现
正常足	临床上未发现糖尿病足的并发症
高危足	患者已有一种或一种以上的足溃疡风险因素
溃烂足	足部已有皮肤破裂或溃疡
截肢足	已接受足趾或足部分截肢手术

一、正常足

这个阶段的足部护理方面，应注重健康教育及提升患者对足部护理的自我意识，包括皮肤、足趾甲、小伤口的处理以及如何选择合适的袜子和鞋子。袜子方面应穿着棉质袜子，棉质袜子利于吸汗，这一点在南方潮湿气候尤为重要。应选购可保护足跟、趾部和足部的鞋子，特别在足趾部位应有足够空间，不可过大或过小，亦应选择柔软、透气及吸汗的物料。

以下是在选择鞋子时应注意的事项：①选择有鞋带、鞋扣或尼龙搭扣带的鞋子；②应该同时试穿一双鞋，而不是根据鞋的大小去判定是否适合自己的脚；③应根据最大的那只足去选择新鞋，因为大部分人两只足的大小不一样。同时根据最长的足趾预留约 2cm 的空间；④鞋跟高度不应大于 2cm，因为这会增加前掌的压力和软组织的负荷；⑤应选择可拆式、有缓冲作用的鞋垫；⑥可穿鞋子在店内走动几分钟，看大小是否合适；⑦避免狭窄的鞋及尖鞋头；⑧每天穿之前应检查鞋子。

二、高危足

这个阶段的糖尿病患者已发现有一种或一种以上的糖尿病足部溃疡的风险因素。糖尿病并发症对足部有多方面的影响。周围神经病变会损伤感觉神经使双足保护性感觉缺失，使双足变得不敏感；运动神经亦会受到影响，造成足趾变形，使跖骨头底部突出及趾关节畸形，这些神经病变容易导致患者因步行或穿着不合适的鞋子而受伤害。此外，糖尿病并发症也会使自主神经受损，造成皮肤干燥，皮肤往往会形成裂缝，有可能导致感染。

国际糖尿病足工作组提供了多个糖尿病足减负的手术方法，例如跟腱延长术、硅酮注射术、足部胼胝清创术、跖骨切除术、关节置换术等。但并非所有患者都是手术治疗的合适人选。事实上，在临床工作中，大部分糖尿病足的减负治疗都是依赖临床或工作室制造的器具去完成的。

神经病变所引致的足溃疡是导致糖尿病患者截肢最常见的原因之一。文献指出，导致糖尿病神经病变足溃疡和影响其愈合的三个主要因素是足部畸形、关节活动受限和重复的压力。为了防止这些因素引起足部组织损伤，足溃疡部位的减压治疗是必要的。表 1-3-2 是一些常用作减轻足部负荷的治疗方式。

表 1-3-2 减轻足部负荷的治疗方式

方式	举例
缓冲	运用不同密度以及具有缓冲作用的软胶制造铸模性（定制型）或非铸模性（预制型）的鞋垫
减少负荷	减少活动，休息或卧床时，使用拐杖、助行器等辅助装置
重新分配压力	运用跖底垫、填充垫或特制鞋垫重新分配足底压力，减轻局部压力过大带来的影响
鞋和鞋类的处方	调整鞋子的宽度和（或）深度，以减少前足畸形的影响
改变步态	运用全接触式石膏、半鞋等改变步态，从而减轻足部的负重

要想在机械控制及减负治疗上获得良好的效果，足病师需运用一定的下肢生物力学知识为高风险人群进行足部评估和检查：①检查损伤组织、压点、溃疡、鸡眼和胼胝的位置；②检查足部的畸形或异常；③评估关节的灵活性；④步态分析；⑤态势评估；⑥压力分析；⑦鞋底及皮革损耗的情况分析；⑧患者的活动水平评估。

在这里，我们将介绍一些高危足的足部减负常用设备，包括跖骨底垫、趾垫、鞋子、鞋垫。有时为了达到更好的减压效果，可同时使用这些设备。

（一）跖骨底垫

这种垫是为长期固定或半脱位的跖趾关节而设计，通过重新分配前足底部过多的负荷，来减轻局部压力过大的影响。该垫放置的部位应在前足底部，覆盖至跖骨头下方，边缘应是斜面的，以确保站立或步行时不会因边缘过厚而导致不适。

跖骨底垫，可用不同的材料去制造，包括羊毛垫。用羊毛垫或泡沫垫所制成的跖骨垫可贴在溃疡部的皮肤上，每 3 ～ 4 天更换一次，它可以有效减轻足部溃疡处的压力负荷。跖骨底垫应根据患者所在地区的气候而定，因为温暖的环境容易加剧糖尿病足溃疡（diabetic foot ulcer，DFU）的严重程度，甚至增加截肢的概率。夏季有较高的湿度和温度，在临床上会倾向于缩短更换的次数，亦可使用其他可清洗的材料去制造可循环利用的跖骨垫。腔孔类型的跖骨底垫应覆盖前足至中足，运用较大面积去分配压力，并且运用斜面的边缘去减少垂直压力的影响。

（二）趾垫

糖尿病患者因并发运动神经病变，易导致足部肌肉萎缩，出现爪状趾或锤状趾。趾垫的设计是为了减少趾畸形的影响。临床上多用医用隔离垫，这类垫大多是可更换的，有的亦可清洗，设计上可用松紧带固定于足趾位置。趾垫的作用在于增加负重表面的面积，从而重新分配趾底压力；为趾尖部提供缓冲作用，减少对足部皮肤的摩擦，预防鸡眼和胼胝形成；降低高风险足发展成足溃疡的风险；保持相关部位获得全压应力；覆盖对应的问题部位，起到减压效应；兼容鞋具，使其穿着舒适；保护足的易侵蚀部位（图 1-3-1、图 1-3-2）。

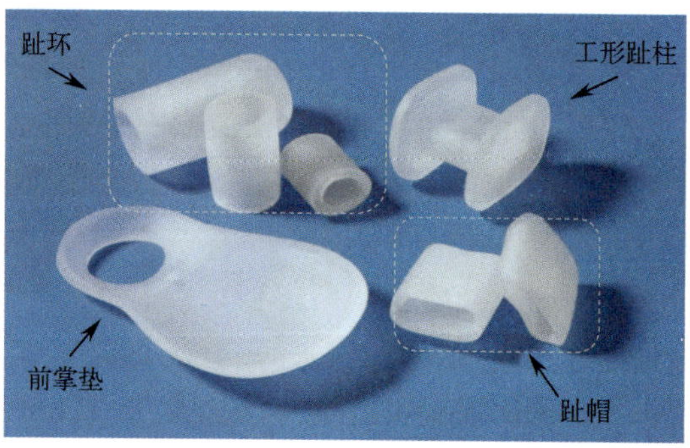

图 1-3-1　趾帽、趾环、前掌垫、工形趾柱

（三）鞋子

高危足鞋子选择的注意事项同正常足。鞋内空间宜深，可摆放鞋垫且适合大部分足形；采用有弹性的物料，让跚趾外翻、足趾变形等足病患者穿着时亦能保持足部舒适；鞋底有防滑设计，增加走路安全性；后跟有加硬设计，可有效稳定步姿；

抗菌；透气；柔软；轻便（图 1-3-3）。

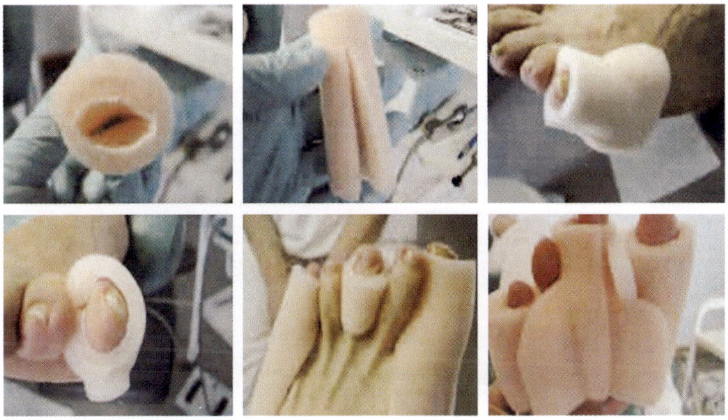

图 1-3-2 医用隔离垫

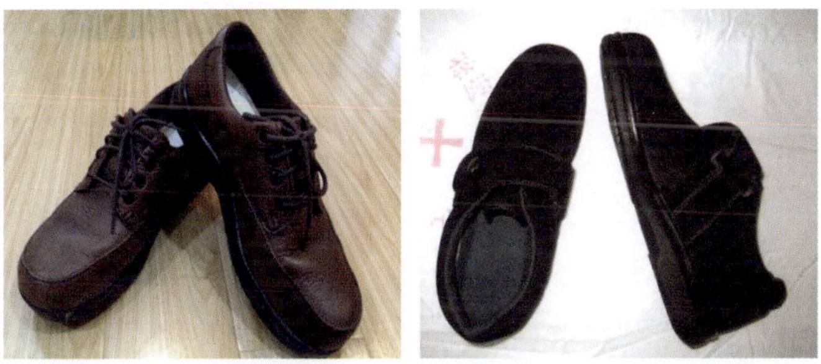

图 1-3-3 糖尿病足定制鞋

（四）鞋垫

几乎所有影响足底部的病理问题都可以通过鞋垫提供压力支持。在使用上有一点要注意，就是要确保鞋内有足够的深度及空间去容纳鞋垫。最好的方法是买鞋时选择可拆式的鞋垫类。鞋垫可以减少局部峰值压力和压力 / 时间积分等，亦可增加负重的接触面积。因此鞋垫可被应用于不同阶段的糖尿病足，包括正常足、高风险足、溃烂足，甚至夏科氏关节病。

鞋垫有许多不同的类型，包括平面类鞋垫、轮廓类鞋垫和在不同条件下铸造足模的鞋垫。铸造型鞋垫多取自足部模型，设计上一般可以提供支持和保护的作用。定制鞋垫在减负功效上比平面鞋垫更有效，它能大大降低峰值压力、足跟和第 1 跖骨头处的应力（图 1-3-4）。鞋垫的制造方法亦有多种，在制作上需要一定的技能和经验，才可成为合适和有效的减负器具。它可以通过使用低温热塑胶材料，直接从足上铸造轮廓鞋垫，或用石膏绷带铸造足模，然后从足模再铸造成鞋垫。

足模铸造的方式亦各有不同，包括非承重、半负重和全负重。从非负重的足上所铸造的足模是减负功效最佳的，因为这样才可做出最适当的鞋垫去配合足的灵活度。

市面上亦有多种成品或半成品的轮廓类鞋垫，这类鞋垫需要在临床上加工或添加其他配件。它们所需要的制造时间相对较少，但成本比较高。临床中也会遇到有些患者为了节约费用自制鞋垫，利用泡沫敷料制作，在溃疡部或者足部压力较大的地方进行裁剪来达到减压的目的（图 1-3-5）。我们一般不建议患者自制鞋垫，因为需要患者经过足部压力测定，根据压力值定制的鞋垫才能更好地达到减压的效果。随着技术的日益更新，在足病治疗中也可以应用 3D 技术，如用 3D 打印减压鞋垫（图 1-3-6）。

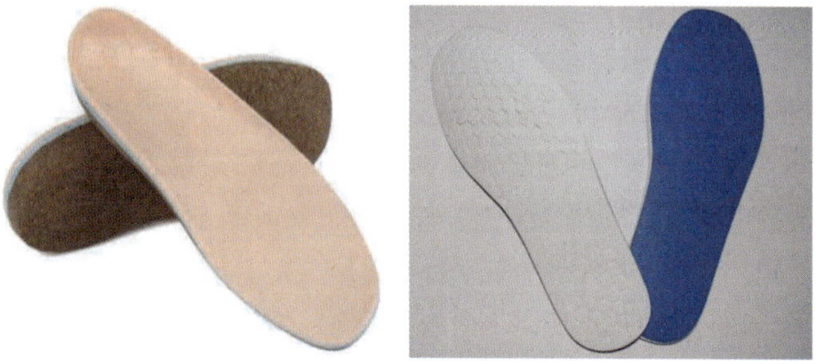

图 1-3-4　足病定制鞋垫

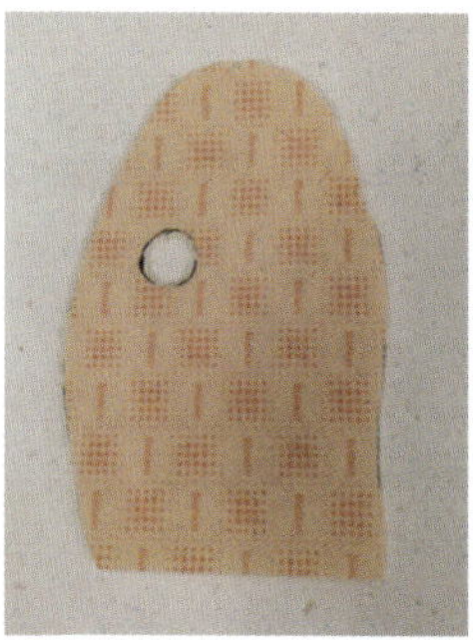

图 1-3-5　患者自制的鞋垫

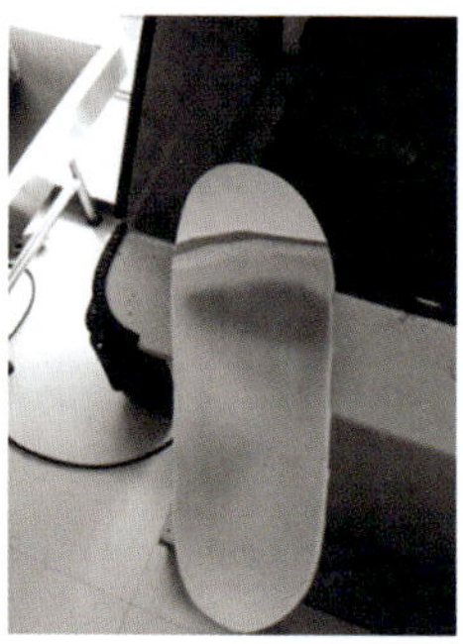

图 1-3-6　3D 打印的减压鞋垫

案例分享：患者右足因为糖尿病足行截肢术后 1 个月余，前足部胼胝形成后破溃，予以换药，定制减压鞋垫（图 1-3-7、图 1-3-8）。

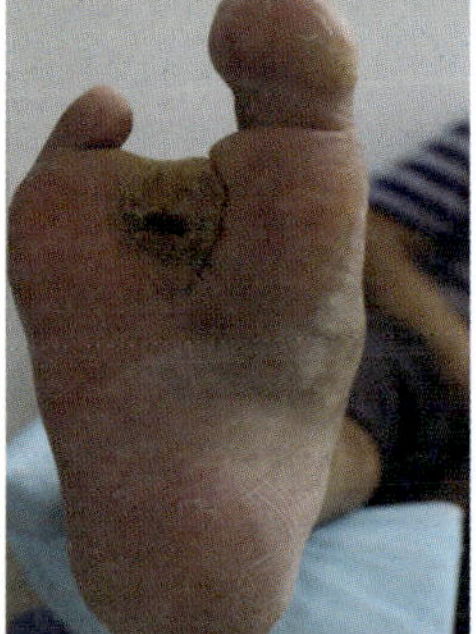

图 1-3-7　右足截肢术后胼胝形成

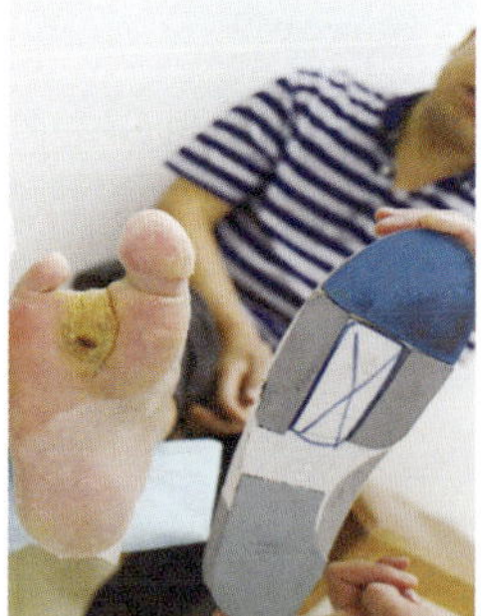

图 1-3-8　定制鞋垫

三、溃烂足

在治疗糖尿病足溃疡的过程中，除感染治疗、糖尿病的控制、伤口护理和血管重建外，力学控制是另一个愈合的关键因素。足底部压力峰值过高会延长溃疡愈合的时间。足部的减压治疗是治疗糖尿病足溃疡的过程中最重要的方面。大多数的溃疡都发生在前足部，所以前足区的减负工作尤为重要。

溃烂足的机械控制目标：卸下压力的同时保持患者可做轻度的走动；加强软组织的可生性；促进伤口愈合；减轻压力、摩擦和剪切应力，同时保持皮肤的滋润和温度在适当水平，以支持软组织的健康生长。

下面将介绍一些足部减负常用的设备，包括助行器具（拐杖和轮椅）、治疗鞋类、全接触式石膏支具、可拆卸助行器等。至于趾垫、鞋垫、跖底垫也可以在足溃疡的治疗中一起使用。

（一）助行器具（拐杖和轮椅）

轮椅作为有效的减压装置，能让患者在免负重状态下走动；但其体积较大，可能无法适配所有患者的家居环境。

拐杖也是有效的减压设备。但使用拐杖前需要教会患者正确的使用方法，以确保患者有足够的上身力量及耐力去使用这些设备。此外，拐杖可能会导致对侧肢体受到额外的压力从而增加足溃疡的风险。

（二）治疗鞋类

治疗鞋类包含了很多具有保护或减负作用的鞋子（图 1-3-9）。这包括前或后半鞋、手术鞋、处方的特制鞋、特宽鞋头的鞋类、楔形鞋底类等。这些鞋大多是成品鞋，容易穿脱，相比某些减负支具，如全接触式石膏支具等，更容易让患者接受。

半鞋是专门为减轻前足局部的负荷，以此保护术后的前足区而设计的。该鞋有近 10°背屈的鞋底，旨在消除前足区在推进步态中的压力。这种特性能用于大部分的糖尿病足溃疡。它比单独用手术鞋或在手术鞋上加上泡沫敷料的减负方法效果更有好处。国际糖尿病足工作组建议一些不适用全接触式石膏支具或可拆卸石膏助行器的神经病变性糖尿病足溃疡患者，可改选用半鞋做减负器具。处方的特制鞋类是为一些足部畸形患者而特别设计的。此类鞋除了设计上保护双足外，在有需要时可

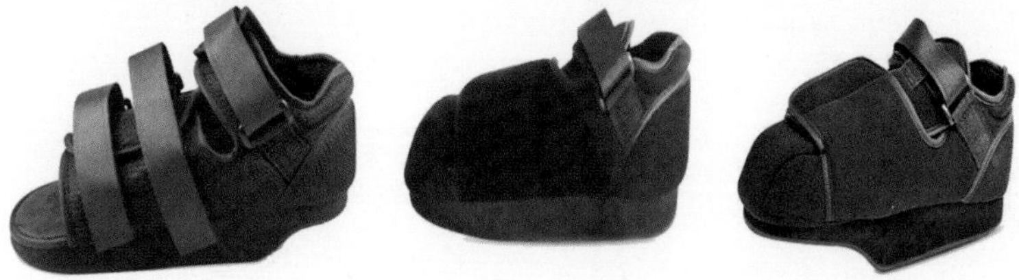

图 1-3-9 减压鞋

改善患者在下肢生物力学上的缺陷，亦可增加减负的功效，但这类鞋需要配合制鞋技术人员的特殊技能。

（三）全接触式石膏支具

全接触式石膏支具在治疗糖尿病足溃疡或夏科氏关节病方面是一种非常有效的支具。它能减少足底溃疡部位的局部压力和糖尿病神经病变足的高峰压力点，是减少糖尿病足的足底压力的黄金标准。此外，它可以固定皮肤溃疡边缘，保护足底，避免再次创伤，控制和减少下肢水肿等（图 1-3-10）。

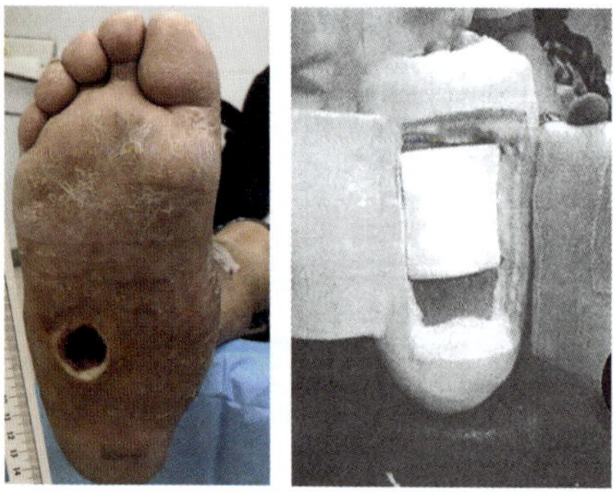

图 1-3-10　全接触式石膏支具

全接触式石膏支具的设计可消除跖骨头和足趾表面的负荷，减少前足底部的压力。它可把应力转移到患者的小腿和足后部。另外，它还能改变步行速度和步幅。但这些因素是否有助于减少压力，现在还不太清楚。

一般的全接触式石膏支具没有窗口用来进行伤口清洗或检查。不过，可在伤口部位剪去部分的全接触式石膏来实现窗口的功能。这种有窗口的全接触式石膏支具比前半鞋或后半鞋更能有效地治疗糖尿病足的足底溃疡，降低患继发性骨髓炎的风险。但是，这种窗口式设计也有潜在的问题，如果窗口过小，会限制其作用；如果过大，亦会影响溃烂区的减负作用，还会妨碍窗口位置开关或导致塌陷。

不过全接触式石膏支具也有缺点，包括皮肤擦伤、使用后的行动不稳定（特别是老年人）、容易绊倒、引发伤口感染等。许多人不能接受不可自行拆除的器具，因为它在日常活动中会造成诸多不便。医生要和患者加强沟通，选择配合的患者进行此类治疗是成功使用全接触式石膏支具的关键。特别注意，对每一名使用全接触式石膏支具的患者进行口头解释，并且给予一张使用全接触式石膏支具的重要事项和须知，见表 1-3-3、表 1-3-4。

表 1-3-3　使用全接触式石膏支具的重要事项

如发现下列情况，请立刻向足病医师或足病医师查询及诊治；请在办公时间内，致电医院或直接到足病室求诊；非办公时间内，可到急症室求诊
1. 患肢疼痛加剧
2. 患肢麻痹、肿胀、皮色变得苍白或紫蓝色
3. 患肢被石膏边缘磨损
4. 石膏绷得太紧
5. 石膏有裂痕或破裂
6. 有臭味或有液体渗出

表 1-3-4　使用全接触式石膏支具须知

使用全接触式石膏支具须知
1. 不要将器具弄湿。洗澡时可用胶袋或保鲜纸暂时包裹
2. 不要将硬物伸进石膏内搔抓
3. 不要将清洁液及消毒水倒进器具
4. 若石膏内外不小心被轻微沾湿，可用电吹风的冷风吹干
5. 尽可能把伤肢抬高并高于心脏水平，以助血液回流，预防或减少下肢肿胀
6. 要经常运动未被固定的关节，以保持灵活及消肿
7. 按时复诊，切勿自行更换或拆除石膏

（四）可拆卸助行器

国内外有多款设计上可用作治疗糖尿病神经病变性足溃疡的成品可拆卸助行器，例如空气石膏支具、高筒或短筒的装甲靴，亦有个别特制的可拆卸助行器。它们和一般的全接触式石膏支具在减少溃疡部位的足底峰值压力方面是一样的。

可拆卸助行器大多数都是现成的且使用方便，特别是有些患者不能耐受全接触式石膏支具，便可选择可拆卸助行器。但是临床发现糖尿病神经病变性足溃疡使用全接触式石膏支具比使用可拆卸助行器具的愈合更快。

（五）其他

1. 联合减压

糖尿病足溃疡的多学科合作治疗往往产生更好的治疗结果，目前大多数研究中多种减压干预措施联合应用的最常见方式为手术减压或其他非手术减压干预措施联合减压装置或减压鞋具。

2. 教育和心理干预

教育和心理干预可以在糖尿病和糖尿病足溃疡领域发挥积极作用。

3. 对侧肢体减压

在上述推荐使用齐膝高或齐踝高减压装置的情况下，若装置鞋底厚度导致腿长差异，患者在使用这些装置时可能会感到不适或出现姿势平衡或步态稳定性问题，此时可以考虑在对侧肢体使用增高鞋垫，提高行走舒适度和平衡性，如果稳定性下降导致跌倒风险增加，则应考虑使用助行器。

四、截肢足

有研究显示足跟承受 50% 的负荷，而余下 50% 的负荷由足部其他部分承担。其中第 1 跖骨头的负荷是每个小跖骨头的 2 倍。当第一足趾被截趾后，余下的第 1 跖骨头、小的跖骨和足趾的峰值压力会明显高于患者的对侧足。约 65% 大足趾已截肢的糖尿病患者会再度发展成足溃疡，大约 53% 需要随后截肢。因此，这个阶段的患者需要在力学控制上特别注意。

在这个阶段的减负器具和高危足或溃疡足基本上是一样的。但需要特别注意截肢后余下部位的生物力学改变，如防止足趾畸形，大足趾被截肢后余下的第 1、2 跖骨头发展成溃疡等。

总之，为有效地治疗足病溃疡，临床医师不仅要重视伤口本身的药物及手术治疗，也需要考虑纠正或填补下肢的结构或功能上的不足。这可以通过仔细的临床评估、对下肢的生物力学知识的应用、认识所使用的矫正材料的属性、保持良好的医患关系、加强糖尿病足患者教育等多方面配合才能成功。最后，每个患者都是一个独特的病例，应按个体需要制定足部减负方面的措施。

参考文献

[1] Kim P J, Attinger C E, Evans K K, et al. Role of the podiatrist in diabetic limb salvage[J]. Journal of Vascular Surgery, 2012, 56(4): 1168-1172.

[2] 李会娟，张佩英，肖艳艳，等 . 糖尿病足减压治疗的指南推荐意见总结 [J]. 中华现代护理杂志，2019，25(36): 4724-4729.

[3] Schaper N C, van Netten J J, Apelqvist J, et al. Practical guidelines on the prevention and management of diabetes-related foot disease (IWGDF 2023 update)[J]. Diabetes/Metabolism Research and Reviews, 2023: e3657.

[4] Levin M E, O'Neal L. The diabetic foot: pathophysiology, evaluation, and treatment[J]. The Diabetic Foot, 1988: 1-50.

[5] 何蕊，刘芳 . 糖尿病周围神经病变导致糖尿病足的机制 [J]. 中华医学杂志，2016，96(32): 2536-2538.

[6] Binning J, Woodburn J, Bus S A, et al. Motivational interviewing to improve adherence behaviours for the prevention of diabetic foot ulceration[J]. Diabetes Metab Res Rev, 2019, 35(2): e3105.

[7] Kaczmarek T, Kavanagh D J, Lazzarini P A, et al. Training diabetes healthcare practitioners in motivational interviewing: a systematic review[J]. Health Psychol Rev，2022, 16(3): 430-449.

[8] Lazzarini P A, Armstrong D G, Crews R T, et al. Effectiveness of offloading interventions for people with diabetes related foot ulcers: a systematic review and meta-analysis[J]. Diabetes/metabotism Research and Reviews, 2024, 40(3): e3650.

第二章　糖尿病足

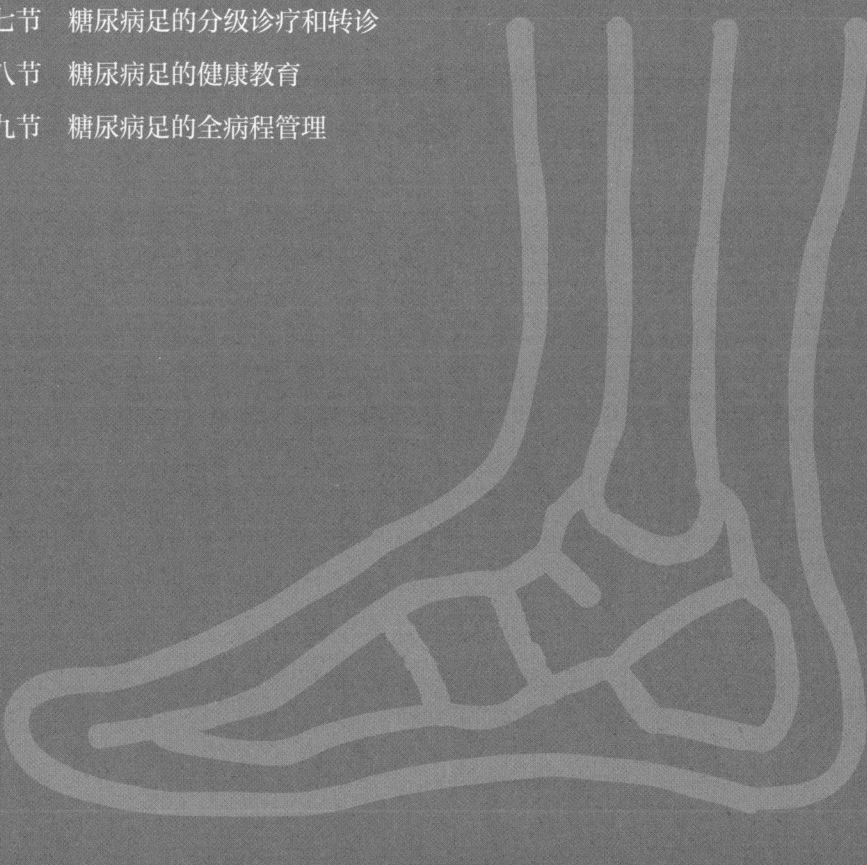

第一节 糖尿病足的概论

一、糖尿病足的定义

糖尿病足（diabetic foot，DF）是糖尿病最严重的并发症之一，具有较高的截肢率和病死率。根据世界卫生组织（WHO）及国际糖尿病足工作小组（IWGDF）的定义，糖尿病足是指糖尿病患者由于神经病变及不同程度的血管病变而导致的下肢感染、溃疡形成和（或）深部组织损伤。糖尿病足是一种足部病变的综合征，具备三个要素：糖尿病＋足溃疡或坏疽或组织破坏＋下肢血管和（或）神经病变。糖尿病患者不管是否存在足畸形、下肢动脉病变、足部皮肤溃疡史或截肢（趾）史，如果没有足部皮肤组织缺损合并周围神经病变的只能称为糖尿病“高危足”。临床工作中，按病因可以将糖尿病足分为神经型、缺血型和混合型（神经缺血型）三类。我国糖尿病以神经缺血型为主，其次为缺血型，单纯的神经型糖尿病足相对少见。

二、糖尿病足的解剖与生理

糖尿病足在几个方面与正常足不同。糖尿病足的变化包括肌肉骨骼、皮肤病、血管和神经病变。在肌肉骨骼系统中，内在肌肉组织减少、关节活动受限、足型变化和马蹄足等都发生在糖尿病足中。

糖尿病患者常出现第一跖趾关节活动受限（蹞趾限制），这可能是由跟腱和足底筋膜增厚引起的。这种足底筋膜和跟腱的增厚会导致足型更加僵硬、扁平足增加以及步态不稳。

在长期糖尿病的影响下，足部肌肉组织变得杂乱无章并被脂肪组织浸润。内在的踏板肌肉变得比外在的肌肉更弱，导致足部畸形，例如锤状趾或爪状趾畸形。锤状趾和爪状趾以及蹞趾外翻与溃疡发生风险增加相关。巴士等围绕有锤状趾和爪状趾的糖尿病患者的足底压力升高进行了研究，发现足底跖骨头压力随着足趾畸形的增加而显著增加。他们指出，在这种足趾畸形中，负荷从远端转移到近端，可能是远端脂肪垫移位的一种机制。

塞尔等人发现糖尿病患者的马蹄足发生率很高，马蹄足的定义为踝关节背屈＜5°。这种情况与前脚掌压力增加和组织破裂有关。

皮肤完整性是维持机体屏障功能的关键因素，但糖尿病引发的慢性病理变化会显著损害这一保护机制。糖尿病导致的自主神经功能障碍会减少足部的出汗，从而导致皲裂和干燥等症状增加。

对某一区域的重复压力，连同神经病变，会导致炎症和溃疡。与非神经病变糖尿病患者相比，神经病变的 2 型糖尿病患者足底皮肤组织厚度减少，从而增加了发生溃疡的风险。即使愈合，前溃疡周围的组织也面临着快速破裂和再次溃疡的风险。

糖尿病会通过影响下肢血液循环，导致足部和踝关节区域出现病理改变。胫后动脉起源于腘动脉并供应足底。腓动脉起源于胫后动脉，供应前外侧踝关节和足后部。胫前动脉起源于腘动脉，并作为足背动脉继续进入足部，它供应前踝和足背。糖尿病患者患下肢动脉病变（peripheral artery disease，PAD）的风险增加。PAD 是下肢动脉粥样硬化闭塞性疾病。虽然超过一半的患者可能没有症状，但有些患者可能会出现间歇性跛行（活动时下肢疼痛，休息时缓解）和休息痛，或者在更严重的情况下出现组织丢失和坏疽等症状。

在神经学上，足部接受来自五个主要神经及其分支的神经支配：胫神经、腓浅神经、腓深神经、腓肠神经和隐神经。胫神经起源于坐骨神经，分为足底内侧神经和足底外侧神经，再进一步分为趾神经；胫神经为小腿后部肌肉提供运动神经支配，为足底和足跟提供感觉神经支配；腓浅神经（SPN）起源于腓总神经，并分支成内侧和中间背侧皮神经，支配腓骨长肌和短肌，还为小腿前部、足背和足趾（除第一蹼外）提供感觉功能；腓深神经起源于腓总神经，它对前隔室肌肉有运动神经支配作用，对第一指蹼背侧有感觉神经支配作用；腓肠神经由胫神经和腓神经形成，为小腿后外侧和足后外侧提供感觉神经支配；大隐神经起源于股神经，为小腿内侧-远侧、足踝和足部提供感觉神经支配。

糖尿病的神经系统表现是糖尿病神经病变。远端对称性多发性神经病变是糖尿病神经病变中最常见的类型。它可能涉及由小和（或）大神经纤维功能障碍引起的感觉或运动神经病变的组合。大纤维（Aα/Aβ-纤维损伤）神经病变是一种无痛的感觉异常，在振动、关节位置、触觉、压力和踝反射丧失方面的感觉减少。小纤维（有髓 A-δ 和无髓 C 纤维损伤）神经病变是疼痛的、灼热的，疼痛和温度感觉降低。糖尿病周围神经病变通常从足趾远端开始，向近端发展。随着进展，患者可能开始注意到他们的上肢感觉下降，呈长袜手套分布。晚上睡觉时症状可能会恶化。肌肉无力也可能在疾病后期发展。糖尿病周围神经病变的确切发病机制仍在研究中，可能是慢性高血糖症以及相关的代谢变化，导致了直接轴突损伤和神经缺血的组合。

不受控制的糖尿病和周围神经病变的一个可怕并发症是夏科（Charcot）神经关节病（CN）。这种情况可能是神经血管变化（即动静脉分流导致血流量增加和骨吸收增加）和微创伤的结果。这些变化导致关节塌陷和严重的踏板畸形。CN 中最常见的塌陷关节是跗跖关节，这会导致足跖弓坍塌与中足凸底变形。夏科足患者每年有 17% 的机会发生溃疡。有溃疡的 CN 患者的下肢截肢风险是没有溃疡的夏科足患者的 12 倍。CN 的早期发现和治疗可改善预后。因此，当糖尿病患者出现足部发热、红斑、水肿以及足部结构变化时，有经验的医务人员应该怀疑 CN。

三、糖尿病足的发病机制与转归

见图 2-1-1。

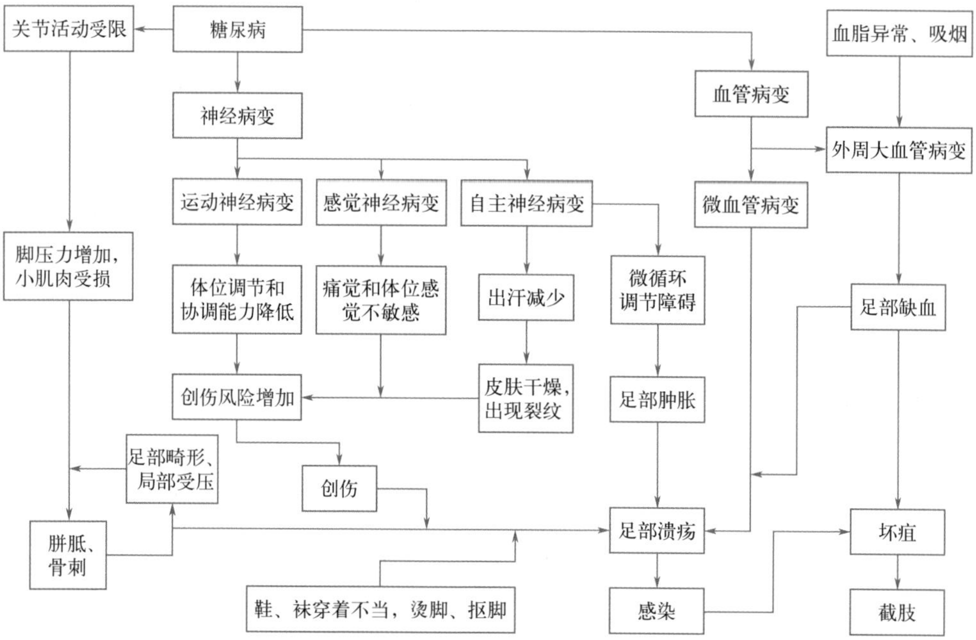

图 2-1-1　糖尿病足的发病机制与转归

四、糖尿病足的流行病学

（一）糖尿病的流行病学及其特点

糖尿病是最常见的慢性非传染性疾病之一，是当机体无法产生足够的胰岛素或无法有效利用胰岛素时发生的疾病。在大多数高收入国家，糖尿病是导致死亡的第四或第五位原因。国际糖尿病联盟（IDF）在第 10 版世界糖尿病地图中显示，在 2021 年，全球有 5.37 亿成人糖尿病患者，约占总人口的 10.5%，糖尿病患病率逐年增高，IDF 预测，到 2030 年，全球糖尿病足患者人数将增至 6.43 亿人。

在我国，由于人口老龄化，以及经济快速发展和人们生活方式的改变，糖尿病患者人数也在快速增长。新版 IDF 数据显示，在 2011 ～ 2021 年，我国糖尿病患者人数由 9000 万人增至 1.4 亿人，增幅高达 56%，因此我国的糖尿病防控形势极其严峻。

值得注意的是，时至今日仍有较多的人存在糖尿病是“富贵病”的错误观念。这种观念阻碍了我们国家的医保资金和政府的相应政策支持来对抗糖尿病的流行，而 IDF 的调查认为 80% 的糖尿病患者生活在中低收入国家。在我国，随着城乡一体化建设，大量农村人口转移到城市，随之发生的饮食和行为方式改变成为了 2 型糖尿病的危险因素。我国的农村人口糖尿病患病率是全球发展中国家中最高的。

糖尿病患病率的增高，不仅体现在患病人数的增加，死亡人数的增加，还会增加社会及医疗负担。新版 IDF 数据发现，全球糖尿病年死亡人数高达 670 万人，且糖尿病的医疗支出高达 9660 亿美元（占全球总支出的 9%）。我国每年用于糖尿病及相关疾病的医疗支出达 500 亿美元，占到国民医疗总支出的 13%，其中 80% 用于并发症的治疗。

（二）糖尿病足流行病学及现状

糖尿病患者由于神经病变和下肢血管病变，导致足部皮肤出现感染，增加了糖尿病足部溃疡发生率及截肢的风险。糖尿病足是糖尿病最严重的和治疗费用最高的慢性并发症之一。2023 年糖尿病足防治指南 IWGDF 指出，糖尿病相关足溃疡终身发病率为 19% ～ 34%，年发病率为 2%。糖尿病足溃疡愈合后 1 年内复发率为 40%，3 年内复发率为 65%。因此，预防糖尿病相关足溃疡的发生对于降低患者的患病风险以及减轻由此给社会带来的经济和社会负担至关重要。

1. 糖尿病下肢血管病变的流行病学及现状

下肢动脉病变表现为下肢动脉的狭窄和闭塞，常见累及的血管是股深动脉及胫前动脉，其主要病因是动脉粥样硬化。PAD 患病率随年龄增高而增加。而糖尿病患者和非糖尿病患者相比，发生 PAD 的危险性增加 2 倍。

PAD 的临床意义不仅是糖尿病足发生的危险因素之一，还是导致糖尿病患者截肢的独立危险因素之一，更重要的是也会对糖尿病患者心脑血管事件的发生具有较高的预测价值。PAD 患者在确诊后 1 年发生心脑血管事件的概率达 21.14%。下肢多支血管受累者较单支血管受累者预后更差。

糖尿病性 PAD 存在高发病率、高致残率和高病死率的特点，但由于其临床表现各异，常常被患者和医师忽视。因此形成了低诊断、低治疗和低知晓率的现象。

2. 糖尿病神经病变的流行病学及现状

糖尿病神经病变是糖尿病最常见的并发症之一，病变可累及中枢神经及周围神经，以后者更为常见。糖尿病神经病变包括自主神经病变、运动神经病变和感觉神经病变，是糖尿病足最重要的危险因素。目前我国尚无全国性的糖尿病神经病变的流行病数据。区域的流行病学调查发现，糖尿病合并神经病变的患病率达 51.1%。

五、糖尿病足的分级和分类

理想的糖尿病足分级应具有简单易掌握、能判断预后、对临床决策有帮助且便于不同医疗单位之间交流的特点。但目前国内外存在较多的糖尿病足的分级系统，尚未形成统一且广泛认可的分级方法。每种分级方法各有特点，自成体系。

（一）Wagner 分级

Wagner 分级又被称为 Meggitt-Wagner 分级，这是由 Meggitt 提出，后经 Wagner 修改，已在世界范围广泛使用，是目前最为常用、最经典的分级方法，见表 2-1-1。

它的分级基础是解剖学，可反映溃疡和坏疽的严重程度，但不能反映糖尿病足的病因，不能说明预后。它重点关注溃疡的深度和是否存在骨髓炎和坏疽，但对溃疡面积关注不够，缺乏特异性。

表 2-1-1 Wagner 分级

分级	内容
0 级	即高危足，有发生足溃疡的因素，但目前无溃疡，如有下肢神经病变、血管病变、胼胝、足畸形、水肿等
1 级	表浅的、局限的皮肤溃疡，无感染
2 级	较深溃疡，常合并软组织炎，无脓肿或骨感染
3 级	深部溃疡，有脓肿或骨髓炎
4 级	局限性坏疽
5 级	全足坏疽

（二）Texas 分级

由美国 Texas 大学 Lavery 等提出，该分级适用于科研，见表 2-1-2。在判断预后方面优于 Wagner 分级系统。评估了溃疡深度、感染和缺血的程度。与 Wagner 分级系统相比，考虑了病因与程度两方面因素，更好地反映了临床病情。但该方法忽略了对糖尿病足高危人群的预防，未考虑溃疡面积、周围神经病变等因素。

表 2-1-2 Texas 分级

分级	临床表现	分期	临床表现
0	溃疡病史	A	无感染、缺血
1	表浅溃疡	B	合并感染
2	溃疡累及肌腱	C	合并缺血
3	溃疡累及骨、关节	D	感染并缺血

（三）Strauss 分级

该分级由 Strauss 和 Aksenov 提出，特点是简单实用且判断预后非常明了。此分级继承了先对溃疡进行评分，再对溃疡进行分级的特点，把各项评估因素通俗化、客观化，对选择的治疗方案相对简单有效，见表 2-1-3。根据该分级评分，对能否保肢进行初步筛选，再结合系统的、较为全面的病史采集和临床检查进行科学的评估，从而选择合适的治疗方案。Strauss 分级适用于临床各级医院的住院患者。

根据总分将伤口分为 3 种：8 ～ 10 分为正常伤口；4 ～ 7 分为问题伤口，需进行清创或制动等及时处理；0 ～ 3 分为无效伤口，几乎都需要截肢。该分级借助实验室检查使分级更为客观，尤其是在感染和缺血上做了客观描述，较为清楚地描述了溃疡的程度和性质，特别适合临床科研。但该分级同样未能对溃疡大小进行具体

表 2-1-3 Strauss 分级

评分指标	分值		
	0 分	1 分	2 分
伤口外观	发红	苍白、发黄	变黑
伤口大小	小于患者拇指	拇指到拳头大小	大于拳头
深度	皮肤或皮下组织	肌肉或肌腱	骨或关节
微生物	微生物定植	蜂窝织炎	脓毒症
血液灌注	可触及动脉搏动	多普勒三相或双相波形	多普勒单相波形或没有脉搏

描述，并且分级过于繁杂，不太适合目前中国的临床一线医护人员。

（四）Foster 分级

1～2 级主要是预防，3～5 级还可进一步分为神经性和缺血性溃疡，需要积极治疗。3 级神经性溃疡患者需要支具和特制鞋；4 级患者需要使用静脉用抗生素，缺血性溃疡患者需要进行血管重建；5 级患者需要使用抗生素和外科处理，缺血性坏死的患者需要进行血管重建。该分级方法简单，也关注了高危人群，但对预后无说明，见表 2-1-4。

表 2-1-4 Foster 分级

分级	分级标准	分级	分级标准
1 级	正常足	4 级	感染足
2 级	高危足	5 级	坏死足
3 级	溃疡足		

（五）Kobe 分级

亚洲 2 型糖尿病患者发病年龄小，体重指数偏低，容易出现胰岛 B 细胞功能损害。因此日本神户大学 Hiroto Terashi 等提出了比较适合亚洲人群的 Kobe 分级，能比较简单地评估足部创面，指导临床系统化治疗，见表 2-1-5。

表 2-1-5 Kobe 分级

分级	发病机制	主要治疗措施
1 级	外周神经病变	减压
2 级	外周动脉血管病变	血管重建
3 级	感染	及时清创
4 级	以上三项合并存在	综合治疗

（六）S（AD）SAD 分级

该分级由 Maefarlane 提出。S（AD）SAD 代表 5 个参数：

范围——面积与深度（size：area and depth）、脓血症（sepsis）、动脉病变（arteriopathy）、神经病变（denervation）。每个参数分为4级，采用累加评分的办法。总分为0～15分，分数越高，疾病严重程度越高，见表2-1-6。

表2-1-6 S（AD）SAD分级

分值	0分	1分	2分	3分
面积	无破损	＜ $1cm^2$	1～$3cm^2$	＞ $3cm^2$
深度	无破损	表浅溃疡	累及肌腱、关节囊、骨膜	累及骨关节
脓血症	无	皮肤表面	蜂窝织炎	骨髓炎
动脉病变	足背动脉搏动存在	减弱或一侧消失	双侧消失	坏疽
神经病变	针刺感存在	减弱	消失	Charcot足

S（AD）SAD分级系统将面积、深度、脓血症、动脉病变、神经病变5种参数进行了细分，考虑因素完善且较为精确。

Treece等用该分级对300名患者进行半年的前瞻性研究，发现溃疡、面积、深度、动脉病变等指标都能独立预测患者预后。

（七）PEDIS分级系统

PEDIS分级是国际糖尿病足工作组为临床研究而提出的一种分级方法，见表2-1-7。它包括：血流灌注（perfusion）、溃疡大小（extent）、溃疡深度（depth）、感染（infection）和感觉（sensation）。研究发现PEDIS分级中溃疡深度是溃疡难愈的重要标志，周围神经病变、感染与溃疡不愈合相关。PEDIS分级系统考虑因素与S（AD）SAD分级系统大致相同，但基于灌注、范围、深度、感染及感觉进行了

表2-1-7 PEDIS分级

项目	1级	2级	3级	4级
血流灌注	无下肢血管病变症状与体征①	有下肢血管病变症状，无严重缺血②	严重缺血③	全身症状④
溃疡大小	用创面最大垂直径的乘积来计算			
溃疡深度	表浅溃疡	深达真皮及皮下组织	深达骨和（或）关节	
感染	无感染	感染累及皮肤和皮下	红斑＞2cm且感染征象中任一项或感染深度达肌肉和（或）骨组织	
感觉	无感觉缺失	保护性感觉缺失	多普勒单相或没有脉搏	

① 足背动脉搏动可触及，踝/肱动脉压（ABI）在0.9～1.3或足趾/肱动脉压（TBI）＞0.6或经皮氧分压（transcutaneous oxygen tension，$TcPO_2$）＞60mmHg（1mmHg≈0.133kPa）。

② ABI＞0.9，踝收缩压＞50mmHg，TBI＜0.6，足趾收缩压＞30mmHg，或经皮氧分压（$TcPO_2$）30～60mmHg。

③ 踝部收缩压＜50mmHg，或足趾收缩压＜30mmHg，或经皮氧分压（$TcPO_2$）＜30mmHg。

④ 至少有其中2项：水肿或硬结、围绕溃疡的红斑直径为0.5～2cm、局部压痛、局部皮温高、脓性分泌物。

细分等级，并借助实验室检查使分级更为客观，尤其是在感染和缺血上进行了客观准确的描述，但是对溃疡大小未能进行描述。

（八）DEPA 评分系统

由约旦大学医院足踝外科在 2004 年提出。DEPA 代表 4 个参数（表 2-1-8）：溃疡深度（depth）、细菌定植范围（extent of bacterial colonization）、溃疡修复状态（phase of ulcer healing）、相关潜在病因（associated of underlying etiology）。

表 2-1-8 DEPA 评分系统

分值	1 分	2 分	3 分
溃疡深度	皮肤	软组织	骨
细菌定植范围	污染	感染	感染、坏死
溃疡修复状态	有肉芽组织	炎性反应	不愈合
相关潜在病因	周围神经病变	骨畸形	缺血

根据评分总值再对溃疡进行分级：＜6 分为轻度，7 ～ 9 分为中度，10 ～ 12 分或湿性坏疽为重度。研究发现，随 DEPA 评分增高，溃疡不愈合与截肢风险性增加。溃疡分级能提高该评分系统预测预后的准确性。该评分系统的特点是：先进行溃疡评分再分级，然后预测预后，采取相应治疗。该分级未涉及溃疡面积、部位等重要方面，评估足部溃疡预后因素不够完善。

（九）糖尿病溃疡严重评分

该评分系统是 2006 年由德国蒂宾根大学 Beckert 等提出的。评分标准：足背动脉搏动消失 1 分，存在 0 分；溃疡创面可探及骨质 1 分，未探及骨质 0 分；足部溃疡 1 分，足趾溃疡 0 分；多发溃疡 1 分，单发溃疡 0 分；总分最高 4 分。该评分首次把足趾和足部溃疡，单发与多发溃疡分开。该分级系统为最廉价、简单、实用的评分系统。评估的准确性已能证明，该评分系统能较为准确地预测糖尿病足溃疡患者的预后，及时建议患者接受专科治疗，比较适合门诊及基层医院使用。

（十）SINBAD 分级

SINBAD 代表 6 个参数：位置（site）、缺血（ischemia）、神经病变（neuropathy）、细菌感染（bacterial infection）、面积（area）、深度（depth）。该分级系统总分为 0 ～ 6 分，具体内容见表 2-1-9。研究表明随着评分增高，溃疡不愈合或截肢的风险增加，该系统比较准确地预测糖尿病足溃疡的预后，相对完整简单，可有效指导临床治疗。

表 2-1-9 SINBAD 分级

分值	0 分	1 分
位置	前足	中足或足跟

续表

分值	0分	1分
缺血	足背动脉血流未受损	有临床证据证明足背动脉血流减弱
神经病变	保护性感觉完好	保护性感觉消失
细菌感染	无感染	感染
面积	＜ 1cm	＞ 1cm
深度	限于皮肤、皮下组织的表浅溃疡	累及肌腱、肌肉、骨膜、骨或关节

（十一）Wifi 评分

Wifi 评分主要从创面（wound）、缺血（ischemia）和足感染（foot infection）三个方面进行评价，见表 2-1-10 ～表 2-1-12。①创面：根据糖尿病足溃疡的深度、坏疽的范围分为 0、1、2、3 级。②缺血：根据踝肱指数、踝动脉压、趾动脉压或经皮氧分压情况，分为 0、1、2、3 级。③足感染：根据国际糖尿病足工作组（IWGDF）与美国感染病学会（IDSA）分级分为 0、1、2、3 级。

表 2-1-10　创面（wound）

分级	糖尿病足溃疡的深度	坏疽的范围
0 级	无溃疡	无坏疽
	临床表现：轻微组织缺损。截趾（1 或 2 个趾）或皮肤覆盖就可以保留肢体	
1 级	下肢远端或足部有小而浅的溃疡。无骨暴露，如果有，仅局限于远端趾骨	无坏疽
	临床表现：轻微组织缺损。截趾（1 或 2 个趾）或皮肤覆盖就可以保留肢体	
2 级	深溃疡伴骨、关节或肌腱暴露；通常不累及足跟；不伴根骨受累的足跟浅溃疡	局限于足趾的坏疽
	临床表现：较多组织缺损，需要多个（≥ 3 个）足趾截趾或标准的经跖骨截趾术和（或）皮肤覆盖术才能保住肢体	
3 级	累及前足和（或）中足的广泛的、深溃疡；深的足跟全层溃疡和（或）根骨受累	累及前足和（或）中足的广泛坏疽；足跟全层坏死伴根骨受累
	临床表现：广泛组织缺损，需要复杂的足重建手术或非经典的跖骨截趾术；由于大量的软组织缺损，需要皮瓣覆盖或复杂的创面处置	

表 2-1-11　缺血（ischemia）

分级	踝肱指数	踝动脉压 /mmHg	趾动脉压 / 经皮氧分压 /mmHg
0	≥ 0.8	＞ 100	≥ 60
1	0.6 ～ 0.79	70 ～ 100	40 ～ 59
2	0.4 ～ 0.59	50 ～ 70	30 ～ 39
3	≤ 0.39	＜ 50	＜ 30

表 2-1-12　足感染（foot infection）

分级	Wifi	IDSA	IWGDF
0	溃疡无红肿，无感染征象	没有感染	1
1	感染范围＜ $2cm^2$（红、肿、痛、硬结）；溃疡周围蜂窝织炎＜ $2cm^2$；感染位于皮肤和软组织；局部和全身反应为轻度	轻度	2
2	感染患者全身情况和代谢稳定；蜂窝织炎＞ $2cm^2$，淋巴管炎，感染扩散到腱膜；深部组织脓肿，坏疽；肌肉、韧带关节和骨感染为中度	中度	3
3	感染合并全身毒素反应，全身代谢不稳定	严重	4

（十二）IWGDF/IDSA 系统评分

IWGDF/IDSA 系统是评价糖尿病足溃疡感染严重程度的分级系统，分为无感染、轻度感染、中度感染和重度感染，见表 2-1-13。

表 2-1-13　IWGDF/IDSA 系统评分

分级	临床表现
无感染	创面无脓性分泌物或任何感染的表现
轻度感染	存在≥ 2 种感染表现（脓性分泌物、局部发红、压痛、皮温升高或局部硬结）；但局部蜂窝织炎 / 发红宽度和溃疡边缘距离≤ 2cm ；无其他局部并发症或全身表现
中度感染	存在上述感染表现，但全身情况好且代谢稳定，合并≥ 1 项如下表现：蜂窝织炎范围＞ 2cm、淋巴管炎、浅筋膜以下播散、深部组织脓肿、坏疽，以及累及肌肉、肌腱、关节或骨
重度感染	合并全身感染中毒症状或代谢不稳定（如发热、寒战、心动过速、低血压、意识障碍、呕吐、白细胞增多、代谢性酸中毒、严重高血糖或氮质血症）

总之，目前常用的糖尿病足溃疡分级系统有：Meggitt-Wagner、SINBAD、得州大学分级和 Wifi 分级。Meggitt-Wagner 分级应用起来最简单，但是没有考虑外周动脉病变或感染的因素，同时评价的一致性也受到学界的质疑。因此，Meggitt-Wagner 作为分级评价工具的效能有限。Wifi 分级系统需要一些专门的测量参数，尽管这些参数对于评价糖尿病足溃疡很重要，但是这些参数在基层 / 社区医疗机构往往不能获取，因此也不是最理想的选择。Texas 分级根据深度（0、1、2、3）和感染（B 级）、缺血（C 级）或二者同时存在（D 级）进行评价，该分级需要一种或更多的非侵入的检查手段（经皮氧分压、踝肱指数或趾收缩压）评价灌注，并不是所有机构都能进行这些检查，因此在医师治疗交流时就显得不是特别方便。此外，该评价系统没有包含保护性感觉缺失和创面大小。SINBAD 分级评分时不需要专门的检查设备，是临床使用最为简便的评分系统。

IWGDF 从大型糖尿病足溃疡队列研究发现不良预后（不愈合、截肢和死亡）与如下因素有关：终末期肾病、PAD、保护性感觉缺失、溃疡面积、溃疡深度、溃疡位置（前足 / 后足）、单发 / 多发溃疡、感染。目前没有任何一个分级系统完全包含了上述 8 个方面。故 IWGDF 2019 年指南指出，不推荐使用任何一个分级 / 评分系统来评价某个病患足部溃疡的预后。就糖尿病足溃疡的临床治疗决策来讲，IWGDF/IDSA（感染）和 Wifi（血供）分级比较重要。

因此我们建议：①医疗专业人员交流时建议使用 SINBAD 分级描述糖尿病足溃疡；②不建议使用目前的分级 / 评分系统预测具体某个病患的足溃疡预后；③建议使用 IDSA/IWGDF 感染分级系统指导糖尿病足溃疡患者抗感染治疗；④对于有血管干预条件机构，建议使用 Wifi 评分评价糖尿病足溃疡，因为这有助于评价灌注和血管再通治疗的获益；⑤无论是地区、国家还是国际范围的糖尿病足溃疡描述均建议使用 SINBAD 分级，这样有助于评价不同机构治疗的患者结局。

六、糖尿病足溃疡的危险因素

（一）年龄和病程

随着患者年龄的不断增长以及糖尿病病程的持续延长，糖尿病足溃疡的发生率呈现出逐步上升的趋势。且病程越长，其足部病变越严重。大截肢（踝关节以上）有 85.1% 发生在 60 岁以上的患者中，其中 90% 的患者病程在 10 年以上。

（二）性别

很多随机对照试验结果表明，糖尿病足溃疡的发生与性别相关。男性患者的发病率高于女性，目前具体机制尚不明确，但考虑可能与雌激素对血管系统的保护作用有关。

（三）下肢动脉病变

下肢动脉病变（PAD）在糖尿病下肢溃疡的发生发展过程中起着重要的作用。PAD 通常是指以下肢为主的外周大中小动脉粥样硬化性疾病，它的发生与长期慢性高血糖、脂质代谢异常、内皮功能紊乱、血液流变学改变等多种因素有关，是糖尿病最重要的并发症之一。其发病率和致残率都很高，可引起下肢缺血缺氧、感染、坏疽等疾病，且常伴有周围神经病变，是导致糖尿病溃疡和糖尿病下肢截肢，尤其是高位截肢的主要原因。

国内一项研究分析了 258 例 2 型糖尿病足溃疡患者，结果显示单纯缺血性患者 92 例，单纯神经性溃疡患者 79 例，缺血合并神经性溃疡患者 87 例，提示下肢血管病变是糖尿病足溃疡的主要发病因素。外周血管病变的发病率随年龄增加而升高。有研究显示，＞ 60 岁的人外周血管病变发病率为 3%，＞ 70 岁的人发病率为 20%，而只有 25% 的患者有症状。糖尿病患者发生下肢血管病变时，运动后由于肢体缺血加重，会感觉肢体沉重甚至疼痛。目前能够较准确地评估下肢血管病变的方法是多普勒测量踝肱指数（ABI），ABI ＜ 0.9 是下肢血管病变的诊断标准。如果应用动脉造影确诊血管病变，那么使用 ABI 诊断的敏感性为 95%，特异性接近 100%。

1. 病因及危险因素

糖尿病 PAD 的主要病理改变与非糖尿病血管病变一样，均为动脉粥样硬化，最早改变是血管内皮损伤。2 型糖尿病合并下肢血管病变中常伴有胰岛素抵抗、高血糖、炎症因子增多、氧化应激等，上述因素可导致一氧化氮的合成、释放及生物利用率下降，进而引起血管内皮功能障碍，促进动脉粥样硬化的发生和发展。高血脂、高胰岛素血症和胰岛素抵抗、高血糖、高血压、血液流变学异常、遗传、年龄、糖尿病病程、体重指数、糖尿病神经病变、冠心病和脑血管病变等都参与了糖尿病血管并发症的形成，与糖尿病足的发展、转归及预后密切相关。

2. 临床评估

一般来说，PAD 常常导致肢体疼痛、溃疡、坏疽、伤口愈合延迟，抗感染能力下降。患者的症状、体征及临床表现各异。间歇性跛行是外周血管病变患者的最常见症状之一。患者在肢体活动后，由于动脉供血不足而出现疼痛，被迫中止运动，休息后疼痛缓解。随着病情恶化，患者会出现休息时或夜间足部肌肉深部酸痛，称为静息痛。静息痛和夜间疼痛的存在，常预示组织坏死和坏疽的进展，是外科或经皮血管重建术的指征。

3. 体格检查及特殊检查

（1）足背动脉和（或）胫后动脉搏动　通过触诊、扪及足背动脉和（或）胫后动脉搏动来了解足部大血管病变，这是简便的、传统的、有临床价值的检查方法。足背动脉搏动消失往往提示患者有严重的周围血管病变，需要进行密切监测或进一步检查。

（2）足底压力测定　足底压力检测仪进行足底压力测定，对压力分布异常的区域进行早期干预，如定制个体化鞋、鞋垫、袜等，避免足底溃疡的发生。

（3）ABI　是非常有价值的、可反映下肢血压与血管状态的指标。通过测量肱动脉压、踝动脉压，计算足背或胫后动脉压与肱动脉压的比值。ABI：正常值为 1.0 ～ 1.3，＜ 0.9 为轻度缺血；0.5 ～ 0.7 为中度缺血，易出现间歇性跛行；0.3 ～ 0.5 为重度缺血，可产生静息性疼痛；＜ 0.3 的患者容易发生下肢（趾）坏疽。正常情况下踝动脉收缩压稍高于或相等于肱动脉。如果踝动脉收缩压过高（如高于 200mmHg 或 ABI ＞ 1.3，则应高度怀疑患者有下肢动脉钙化）。

（4）经皮氧分压测定（$TcPO_2$）　$TcPO_2$ 反映微循环状态，因此也反映了外周动脉的供血情况。正常人足背皮肤氧张力为＞ 40mmHg。$TcPO_2$ ＜ 30mmHg 提示周围血液供应不足，足部易发生溃疡，或已有的溃疡难以愈合。$TcPO_2$ ＜ 20mmHg，足溃疡几乎没有愈合的可能，需要进行血管外科手术以改善周围血供。若吸入 100% 氧气后，$TcPO_2$ 提高 10mmHg，则说明溃疡预后良好。

（5）X 线、CT 和 MRI　糖尿病足骨髓炎早期 X 线检查可表现正常，但此时不能排除骨髓炎。一般情况下，骨组织临床 X 线表现晚于骨组织病理变化 10 ～ 14 天。因此，临床上虽然骨髓炎已经存在，但 X 线检查仍可正常。有时临床已经看到骨组织破坏，但 X 线表现仍然正常。所以对于怀疑临床存在骨髓炎的患者必须在 1 ～ 2 周内重新复查 X 线检查。当 X 线检查正常，临床又怀疑存在骨或关节病变时，可考虑采用计算机断层扫描（CT）或核磁共振（MRI）检查，CT 可以较好地显示骨组织和关节病变以及解剖位置；MRI 有极强的分辨率，对足部软组织病变均有很好的区别能力。因此 CT 和 MRI 检查可以帮助鉴别皮肤、皮下组织、筋膜、肌肉、骨组织以及关节的病变和病变程度。

（6）下肢血管超声检查　用以了解下肢血管闭塞程度、部位和有无斑块，为糖尿病下肢血管病变筛查的无创检查，能反映血管狭窄的程度和根数，但缺点是无法反映全面的血管狭窄情况和侧支循环情况。

（7）下肢动脉 CT 增强检查　属于无创性检查，通过将造影剂注入患者的血管内，可以进行全程的血管造影。通过 CT 的影像三维成像，可以显示患者血管的具体走行、狭窄情况，以及是否伴有血管瘤等。此检查创伤性相对较小，患者可以耐受，但是检查的结果较数字减影血管造影（DSA）的缺乏准确性，造影剂使用要注意造影剂肾病的预防。

（8）下肢动脉 DSA　属于有创性检查，经过动脉穿刺置入导丝，在动脉内注入造影剂，进行病变血管的显影，且可以及时进行治疗，如置入血管支架以及进行球囊扩张。

（四）周围神经病变

糖尿病周围神经病变（DPN）是导致糖尿病足溃疡发生最常见的原因之一。糖尿病周围神经病变的发病机制不完全明确。一般认为可能与微血管病变、代谢紊乱、氧化应激损伤、自身免疫损害有关，还可能与遗传和维生素缺乏相关。神经病变使周围神经病变的发生率随患者年龄及其糖尿病病程的增加而升高。周围神经病变主要通过两种方式导致糖尿病足溃疡的发生。一方面运动神经病变影响了足部肌肉的牵引张力，使足部肌肉萎缩，从而改变了足底受压部位，导致足畸形，如爪形趾、锤状趾等。爪形趾的趾间关节弯曲，跖骨头突出，这一部位的切应力增加，因此跖骨头是发生溃疡的常见部位之一。另一方面感觉神经受损或丧失，使足部对不合适的鞋袜、异物等外界机械刺激或热的反应性下降，导致皮肤易破损，形成溃疡。感觉神经病变可以通过 10g 单丝试验进行评价。振动觉、温度觉、压力觉、深腱反射、痛觉和两点辨距觉等筛查方法可以进一步明确患者是否因周围神经病变引起深浅感觉缺失。感觉丧失是足溃疡发生的重要危险因素。

（五）感染

糖尿病足溃疡患者易并发皮肤感染。由于高血糖状态使机体免疫力降低，且伤口一旦护理较差，易出现严重的感染。感染是糖尿病足溃疡的独立危险因素之一。Wagner 3 级以上的感染同时累及骨组织，截肢率高出 11 倍。糖尿病足溃疡感染最常见的病原体是革兰氏阳性菌，如金黄色葡萄球菌、链球菌等。足溃疡病程长且已经接受过治疗的患者往往同时感染革兰氏球菌和阴性杆菌，一部分患者还伴有厌氧菌感染。与其他病原体感染相比较，耐药性金黄色葡萄球菌（MRSA）引起的足感染治愈率低，截肢率和病死率高，标准治疗方案是应用万古霉素。

（六）血糖

血糖控制较差的患者糖尿病足溃疡发生率较高，血糖控制不良以及糖化血红蛋白（HbA_1c）较高与糖尿病足溃疡密切相关。国内学者对比分析了35例糖尿病足患者与185例非糖尿病足溃疡患者的空腹血糖及随机血糖，发现糖尿病足组患者血糖和糖化血红蛋白指标均高于非糖尿病足组。与HbA_1c较低者相比，入院时HbA_1c较高的糖尿病足溃疡患者伤口愈合时间明显延长。入院时HbA_1c水平是糖尿病足住院患者截肢的独立危险因素。高血糖的长期刺激促进血管内皮细胞凋亡，同时产生大量终末糖基化产物，从而导致血管壁增生、管腔狭窄，加速闭塞性动脉硬化症形成以及神经病变的发生，加之高血糖易诱发感染，使溃疡不易愈合。美国糖尿病协会推荐将HbA_1c控制在7.1%以下，而对于有并发症的患者要进行个体化调整。

（七）血脂

血脂升高会造成下肢血管动脉粥样硬化。大量脂质侵入血管壁使动脉基底膜增厚及血管腔狭窄，收缩期阻力指数增大，引起内源性凝血因子增加，易形成血栓，导致糖尿病足溃疡。血脂升高的2型糖尿病患者更易发生管腔狭窄，使肢体远端血供明显减少，加剧局部缺血从而加重足部溃疡。美国糖尿病协会推荐使用低密度脂蛋白胆固醇评价血脂的控制和治疗情况，并认为低密度脂蛋白胆固醇＜100mg/dL、高密度脂蛋白胆固醇＞50mg/dL、三酰甘油＜150mg/dL的成年人处于低风险。

（八）血压

收缩压升高是糖尿病足溃疡发病的独立危险因素。持久的高血压导致动脉壁弹性减弱、顺应性下降、内膜厚度增加、内皮细胞损伤，同时内皮细胞生成一氧化氮减少或其生物利用度下降，从而加速了动脉粥样硬化的形成。内皮细胞破坏使血管自身调节受损，足部血液供应减少，造成组织缺血、缺氧，导致糖尿病足溃疡的发生。

（九）吸烟

吸烟是糖尿病足溃疡发生的独立危险因素之一。国外一项研究表明，糖尿病足溃疡的发生率随着吸烟量的增加而升高。非吸烟者糖尿病足溃疡发生率为10.3%，有吸烟史但现已戒烟的患者糖尿病足溃疡发生率为11.9%，有吸烟史且目前亦吸烟者发病率为15.3%。与不吸烟糖尿病患者相比，吸烟的患者的截肢概率增大。国内研究也显示吸烟是糖尿病足早期重要的独立危险因素。发现在一组有6年吸烟史但没有糖尿病的人群中吸烟情况与胰岛素抵抗密切相关。吸烟产生的一氧化碳和氰化物抑制了正常的组织代谢，同时烟草中的尼古丁刺激了肾上腺素和去甲肾上腺素的释放，使血管收缩、痉挛，从而造成组织缺血缺氧；组织灌流量减少使糖尿病患者易发生足部溃疡，且溃疡一旦发生便不易愈合。

（十）胰岛素的使用

研究发现，使用胰岛素的糖尿病患者足部溃疡的发生率明显高于使用口服药物或仅饮食控制血糖的患者。因为胰岛素的使用预示着糖尿病病情严重，如出现神经病变等并发症。然而，对糖尿病患者潜在的危险因素进行分析发现，使用胰岛素的患者比未使用的患者更倾向于自觉进行定期的足部检查。目前，临床上对糖尿病患者主张早期使用胰岛素，将血糖控制在理想水平，再进行治疗效果评估。因此无论是使用胰岛素控制血糖，还是应用口服药物或饮食运动调节血糖的糖尿病患者，临床医生均应给予重视，防止足部溃疡的发生。

（十一）足部的生物力学作用

足底胼胝形成所导致的足底局部压力增高是糖尿病足溃疡发生的独立高危因素。临床上足部好发溃疡的区域有足底中部、足跟外侧、足跟内侧、第二跖骨、踇趾，而这些部位正是胼胝好发部位。胼胝多由于足底长期受力不均匀，导致局部压力增高，形成增厚的结缔组织，角化细胞的活性增强，在足底局部形成质地坚硬的胼胝体，通常鞋袜不适可造成足底局部过度受压，形成胼胝。积极治疗胼胝，减轻足底受压，是预防糖尿病足溃疡发生的重要措施。

（十二）足部护理

国际上许多指南提出发生周围神经病变或足背动脉无搏动的患者应加强日常足部检查。糖尿病患者足部强化护理能够预防足溃疡导致的截肢。据研究，规律的日常足部检查能够极大降低糖尿病患者足溃疡的发生率。

（十三）足溃疡史

有研究表明既往有足溃疡史者，再次发生足溃疡的危险性是无足溃疡史者的13倍。有足溃疡史者，截肢的危险性是无足溃疡史者的2.0～10.3倍。有截肢史者，一半以上的患者在5年内需进行第2次截肢。国外很多研究发现有足溃疡史的糖尿病患者病死率明显高于无足溃疡史患者。

（十四）经济和教育因素

糖尿病足溃疡的发生会给患者及其家属带来沉重的经济负担。但同时，患者经济和受教育程度与疾病的发生也有密切的关系。国内一项研究通过对该院211例糖尿病足溃疡患者进行回顾性分析，发现该研究中糖尿病足患者经济能力差，受教育程度较低，职业以非脑力劳动者居多。

七、影响糖尿病足溃疡愈合的因素

糖尿病足溃疡在治疗过程中，具有创面愈合差、创面愈合延迟，甚至久治不愈等难点。目前，关于糖尿病足溃疡难以愈合甚至不愈合的机制尚不十分清楚。

临床上普遍认为糖尿病足溃疡的难愈因素包括：下肢周围神经病变、下肢周围血管病变造成的组织缺血、外界机械性损害和足底高压力异常。糖尿病足溃疡患者的周围血管病变是其最主要的发病机制，神经病变是造成足部损害的病理基础，创面感染是疾病进展的关键因素。接下来将从以下几个方面介绍影响糖尿病足溃疡愈合的因素。

（1）缺血 是糖尿病足溃疡形成和持续不愈合的关键因素之一。糖尿病患者由于长期血糖控制不佳，常并发足部神经感觉异常和不同程度的周围血管病变，导致足部供血不足和供血障碍。这种情况使得足部一旦受伤，伤口由于缺乏足够的血液供应而难以获得必要的营养物质和氧气，从而难以愈合，容易发展成慢性溃疡。且在糖尿病足溃疡的发展过程中，周围动脉疾病的存在会导致足部的血液灌注减少，不仅延缓了伤口的愈合过程，还增加了感染风险以及溃疡向深层组织发展的可能性。

（2）皮肤损害 糖尿病自主神经病变导致汗液分泌障碍，皮肤干燥、皲裂，使皮肤柔韧性降低，皮肤容易受到感染及外界机械损害。一旦皮肤破损后伤口不容易修复，感染难以控制，最终溃烂甚至发展成为截肢。

（3）皮肤敏感性降低 糖尿病感觉神经病变会导致肢体末梢的保护性感觉减弱或丧失，使足部缺乏对有害刺激的保护。在用热水袋、火炉取暖，热水洗脚，红外线照射时容易引起烫伤，或者由于鞋袜不合脚被磨伤，或因鸡眼、修脚、剪趾甲、各种刺伤、外伤引起皮肤破损。

（4）足部力学改变 糖尿病足的运动神经病变导致足部生物力学改变、足内肌肉萎缩，从而改变足部结构受力点，致使运动时受力不均衡，运动时直接接触地面，局部压力过大而使足部皮肤损伤。动态足底压力异常增高与糖尿病足底溃疡的发生明显相关，足底压力增高作为足底溃疡的预测因子有较高的特异性。糖尿病神经病变时，足底脂肪垫萎缩，局部压力增高。糖尿病足部溃疡 90% 发生在受压最大部位。足部皮肤内胶原纤维和弹力纤维的改变，使组织增厚僵硬，胼胝形成，这种情况下足部受压极易引起溃疡。

（5）感染 在糖尿病足的发展中可以是独立的因素，也可以是促使其加重的一个重要因素。糖尿病患者由于机体免疫力低下，白细胞的游走性和吞噬能力降低，糖尿病代谢紊乱所致皮肤组织中糖含量增高和代谢性产物蓄积引起的皮肤微环境改变，是导致糖尿病创面难愈的始动因素之一。因为神经病变和外周血管病变的存在，即使皮肤微小的创伤即可引起微生物的侵袭、定植和感染，并且感染后血液中促凝物质增加，局部氧耗增加，局部缺血加重而导致组织坏死，甚至坏疽。糖尿病足溃疡的感染以革兰氏阳性菌为主，其次是革兰氏阴性菌和真菌。但是真菌感染呈逐年上升趋势。足部真菌感染往往会引起瘙痒，患者在搔抓过程中也会引起皮肤破溃。

（6）免疫力低下 糖尿病患者由于胰岛素绝对或相对不足，血糖不能被机体组织充分利用，能量供给不足。体内代谢紊乱严重，导致中性粒细胞趋化、吞噬、杀菌能力降低，包括中和化学毒素、吞噬功能和细胞内杀菌作用、血清调理素和细胞免疫功能等，使机体对感染抵抗能力降低，杀菌能力减退，感染率增加，并且使感染伤口难以愈合。糖尿病患者蛋白质合成减少，分解加快，使免疫球蛋白、补体、抗体生成减少，淋巴细胞转换率降低，导致机体难以有效抵抗入侵的病原体。加之，糖尿病患者容易发生血管病变，引起微循环血流障碍，组织处于缺血缺氧环境，抗体分布减少，容易发生严重感染。

（7）组织修复能力降低　局部组织糖含量的增加有可能引起局部糖代谢紊乱，导致皮肤组织局部病理生理变化，即使在未损伤的状态下，糖尿病患者的皮肤表皮细胞在进入有丝分裂期时即显著低于正常。细胞处于有丝分裂的低水平状态，呈现出“增而不殖”的现象。这提示在糖尿病状态下，皮肤表皮细胞的增殖行为受到干扰，不能有效地完成细胞增殖周期，使得表皮细胞不能保持一定的增殖率以维持正常的代谢需要和表皮结构的完整。表皮组织在未受损伤的情况下已经存在着组织学和细胞生物学行为的改变，这可能是糖尿病患者皮肤易损性和在受损后难愈性的原因之一。另外，糖尿病患者体内蛋白质消耗增加、合成减少、分解增快、血管病变使得营养物质供应障碍，从而降低了局部组织的修复能力。

（8）年龄　有研究表明，糖尿病患者医院感染与年龄呈正相关，年龄＞60 岁的患者感染率显著增加，这与免疫功能明显下降有关。老年人组织器官衰老，代谢水平下降，免疫能力也随之下降。T 细胞在激活过程中存在着异常，是老年人免疫功能下降的主要原因之一。免疫屏障功能减弱，导致机体更容易受到病原体侵袭而发生感染。同时，老年人常同时存在多种疾患，病情错综复杂，临床症状不典型，病情不容易被发现，且治疗针对性较差，同时给予多种抗感染治疗后，体内正常菌群遭到破坏，极易继发真菌感染。老年人环境适应能力逐渐减退，机体反应能力降低，外来机械伤害更容易对身体造成损害，加上细胞代谢能力减低，损伤修复能力缓慢，病程迁延，伤口不愈。

（9）伤口内异物　是糖尿病患者伤口局部感染和不愈合的重要原因。异物是多种多样的，如木刺、铁钉、泥土、砖瓦、玻璃片等，或伤口内本身的死骨没有及时去除，手术、换药过程中遗留体内的纱布敷料残片等，这些异物可能遗留在伤口内，容易导致伤口感染，或在组织修复和皮肤上皮爬行生长过程中形成占位效应，阻碍组织修复和表皮愈合的过程。

（10）伤口内死腔和引流不畅　多见于各种芒刺或刺伤较深后发生深部组织感染，腱鞘、韧带或肌间隙损伤感染，脂肪组织液化，手术切口缝合遗留死腔，术中坏死组织清除不彻底，尤其是口小腔大的伤口，引流不畅，分泌物不容易排出，易造成组织感染。伤口内死腔内部为缺氧环境，有利于厌氧菌生长繁殖，造成局部感染，同时由于死腔的结构限制，死腔内坏死组织不易清除，甚至造成新的组织破坏。故此种情况下，常需要充分暴露死腔，扩创引流，预防厌氧菌感染，以促进创面愈合。

八、糖尿病足的鉴别诊断

据统计，至少有 30% 的糖尿病患者继发皮肤损害，绝大多数表现为在糖尿病发生和发展过程中，少数可作为首发症状或者先于糖尿病的症状出现。就皮肤损害的总发生率而言，1 型糖尿病和 2 型糖尿病之间没有显著差别。但是从皮肤表现类型上，2 型糖尿病皮肤损害以皮肤感染为主，1 型糖尿病则以与免疫相关的皮肤损害为主。皮肤损害可以分为 4 大类：①与糖尿病相关的皮肤疾病；②皮肤感染；③糖尿病并发症引起的皮肤损害，如糖尿病血管病变或神经病变引起的糖尿病足溃疡；④药物反应，如磺脲类药物引起的皮肤过敏，其中以糖尿病足部溃疡最为常见，危害最大。糖尿病患者皮肤合并的其他疾病，如真菌感染、免疫性血管病变甚至皮肤肿瘤等也比较常见。下文仅介绍发生在足部的皮肤病变。

（一）糖尿病皮肤病

糖尿病皮病发病率高，占 50% 以上。男性多于女性，常见于老年糖尿病患者或病史较长的 1 型糖尿病患者。皮肤表现为下肢伸侧的环形或者不规则的红色丘疹或斑块，分布不对称，以后发展为伴有细小鳞屑的色素沉着性萎缩性斑疹，皮疹也可以发生于前臂、臀部和足踝两侧。皮疹呈新旧交替，但是不发展为溃疡。患者常感觉瘙痒、皮肤干燥，合并感染后则出现病损周围红肿、渗出。

（二）甲周红斑和其他病变

糖尿病患者甲床周围皮肤可以出现红斑、Reau’s 线、甲分离、翼状胬肉、甲反向翼状胬肉、线性出血和甲黄色改变等，以上问题是发生足部甲周炎的危险因素。足甲真菌感染也可导致甲周炎。其主要鉴别点是病变仅累及甲及甲周，无足部远端溃疡，若合并甲周炎，感染局限于甲沟，不会出现糖尿病足特有的足底、足趾受压部位溃疡，也无神经病变导致的感觉减退或血管病变导致的缺血体征。

（三）类脂性渐进性坏死

本病为少见的皮肤并发症，可以发生在糖尿病之前、之后或与糖尿病同时发生。本病发生在胫前和足踝，通常为双侧性和多发性，也可以累及手、前臂和腹部、面部和头皮。皮损初期为红褐色丘疹，缓慢增大，相互融合，形成不规则、边缘清晰、呈紫红色的隆起，中间萎缩呈淡黄色，表面光滑有陶瓷样光泽，伴毛细血管扩张，通常无症状。大约 30% 患者的皮损成为溃疡，可伴有瘙痒、触痛和疼痛。约 20% 患者的皮损在 3 ～ 4 年后可自行消失，遗留萎缩性瘢痕。其主要鉴别点是特征性的“黄萎缩 + 紫红边”皮损。

（四）糖尿病性大疱

本病少见，发病年龄自 19 ～ 79 岁不等，男女比例为 2 ∶ 1，常见于病程长及合并糖尿病神经病变的老年糖尿病患者。主要表现为肢端无痛性、自发性和非炎症性水疱，基底不红，周围皮肤无红肿，直径为 5 ～ 10cm，形状不规则，形似烫伤，疱液清澈。水疱干涸后表面结黑色厚痂，约 2 ～ 6 周可自愈，愈后不遗留瘢痕，通常无症状，偶尔不适有烧灼感。好发于小腿下部、足背和足两侧，有时手指、足趾、前臂也会受累。其主要鉴别点是以无痛性大疱为核心表现，无糖尿病足的溃疡、感染（红肿、渗出）、缺血（皮温低）或持续性感觉异常，且病程短、可自愈，与糖尿病足的慢性、进行性溃疡截然不同。

（五）天疱疮

多见于60岁以上老年人，皮损泛发，好发于前胸、腹部、腋下及四肢屈侧，为疱壁紧张的水疱、大疱。伴有不同程度的瘙痒和轻微疼痛。天疱疮病变可以缓慢自愈，反复出现，在皮损中发生新的水疱。天疱疮可以发生在非糖尿病患者中，该病治疗方法是皮质激素治疗。其主要鉴别点是足部并非好发部位，皮损为水疱而非溃疡，与糖尿病足的足部溃疡无关。

（六）糖尿病合并皮肤结核

结核的寻常狼疮病变占所有皮肤结核病的50%～75%。多见于青年及儿童，好发于面部、臀部及四肢，亦可累及黏膜。基本损害表现为针头至黄豆大小的结节，质地柔软，呈褐红色，用玻片按压时呈棕黄色。用探针以轻微压力即可刺入，有少许出血及痛感，损害可向周围扩展，逐渐融合成片，边缘非常明显，病程冗长，多年不愈，或逐渐吸收而遗留菲薄、光滑的萎缩性瘢痕。在瘢痕边缘上尚可有新的结节产生。结节亦可破溃形成溃疡，愈后也可遗留萎缩性瘢痕。很多患者合并肺部或其他部位结核，病损部位有轻微疼痛。系统性抗结核治疗常获得良好效果。其主要鉴别点是溃疡源于结核感染，伴结核中毒症状（低热、盗汗、乏力），与糖尿病足的神经或血管性溃疡不同。

（七）糖尿病合并血管炎

糖尿病患者合并下肢血管炎比较少见，多发生于青年或中年女性，男性患者也可罹患。局部病变具备血管炎症的表现，无下肢血管闭塞症的影像学征象。患者感觉疼痛，并伴有原发疾病的全身症状。免疫性血管炎、红斑狼疮、脂膜炎等疾病均可发生。糖尿病足部溃疡的特点是皮损多发，愈合缓慢，反复发作。该疾病目前尚无满意治疗方法。首先应去除体内感染病灶，停用可疑的致敏药物，可适当选用抗生素、氯化喹啉、氨苯砜、沙利度胺、吲哚美辛、水杨酸盐类和皮质类固醇等，常预后良好。其主要鉴别点是血管炎的溃疡源于血管炎症，无糖尿病足的神经病变体征（如感觉减退），且血管超声或造影无动脉闭塞表现。

（八）足部皮肤黑色素瘤

肢端恶性黑色素瘤好发于手指或足趾以及承重部位，足底（尤其是足后跟）是最常见的发病部位，在水平放射性生长时，通常表现为斑状损害，表面不隆起，当肿瘤发展至垂直生长期后，损害开始隆起呈斑块或结节，表面易破溃、出血。识别早期皮肤黑色素瘤的重要征象：①皮损≥6mm；②皮损边缘不规则；③色素沉着不规则，不均一；④皮损不对称。

在糖尿病患者中发生黑色素瘤并不少见，详细询问病史，仔细查体，借助组织病理及免疫组化检查，不难鉴别肢端恶性黑色素瘤与糖尿病足。

（九）糖尿病患者足部真菌感染

糖尿病患者中浅部真菌病发病率明显高于正常人群，病变皮肤皮损广泛，侵犯部位除手足外，同时伴有大面积的体癣。特点是病程长、顽固难愈、容易合并细菌感染。糖尿病患者皮肤和体液中糖含量较高，长期的高糖环境对于真菌是一种良好的培养基，利于其生长繁殖，这是糖尿病患者易患真菌感染的主要原因。不能坚持治疗是本病难以治愈的其他原因。其主要鉴别点是以瘙痒、脱屑、水疱为主要表现，无溃疡（合并细菌感染时可能出现浅表糜烂，但非深溃疡），与糖尿病足的慢性深溃疡不同。

（十）糖尿病合并痛风导致的足部溃疡

痛风性关节炎是由于尿酸盐结晶引起。尿酸盐结晶周围组织被上皮细胞、巨核细胞包围，在中性粒细胞的参与下成为结节。长时间引起骨关节侵蚀缺损，周围组织纤维化，关节僵硬畸形，结节破溃形成瘘管。有黄白色尿酸盐结晶排出，由于尿酸盐有抑菌作用，所以很少发生脓肿。但是可以形成慢性肉芽肿，不易愈合。痛风与冠心病、血脂代谢紊乱、肾脏疾患常同时出现，这是糖尿病患者真正的危险情况。与糖尿病足部溃疡的鉴别是骨质破损后大量尿酸盐结晶溢出，溃疡发生在跗趾或其他痛风部位容易受累的位置。该溃疡无特殊治疗方法。其主要鉴别点是溃疡部位固定于痛风好发关节（如第一跖趾关节），流出物为尿酸盐结晶，与糖尿病足的溃疡（无结晶，多伴细菌感染）不同。

（十一）足部皮肤基底细胞癌

起病时常无症状，初期多为基底较硬斑块状丘疹，有的呈疣状隆起，而后期破溃为溃疡灶，不规则，边缘隆起，底部凹凸不平，生长缓慢。病变初为半透明结节隆起浅表溃疡，继而扩大，可侵袭周边组织及器官，成为侵袭性溃疡，该肿瘤恶性程度低，很少发生转移。其主要鉴别点是溃疡为肿瘤性破溃，无神经或血管病变表现（如麻木、缺血等），皮损进展缓慢，常单发。

（十二）皮肤淋巴瘤

间变性大细胞淋巴瘤，是非霍奇金淋巴瘤的一种独立表现。临床上分为原发性（系统性和皮肤性）及继发性（由其他淋巴瘤转化而来）两种。病变表现为实体性的、无症状的皮肤或皮下紫红色肿块。表面可发生溃疡。较少见的是以多肿瘤结节的形式侵犯周边区域或多部位、多中心发生的肿瘤为特征。大约 25% 的患者可以部分或全部消退，而经局部切除并加以化疗具有良好的预后。其主要鉴别点是溃疡源于肿瘤侵犯，以无痛性肿块为前驱表现，与糖尿病足的神经或血管性溃疡不同。

第二节　糖尿病足的评估

一、全身评估

（一）神经病变的评估

病情多隐匿，进展缓慢。主要症状为四肢末端麻木、刺痛、感觉异常，通常呈手套或袜套样分布，多从下肢开始，对称发生，呈长度依赖性，夜间症状加剧。体格检查显示足部皮肤色泽黯淡，汗毛稀少，皮温较低，痛温觉、振动觉减退或缺失，踝反射正常或仅轻度减弱，运动功能基本完好。

1. 足外观检查

当足部皮肤干燥、汗液减少时，足趾间出现裂痕、感染，足底变厚变硬、有皮屑、干燥、裂痕，足部关节变形，足部出现溃疡，提示下肢存在周围神经变化。

2. 触觉检查

触觉检查主要是利用10g尼龙丝进行检查，是一种客观、简单的工具，在临床上主要用于筛查糖尿病足保护性感觉的缺失，是国际通用的评价神经病变的方法。目前对于检测的位置、点数，多主张每侧足部检测10个点，每个点测三次，其中有一次假测。此法简单易行、重复性好、便于携带。检测方法：①用纱布擦拭尼龙丝的末端（检查完后需再次擦拭）；②在正式检查前需要先向患者解释并演示10g尼龙丝的检测过程；③首先，将尼龙丝放在患者的敏感皮肤处（例如前臂内侧）测试，使患者明白测试时应有的感觉；④患者需要仰卧并闭上双眼；⑤告知患者只要感觉到10g尼龙丝接触到皮肤时就说“是”并说明左足还是右足；⑥尼龙丝一头垂直接触患者的检测部位，并用手按住尼龙丝另一头轻轻施压，使尼龙丝达到接近1cm的弯曲度，注意不要划伤患者的皮肤；⑦每点的测试时间为1～2s，两点测试时间间隔最少为2s，以便使尼龙丝恢复笔直的状态；⑧在两足的10个点重复上述检查，记录左足感知点及右足感知点结果。结果分析：每个检测点测三次，有两次或两次以上感觉正确，为感觉正常；每个检测点测三次，有两次以上感觉错误，为感觉缺失。

3. 足部痛觉检查

主要是检测患者有无疼痛及疼痛的程度。检查时嘱患者仰卧，放松，用40g压力针头刺患者足底第1、第3、第5趾腹部及跖底皮肤。若各个刺激点能感觉到轻度疼痛且疼痛能忍受，则正常；如有感觉，但感觉不到疼痛或完全没有感觉，认为患者痛觉减退或消失；若轻触即能感觉到疼痛，难以忍受，则为过度敏感。当发现局部痛觉减退或过度敏感时，嘱患者比较其与正常区域痛觉差异的程度。

4. 温度觉检查

（1）水杯法　让患者仰卧，闭眼，放松，分别用盛有冷水（5～10℃）和热水

（40 ～ 45℃）的水杯接触足部皮肤。嘱患者报告“冷”或“热”。当患者无明显感觉或感觉不出差异时，则为温度觉消失。

（2）Tip-herm 法　用凉温觉检查仪，一端为金属（凉觉），另一端为聚酯（温觉）。同样，让患者仰卧闭眼，分别用两端垂直置于足部皮肤，询问患者“冷”“热”。当患者无明显感觉或感觉不出差异时，则为温度觉消失。

5. 振动感觉检查

振动感觉是人体深感觉中的一种，它有助于疾病的诊断和定位。音叉的检测灵敏，一直被广泛应用于临床的振动感觉筛查中，是一种有效的筛查糖尿病神经病变的技术。

（1）128Hz 音叉法　嘱患者仰卧闭眼，暴露双足。先将 128Hz 音叉放在患者手部（或肘部或前额），让患者感受一下音叉正常振动的感觉。敲击音叉，将音叉放到踇趾远端第一关节突起的上方进行检查，询问患者有无振动，并说出消失的时间，同一部位检测 3 次，有 1 次音叉不振动。如果患者的踇趾感觉不到振动，就在其他就近部位重复检查（如踝关节或胫骨粗隆处）。

振动感觉正常，患者能感受到振动，至少能正确回答 3 次检查中的 2 次；振动感觉减退，患者能正确回答 3 次检查中的 1 次；振动感觉缺失，患者完全无振动感，3 次回答均错误。

（2）振动感觉阈值检查　音叉检查对神经的检测只是一种定性的检查方法，而振动感觉阈值检测则可以利用电流精确地控制振动刺激探头的振幅大小，从而对振动感觉进行定量检查。振动感觉阈值检查已逐渐被广泛接受并采用。振动感觉阈值检查尤其适合大人群的筛查及感觉改变的纵向研究，因为它简单、无创、重复性好、患者顺应性好，特别是可将不同被检者、不同设备对检查结果的影响控制在一定范围内。可应用生物震感阈值测量器等电子仪器检查患者的振动感觉阈值。

6. 踝反射检查

踝反射检查是临床上糖尿病神经病变筛查的简单有效的方法，检查时嘱患者将足放在平面上，足背屈 30° ～ 45°，或嘱患者跪在椅子上，足自然下垂，用叩诊锤轻敲患者的跟腱，以造成踝反射。踝反射正常，轻叩即出现足趾下弹的反射；踝反射减弱，重叩才出现足趾下弹反射；踝反射消失，重叩仍无反射出现。

（二）PAD 评估

PAD 在糖尿病患者中发生率达到 38%。糖尿病 PAD 患者常合并周围神经病变等因素，导致临床表现不典型，给早期诊断带来困难，从而延误患者治疗。因此，应该重视糖尿病 PAD 的筛查与评估工作，早发现，早治疗，提高糖尿病患者生活质量，降低截肢率。

1. 典型的临床表现

根据缺血程度的不同，下肢动脉硬化闭塞症患者典型的临床表现可表现为行走时肢体乏力，大腿或小腿肌肉疼痛；也可表现为痉挛、麻木，与活动的程度成正比，休息后症状多在 5 ～ 10min 内完全缓解，临床上称为血管性间歇性跛行。如果肢体缺血进一步加重，在休息时会出现肢体疼痛，特别是夜间疼痛会逐渐加重为静息痛。疼痛多始于下肢最远端，前足与足趾受累最常见。下肢下垂时症状可有缓解，当患者平卧或者下肢抬高时疼痛会进一步加重。严重的肢体缺血会导致肢体溃疡形成，甚至造成坏疽。

2. 脉搏触诊

可以通过触诊股动脉、腘动脉、足背动脉和胫后动脉的搏动进行下肢动脉病变的检查。正常成人应能触及上述动脉搏动。下肢动脉病变时，肢体动脉搏动可减弱或消失。如股动脉搏动减弱或者消失，提示主髂动脉病变；腘动脉搏动异常，提示股浅动脉或（和）以上部位病变；足背或胫后动脉搏动减弱或者消失，提示膝下动脉或（和）以上部位病变。但是需要注意有大约 10% 的人足背动脉先天性缺如。

3. 足部皮肤温度检查

患者足部皮肤发凉、皮肤颜色改变，提示可能有周围血管病变。

4. 肢体抬高试验

双下肢抬高 30°以上，持续 30s，然后放回水平位，10s 之内有毛细血管充盈为正常；如 10s 之内不恢复，则提示下肢缺血。

5. 静脉充盈时间

患者仰卧，抬高下肢 45°，持续 1min，然后坐起并下垂下肢。计算足背静脉充盈时间，即静脉充盈时间。正常 VTE ≤ 20s，如果＞ 20s，则提示动脉灌注不足。

6. 毛细血管再灌注时间

检查方法为指压第一趾跖面（腹侧）皮肤 5s 后，计算毛细血管血流再灌注时间，超过 5s 即属异常，反映动脉灌注不足。

7. 踝肱指数（ABI）与趾肱指数（TBI）

即踝部与前臂收缩压比值，是一项非常有价值的量化指标，反映下肢血压与血管状态。通常情况下，踝动脉收缩压超过肱动脉收缩压 10 ～ 20mmHg，或等于肱动脉收缩压。ABI 正常值范围为 0.9 ＜ ABI ≤ 1.3，男性 ABI 通常比女性高，胫后动脉 ABI 通常比足背动脉 ABI 高。ABI ＜ 0.9 诊断下肢血管狭窄或者闭塞的敏感性为 95%，特异性几乎为 100%。

临床上常使用多普勒血流仪检测 ABI，患者取仰卧位，休息 15min 以上，测双侧上臂血压，将多普勒超声探头置于肘前区，听到清晰的脉动处，向血压套袖中加压，直到脉搏声音停止后，继续加压大约 20mmHg，然后以每秒 2mmHg 的速度放气，直到听到第一个脉动，此时的血压读数为肱动脉收缩压，双侧踝动脉和胫后动脉收缩压，测量方法相似。每侧的 ABI 等于胫后动脉和足背动脉中较高的读数值除以两臂血压中较高的读数值。

ABI 计算公式：ABI= 踝部动脉收缩压 / 肱动脉收缩压

ABI结果解读：①≥1.30，为动脉硬化；②1.00～1.29，为正常；③0.91～0.99，为临界（可疑）；④0.71～0.90，为轻度动脉病变；⑤0.41～0.70，为中度动脉病变；⑥0～0.40，为重度动脉病变。

糖尿病患者动脉硬化比较严重，且常累及膝下动脉，严重的动脉硬化可以影响ABI检测的准确性。但是糖尿病动脉硬化很少累及足趾动脉，通过测量足趾动脉血压计算得到TBI的准确性更高。可能是存在测量技术等原因，正常趾压较踝压低20～40mmHg。虽然正常的TBI为0.6±0.2，但低于0.7则考虑为异常。趾压也可作为评估足部创伤愈合的血供指标，通常认为趾压超过30～40mmHg足部创伤才能愈合，而糖尿病患者对趾压的要求则更高。

8. 动脉双功超声扫描

在动脉疾病的评估和处理过程中，动脉双功超声是诊断筛查的重要组成部分。这项技术能同时获得血流（脉冲多普勒频谱分析）和解剖（B超和彩色多普勒成像）信息。目前，绝大多数医院的超声科都配有双功超声设备，可以探查自髂动脉至足部动脉的血流及血管硬化斑块情况。对ABI检测正常，但又存在典型临床表现及体征的患者进行超声检查可以进一步明确诊断。

9. 下肢动脉硬化闭塞症的严重程度

可根据Fontaine分期和Rutherford分类法进行判断，见表2-2-1。

表2-2-1 Fontaine和Rutherford关于下肢动脉硬化闭塞症的分期和分类

Fontaine		Rutherford		
期别	临床表现	级别	类别	临床表现
Ⅰ	无症状	0	0	无症状
Ⅱa	轻度间歇性跛行	Ⅰ	1	轻度间歇性跛行
Ⅱb	中-重度间歇性跛行	Ⅰ	2	中度间歇性跛行
		Ⅰ	3	重度间歇性跛行
Ⅲ	静息痛	Ⅱ	4	静息痛
Ⅳ	组织溃疡、坏疽	Ⅲ	5	轻微组织缺损
		Ⅳ	6	组织溃疡、坏疽

（三）感染评估

详见第二章第一节。

（四）营养评估

全面收集相关人群信息，综合评估其膳食干预需求程度。具体需要收集的信息包括：①个人情况，如姓名、性别、年龄、文化程度、民族、婚姻状况、职业等；②糖尿病家族史；③饮食与饮酒情况，如饮食是否油腻、偏咸、偏辣，有无控油和控盐意愿，是否饮酒、饮酒类型、饮酒频次、平均每次饮酒量、是否有戒酒意愿等；④体检结果，如身高、体重、腰围、体重指数（BMI）、血压、生化指标等。

综合评估上述信息，可以在前期获得患者较为完整的膳食相关信息，并判断其膳食是否合理，为进一步制订膳食干预计划提供基础。

（五）心理评估

焦虑状态是一种短暂、不愉快的情绪体验，通常表现为紧张、恐惧、忧虑和神经质，并伴随着自主神经功能亢进。糖尿病患者因患病时间长、足部疼痛、伤口长期不愈合、截肢等，容易产生各种心理问题。据国外报道，糖尿病患者抑郁症的发生率是正常人的 3 倍，抑郁与焦虑的共病发生率也高于普通人群，而心理问题可导致血糖控制不良，发生血管病的危险性增加 1.5 ～ 2.0 倍。抑郁可使糖尿病患者截肢的风险增加 33%，足溃疡的愈合时间延长 25%，合并抑郁患者的死亡风险是未合并抑郁患者的 2 倍，糖尿病足患者抑郁评分越高，溃疡不愈合（超过 6 个月）的风险越大。因此，临床工作者应该意识到糖尿病足是一种身心疾病，临床工作者需要有针对性地对患者进行心理评估和疏导。个体评估可根据实际情况酌情使用抑郁自评量表和焦虑自评量表，如果总评分≥ 50 分，则需要咨询专业的心理医生。

总之，糖尿病足溃疡的发生是由多因素交互作用引起的，其中感觉性神经病变导致的保护性痛觉消失，伤害性感觉功能缺陷，鞋源性损伤伴随足部畸形，是糖尿病足溃疡诸多原因中的首要原因。

二、局部评估

对伤口进行局部评估，以便确定伤口的分期和特点，有助于选择合适的伤口处理措施和相应的敷料。局部评估内容如下。

1. 伤口的类型

（1）伤口愈合的时间　按伤口愈合的时间将伤口分类为急性伤口、慢性伤口。急性伤口是指突然发生和持续时间较短的伤口，对治疗迅速发生反应，没有感染愈合，愈合过程有规律、及时，并能维持解剖上的完整性，如手术切口、擦伤等。慢性伤口是指无法通过正常有序而及时的修复过程达到解剖和功能上的完整状态的伤口，包括长期存在或反复复发的伤口，如压力性损伤、下肢血管性溃疡等。

（2）伤口造成的原因　按致伤因素分为受物理因素伤害的伤口，如撕裂伤、摩擦伤、压力性损伤；化学物品引起的伤口，如灼伤；放射线引起的伤口，如癌症患者接受化疗引起的伤口；温度引起的伤口，如烫伤、冻伤；血管病变导致的伤口，如糖尿病足、动静脉性溃疡等。

（3）组织破坏的深度　按组织受损程度分为部分皮层损伤和全皮层损伤的伤口。部分皮层损伤的伤口是指皮肤破损至表皮或部分真皮，但未涉及深层真皮层，伤口愈合是靠再上皮化的过程。全皮层损伤的伤口是指皮肤的表皮、真皮全部损伤，并深入到皮下脂肪、筋膜、肌肉或骨骼，伤口愈合必须靠肉芽组织的增生、伤口收缩及再上皮化。若有骨、肌腱暴露，伤口无法自行愈合时，需要外科皮瓣重建术来重建。

2. 伤口的颜色

使用黑（black）、红（red）、黄（yellow）三种颜色来描述开放性伤口，即RYB方法。形容伤口时可使用单一颜色或者同时合并两种或三种颜色，将伤口分为红色、黄色、黑色及混合型。

（1）红色伤口　表示伤口有健康血流的肉芽组织，见于干净或正在愈合当中的伤口，见图2-2-1。

（2）黄色伤口　表示伤口内有腐肉、渗液和感染，见图2-2-2。

（3）黑色伤口　伤口内缺乏血流供应的坏死组织、软或硬的结痂，见图2-2-3。

（4）混合伤口　伤口内有上述各种颜色，表示伤口内混有部分健康和不健康的腐肉或结痂的组织，例如红黄、红黄黑、黄黑等，可用“四分之几”或“八分之几”来大致说明某种伤口颜色在伤口表面积的占比，见图2-2-4。

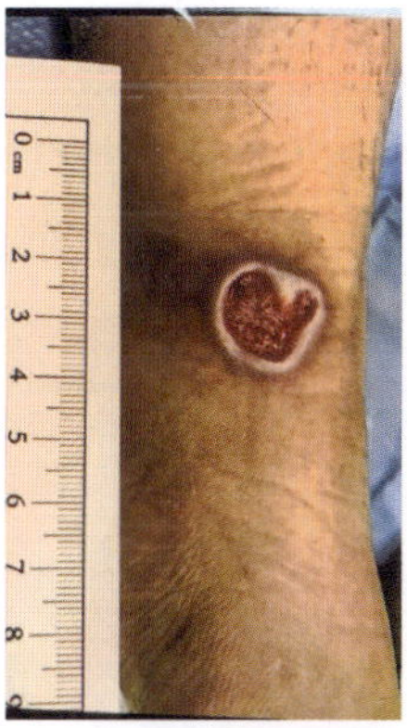

图2-2-1　红色伤口

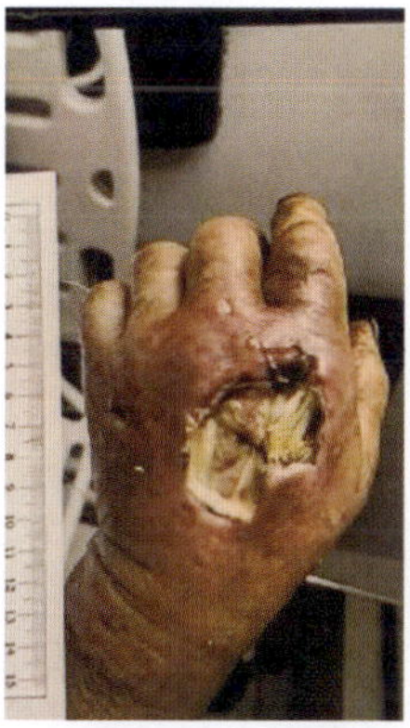

图2-2-2　黄色伤口

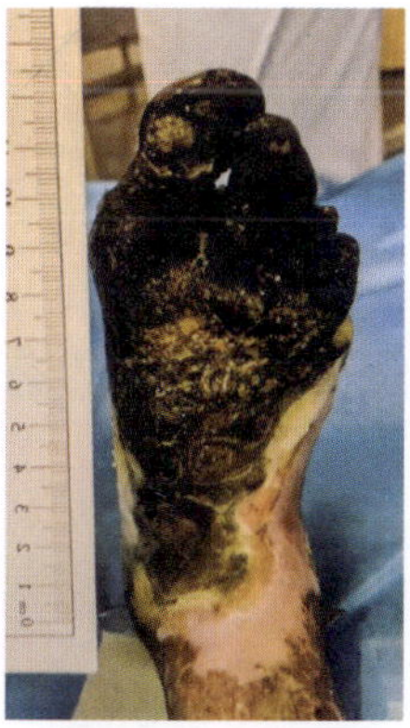

图2-2-3　黑色伤口

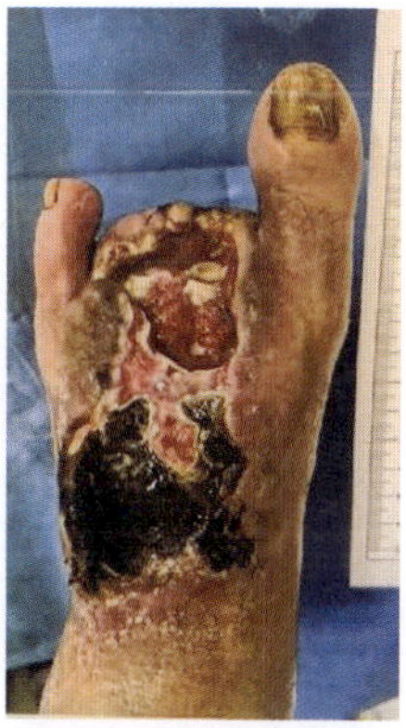

图2-2-4　混合伤口

3. 伤口位置

伤口位置是指伤口与身体解剖位置的关系，准确描述伤口位置能为确定伤口的病因提供线索。如压力性损伤常发生在尾部，静脉性溃疡常发生在“足靴区”，缺血性溃疡好发于肢体末端，糖尿病足常发生在足底部。有些部位要考虑可能出现的护理问题，如骶尾、臀部的敷料容易被污染，且不易固定，四肢伤口在包扎时要考虑到功能等。特殊部位清创要注意保护血管、肌腱、神经等。

4. 伤口测量方法

（1）伤口大小的测量　伤口有规则伤口和不规则伤口，测量前应当统一标准，在每一次的测量中使用同一标准。不论伤口的位置及形状如何，都应以身体纵轴方向作为伤口的长度，横轴方向为伤口的宽度，两者垂直。对于不规则伤口，可在不同位置测量多个长和宽（图2-2-5）。

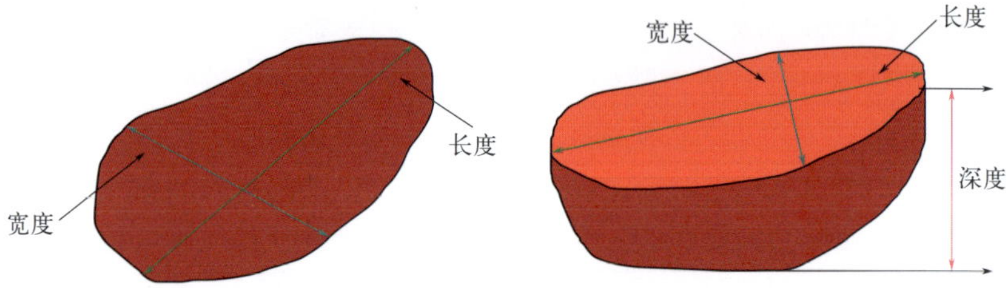

图 2-2-5　糖尿病足溃疡局部伤口的二维测量及三维测量

（2）伤口深度的测量　伤口的深度是指伤口最深部位垂直于皮肤表面的深度，测量方法是用无菌棉签深入伤口之中，探到最深部位后沿着皮肤表面在棉签上做好标记，测量从棉签头到标记位置的长度，即为伤口深度。

（3）伤口潜行的测量　伤口潜行是指伤口边缘和伤口床之间的袋状空穴，无法从伤口表面看到的深部组织损伤。对于潜行的描述使用时针法，患者头部方向为 0 点，足部方向为 6 点，顺时针回到头部方向为 12 点，以此类推。测量时将无菌棉签沿潜行方向深入，探及底部后紧挨皮肤表面在棉签上做好标记，测量棉签头到标记位置的长度，即为潜行深度。描述时注意将潜行方向及深度同时描述，如：伤口 5 点方向有一 5cm 深的潜行。

（4）窦道及瘘管　窦道是指伤口局部出现的异常脓肿通道或脓腔，有盲端，测量方法同潜行。瘘管是指组织间的异常连接通道，测量时两侧相通，无盲端（图 2-2-6）。

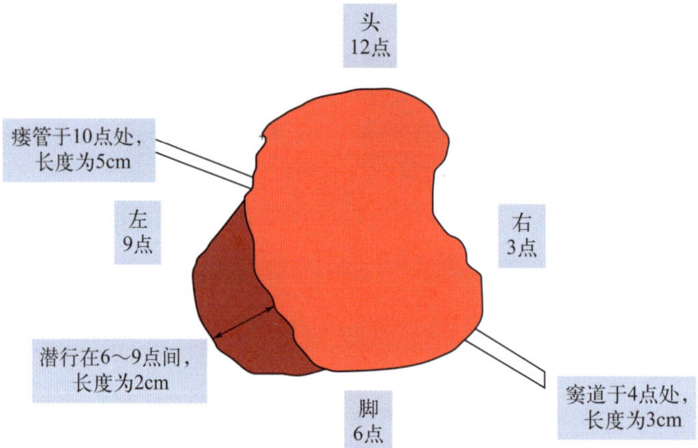

图 2-2-6　伤口窦道、窦管、潜行的测量

（5）面积的测量　表浅伤口可通过测量长度获得面积，对于较深的伤口在面积描述时需要加上深度等内容，表面被痂皮覆盖的伤口则需要清创后才能测量具体情况。

5. 伤口渗液

对于伤口渗液评估包括渗液的类型、量、颜色、黏稠度、气味等。

（1）类型

① 血清性渗液：颜色清亮，主要为血清。

② 浆液性渗液：淡红色清亮液体，主要含有红细胞成分。

③ 血性渗液：红色或鲜红色，含有血液等多种成分。

④ 脓性渗液：黄绿色稠厚液体，主要为坏死的细胞残留物和微生物成分，常伴有恶臭。

（2）伤口的渗液量　分为干燥伤口、少量渗出、中量渗出及大量渗出，一般以伤口在 24h 内渗湿敷料的 50% 为“中等渗液量”，但应考虑使用敷料的类型和吸收能力。

（3）颜色、黏稠度及气味　渗出液颜色、黏稠度及气味的观察主要与判断渗出液类型有关，同时可以提示是否有感染的征象。

6. 局部异物

伤口局部存在的任何异物都会影响伤口的愈合，常见的异物有组织碎片、缝线、毛发、玻璃、石子、敷料残片等，对于糖尿病患者而言，由于感觉的缺失，足部异物经常不被发现而造成损伤。在接诊糖尿病足患者时，应当详细评估受伤时的场景，弄清是何种异物造成的创伤，这有助于医护人员采取下一步的处理措施及帮助患者进行今后的预防。

7. 伤口边缘及周围皮肤

伤口边缘（即创缘）的评估包括五个方面：是否有伤口回缩或上皮形成的表现；创缘是否高出皮肤或卷曲；创缘形状；创缘颜色；创缘感觉的改变。若创缘出现伤口回缩以及上皮生长的征象表明伤口正处于愈合过程。创缘卷曲会影响伤口的愈合，有时卷曲预示着窦道即将形成甚至出现局部恶变，创缘高出皮肤表面往往是肉芽过度增生的表现。创缘感觉的变化可以帮助判断致伤原因，感觉降低可能提示此糖尿病足伤口为神经性溃疡。

8. 疼痛评估

伤口疼痛是由体内外伤害性刺激引起的一种复杂心理生理学过程，是临床上各种伤口常见的一种症状，它既是一种生理学的感觉类型，又是心理学的一种不愉快活动。

持续而准确地对伤口疼痛进行评估是有效控制伤口疼痛的基础。在对伤口疼痛进行评估时，应该询问患者是否存在持续性疼痛，以及在伤口换药或其他伤口治疗操作中有无急性疼痛发生。日常疼痛评估主要包括以下几个要点：

（1）疼痛类型　询问患者疼痛情况以及患者自诉疼痛的感觉，再结合其临床表现来判断伤口疼痛是何种类型。

（2）疼痛程度　可以通过各种疼痛评分量表来评估患者伤口疼痛程度。目前，临床上比较常用的疼痛量表有以下几种。

① 视觉模拟评分量表（Visual analogue scale，VAS）：为一条 10cm 长的线，两

端分别标有0表示“无痛”，10表示“最痛”。患者在线上标记出最能代表其疼痛强度的点，测量从0到标出点的距离即为疼痛强度评分值（图2-2-7）。VAS是目前临床使用最多的一种疼痛强度评价方法，简单、有效、操作性强。

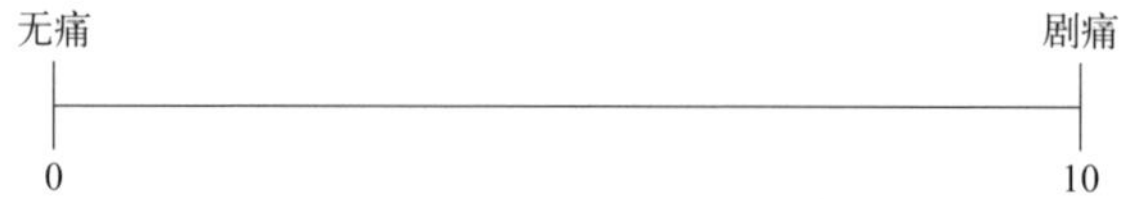

图2-2-7 视觉模拟评分量表

注：如果用作图形评价法，建议以10cm为基准

② 语言评价量表（Verbal rating scale，VRS）：根据患者的主诉疼痛分为如下四级：0级，无痛；1级（轻度），有疼痛但可忍受，睡眠无干扰；2级（中度），疼痛明显，不能忍受，要求服用镇痛药物，睡眠受干扰；3级（重度），疼痛剧烈，不能忍受，需用镇痛药物，睡眠受严重干扰并有自主神经紊乱和被动体位等现象（图2-2-8）。该量表更适合用于文化程度低及对抽象概念理解有困难的患者。

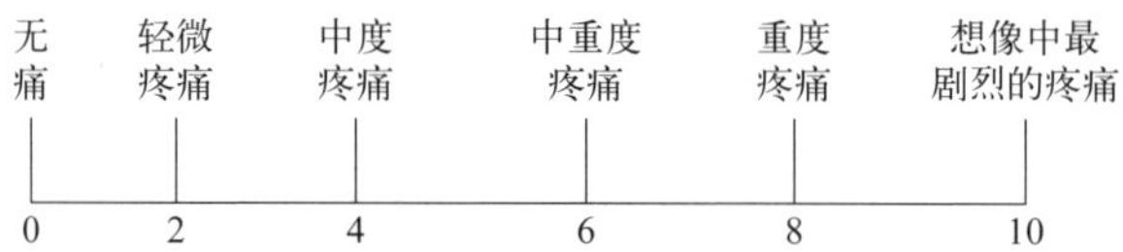

图2-2-8 语言评价量表

③ 数字评价量表（Numeric rating scales，NRS）：该量表将疼痛程度用0～10这11个数字表示。0表示无痛，10表示最痛。被测者根据个人疼痛感受在其中选择一个数字标记，其程度分级标准为：0为无痛；1～3为轻度疼痛；4～6为中度疼痛；7～10为重度疼痛（图2-2-9）。

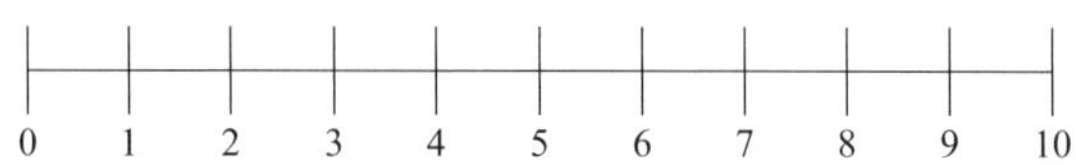

图2-2-9 数字评价量表

④ 颜色模拟评估法（CAS）：应用Eland颜色计分表示疼痛，让患者用笔在彩色图案中标出疼痛的程度和部位。0～3分为轻度疼痛，4～6分为中度疼痛，7～10分为重度疼痛。

⑤ Wong-Banker面部表情量表法（FPS-R）：该方法用从微笑至哭泣的6种面部表情来表达疼痛程度的量表，由患者指向符合其疼痛程度的脸谱（图2-2-10）。

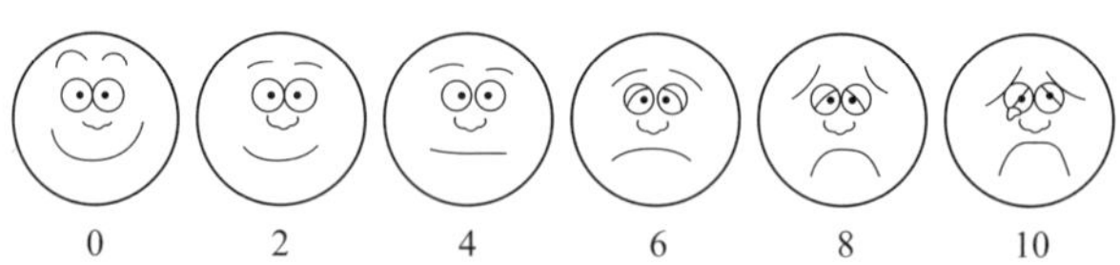

图2-2-10 脸谱法

在对伤口疼痛强度进行评估的过程中，每一次使用的评估量表都应与第一次使用的评估量表一致。

（3）询问患者可接受的伤口疼痛水平　利用疼痛强度评估表询问患者自己觉得可以耐受的疼痛水平，而这个疼痛水平也是我们在疼痛处理过程中的初级目标。

（4）伤口疼痛对患者的影响　询问并评估伤口疼痛对患者生活的影响，如睡眠、行走、工作等。

（5）评估伤口疼痛的影响因素　无论是导致伤口疼痛加剧还是缓解的因素都应该在处理伤口疼痛中被关注。由于每位患者的病情各异，在制定伤口疼痛管理方案时，更应该考虑伤口疼痛的恶化和缓解因素，使伤口管理方案更加个体化。

第三节　糖尿病足的规范化诊疗

一、糖尿病足的内科综合治疗

糖尿病足有效防治的关键是及早筛查高危足患者、及时给予干预、尽早规范诊治。病情严重的患者应由专业化的多学科合作团队来完成医疗护理和康复，在临床医生对糖尿病足的规范化筛查与管理下，糖尿病足是可防可治的。糖尿病足的规范化诊治涉及糖尿病足高危因素的识别、分级分类的评估、诊断、治疗方式的选择等。

在对患者进行科学、正确的全身状况与足部状况的评估、分级与分期的基础上，根据病情分诊到有相应诊治能力的医院采取治疗。治疗的目的是通过控制感染、改善代谢、血管重建、清创、截肢（趾），保留足的功能和预防复发。糖尿病足尤其是重症感染者往往合并糖脂代谢紊乱、贫血、低蛋白血症、心肝肾功能不全、脑血管意外、血栓形成、消化道出血等情况。糖尿病足治疗包括全身支持治疗及局部创面处理。糖尿病足患者的全身情况得到保障是患足愈合的基础，也是患者生存的前提。全身支持治疗包括以下几个方面：

（一）基础支持治疗

1. 抗凝、抗血小板聚集、改善循环药物

抗血小板药物常用的有阿司匹林、氯吡格雷等，必要时可联用。抗凝药物既有口服的利伐沙班，也有皮下注射的低分子肝素、那曲肝素等。而血管扩张药包括前列地尔注射液、西洛他唑、贝前列素钠、盐酸沙格雷酯、己酮可可碱等，部分血管扩张药还有抗血小板聚集及减轻间歇性跛行疼痛的作用。使用这类药时需警惕消化道出血，严密监测血红蛋白、凝血功能，关注有无黑便、便血或其他出血倾向。

2. 抗感染药物

刚入院未获得创面培养细菌学依据时按临床经验选择抗菌药物，创面产生原因、部位、深度、大小、气味等都可协助判断。培养及药物敏感试验（简称药敏试验）回报后再行调整，抗菌药物的调整要依据患者临床症状体征的改善情况，如临床症状改善而药敏结果不一致，则是否更改抗生素则仍参照临床症状为主。目前建议轻度足感染患者抗菌药物治疗时间一般为 1 ～ 2 周，中、重度足感染一般为 2 ～ 3 周，部分可延长至 4 周。对于严重缺血的轻度足感染和合并缺血的中、重度足感染患者需要进一步延长使用 1 ～ 2 周，可增加溃疡的愈合率，减少复发率，降低截肢率与死亡率。

3. 加强营养支持

糖尿病足的治疗是场持久战，加强营养补给非常重要，通过健康的饮食习惯，合理搭配各类营养丰富的食物，改善整体健康状况。医护人员应在现有诊断、患者偏好、年龄、实验室检查结果、既往健康和医疗状况、对维生素或矿物质补充剂的耐受性、通过不同途径获得专业人员或护理人员及家庭支持的机会，以及其他可用资源的基础上，为营养不良或有营养不良风险的糖尿病足溃疡患者制定并实施个性化营养护理计划；重要的是制定目标，通过改善或维持营养状况、预防感染、优化营养摄入，防止创面受损或延迟愈合。

4. 神经营养及神经修复

活性维生素 B_{12} 制剂如甲钴胺，可明显改善周围神经病变的临床症状、体征以及神经传导速度。且甲钴胺与前列腺素 E1 脂微球载体制剂联合应用疗效更优于单药。推荐用法：甲钴胺针剂 500 ～ 1000μg/d 肌注或静脉滴注 2 ～ 4 周，其后给予甲钴胺片 500μg，3 次 /d 口服。

5. 疼痛管理治疗

对症镇痛是糖尿病足溃疡治疗的重要环节，目前推荐的药物有以下几种。

① 抗抑郁药。阿米替林，推荐用法：起始剂量为 12.5 ～ 25.0mg/d，根据病情变化逐渐增至有效剂量或患者最大耐受剂量 100mg/d，每天只需服用一次，6 ～ 8 周起效，花费最低；度洛西汀，推荐用法：度洛西汀起始剂量为 60mg/d，餐时服用，逐渐增加至有效剂量或最大耐受剂量（不超过 120mg/d），7 ～ 14 天起效，疗程 12 周。

② 抗惊厥药。普瑞巴林，推荐用法：自 50mg 每日 3 次（150mg/d）起，根据效果逐渐将剂量加至最大剂量 600mg/d。

③ 阿片类镇痛药。曲马多，推荐用法：起始剂量为 200mg/d，分剂量使用，根据效果逐渐增加至有效剂量或最大耐受剂量 400mg/d。

④ 局部镇痛药物。辣椒素贴膏，推荐用法：每天 4 次，局部外敷。

6. 心理支持治疗

糖尿病足患者常伴随痛苦、焦虑和抑郁等心理问题，这些问题对他们的治疗效果和疾病发展有着深远的影响，因此值得更多的关注。教育患者掌握糖尿病足知识和技能，以及提供多方面的社会心理援助，是帮助患者应对心理挑战的有效方法，这需要定期进行评估和调整。具体措施包括：首先，对于存在焦虑或抑郁情绪的糖尿病足患者，由于他们在血糖管理上的困难和并发症风险的增加，需要进行定期的规范性筛查并评估可能的糖尿病相关并发症。其次，社会心理支持，例如通过同伴互助模式，能有效减轻患者的心理负担，增强他们的心理韧性，帮助他们建立正确的应对机制和适应能力，从而减少患者因糖尿病引起的痛苦和抑郁等负面情绪。最后，对于那些伴有精神心理问题的患者，应该及时转介到精神科进行专业治疗。

（二）糖尿病足患者的代谢指标管理

糖尿病足患者的代谢管理目标基本同糖尿病患者，需要兼顾血糖、血压、血脂、体重等指标。糖尿病足患者的代谢管理目标，见表 2-3-1。

表 2-3-1　糖尿病足患者的代谢管理目标

项目	控制目标
血糖 /（mmol/L）	空腹血糖：4.4 ～ 7.0 非空腹血糖：＜ 10.0
糖化血红蛋白 /%	＜ 7.0
血压 /mmHg	＜ 130/80
总胆固醇 /（mmol/L）	＜ 4.5
低密度脂蛋白胆固醇 /（mmol/L）	未合并冠心病：＜ 2.6 合并冠心病：＜ 1.8
高密度脂蛋白胆固醇 /（mmol/L）	男性：＞ 1.04 女性：＞ 1.3
甘油三酯 /（mmol/L）	＜ 1.7
尿蛋白 / 肌酐比值 /（mg/mmol）	男性：＜ 2.5 女性：＜ 3.5
体重指数 BMI/（kg/m^2）	＜ 24.0
主动有氧活动 /（min / 周）	＞ 150
限制钠盐摄入量 /（g/d）	氯化钠≤ 6

1. 血糖管理

对于糖尿病足患者，应积极进行血糖控制（具体目标见表 2-3-1），首选胰岛素控制血糖，同时尽可能减少低血糖的发生，以降低足溃疡和感染的发生率，继而降低患者的截肢风险。

2. 血压管理

高血压是糖尿病足患者最常见的合并症。高血压可通过加重 PAD，显著增加糖尿病足溃疡及坏疽发生的风险。其中收缩压与糖尿病足有着密切联系，过度波动的收缩压可增加糖尿病足溃疡的发生率。

推荐参照《国家基层糖尿病防治管理指南（2022）》建议实施。一般糖尿病合并高血压患者降压目标应低于 130/80mmHg[❶]；糖尿病伴严重冠心病或年龄在

❶ 1mmHg ≈ 0.133kPa

65 ～ 80 岁的老年患者，可采取相对宽松的降压目标值，控制在 140/90mmHg 以下；80 岁以上患者或有严重慢性疾病（如需要长期护理，慢性疾病终末期）者，血压可控制在 150/90mmHg 以下；对于伴有缺血性心脏病的老年高血压患者，在强调收缩压达标的同时应关注舒张压，舒张压不宜低于 60mmHg。

由于老年、合并慢性肾病、身体虚弱以及危重患者强化降压治疗带来的不良风险可能增加，因此，临床更倾向于参考相对宽泛的血压标准来提高其生活质量，2020 年美国糖尿病协会（ADA）推荐该类人群血压控制目标为＜ 140/90mmHg。

3. 血脂管理

糖尿病足患者合并高脂血症需要综合治疗，包括以下几个方面：

（1）推荐参照《中国 2 型糖尿病防治指南（2020 版）》建议实施，同时也可参考 2020 年 ADA 关于血脂异常的建议。

① 每年至少应检查 1 次血脂，包括总胆固醇、甘油三酯（TG）、低密度脂蛋白胆固醇（LDL-C）、高密度脂蛋白胆固醇（HDL-C）。

② 接受调脂药物治疗者，4 ～ 12 周后检查患者的依从性和生活方式、血脂改变的情况，通过复查血脂了解患者对降脂药的反应，及早发现药物的不良反应，根据需要每 3 ～ 12 个月检查 1 次。

③ 保持健康生活方式，是维持合适血脂水平和控制血脂紊乱的重要措施，主要包括减少饱和脂肪酸、反式脂肪酸和胆固醇的摄入；增加 Omega-3 脂肪酸的摄入；减轻体重；增加运动及戒烟、限酒等。

④ 进行调脂药物治疗时，推荐将降低 LDL-C 作为治疗目标。依据患者动脉粥样硬化性心血管疾病（ASCVD）风险等级，推荐将 LDL-C 降至目标值。

（2）对于不能耐受高强度他汀类药物治疗的患者，可考虑联合应用中等强度他汀类药物与依折麦布。

有证据表明，PAD 患者积极降低低密度脂蛋白（LDL）水平能显著降低心血管事件（心肌梗死、脑卒中和血管性死亡）。建议所有 PAD 患者应当将其胆固醇水平降至 2.59mmol/L 以下，而对于高危人群（多处血管床病变患者）而言，其治疗目标是胆固醇水平＜ 1.18mmol/L。PAD 患者通常伴有高密度脂蛋白（HDL）胆固醇和甘油三酯代谢紊乱。在 HDL 胆固醇水平＜ 1.04mmol/L 和 LDL 胆固醇水平＞ 3.63mmol/L 的冠状动脉性疾病患者中应用贝特类药物可以显著降低非致死性心肌梗死和心血管死亡的风险。烟酸是一种提高 HDL 胆固醇水平的有效药物，其缓释剂的代谢效率和肝毒性最低。烟酸可以逆转 PAD 患者股动脉粥样硬化和减少冠状动脉粥样硬化的进展。他汀类药物或贝特类药物能否降低 PAD 患者外周动脉粥样硬化的进程，减少全身心血管事件风险，还不是十分清楚。

建议所有症状性 PAD 患者 LDL 胆固醇水平都应当＜ 2.59mmol/L。PAD 患者和其他部位有脉管性病变（如冠状动脉性疾病）病史的患者，LDL 胆固醇水平＜ 1.18mmol/L 较合理。所有无症状性 PAD 患者和其他无心血管疾病临床证据的人群也应当控制 LDL 胆固醇水平使其＜ 2.59mmol/L。甘油三酯水平升高的患者无法准确评估 LDL 胆固醇水平，应当直接测量 LDL 水平并控制在以上列出的范围内，或者非 HDL 胆固醇水平＜ 3.36mmol/L，高危人群非 HDL 胆固醇水平＜ 2.59mmol/L。饮食调整是控制血脂异常的起始干预措施。在症状性 PAD 患者中，他汀类药物是降低 LDI 胆固醇水平以减少心血管事件风险的主要药物。贝特类和（或）烟酸类可以升高 HDL 胆固醇水平、降低甘油三酯的水平，因此应当考虑在血脂异常的 PAD 患者中使用。

（三）糖尿病足合并心力衰竭的治疗

糖尿病足患者合并心力衰竭时，行吸氧、镇静、扩张血管和利尿等治疗，必要时立即转诊至心血管科或重症监护室（ICU）继续治疗。

糖尿病足合并心力衰竭的治疗，包括以下几个方面：

（1）去除诱因、控制心血管危险因素。

（2）吸氧。面罩给氧较鼻导管给氧效果好，严重者给予呼吸机呼气末正压（PEEP）通气或持续气道正压呼吸给氧，PEEP 从低水平 3 ～ 5cmH_2O[1] 起逐渐增加至合适水平。

（3）镇静。在患者极度烦躁时，可静脉用 3 ～ 5mg 吗啡。

（4）在有效循环血容量不足时，应补充容量以代偿回心血量的不足，并监测中心静脉压以精准补液、防止过量。

（5）应用扩血管药物。收缩压≥ 100mmHg 时，可给予舌下或静脉滴注硝酸甘油，以迅速降低心脏后负荷，但有引起低血压的可能，收缩压≤ 90mmHg 应停止给药。

（6）静脉用利尿药呋塞米或托拉塞米，以降低心脏前负荷；但在血压偏低患者，尤其是合并急性心肌梗死或主动脉狭窄患者应慎用或不用。

（7）治疗过程中，B 型钠尿肽 /N 末端 B 型利钠肽前体（NT-proBNP）可作为一项有效的监测指标。但值得注意的是，在肾功能不全、房颤、高龄等情况下，NT-proBNP 会升高而临床无明显心力衰竭表现，应密切观察人群心功能情况而无须立即行抗心力衰竭治疗。但已行血液透析人群例外，此时，NT-proBNP 升高，仍提示血液透析不充分和（或）心力衰竭存在的可能，需要积极进行血液透析和（或）抗心力衰竭治疗。

（8）其他治疗，按照《中国心力衰竭诊断和治疗指南 2024》完成，必要时转诊至心血管科或 ICU 继续治疗。

（四）降低同型半胱氨酸治疗

同型半胱氨酸是蛋氨酸代谢的中间产物，它的生理作用是维持体内含硫氨基酸的平衡。血浆同型半胱氨酸水平的升高与 2 型糖尿病的血管病变、周围神经病变、糖尿病肾病等并发症有关。血浆胰岛素水平可能会通过影响同型半胱氨酸代谢而导

---

[1] 1cmH_2O=0.098kPa

致血管病变。血浆同型半胱氨酸升高是 PAD 独立危险因素，补充 B 族维生素和叶酸可以降低血浆同型半胱氨酸水平。

二、糖尿病足的非手术治疗

糖尿病足溃疡（DFU）是糖尿病最严重的并发症之一，其治疗需要综合考虑代谢管理、创面处理和药物治疗等多方面因素。在创面处理方面，伤口清创是溃疡局部治疗的基本组成，包括从伤口床清除失活组织以获得清洁和有活力的伤口床。目前，DFU 清创方法有机械清创、酶学清创、自溶清创、生物清创等，这些清创方法各有优缺点。如锐器 / 手术清创因其快速、高效，在各级医院均有开展，然而，该方法需要专门的临床技能，且有可能对伤口床造成损伤，甚至导致伤口床内骨骼、关节组织或韧带的暴露，增加治疗难度，延长治疗时间，增加患者费用；自溶性清创的方式虽然不易损伤正常组织，但时效性较差；生物清创不易被患者接受等。不仅如此，由于 DFU 创面有其自身特点，常伴有多重耐药菌感染，基底高低不平，边缘不规则，正常组织与坏死组织之间界限不清，增加了清创难度。除了传统的清创方法外，近年来一些新型的非手术治疗技术逐渐受到关注，以下将重点介绍超声清创机、水动力清创系统、负压封闭引流技术、自体富血小板凝胶治疗、干细胞移植治疗以及组织工程皮肤等技术在糖尿病足创面管理中的应用。

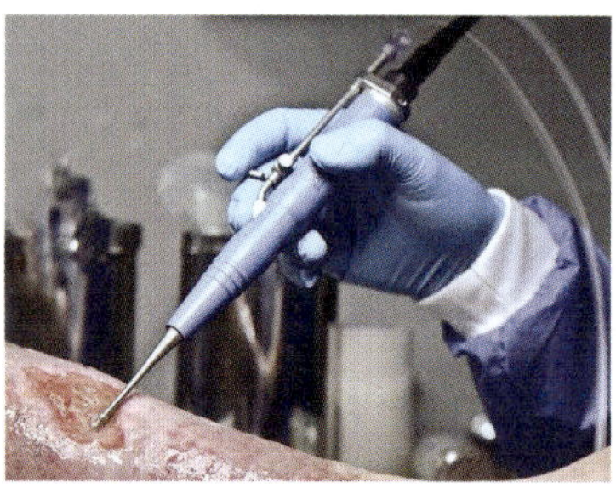

图 2-3-1　UAW 清创

（一）超声清创机

超声清创（UAW）（图 2-3-1）是利用超声波去除伤口细菌及微小异物的方法，相对于锐器清创，UAW 对于伤口的处理更为彻底，可降低患者疼痛感，被认为可以替代传统物理清创用以处理复杂的伤口。

高密度、低频率超声已经被证明是一种可以促进伤口愈合的机械清创方法。合金手柄的头端作为能量转换探头，将电能转换为超声能量。治疗中使用一种液体（通常为生理盐水）作为耦合介质，不仅将超声探头的能量直接传输至组织，而且起到了冷却作用。在持续的盐水水流和超声探头头端与伤口床接触时，出现组织空穴，并产生大量振动的微气泡。当微气泡在局部产生共振时，会对组织形成剪切力和压力。所释放的能量和空穴效应造成的压力变化会使靶点失活组织松解。这一流体力学效应依赖于超声波的频率，可以产生机械破坏作用、组织碎片作用和乳化作用。被松解和破坏后的失活组织则可轻易通过水流冲洗清除。

组织空穴效应不仅可以去除失活组织，而且可以直接破坏细菌细胞壁和生物膜而杀死细菌。规律地清除坏死组织和降低细菌生物负荷对于减少感染和促进健康肉芽组织生长是必要的。McDonald 的研究显示，超声清创与其他清创方法相比，可以显著减少伤口金黄色葡萄球菌数量。其他体外研究中，超声清创也被证明可以有效清除细菌生物膜、杀死铜绿假单胞菌和表皮葡萄球菌。坏死组织的清除对于伤口愈合至关重要，因为其存在可以增加细菌定植和感染风险，而超声清创可以控制由细菌等微生物引起的污染和感染。

超声在伤口管理中的治疗机制为释放的超声能量可以增强细胞活性。在超声作用后的局部组织，我们可以看到蛋白质合成的增加和细胞膜通透性的增加。超声可以作用于血管内皮细胞，使其释放一氧化氮分子，从而增加血流和局部组织灌注。超声还可以通过刺激巨噬细胞、白细胞黏附、成纤维细胞召集和纤维蛋白溶解来对炎症期伤口的愈合发挥作用。如此，可以将慢性伤口转变为急性伤口。一项随机对照研究中，低频超声的使用显著改善了血流障碍伤口的愈合率。超声波被认为可以促进血管生成从而加快伤口愈合。

市场上有多种接触式超声清创设备，例如 SonicOne（Misonix）、Qoustic（Arobella）、Sonoca（Soring）。Mist（Celleration）是另一种高密度低频超声清创设备，但它是非接触式的。每种产品都具有不同的特点，在灌注速率、强度、超声频率（20～100kHz）上使用不同的参数设置。对于接触式设备来说，还可以选择不同类型的探头头端（如刮匙状、圆柱状等），以便更好地应对不同情况，如窦道、腔洞、潜行和狭窄而深的伤口或不规则形状的伤口。不同的探头头端加强了对失活组织的靶向清除。对于超声能量的调节和特殊探头头端的选择使我们可以控制清创的程度和范围。治疗人员给探头头端施加的压力也可以控制清创的强度。非神经性病变患者在清创过程中的疼痛程度会依使用的设备和参数设置的不同而不同。根据伤口形状、大小、深度和伤口床特点来调节参数的能力也增加了超声清创仪的使用范围。

超声清创具有较高的治疗经济价值。当无法确定健康组织与失活组织间的界限时，超声清创具有优势。液化组织的存在会使区分活性与坏死组织变得困难，此外，软的液化组织很难用外科手术刀、剪刀和镊子进行处理。当组织无法轻易切除时，超声清创的优势最大。超声清创可以清除创面内纤维素、腐肉、焦痂等组织，同时又能控制出血，“野蛮”的外科或器械清创时，常难以避免造成损伤。超声清创除了能够成功清除创面内软组织外，有些设备还可以对骨头进行清创。可对较厚的焦痂和骨骼进行清创是超声清创仪强大能力的体现。设备的安装和准备也非常简单。探头头端有一次性和可重复使用两种。超声设备具有很好的便携性，在门诊或手术室均可使用，这一点对于非手术患者来说非常方便。超声清创的效率可以大大减少患者所需的清创次数，因此可以极大降低清创成本。Steed 开展的临床研究显示，规律的超声清创可以提高辅助治疗方法的治疗效果。医生可以使用皮肤移植替代物或自体皮肤移植来闭合伤口。证据显示，与传统伤口治疗相比，超声治疗可以明显改善伤口愈合率。

超声清创可用于不同病因引起的伤口，包括烧伤、感染伤口、压力性损伤、糖尿病足溃疡、静脉性溃疡。有学者对不同医疗机构的 8 个随机对照研究进行荟萃分析显示，超声清创用于上述类型的伤口时，在伤口愈合和伤口面积减小方面具有明显的短期临床效益。总体伤口愈合率的增加可以明显提升患者的整体满意度。

超声清创是目前常用的清创方法之一，其治疗作用基于多种因素，而不仅仅是“清洁”伤口。有不少临床证据显示超声不仅具有杀菌作用，而且可以在细胞层面促进伤口愈合。总之，超声被证明是一种安全的清创方法。然而关于如何获得超声清创的最佳治疗效果仍然存在疑问和争议，包括合适的清创时长、强度和频率等。

（二）水动力清创系统

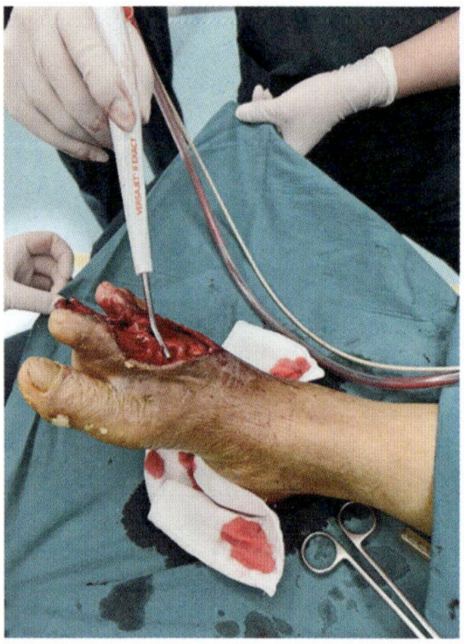

图 2-3-2 水动力清创系统

水动力清创系统（Hydrosurgery system）又称水刀，是利用文丘里效应（高速流动气体附近产生低压，产生吸附作用）和超音速可调控的高压水流，并通过调整系统的流速和压力，最大限度地保留正常组织，保护神经、血管及肌腱等的一种新型清创方法。该系统作为一种新型的清创方法，20 世纪 80 年代后期开始应用于临床，例如肝 / 脾切除术、骨科手术和烧伤清创术（图 2-3-2）。水动力清创系统在应用过程中与传统的清创方法相比具有明显优势。其在清创时手术视野清晰、易操作、安全性高，具有高度的组织选择性，在 DFU 清创中逐渐受到临床的关注和认可。

1. 水动力清创系统在 DFU 清创中的应用

（1）DFU 清创的特殊性　伤口床准备包括清创、控制感染、保持创面湿度平衡、促进伤口边缘聚拢等。清创可清除创面坏死组织，降低炎性细胞因子、纤维蛋白与金属蛋白酶的生成，是治疗 DFU 的首要也是最重要的措施。在 DFU 清创过程中，若方法选择不当，可能会导致溃疡进一步恶化、延迟伤口愈合。由于 DFU 患者常存在下肢血管病变，溃疡周围组织常有缺血、低氧并伴有微循环障碍，创面自我修复能力降低。传统手术清创可造成新的创面形成，创伤与出血启动机体凝血机制，可使微血管内血栓形成，从而进一步加重局部微循环障碍，诱发新的组织继发性坏死。因此有学者认为，柔性损伤的清创技术可能是该种情况下更加合适的选择，或在充分改善下肢血供后，待缺血组织充分度过再灌注损伤期，再实施传统手术清创。

（2）水动力清创系统的优势　其最大优势在于其精确性和易操作性。操作者可根据不同情况，选择该系统中的不同档位控制水流速度，将不同弹性和韧性的组织精确分离，有效清除创面的坏死组织和污染物。水动力清创系统的切割动力来源于水动能，不产生热效应，从而避免了对创面周围正常组织的损伤。相比传统的清创方法，这种方法可明显降低创面的出血量，并且创面一般应用简单的止血方法（止血带）即可达到良好的止血效果或可自行止血。此外，可通过手柄和多功能脚踏开关改变流速，同时通过控制手柄的方向和与创面间的压力，改变水动力清创系统切割的作用大小，不但可选择性地分离人体组织，还可以最大程度地保护血管、神经、肌腱等组织。水动力清创系统在DFU清创中利用高速喷出的无菌等渗盐水切割并回吸创面上的坏死组织、细菌、生物膜和污染物，不仅精确可控地清除坏死组织，还可最大限度地保留正常组织、保护局部微循环，实现精准清创。同时可有效预防清创过度，其最小切除深度仅为40μm，远小于传统清创方式的切除深度。但在操作过程中需注意，尽量避免发生因高速水流喷溅而导致的交叉感染。另外，水动力清创系统的刀头部位无法在消毒灭菌后重复使用，使用价格相对昂贵。

Hong观察了15例DFU患者运用水动力清创系统进行清创的情况，结果显示15例患者均愈合良好，仅有2例患者需要进行额外的清创方法。另外，水动力清创系统可针对传统机械清创方法难以达到的创面区域（腔洞形创面）进行高效清创，如深入窦道中进行清创，从而减少延长手术切口的扩创和出血的发生率。水动力清创系统在清创时，还可发挥其较高的可控性，通过紧贴创面、移动刀柄即可清除坏死组织，使清创时间缩短、次数减少，从而减少患者的心理负担，节约医疗资源。

2. 水动力清创系统的局限性

水动力清创系统无法快速、有效地切除干燥焦痂及大块组织。有学者认为使用水动力清创系统比较费时，在实施过程中，水动力清创系统会给患者带来一定的疼痛感，需采用局部麻醉等方法进行疼痛管理。应用水动力清创系统前，需对操作者进行系统、专业的培训，以免造成清创过度或损伤正常组织。水动力清创系统应用时产生的污染气溶胶会扩散至整个操作间并污染所有人员，增加感染风险。因此，建议针对性地选择水动力清创系统，并采取调整措施尽量规避局限性，例如针对气溶胶问题，建议使用面屏等加强术者保护措施，并在每次清创后对操作间及所有设备进行充分消毒。

通过评估DFU创面大小、深度，选择水动力清创系统不同档位水速进行清创，可最大程度地避免传统手术清创存在的不易操作、所需时间长、易损伤正常组织的缺点，达到干净、快捷、彻底清除创面的效果，从而为肉芽组织生长创造条件，为植皮等手术修复创面做好创面床的准备。虽然水动力清创系统具有精确性和易操作性等诸多优势，但也存在一定的局限性。目前对于水动力清创系统在DFU清创中的应用研究多为描述性研究或对比性研究，且样本量偏小，还缺乏大样本、多中心的随机对照研究提供更有力的证据证明其有效性和安全性。

（三）负压封闭引流技术

负压封闭引流技术（vacuum sealing drainage，VSD）是指用内含引流管的聚乙烯酒精水化海藻盐泡沫敷料或聚氨酯泡沫敷料，来覆盖或填充皮肤、软组织缺损的创面，再用生物半透膜对之进行封闭，使其成为一个密闭空间，最后把引流管接通负压源，通过可控制的负压来促进创面愈合的一种全新的治疗方法（图 2-3-3）。VSD 技术是以 VSD 材料及生物半透膜作为创面和外界的中介，将创面或体腔与外界隔绝，并对其进行持续负压吸引的新型高效引流方式。

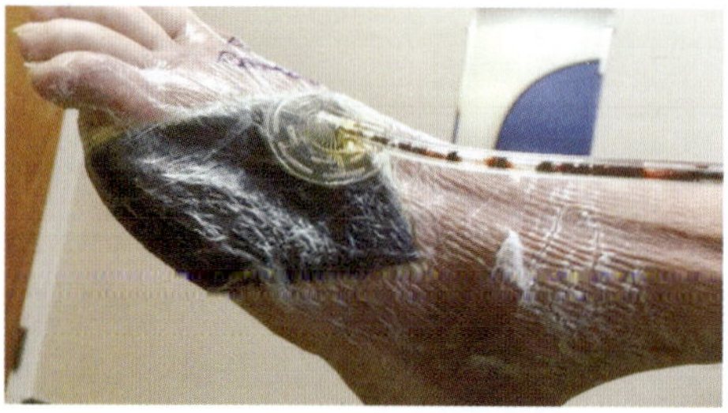

图 2-3-3　负压封闭引流技术

1. VSD 技术概述

1954 年 Rcdon 提出真空负压伤口引流技术的概念，并于 1959 年应用于外科临床。1977 年 Fox 提出了持续负压吸引可加速创面愈合的观点。VSD 技术是 1992 年德国 ULM 大学 Fleischman 博士发明的。1997 年 Argenta 和 Morykwas 采用多孔的聚氮酯海绵为负压封闭材料。1994 年裘华德教授率先将 VSD 技术引进中国，并创造性地应用于骨科及普外科。

2. 命名的选择

无论哪种命名，其基本含义均为特殊材料覆盖创面、医用薄膜封闭创面、负压源负压引流。国内命名为 VSD（vacuum sealed drainage）；国外命名为 NPWT（negative pressure wound therapy）。

3. 负压引流套件的组成

负压封闭引流装置套件一般由创面覆盖材料：聚乙烯醇（白海绵）/ 聚氨酯（黑海绵）、医用薄膜（半透膜）、引流管 / 冲洗管、压力感受装置、负压源（负压机器 / 中心负压）、负压接头（负压盘）及连接管、积液罐组成。

4. 负压治疗的作用及机制

（1）改善创面血运，促进创面血管化　有研究证明在 −120mmHg 下，创面血流量为正常压力下的 4 倍，但负压改善创面血流的效果并不是随着负压增高而相应增加，当负压高到一定程度，反而减少创面局部血运。

（2）机械隔离　防止外来感染及交叉感染。

（3）引流渗出液　创面渗出液往往是病菌生长繁殖的良好培养基，加速创面引流可以抑制创面细菌生长繁殖，并且可以将大量的炎性介质从创面引流出去，减少毒素吸收，改善患者全身中毒症状。

5. 封闭负压治疗的适应证及禁忌证

（1）适应证

① 皮肤软组织损伤：重度皮肤软组织挫裂伤及皮肤软组织缺损，如皮肤软组织撕脱伤，因外伤导致的较大皮下软组织血肿或积液，骨筋膜室综合征。

② 皮肤软组织感染：开放性骨折或合并感染；关节腔感染需切开引流；急慢性骨髓炎需开窗引流；严重的皮肤软组织感染，如坏死性筋膜炎；术后的切口感染；腹腔感染或消化道漏；重症胰腺炎。

③ 各种类型的慢性创面：如糖尿病足溃疡、静脉性溃疡、压力性损伤等。

④ 创面修复手术：植皮 / 皮瓣。

（2）绝对禁忌证　创面活动性出血，癌症溃疡，凝血功能异常。

（3）相对适应证　创面厌氧菌或真菌感染，特殊细菌感染；创面内有血管、关节、神经、肌腱或脏器外露。相对适应证：创面经过有效的清创或全身药物治疗后，或者有血管、神经、肌腱及脏器外露的创面经过生物敷料进行覆盖后，也可以使用封闭负压引流技术。

6. 负压覆盖材料的选择及更换时间

（1）聚乙烯醇（PVA）　孔径致密，亲水性好，生物相容性好，弹性好，有一定可塑性，抗牵拉能力强，肉芽不易长入网孔，可用于深部创腔或窦道。但孔径小，容易堵塞，后期材料易变硬，不适用间歇模式，一般可使用 5 ～ 7 天，需要较高的负压才能达到治疗效果。

（2）聚氨酯（PU）　孔径较大，稀疏，通透性好，疏水性强，不易堵管，适用于渗出多且组织碎屑较多的感染性创面。材质柔软，可均匀传导负压至创面各处，刺激肉芽组织生长。因此只需要较低的负压值就能达到治疗效果。如果结合间歇模式，可采用脉冲式正向调节血流，形成“剪切力”更容易使肉芽生长。一般推荐使用 3 ～ 5 天。一般不推荐在深部创腔或窦道使用，肉芽组织容易长入网孔，揭除时容易损伤组织，造成出血。

近来有研发人员将聚乙烯醇 / 聚氨酯两种材料做成正反两面的复合材料，方便临床医生根据不同创面来选择不同的材料进行封闭负压治疗。也有研发人员设计了含银离子的聚氨酯材料，其优点在于敷料本身就具有一定的抗菌能力。

7. 负压治疗的压力及模式选择

负压值的选择与治疗效果及并发症的发生密切相关，因此负压治疗的压力及模式选择至关重要。值得注意的是，负压表上的数值不是代表创面上真正的负压值，其负压往往低于负压表的设定值。不同创面材料，不同公司的负压监测探头，其负压值也会有差异。创面负压值还与引流管道长度及管道的并联程度有关，管路越长，负压衰减越明显，多根引流管并联的管路连接负压的衰减也明显高于单根引流管。

负压源通常是由移动式负压机或床头中心负压提供。移动式负压机的压力探头位于靠近创面的管道内，因此创面的负压值接近于负压设定值，而中心负压的负压值随管道长度而显著衰减，因此往往需要调高负压表的设定值。我们通常认为，−80mmHg 是改善血流灌注和细胞生长的最佳负压值。但在某些特定的缺血性创面，如糖尿病足溃疡，或有下肢外周血管病变的创面、外伤导致血管损伤的创面、烧创伤早期创面不宜使用过高负压，否则容易导致组织缺血坏死。而有凝血功能障碍，有出血风险的患者，也不推荐使用较高负压治疗。多数临床医生及学者认为，低负压（−80 ～ −60mmHg）适用于绝大多数的创面，但对于严重感染、水肿的创面，或者由于创面面积较大，以及特殊部位难以封闭的创面可适当调高负压值以获得满意的负压治疗效果。

一般而言，创面负压治疗的模式有以下三种：

① 间歇治疗模式：持续抽吸创面 5min，暂停 2min。此类负压模式一般适用于缺血性创面或需要环形包扎的创面。其缺点是会导致患者创面疼痛难忍。

② 持续治疗模式：适用于绝大多数创面，尤其是感染且坏死组织较多的创面。

③ 循环（波动）治疗模式：效果类似间歇治疗模式，但不易引起患者疼痛。

8. 负压治疗的并发症及注意事项

创面周围皮肤浸渍、湿疹、水疱、过敏；负压治疗时间过长，可以导致创周正常皮肤的损伤；负压敷料揭除时创面出血及创面内组织损伤；创面组织内遗留敷料泡沫碎屑，导致创面感染难以控制；负压值设定不当，导致组织缺血坏死或创面出血。

负压治疗前务必彻底清洁伤口床，去除创面内感染坏死组织，以防堵塞孔道或形成细菌培养基，加重创面感染。对伤口床，尤其是存在窦道、死腔及皮下潜行的部位，进行冲洗，这一操作对促进伤口愈合很有帮助。根据患者需要进行适当的皮肤准备，充分清除创周皮肤毛发，对创周皮肤进行脱脂，有利于负压封闭。可以正常使用皮肤保护剂，以防止贴膜对正常皮肤的损伤。正确认识窦道及潜行的填塞，填塞时不要将负压泡沫敷料填满整个窦道或潜行，这有利于窦道潜行的前端逐步闭塞。填充伤口的泡沫敷料的量要适当。挤压泡沫敷料并放入伤口会对伤口边缘造成较大压力，进而导致伤口收缩延迟。敷料的裁剪要符合伤口的大小和形状，尽量做到“量身定做”。不要试图采用“打薄”泡沫敷料的办法节省泡沫敷料。当泡沫敷料被人为“打薄”后，负压会使其过分压缩，导致负压无法均匀分布和影响创面引流液在泡沫内的转运，严重影响负压治疗的效果。人为打薄加工泡沫敷料还会增加泡沫碎屑掉入伤口的风险。需要用到搭桥敷料时，确保搭桥敷料具有足够的宽度，宽度最好在 4cm 以上，以便负压传递及引流液的回收得到更好的效果。在封闭贴膜的时候，不要过分牵拉薄膜，薄膜在皮肤上形成的牵引力会导致水疱而损伤正常皮肤。

9. 负压治疗后护理及常见问题处理

（1）负压治疗后护理的“三大要点” 负压是否正常；封闭是否良好；引流是否畅通。

（2）负压治疗后护理的“四大观察” 负压源压力是否在设定范围内；VSD 敷料是否塌陷；引流管是否被压迫、折叠，是否有引流物堵塞；引流液的多少、颜色、性状，有无大量新鲜血液被吸出。

（3）负压治疗后护理的“五大方法” 常规冲洗的方法；防止引流管被压迫折叠；引流瓶的正确使用；及时更换；防治措施，包括清创彻底、减少渗血、减少漏气、防止扭曲折叠。

（4）负压治疗后常见问题及处理方案

① 吸出大量新鲜血液

a. 原因：术中止血不彻底或术后服用抗凝扩血管药物，或患者术前存在凝血功能异常。

b. 处理：手术止血，停用抗凝药物，予以止血药以及适当调低负压。

② 创面感染

a. 原因：血糖控制不佳、下肢血管与神经病变、免疫力下降等患者因素；清创不彻底、负压装置操作不当、引流管堵塞或位置异常等治疗操作相关因素；多重耐药菌感染、生物膜形成等细菌学与生物学因素。

b. 处理：判断是否存在引流管堵塞。行细菌培养，根据药敏试验对症用药或及时再次手术清创。

③ 漏气

a. 易发生部位：创面周围留置引流管或外固定架的贴膜处；三通接头连接处；边缘有液体渗出的贴膜处；膜与膜之间漏贴空白处等。

b. 处理：重新使用半透膜密封补漏。

④ 引流管堵塞

a. 原因：引起引流管堵塞的物质多为血凝块、坏死组织、脓痂或渗出物凝块等。

b. 处理：常采用挤捏管道、注射器冲洗引流管、更换三通接头及引流管内管冲洗等方法。

⑤ 创面区疼痛：使用药物镇痛。如患者经过药物治疗镇痛后疼痛仍不能缓解，将其负压值下调。待患者耐受后逐步增加负压值，直至维持所需要的负压值。

⑥ 皮肤水疱及过敏：使用抗过敏药物或皮肤保护剂保护创周正常皮肤。

10. 负压治疗联合冲洗（NPWTi）

NPWTi 是在负压封闭引流技术的基础上演变而来。它分为 3 个治疗阶段：自动输送冲洗液（冲洗阶段）；冲洗液停留创面（浸泡阶段）；负压清除冲洗液和清洁创面（负压阶段）。NPWTi 具有负压封闭冲洗引流与冲洗的双重作用，且治疗效果优于负压封闭冲洗引流。

（1）冲洗液选择

① 抗菌剂：对于严重污染、感染的创面，建议将普朗特（prontosan）、微塞（microcyn）、德塞恩（dermacyn）等抗菌剂作为首选的 NPWTi 冲洗液。

② 抗生素：因外用抗生素需注意耐药性及药物吸收后的不良反应，需慎用。

③ 生理盐水：经济且安全性高。

（2）冲洗模式　间断负压冲洗较持续负压冲洗疗效明显，可最大限度地发挥冲洗液的作用。然而间断负压不能用于需要负压长时间维持的创面，例如存在出血风险的创面、皮瓣或皮片移植创面。

（3）冲洗液浸泡时间　一般推荐浸泡时间以 10 ～ 20min 为最佳。

（4）冲洗液容量　合适的冲洗液容量是指负压装置泡沫敷料达到明显浸润、饱和时所需的液体量。

（5）负压模式、负压持续时间与大小 NPWTi 包括冲洗、浸泡和负压 3 个阶段。

在冲洗液滴注并浸泡完毕后，开启负压模式，以清除创面坏死物及渗出物。在负压阶段，持续负压要比间断负压有效。负压持续 1 ～ 2.5h，负压大小为 −125mmHg。

11. 负压治疗在皮瓣外科的应用

一般认为 NPWTi 促进皮瓣存活，具有减少皮瓣受区创面渗出、避免术后感染、延长术后第一次换药时间、提高转移皮瓣成活率、缩短创面愈合时间等显著优势。有些学者研究发现 NPWT 也可挽救皮瓣术后静脉危象，负压治疗提供的压力梯度可促进组织间液排出，解除静脉受压，恢复静脉回流。

负压治疗在皮瓣外科的适应证：创面床的准备；减少皮瓣的水肿；降低皮瓣感染的概率；促进皮瓣与创面的贴合，减轻皮瓣张力；皮瓣塑形；挽救皮瓣的静脉回流障碍（非机械性原因）。我们一般推荐在皮瓣术后使用低压力 −50mmHg，间歇模式，安装部位注意避开灌注的穿支血管或血管吻合口区域。

（四）自体富血小板凝胶治疗

糖尿病神经病变、血管病变和感染是糖尿病皮肤慢性难愈合创面延迟愈合甚至不愈合的三大基本要素。三者共同作用，导致组织坏死、溃疡和坏疽。传统治疗方法，如有效彻底的清创，可使慢性创面趋于急性化，改善局部微环境，加快创面愈合，但对糖尿病皮肤慢性难愈合创面的效果不甚理想，截肢率仍较高。

自体富血小板凝胶（autologous platelet-rich gel，APG）的概念被首次提出以来，先后应用于骨科、颌面外科、烧伤整形科等领域创面的治疗，取得了较好的疗效。APG 相继应用于糖尿病皮肤慢性难愈合创面的治疗，经大量研究证实，创面局部应用 APG 可促进组织修复和再生，促进创面愈合。APG 治疗已成为糖尿病皮肤慢性难愈合创面治疗的有效手段之一（图 2-3-4）。

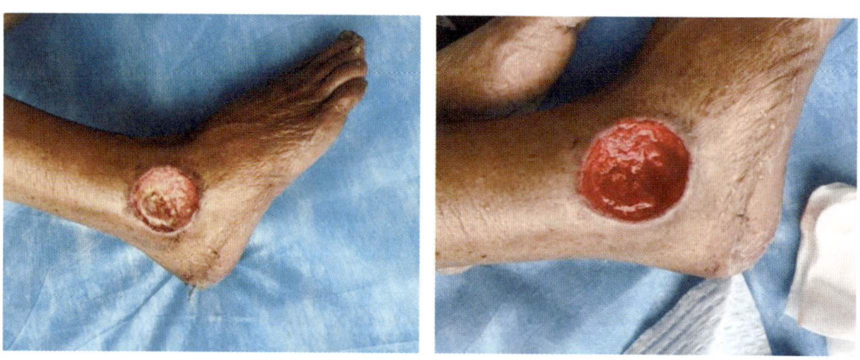

图 2-3-4　自体富血小板凝胶治疗

1. APG 的制备及成分

APG 是患者自身外周静脉血通过离心、浓缩、分离后，制得的自体富血小板血浆（APRP），其中含有高浓度的血小板、数量不等的白细胞及少量血浆，APRP 与凝血酶-钙剂按 10∶1 的比例混合后凝固形成的凝胶状物质，即为 APG。APG 形成过程中，血小板活化并释放大量生长因子和细胞因子等生物活性物质，同时促进纤维蛋白形成，并交联形成纤维蛋白网状结构。创面局部应用APG需联合糖尿病基础治疗及溃疡局部处理等综合治疗，需彻底清除创面及窦道内坏死组织，然后将制备的APG均匀喷洒至创面表面或注射至深部窦道内，表面以凡士林油纱覆盖。1周进行1～2次治疗。

2. APG的有效性和质量控制

APG的制备包括采血、离心分离浓缩血小板、激活血小板3个步骤，制备的方案决定其有效性和质量。不同文献制备APG的方案不同，主要差别在于离心加速度、离心时间、离心次数、抗凝剂和血小板激活剂的类型。

采血时，需排除患者静脉血管壁损伤以确保血小板的完整，离心的过程要求回收大量未被激活的血小板，这是决定APG有效性的关键步骤。Perez等人应用全血的物理性质，比较红细胞、白细胞、血小板在重力和离心力作用下的运动速度，将全血中血细胞分离。全血在离心管中经离心后血小板和少量白细胞存在于上清液中，底层主要是红细胞，两者中间的棕黄色薄膜样物质主要是白细胞。通过调节离心过程中的操作变量，如离心力、离心时间、血细胞比容等，调节和控制APG中血小板的质量和有效性。血小板的最高回收率可通过较大的离心力和较短的离心时间或者较小的离心力和较长的离心时间来实现。通过观察得出，较大离心力会破坏血小板的完整性，从而影响血小板的功能，而较小离心力，如100g离心300～400s，在获得完整血小板的同时，其血小板回收率最大达70%。Araki等人以70g离心全血10min，血小板回收率达70%～80%。抽取全血后，通过稀释法获得适当的血细胞比容可提高血小板回收率。

3. APG在糖尿病皮肤慢性难愈合创面治疗中的作用机制

局部应用APG可加速创面愈合、减少创面疼痛、减少出血和分泌物渗出。其作用的机制主要与血小板活化后脱颗粒释放多种生长因子有关。其次，APG中含有大量纤维蛋白，并交联形成纤维蛋白网状结构，可作为生物支架，也可牵拉创面使创缘向中心移动，诱导创面修复过程快速而有效进行。APG呈凝胶状，可封闭保护创面避免外界污染，并在创面表面形成潮湿低氧的环境，有利于成纤维细胞和毛细血管增生、肉芽组织再生及创缘表皮细胞的爬行，加速创面愈合。同时，APG中活化的血小板可抑制创面局部细菌生长，发挥抗菌作用，此外，APG中的生长因子可诱导金属蛋白酶组织抑制剂（TIMP）产生，而MMPs合成受抑制，MMPs和TIMP比例下降，可减缓局部胶原及其他细胞外基质和生长因子等的降解，促进创面愈合。

（1）APG中生长因子的作用　APRP与凝血酶-钙剂混合形成APG后，血小板被迅速激活，活化的血小板脱颗粒释放大量生长因子，如血小板源性生长因子（PDGF）、血管内皮生长因子（VEGF）、转化生长因子（TGF-β）、胰岛素样生长因子-1（IGF-1）、表皮生长因子（EGF）、碱性成纤维细胞生长因子（bFGF）等，这些生长因子在创面愈合的各个阶段相互作用，促进创面愈合。

PDGF 是最先分泌并进入创面发挥作用的生长因子，趋化并激活巨噬细胞和中性粒细胞，产生其他生长因子和细胞因子促进创面愈合；诱导间充质细胞、纤维母细胞等的迁移、增殖和分化，刺激胶原合成；促进内皮细胞和平滑肌细胞的迁移和增殖，促进血管、神经生成。VEGF 对内皮细胞的迁移、增殖和分化进行调控，并诱导新生血管形成。血管形成后，将改善创面局部血供，并提供氧气及营养物质，加快创面愈合。TGF-β 可促进表皮细胞、纤维母细胞、巨噬细胞向创面迁移，促使成纤维细胞增殖，并分泌纤维蛋白、黏蛋白，加快细胞外基质合成、转移并塑形，并参与瘢痕的重塑和挛缩，促进创面修复并闭合创面。IGF-1 可促进软骨细胞的有丝分裂和增殖，加快肌肉、软组织及神经损伤性愈合。另外，EGF、bFGF 等也在不同程度上参与慢性创面愈合过程，协同促进创面愈合。

（2）APG 中纤维蛋白的作用　APG 中富含纤维蛋白，由凝血酶激活 APRP 中纤维蛋白原而形成的四分子结构纤维蛋白，其分子结构弹性好，与生理性凝集的三分子结构纤维蛋白相比，可有效地网罗大量的细胞成分和生长因子。纤维蛋白交联形成网状结构，可填补创面缺损并封闭溃疡窦道，避免外周不利环境因素刺激，同时作为生物支架，为生长因子和趋化细胞的聚集提供附着场所。创面局部应用 APG 后，一部分生长因子释放后被纤维支架内基质蛋白黏附并绑定，这不仅可防止生长因子、细胞因子等生物活性物质在创面的大量流失，还可以延长 APG 在创面局部作用时间。

（3）APG 的抗菌作用　近年来，体外研究表明 APG 对敏感金黄色葡萄球菌具有抗菌作用，受试者均为健康成人。Chen 等的体外研究中，研究人员先抽取糖尿病慢性难愈合创面受试者的全血，进而制备得到 APG；随后通过抗菌实验检测发现，该 APG 对敏感金黄色葡萄球菌具有明确的抗菌活性。其发挥抗菌作用可能与 APG 中富含活化的血小板有关，其分泌生长因子同时，可释放血小板杀菌蛋白（PMPs）。PMPs 包含一系列抗菌活性物质，如血小板因子 -4、结缔组织活性肽 -3、血小板碱性蛋白、纤维蛋白肽等。PMPs 通过接触细菌细胞膜并改变其通透性，然后进入细菌细胞内抑制大分子物质合成，发挥抗菌作用。血小板活化后还可释放趋化因子、组胺、腺苷、免疫球蛋白等生物活性物质，可直接诱导血小板聚集，也可通过间接趋化白细胞发挥杀菌、灭菌作用。

（4）APG 可维持 MMPs 系统平衡　糖尿病合并严重细菌感染的慢性创面，常伴有大量组织失活，组织异常炎性反应产生持续高浓度的前炎性因子，导致创面 MMPs 水平异常升高、TIMP 失衡，在失活组织被降解的同时，也破坏了大量生长因子和细胞因子。相关研究表明，局部应用 APG 后，创面内 TIMP-1 浓度增高、MMPs 与 TIMP-1 比例下降。其作用过程可能与局部组织中 TGF-β1 水平上调导致 MMPs 产生受抑、TIMP-1 合成增加有关。MMPs 与 TIMP-1 比例下降可减少局部胶原、细胞外基质及细胞因子和生长因子的降解，加快创面愈合。

（5）APG 治疗糖尿病皮肤慢性难愈合创面的临床疗效　局部应用 APG 联合糖

尿病基础治疗及溃疡局部处理等综合措施治疗糖尿病皮肤慢性创面过程中，APG可加速创面愈合、减少创面疼痛、减少出血和分泌物渗出。研究人员通过前瞻性、随机对照研究，将符合标准的117例糖尿病皮肤慢性难愈合创面随机分为APG组和对照组，每两周进行1次治疗评估，疗程12周，结果发现创面愈合面积减少率≥80%，APG组为96.6%，对照组为72.4%。创面达到完全愈合或者慢性创面经治疗后植皮达到完全愈合者，APG组为84.8%，对照组为69.0%（*P*=0.026）。Driver等通过前瞻性、随机对照双盲法研究，将符合标准的72例糖尿病皮肤慢性难愈合创面患者随机分为APG组和对照组，每两周进行1次治疗评估，疗程12周，结果发现溃疡愈合率，APG组为68.4%，对照组为42.9%，矫正溃疡面积大小极端值后APG组为81.3%，对照组为42.1%（*P*=0.036）。以上研究均未发现与治疗相关严重不良事件发生。结果表明，局部应用APG可改善创面愈合等级、缩短创面愈合时间、加快创面愈合速度。

综上所述，局部应用APG治疗糖尿病皮肤慢性难愈合创面安全有效，需建立在糖尿病综合治疗及创面局部处理基础之上，如控制高血糖、高血脂、高血压，根据创面分泌物培养结果选用敏感抗菌药物，创面彻底清创，必要时采用血管重建术或介入手术改善严重缺血，戒烟戒酒等。

创面局部应用APG主要通过活化的血小板脱颗粒释放多种生长因子促进创面愈合，创面局部应用APG治疗3天后，肉芽组织中的PDGF、VEGF、IGF-1、EGF、TGF-β1水平较前升高两倍，第9天时达高峰，15天后下降至原有水平，生长因子浓度的改变正好与创面面积的减少重叠。APG中血小板活性物质、纤维蛋白等也在创面愈合中发挥作用。APG由自身外周静脉血制备，可避免传染性疾病传播及免疫排斥反应的发生，治疗过程中未发现与治疗相关严重不良事件发生。然而，局部组织内各种生物活性物质观测较为困难，少有研究报告除生长因子以外的生物活性物质在创面局部的变化，生长因子间、生长因子与修复细胞间相互作用的机制不甚明确，现有证据不能证实APG在慢性难愈合创面治疗中的全部作用机制，需进一步探索。

临床制备APRP大多采用手工分离，血小板浓度是治疗效果的关键，何种血小板浓度对促进创面愈合疗效最佳，目前尚无确切数据。糖尿病皮肤慢性难愈合创面合并低白蛋白、低血小板、低血红蛋白等情况，自体或健康受试者全血制备的富血小板凝胶疗效是否存在差异，需进一步大样本随机对照研究证实。

（五）干细胞移植治疗

糖尿病足患者就诊时往往足部溃疡已合并高达55%的感染率，轻度感染患者中有四分之一已发展为严重的深部感染，甚至诱发骨髓炎。随着干细胞研究的深入，干细胞的自我更新和定向分化潜能为修复受损组织，恢复组织细胞功能进而促进创面愈合开辟了新的治疗道路。机体主要通过血管芽生和血管新生两种方式形成新的血管，干细胞的巨大潜能便可为机体提供形成新血管的能量。

干细胞（stem cell，SC）是一种未充分分化、尚不成熟的细胞，可再生各种组织器官且自我复制能力较强的多潜能细胞。因此，医学界称为“起源细胞”或“万用细胞”。在一定条件下，干细胞可以分化为多种功能细胞。根据干细胞所处的发育阶段分为两类：胚胎干细胞（embryonic stem cell，ESC）和成体干细胞（somatic stem cell，SSC）。根据干细胞的发育潜能分为三类：全能干细胞（totipotent stem cell，TSC），具有形成完整个体的分化潜能，如受精卵；多能干细胞（pluripotent stem cell，PSC），具有分化出多种细胞组织的潜能，如胚胎干细胞、诱导性多能干细胞；单能干细胞（unipotent stem cell，USC），只能向一种或两种密切相关的细胞类型分化，如上皮组织基底层的干细胞，肌肉中的成肌细胞。

采用干细胞治疗有着多种优势：低毒性或无毒性，并且自身干细胞移植还可避免产生免疫排斥反应，对传统治疗方法疗效较差的疾病具有惊人的效果。目前，干细胞的应用在临床治疗肾病、小儿脑瘫、小儿孤独症、皮肤病、糖尿病、自身免疫性肝病、肝硬化、类风湿关节炎、系统性红斑狼疮、硬皮病等具有显著疗效。但干细胞治疗存在的问题也不可忽视，由于胚胎干细胞属于多能干细胞，可分化出多种细胞组织，因此，有体内分化实验显示其可分化为畸胎瘤，且具有不可控性，无法精准地诱导分化等技术问题尚未彻底解决。但随着干细胞理论研究的日趋深入和技术的迅猛发展，必将在疾病治疗和生物医药等领域产生划时代的成果，这项技术是对传统医疗手段和医疗观念的一场重大改革。

1. 间充质干细胞治疗

间充质干细胞（mesenchymal stem cell，MSC）属于中胚层的一类多能干细胞，存在于骨髓、脐带、胎盘、脂肪组织、牙龈、羊水等组织中。MSC 具有高度自我更新能力、多向分化潜能和免疫调节能力。在适当的条件下，MSC 可以分化成硬骨、软骨、脂肪、肌肉细胞、神经细胞、心肌细胞等，还可以在体外分离和扩增。有研究表明，MSC 具有免疫惰性或潜在致耐受性。因此，在人类淋巴细胞抗原不相容个体之间进行移植不会引起免疫排斥和免疫抑制反应。这一特性使其具有更广阔的临床应用空间，是多种疾病潜在的理想治疗方法。

MSC 通过募集趋化、旁分泌 / 自分泌和转分化效应调控创面愈合的整个过程，通过分泌 γ 干扰素（IFN-γ）、肿瘤坏死因子 -α（TNF-α）、白细胞介素 -1α（IL-1α）、白细胞介素 -1β（IL-1β）、一氧化氮合酶（NOS）等细胞因子抑制 T 细胞活化的免疫调节作用，减轻炎症反应，减少组织损伤。MSC 可以通过自分泌和旁分泌多种生长因子，如血管内皮生长因子（VEGF）、碱性成纤维细胞生长因子（bFGF）、胰岛素样生长因子 -1（IGF-1）、表皮细胞生长因子（EGF）等，促进血管新生，改善病灶组织血流。MSC 移植后 IGF-1、EGF 和白细胞介素 -8（IL-8）分泌增加，并在伤口区域表达角质形成细胞特异性蛋白和细胞角蛋白，显著促进伤口部位表皮组织上皮细胞、角质细胞等多种细胞生长，进而促进血管形成，促进上皮细胞再生。

虽然 MSC 在治疗糖尿病足方面疗效显著，但尤其不能忽略的是 MSC 亦能特异性地归巢至肿瘤组织，促进肿瘤血管生成，参与肿瘤细胞入侵和转移，甚至对抗化疗药物和其他抗癌药物。由此可见，如何安全有效地应用 MSC 移植治疗糖尿病足仍需要更深入彻底的研究。

2. 自体移植干细胞治疗

自体干细胞移植常见有自体骨髓干细胞移植和自体外周血干细胞移植。前者大体分为 5 种：骨髓单个核细胞、MSC、造血干细胞（HSC）、边缘细胞群和特殊细胞群。自体外周血干细胞在外周血中数量很少，在使用重组人粒细胞集落刺激因子进行骨髓动员后，外周血中的 $CD34^+$ 细胞含量明显升高。有研究表明，HSC 具有激活血管和血液双重活性，是血液循环中内皮细胞（EC）的丰富来源，它和外周血中的 $CD34^+$ 细胞功能相似，都通过特定分化进而升高血管内皮祖细胞（EPC）的浓度，而 EPC 在特定的刺激下如机体缺血缺氧时可定向分化为血管内皮细胞（VEC），从而刺激血管芽生，改善患肢血液循环。

3. 其他技术联合干细胞治疗

糖尿病常诱发周围血管病变，尤其累及远端肢体，下肢动脉硬化闭塞是糖尿病患者下肢缺血、静息痛、溃疡坏死、感染甚至截肢致残的主要因素。现阶段的内科改善循环综合治疗、动脉搭桥及介入治疗等尚不能广泛地改善糖尿病足患者的下肢缺血状况。

近年来，干细胞治疗糖尿病足创面受到广泛关注。因此，现代技术与干细胞的联合应用应运而生，如经皮血管腔内成形术（percutaneous transluminal angioplasty，PTA）或支架置入术与自体外周血干细胞移植术联合。PTA 或支架置入可在一定程度上恢复组织灌注，有效缩小缺血范围，缩短缺血时间，提高局部干细胞移植浓度，从而提高干细胞移植成功率。其次，大部分糖尿病足伴有神经病变，联合采用外周血干细胞移植，可辅助修复周围神经损伤。

富血小板血浆（platelet-rich plasma，PRP）与脂肪干细胞（adipose-derived stem cell，ADSC）技术的联合。前者富含血小板、血浆和各种生长因子，具有抑制血管病变、促进组织修复和减轻炎症的效用，这有利于皮肤创面的愈合。后者刺激真皮细胞外基质胶原合成、调节局部细胞对创伤的反应、增强组织修复，进而加快皮肤创面愈合。二者联合在治疗前期激发 TGF-β 高表达、提高 CD31 细胞阳性表达率以及Ⅰ型胶原蛋白含量，而这些因子在细胞增殖分化、外基质分泌、免疫调节、胚胎发育、血管形成和创伤愈合方面均发挥着不可替代的作用。

尽管人胚胎干细胞有着巨大的医学应用潜力，但围绕该研究的伦理道德问题也随之出现。这些问题主要包括人胚胎干细胞的来源是否合乎法律及道德，应用潜力是否会引起伦理及法律问题。

（六）组织工程化皮肤

皮肤组织工程学结合了工程学和生物学原理，构建出用于修复、维持和改善损伤组织功能的皮肤组织替代物。临床上，组织工程化皮肤的最大受益者主要是两类患者群体，第一类是包括烧伤、烫伤、化学腐蚀以及射线照射等原因导致皮肤的严重创伤，创面大小和深度致使正常皮肤所剩无几。第二类是特殊的慢性皮肤缺损、溃疡、大面积瘢痕、体表巨大肿物切除术后等情况下，所需的移植皮肤面积较大，或者创面有骨质、关节、肌腱、血管、神经等重要组织外露，需要皮瓣移植才能修复的创面。由于组织工程化皮肤具有与人的皮肤相似的形态和功能，在欧美、日本等国家已应用于临床，在国内将组织工程化皮肤应用于皮肤缺损修复的研究和报道也越来越多。目前，从组织工程学的观点来看，人工皮肤可分二类：表皮替代物、表皮细胞的种子细胞、真皮替代物、复合皮肤替代物。

1. 表皮替代物

（1）自体表皮细胞　目前，可将体外培养的高浓度的角朊细胞培养在生物相容性良好、可被人体逐步吸收的细胞外基质上，使之扩增，进行人工皮肤构建和移植。自体表皮细胞移植膜片（CEA）的培养是应用组织工程学的基本方法。1981 年，Connel 等首次应用此方法在体外培养出适合移植的 CEA。自体表皮细胞移植膜片的优点：①应用少量的自体表皮细胞可获得大面积的永久性创面覆盖；②细胞可以冻存备用；③能迅速恢复皮肤的屏障作用，并且获得良好的功能和美学效果。CEA 的缺点：①获得自体表皮细胞膜片的周期较长，从取材活检到膜片形成至少需要 3 周；②永久存活率还不令人满意；③膜片较脆弱，不易操作；④愈合后上皮组织弹性不佳，不耐磨。CEA 目前主要用于大面积烧伤、白癜风及慢性溃疡。

（2）同种异体表皮细胞　Komolz 提出“维也纳”培养方法，在含人成纤维细胞的纤维蛋白凝胶上种植表皮细胞。出发点在于异体表皮细胞经培养不表达 HLA-DR 抗原，也无诱发免疫反应的朗格汉斯细胞，因为不刺激宿主的免疫反应，因此，可考虑作为深度创面如Ⅲ度烧伤创面的永久覆盖物。但通过人类白细胞抗原（HLA）分析、DNA 指纹技术等方法对愈合的创面进行分析发现，异体上皮细胞全部被排斥，取而代之的是自体表皮细胞。虽然异体表皮细胞最终不能长期存活，但可封闭创面，降低创面感染机会。而且异体上皮细胞分泌多种促上皮生长因子，具有促进上皮化进程，改善基底肉芽组织结构，抑制成纤维细胞过度增生等功能，可加速创面的愈合过程。此法的优点：①能够冻存使用；②皮片扩展性好；③培养时间短；④无须酶分离。缺点：①缺乏真皮，愈后创面收缩严重；②易于引起破溃和水泡瘢痕；③具有一定的抗原性。目前，该法可用于治疗大面积烧伤、慢性小腿溃疡以及大疱性表皮松解症等。

（3）混合表皮细胞　混合表皮细胞培养移植是将一定比例的自体及异体表皮细胞混合移植，角质细胞在体外种植培养于一种膜传递基质的 Laserskin 上，而 Laserskin 能促进细胞的移动、增生和血管形成。混合表皮细胞培养移植因缺乏真皮组织，创面愈合后的上皮存在瘢痕增生、抗感染能力差、移植到创面后接受率低及极易造成移植物脱落而限制应用。但是，此法用较少的自体表皮细胞覆盖较大的创面，异体表皮细胞缓慢排斥的同时移植的自体表皮细胞逐渐增殖，最终自体表皮细胞替代异体表皮细胞而覆盖创面。

（4）表皮细胞生物材料复合物 研究证明移植术后15天，与异体移植相比，表皮细胞生物材料复合物的所有移植物接受率≥75%，再生组织结构良好，可直接用于治疗急、慢性皮肤缺损。将生物可降解性良好的左旋聚乳糖制成微球，将体外培养扩增的表皮细胞结合到左旋聚乳糖微球上。制作要素在于注意：①角质形成细胞供皮区、包皮外板、躯干四肢伸侧的皮肤等；②生物材料如聚乌拉坦、透明质酸、纤维蛋白胶等；③细胞因子如表皮生长因子、转化生长因子、干扰素等；④培养环境包括培养液、血清含量、温度、湿度、生长因子浓度及pH值；⑤培养方法包括滋养层法、平皿培养法、气液面培养法和体内培养法等，其中还包括诸多正在研制中的方法，如用静电纺丝制备聚乳酸乙醇酸共聚物-胶原支架。

2. 表皮细胞的种子细胞

单纯表皮细胞膜片在体外培养时分化能力较差，是因为大部分为终末细胞。目前种子细胞的研究重点倾向于干细胞移植治疗，包括表皮干细胞、骨髓间充质干细胞、脂肪间充质干细胞、胚胎干细胞等。

（1）表皮干细胞 是潜在的多能干细胞，皮肤受损后完全可以利用其构建出具有完整表皮、真皮、皮肤附属器、功能健全的人工皮肤，实现创面从暂时性解剖修复向功能永久性修复的转变。表皮细胞的体外培养是复合人工组织工程学研究的先决条件。一般认为，表皮干细胞在毛囊隆突部分布较为丰富，在无毛发分布的部位，如手掌、脚掌，表皮干细胞位于真皮乳突头顶部相连的基底层，有毛发皮肤表皮干细胞位于表皮脚处的基底层。随着年龄增长，表皮干细胞也随之减少，这也是小儿创伤愈合能力较成人强的原因之一。目前，表皮干细胞体外培养后移植到小腿溃疡创面治疗效果良好。此外，还可以用于大面积Ⅲ度烧伤、广泛的瘢痕切除、外伤性皮肤缺损、皮肤溃疡等导致的严重皮肤缺损。当可供移植的皮肤缺乏时，可利用皮肤再生能力强的特点进行自体皮肤的培养并应用于创面覆盖，培养的皮肤与体外移植于创面的皮肤均保持正常表皮的自我更新能力，即保留干细胞的自我更新与分化的潜能。正常情况下，大部分表皮干细胞处于静息状态，只有当部分干细胞脱离干细胞群落进入分化周期，才能维持皮肤的更新。目前细胞共培养技术有所突破，可最大限度地模拟体内环境，便于观察细胞与细胞之间的相互作用，该技术已在部分干细胞诱导、软骨组织工程、骨组织工程中广泛应用。虽然将细胞共培养技术应用于皮肤组织工程条件尚未成熟，但具有一定可行性。

（2）骨髓间充质干细胞 表皮细胞、血管内皮细胞和皮脂腺导管细胞可由骨髓间充质干细胞诱导分化。研究表明，骨髓间充质干细胞用于治疗难愈性创面，可使表皮、微血管、成纤维细胞的再生速度及数量均明显提高。

（3）脂肪间充质干细胞 脂肪干细胞是近年来在脂肪组织中发现的一种具有多向分化潜能的干细胞，在体外特定的诱导条件下可以分化为成骨细胞、软骨细胞、脂肪细胞、成肌细胞、神经细胞甚至表皮细胞。其优点：①细胞贴壁能力强；②营养需求低；③体外倍增时间为16h，48h可传代；④脂肪组织中干细胞含量丰富；⑤在体外长期培养时对血清有较高的选择性。

（4）胚胎干细胞　由人皮肤成纤维细胞转化为胚胎干细胞样细胞，目前研究热点在于解决同种异体移植的免疫原性问题（采用基因敲除技术或RNA清除技术去除抗原，可能会解决异种基因细胞因同种移植而出现的免疫反应问题，但也有可能影响被敲除基因的其他功能）。胚胎干细胞是具有无限增殖能力的全能干细胞，在合适的培养条件下，可以诱导分化形成多种细胞类型。但是，胚胎干细胞向组织和器官定向分化是一个极其复杂的过程，怎样在体外成功诱导胚胎干细胞分化为角化细胞是研究的关键问题之一。

（5）转基因表皮干细胞　选择能促进创面愈合的基因如人生长激素（h-GH）、表皮生长因子、成纤维细胞生长因子等转染到与创面愈合密切相关的细胞中，目的在于使其大量表达相应的有生物活性的蛋白，促进创面愈合的速度和提高创面愈合质量。但是如何实现这些促进创面愈合的基因在体内得到稳定而较高的表达尚需进一步探讨。

3. 真皮替代物

单纯的表皮替代物由于缺乏真皮基质成分对成纤维细胞的抑制作用及其引导性组织再生作用，导致成纤维细胞过度增生，大量胶原沉积，后期瘢痕挛缩严重，功能较差。因此开发真皮替代物越来越受到人们重视。

（1）脱细胞真皮基质　天然生物材料研究应用最多的是脱细胞真皮基质（acellular dermal matrix，ADM），可将新鲜尸体皮肤在肌内注射氯化钠溶液中处理15h后撕去表皮，然后在室温下于0.5%十二烷基硫酸钠（SDS）溶液中连续振摇1h去除细胞成分，磷酸缓冲盐溶液（PBS）清洗后，冻干保存备用，很大程度上减少了免疫排斥反应。真皮移植所发生的免疫排斥主要源于其细胞成分，经系列处理去除新鲜异体或异种皮肤中的表皮成分，再对真皮层进一步处理，保留正常的胶原三维结构及基底膜的真皮支架，抗原性降低，不容易被降解，抗感染能力强，与培养的自体皮肤形成复合皮，其效果相当于厚的自体皮移植，起到永久覆盖的作用。优点：①减少免疫排斥；②保留了完整的纤维组织和基底膜，具有较高的组织相容性；③具有调节诱导宿主细胞长入的作用并使基质血管化，可建立牢固的表皮真皮连接；④吸收率较低；⑤可用于烧伤后创伤修复。但是，脱细胞真皮的研究问题在于真皮中缺乏活性成纤维细胞，导致真皮移植后血管化缓慢且不充分，而且还需要自体表皮或培养的自体表皮细胞膜片来覆盖创面。另外尸体皮肤来源有限，且有传播病毒的危险。

（2）人工聚合材料真皮替代物

① Integra artificial skin：是由牛胶原纤维与6-硫酸软骨素C构成的海绵状网络，外层为薄硅胶膜，起“表皮”作用，移植后内层逐渐降解，患者自体内皮细胞和成

纤维细胞长入形成新的真皮结构，两三周后揭去硅胶膜，可在新生真皮组织上移植薄层网状的自体皮片。目前研究表明其优点有：烧伤后可立即使用；为临时性的皮肤替代物，因而不用立刻从供皮区取皮，减少医源创伤；硅膜表皮替代物自行降解，并可诱导宿主角质细胞和成纤维细胞的生长；可塑性较好；材料薄，可随时观察真皮变化。但是此种材料对创面要求较高，对出血、感染的抵御能力差，影响了手术成功率，而且最终还需要自体皮肤封闭创面。

② Dermagraft：即异体成纤维细胞真皮替代物。在聚乳酸网架上接种新生儿包皮中获取的成纤维细胞，可使成纤维细胞在数日后大量增殖并分泌胶原、生长因子等成分，形成由可降解生物材料、成纤维细胞和细胞外基质构成的人工真皮。Dermagraft 既可用于烧伤创面，又可用于皮肤慢性溃疡创面。目前，该材料已成功用于糖尿病足溃疡的治疗，效果良好，费用较低。

③ Transcyte：即异体成纤维细胞外基质真皮替代物。将新生儿成纤维细胞接种于生物网膜的胶原层，成纤维细胞扩增并分泌基质，它能迅速黏附在新鲜伤口表面，刺激上皮生长，同时又具有生物网膜的特点。Transcyte 作为一种临时性敷料只用于部分厚度烧伤。对患者的伤口处分别应用磺胺嘧啶银和 Transcyte 的对比研究发现，使用 Transcyte 的愈合后增生性瘢痕比对照组少。

生物化学材料是人工合成真皮替代物制备的关键。目前生物材料主要采用胶原凝胶、聚羟基乙酸 / 聚乳酸网、胶 -GAG、尼龙网；化学材料采用明胶、甲壳素、透明质酸、粘连蛋白制备真皮支架，结合种子细胞培养成皮肤替代物。目前临床上常应用一种合成网膜 Biobrane 治疗大面积烧伤创面。它是由硅胶膜（外层）和大量的胶原颗粒（内层）构成的双层膜结构，可以迅速地贴服在创口，这种特殊结构可以有效减少换药次数，减少感染，特别适合儿童浅度烧伤患者。

4. 复合皮肤替代物

又称为“活性复合皮”，包含了表皮和真皮，解剖学上最接近皮肤。具有代表性的有 Apligraft 和 OrCel。Apligraft 又称为 graft skin，是第一种商品化的活性复合皮肤。在真皮替代物上接种角质形成细胞，使表皮细胞在真皮替代物上成长发育，从而得到接近于皮肤的活性复合皮。Apligraft 在临床上用于以下情况。

（1）治疗静脉性溃疡　临床研究表明，采用 Apligraft 治疗静脉溃疡，溃疡的面积每周平均缩小 2.37cm^2，应用 3 个月后部分患者的创面完全封闭，与传统治疗方案相比，时间和费用都大大减少。

（2）肿物术后。

（3）创面光化紫癜和外伤性撕裂伤。

（4）新生儿遗传性大疱性表皮松解症。

（5）慢性粒细胞性白血病患者因使用羟基脲苷而导致的外踝皮肤溃疡等。

OrCel 作为皮肤替代物，包含体外培养的异体成纤维细胞和角质形成细胞，并将种子细胞分别接种在双层的牛胶原基质的上下两层。上层无孔隙的胶原凝胶表面接种角质形成细胞，多孔隙的胶原海绵上接种成纤维细胞。OrCel 可立即使用，但是有关此种复合表皮的临床研究较少，其有效性及免疫耐受程度还在进一步研究当中。

5. 组织工程化皮肤存在的问题

“理想”的组织工程化皮肤应该能覆盖及封闭皮肤缺损创面，移植成活率高、韧性好，接近正常的皮肤生理愈合质量，同时表皮细胞培养及皮肤体外构建所需时间能满足临床实用性需要。目前组织工程化皮肤已初有成效，但和理想的组织工程化皮肤尚有差距。

（1）缺乏血管化　组织工程化皮肤移植成活率不高的主要原因之一是缺乏血管化，因而不能使生长的组织直接得到足够的营养。目前，有研究以新生儿脐带和包皮作为细胞来源，用消化法获得血管内皮细胞、皮肤角质形成细胞和成纤维细胞，采用将血管内皮细胞掺入的方法来促进组织工程皮肤的血管化，从而提高组织工程化皮肤的存活率及抗感染能力，构建了含有微血管样结构的组织工程化皮肤。

（2）缺乏皮肤附属器　组织工程化皮肤不能完全有别于真正皮肤还在于缺乏皮肤附属器。目前研究表明，毛乳头细胞是一群位于毛囊基底部的真皮源性细胞，它的外面有一层毛发基质细胞所围绕，其最重要的特征是诱导毛囊发生及维持毛发的生长，它通过细胞外基质和毛囊上皮细胞紧密接触而发挥作用，目前培养的毛乳头细胞已证实可产生刺激表皮生长的刺激因子，把毛囊乳头细胞移植入无毛皮肤中，可诱导毛囊形成。

（3）黑色素细胞问题　现在，对于含有黑色素的组织工程化皮肤研究较多，但尚未有成熟产品上市，大部分处于试验阶段。第四军医大学刘源以包皮细胞为来源，采用消化法获得角质形成细胞、成纤维细胞和黑素细胞，构建的组织工程化皮肤经 Dopa 染色和 S-100 免疫组织化学结果显示，在其基底层处可见散在分布的黑色素细胞，这种组织工程化皮肤可进一步用于动物实验和临床研究。

（4）活性组织工程化皮肤保存方法问题　国内外均在进行组织工程化皮肤的低温保存和临床应用研究，其关键是保存其中的细胞活性与功能、细胞与支架材料特异性附着及支架材料的生物力学性能。贺旭等对复方壳多糖组织工程化皮肤进行 −4 度保存的实验发现，组织工程化皮肤冻存 7 天后，表皮活力值为未冻存时的 62.46%，真皮活力值为未冻存时的 54.21%。因此，低温冷冻保存是活体组织长期保存的一种有效方法，有望长期有效地保存组织工程化皮肤产品。建立组织工程化皮肤库，以随时提供临床移植用的皮肤产品。

（5）免疫排斥反应问题　各种皮肤替代物及产品在临床应用上已经取得了巨大的成功，但是仍存在着免疫排斥、频繁感染等问题。转基因皮肤替代物的研制为降低免疫排斥提供了新途径。第三军医大学烧伤研究所筛选了低免疫原性、低内源性病毒水平、皮肤构造与人类最为接近的猪品系，选择适宜的诱导免疫耐受基因，通过载体将其转入猪皮肤，获得具有满意抗排异效果的转基因猪皮。此种方法可降低排斥反应，但要制备长期甚至终生不被人体排斥、能安全应用于临床的转基因异种皮肤仍任重而道远。

近年来，组织工程化皮肤的研究取得了可喜的成绩，许多产品的问世并初步用于治疗较大的创面和慢性溃疡等疾病。虽然组织工程皮肤缺乏正常皮肤的毛囊、血管、汗腺以及黑色素细胞等结构，但是作为最先面市的组织工程化产品，其使用方便、效果显著等特点带来了巨大的社会价值及广阔的临床应用前景。

（七）中药治疗

糖尿病足属中医消渴、脱疽、脱痈、坏疽的范畴，其主要表现为下肢，尤其是足趾的疼痛、溃烂。

糖尿病足的病机，目前多认为病性为本虚标实，本虚以气虚、阴虚、气阴两虚、阳虚为主，标实为血瘀、气滞、寒凝、热（火）毒、痰浊、湿热等。营卫运行不畅或发生阻滞，则在局部出现痈肿等疾患。中医认为，糖尿病足的主要病因有劳逸失度、情志内伤、先天禀赋不足、跌扑损伤、饮食不节、感受外邪等。

中医对于糖尿病足的治疗主要分为内治和外治两种方法。

1. 中医内治法

辨证论治和分期论治为中医内治法治疗糖尿病足的常用方法，两种方法在糖尿病足的治疗中都能起到较为明显的作用。

中华中医药学会糖尿病分会将糖尿病足分为 5 个证型：

（1）气阴两虚、脉络瘀阻证　以行气活血、化瘀镇痛为治法，给予生脉饮合血府逐瘀汤加减。

（2）湿热毒盛证　以清热利湿、活血解毒为治法，给予四妙勇安汤合茵栀连汤加减。

（3）气血亏虚，湿毒内蕴证　以益气养血、清化湿毒为治法，给予当归补血汤合二妙散加减。

（4）肝肾阴虚、痰瘀交阻证　以调补肝肾、化痰通络为治法，给予六味地黄丸加减。

（5）脾肾阳虚、经脉不通证　以温补脾肾、活血通脉为治法，给予金匮肾气丸加减。

2. 中医外治法

中医外治法对于糖尿病足有其独特的优势，目前常用的外治法有熏洗疗法、清创术、敷贴、针灸等。熏洗疗法能改善糖尿病足患者下肢供血，促进创面愈合，具有不良反应小、操作简便等优势，可以有效抑制糖尿病足的病程进展，预防糖尿病足溃疡；敷贴疗法常选用具有活血化瘀、清热解毒、消肿镇痛等功效的中药；针灸能够疏通经络、调和阴阳，临床上根据糖尿病足患者病情辨证选穴施治，往往能取得满意的疗效。

总之，中医外治弥补了内治法针对性弱的缺点，外治法更能针对局部溃破面，对糖尿病足的愈合起到了辅助作用。

中医采用辨证论治、分期论治的内治法和熏洗疗法、推拿按摩等外治法以及多种方法共用的综合疗法，极大地提高了糖尿病足患者的疗效，降低了截肢率和死亡率，延缓了病情的进展，充分体现了中医药在治疗糖尿病足中的独特优势。但是不可否认的是中医治疗糖尿病足仍存在一些缺陷，中医对糖尿病足的病因病机没有统一的论述，对糖尿病足分型以及治疗规范等尚缺乏统一，推进中西医结合治疗糖尿病足可能是更好的方案。

三、糖尿病足的手术治疗

（一）植皮和皮瓣技术

1. 糖尿病足创面植皮手术技术特点

糖尿病足创面修复的根本目标是修复皮肤软组织的缺损，使足部形态的完整性得到恢复，足的行走和站立功能得到保留。修复的原则旨在采用最简单、侵入性最小的方法，达到创面的功能性闭合。修复过程多采用保守或者外科手术技术。理想的创面修复最好是一期用邻近自体组织无张力的修复创面，而且修复后组织能耐受站立、行走过程中形成的各个方向持续性压力及剪切力。但由于足部解剖结构复杂，又位于肢体末端，可供转位修复利用的软组织较少，在进行修复封闭创面时，往往产生“拆东墙补西墙”的弊端。另外，因为糖尿病足创面本身的特点，也造成了修复困难。

按照侵入性和技术性要求，从低到高排列，即“阶梯性重建”的重建策略，常用的措施有：

（1）局部创面护理方式　通过换药使伤口保持湿润和无菌的环境，从而促进组织自我分解及动员各种伤口愈合因素以达到二期愈合。

（2）刃厚或全厚皮片移植。

（3）邻近组织重建或局部任意皮瓣。

（4）远端或带蒂皮瓣移植。

（5）吻合微血管的游离组织移植　较小的糖尿病足创面经过适当的清创和局部创面护理就可能完全愈合。然而，大面积创面，尤其是那些有深部软组织受损和骨性结构外露的创面，通常需要更复杂的创面修复技术。

皮肤移植因为使用简单、创伤小、作用可靠，必要时可重复进行，并且能进行伤口的覆盖，而最常被使用。

2. 皮肤移植愈合的生理机制

皮肤移植通过一系列特有的生理过程达到愈合。初始阶段又称为“血清吸取”或“血浆循环”阶段，是缺血性阶段，在移植后第一个24h内发生。这一阶段，纤维蛋白原将移植物锚定到受体创面床上，让移植物被动地将血浆、营养素吸收到空血管里。移植物随后变得水肿，重量增加高达40%。因此，应创造一个潮湿、营养丰富的环境，并维护移植物的血管开放性，直到供皮血管再生。纤维蛋白随后被移植物永久性附着在创面床的结实肉芽组织取代。移植物与创面床牢固贴合后，在移植物和受体组织间就出现血管吻合，移植物的再血管化过程开始。这代表了植皮愈合生理过程的第二阶段——血运重建。这个阶段由2个过程合并发生——血管新生和血管吻合。在移植后48～72h最为明显，然后在移植后第4～7天间出现血管增生和血管芽萌发及全部循环组织形成（如动静脉、淋巴管），涉及的表皮细胞增殖和增生非常显著。随后，组织颜色、质地、轮廓逐渐恢复“正常”，这个过程在未来几周到几个月内发生，触觉也将逐渐恢复。

3. 皮肤移植的类型

皮肤移植按皮片厚度可分为：刃厚皮片、中厚皮片、全厚皮片等。

刃厚皮片仅包含表皮及少量真皮乳头层，是最薄的皮片。它的优点在于，存活能力强，能够较长时间依靠血浆渗出物维持生存，抗感染能力强，所以能够在血运不良或轻度感染的肉芽组织创面存活。同时，刃厚皮片切取容易，不易受供皮区限制，且同一供皮区可以反复取皮。供皮区容易愈合，不遗留瘢痕，尤以头皮最为理想。其缺点在于质地脆弱，缺乏弹性，不耐磨压，后期色泽深暗，出现瘢痕挛缩，外形较差。刃厚皮片是糖尿病足创面最常选择的皮片移植类型。中厚皮片的厚度介于刃厚皮片及全厚皮片之间，兼有两者的优点，易于存活，功能较好，应用广泛。中厚皮片的可分为薄中厚皮片和厚中厚皮片，是整形手术最常选用的皮片类型。其缺点在于供皮区常有增生性瘢痕。全厚皮片包含表皮及真皮全层。其优点在于存活后挛缩较少，色泽好，坚固柔韧，能耐磨压和负重。但全厚皮片仅能在新鲜创面生长，且手术操作复杂，要求较高，供皮区不能自行愈合，所以供皮区有所限制。

一般来说，植皮术后5天，血管芽开始与刃厚皮片组织中血管吻合，受皮区要在5～7天内避免干扰。过了这段时间可以拆除加压敷料并评估皮片的存活度。如果使用负压治疗，则在第4天换药，以免周围组织浸渍，换药后还可以继续使用负压治疗。

4. 植皮手术注意事项

术中需认真止血，避免皮片和受皮区创面之间血肿或血清肿的形成，否则影响纤维蛋白锚定和随后的血管长入。可采用自体富血小板血浆在植皮后应用到受皮区创面上，也可应用于供皮区创面，加速创面愈合。创面负压治疗的使用已被证明是一种非常有效的手段。它一方面可以起到良好的引流作用，还能均匀加压，明显减少供皮与受皮区之间的剪切力，在临床中应用日益广泛，基本已代替传统纱布加压方式。总之，糖尿病足创面修复是一个多学科合作、专业化处理、分阶段实施的系统工程，它涉及一些保守处理和手术处理技巧的精心运用。无论采用哪种技术，患者都必须给予积极的医学准备，才能最大限度保证创面愈合。有研究表明，针对糖尿病足局部创面愈合不理想的患者，植皮技术是进行伤口封闭的最佳选择。

5. 糖尿病足创面皮瓣外科修复技术特点

糖尿病足治疗的目标是治愈创面，重建足部功能，当保守治疗无效的时候，就应当考虑采用外科手段治疗。近年来国内外临床实践证实，在控制血糖、防治感染、改善局部血液循环的基础上，通过烧伤整形外科治疗方式对不同分级的糖尿病足进行创面准备，行植皮或皮瓣移植可有效地修复创面、加速创面愈合、缩短病程、节省住院费用，从而降低糖尿病足的截肢率。

对于糖尿病足 Wagner 2 级以上的创面修复，一般不主张应用吻合血管的游离皮瓣或单纯的皮片移植修复创面。因为糖尿病患者由于长期受到高血糖的影响，下肢血管硬化，血管壁增厚，血管病变使得血管吻合口容易形成血栓，导致皮瓣坏死，手术失败。如果进行植皮修复，即使皮片存活，创面愈合，植皮区也不耐磨，易瘢痕挛缩，色素沉着，影响足部的外形和功能，而皮瓣具有良好的血液供应，能够改善局部营养状况，抗感染能力强，且由于保留了皮下脂肪，具有一定的厚度、弹性和耐磨性，外观质地佳，可为足部负重区提供良好的软组织条件，是覆盖修复伴有骨外露及肌腱关节外露的足部创面的有效方法。如果皮瓣带有感觉神经，移植后可逐渐恢复足部的保护性感觉。因此，皮瓣移植修复常被作为糖尿病足溃疡创面的首选覆盖方式。皮瓣供区多可以直接缝合或一期行植皮修复，对供区影响较小。皮瓣修复范围广泛，设计灵活多样，可用于踝周、足底、足背、足跟等创面的良好修复。然而糖尿病的神经病变和血管病变，增加了皮瓣修复手术的难度和风险。尽管如此，国内外在这方面仍有许多成功报道。近年来，也有越来越多医院在尝试使用游离皮瓣移植技术修复糖尿病足创面。

6. 选择皮瓣修复糖尿病足溃疡创面的原则

糖尿病足溃疡是糖尿病的局部表现，在治疗过程中如不经过内科基础治疗，控制血糖及饮食，急于彻底清创及皮瓣修复，往往会导致修复失败，溃疡创面加深扩大，导致截肢，甚至危及生命。选择皮瓣修复糖尿病足溃疡创面时，应遵循以下原则：①糖尿病足溃疡 Wagner 2 级以内；②按照内科综合治疗的阶段和措施，分期、分阶段处理，2 周后空腹血糖控制在 8mmol/L 以下；③患肢有良好的血液供应，且主干血流稳定；④溃疡已局限，骨质尚未破坏，创面有良好的肉芽组织生长，局部感染得到有效的控制；⑤糖尿病病程较短，患者年龄在 70 岁以下，体质能够耐受手术和麻醉。

7. 糖尿病足皮瓣修复的注意事项

糖尿病足皮瓣修复时应注意：①术前应合理评估患肢的血供，患肢动脉供血血管超声、CT 血管造影（CTA）或下肢动脉血管造影（DSA）等检查，同时检查小腿另一条供血动脉的情况；②评价受区皮肤愈合能力，避免术后伤口愈合困难；③对愈合能力差的伤口，尽早避免使用局部皮瓣修复；④对带蒂的皮神经营养筋膜皮瓣转移时应注意蒂部有无潜行的深层炎症；⑤对自身的手术能力进行合理评估，皮瓣修复是糖尿病足创面的理想修复方式，需要术前对患者全身、局部情况综合评估，如果病例、术式选择不当，将存在破坏足部现有血供的风险，增加创面愈合的难度。

8. 糖尿病足皮瓣的分类

（1）局部皮瓣　主要利用溃疡创面周围皮肤及软组织的弹性和可移动性，通过旋转推进等方式进行创面的覆盖和修复。局部皮瓣的血供主要依赖皮瓣蒂部，因此在设计皮瓣时应该充分考虑皮瓣蒂部是否有足够的动脉供血和静脉回流。为确保血运，有时可连同下方的深筋膜、肌肉一同带上，除皮下厚度外，还要考虑皮瓣蒂部的宽度。糖尿病足患者小腿下段血供较差，而且末端血管常有病变，一般其长宽比例不宜超过 1∶1。局部皮瓣供区如不能直接拉拢缝合，选用中厚皮片覆盖，此外，术中应避免过多切口，防止形成继发的难愈创面（图 2-3-5）。

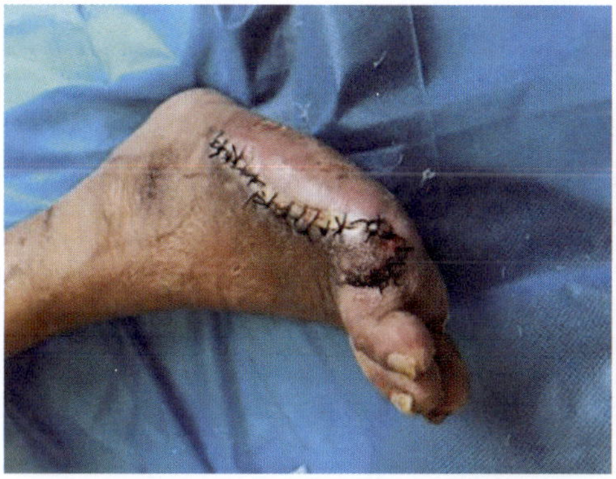

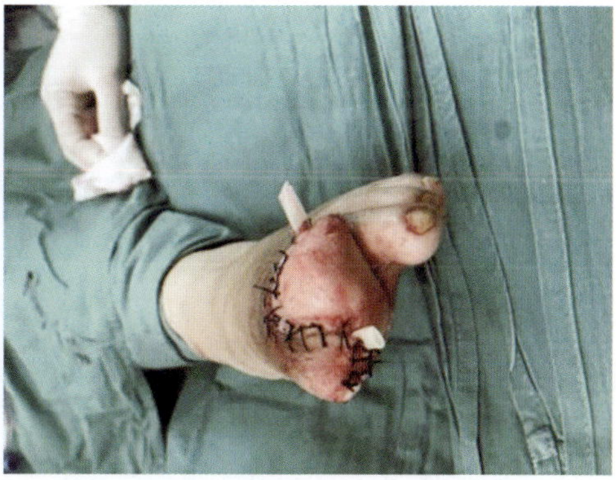

图 2-3-5　局部皮瓣修复糖尿病足截趾术后骨残端

（2）轴型皮瓣　糖尿病足溃疡面常伴有血管、神经病变，导致血流动力学异常。因此皮瓣选择常采用邻位或远位带蒂皮瓣修复。其中常用的有腓肠神经营养血管皮瓣、腓动脉穿支皮瓣（图 2-3-6）、小腿筋膜蒂岛状皮瓣、胫后动脉穿支皮瓣、足背岛状皮瓣、足底内侧皮瓣（图 2-3-7）和足外侧皮瓣。小腿筋膜蒂岛状皮瓣血供来源于小腿内外侧皮动脉穿支，解剖位置固定，成活率较高，但耐磨能力较差，覆盖范围有限，主要用于修复位于踝部、足背近端的糖尿病足溃疡创面。

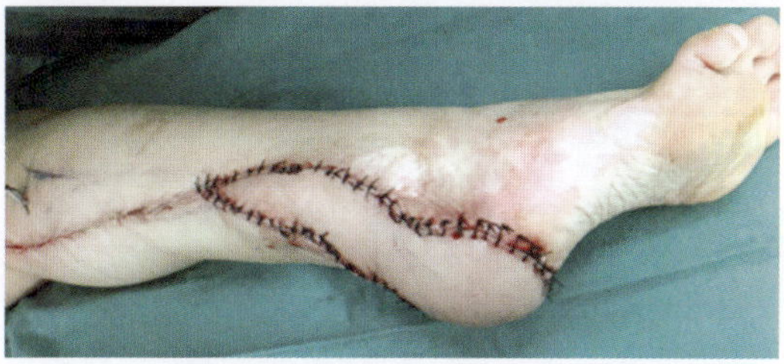

图 2-3-6　腓动脉穿支皮瓣修复糖尿病足的足跟溃疡

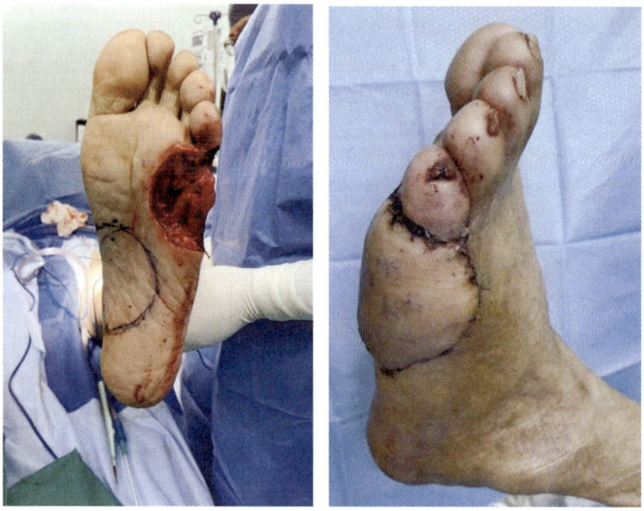

图 2-3-7 逆行足底内侧皮瓣修复糖尿病足的前足溃疡

（3）游离皮瓣 随着显微外科技术的发展，临床上各种皮瓣转移修复糖尿病足踝部创面的应用，大大降低了糖尿病足的截肢率（图 2-3-8）。近年来显微外科技术被用于治疗糖尿病足溃疡。有文献报道使用股前外侧皮瓣、股薄肌游离皮瓣移植修复糖尿病足溃疡均获得了良好的疗效，溃疡复发率低。这样不仅可以降低截肢率，挽救患者肢体，而且提高了患者的生活质量。但是采用游离皮瓣修复糖尿病足溃疡，术前需通过彩色多普勒超声及 CTA、血管造影对下肢及受区血管的通畅程度进行充分评估。对于病灶附近伴有血管闭塞、狭窄者需要在血管外科治疗的基础上重新评估，并另拟治疗方案，切不可急于使用对血供要求高的方法。一旦选择游离皮瓣，建议采用端侧吻合技术进行血管吻合。

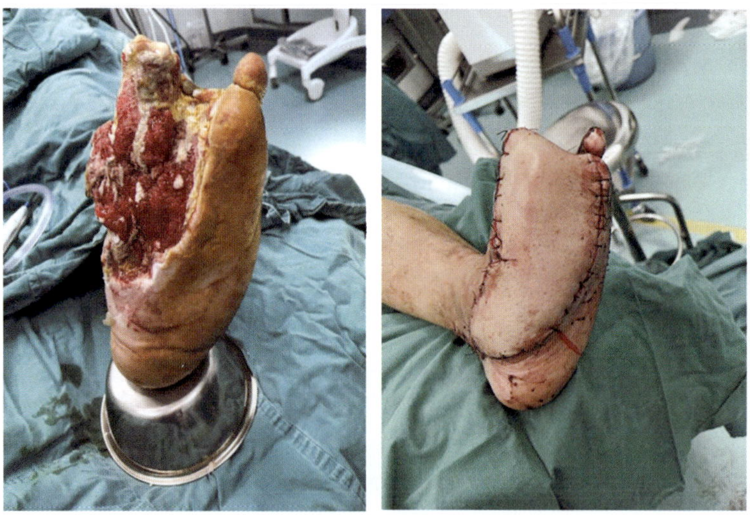

图 2-3-8 游离股前外侧皮瓣修复糖尿病足溃疡

（二）下肢动脉球囊扩张术及药物球囊扩张术

国内外糖尿病足治疗指南推荐：糖尿病足溃疡（DFU）经过 6 周以上积极治疗，仍无明显愈合迹象，不管无创检查结果如何，可考虑直接行血管造影，必要时行血管重建术。既往行血管重建手术的糖尿病足患者，术后症状恢复或者检查结果提示合并中重度下肢缺血，不论手术时间远近，都应该重新评估当前下肢血管情况，再决定下一步治疗方案。国际糖尿病足工作组（IWGDF）2019 年指南指出，当糖尿病足患者出现以下几种情况时，要考虑行血管造影和血管重建术：

（1）趾压＜ 30mmHg 或经皮氧分压（$TcPO_2$）＜ 25mmHg。

（2）糖尿病足溃疡 4 ～ 6 周经积极治疗仍未见好转，不论床边检测结果如何，当合并微血管病变存在时，不能将其当作是导致足溃疡不愈合的原因，而应考虑其他可能因素。

（3）踝关节压力＜ 50mmHg 或踝肱指数＜ 0.5。应注意：①踝肱指数在预测溃疡愈合方面几乎没有价值，却能预测截肢风险［踝肱指数＜ 0.5 和（或）踝关节压力＜ 50mmHg，截肢风险更高］；②血管重建术后 8 周缺血性糖尿病足溃疡的愈合率最高；③肢体出现严重缺血表现，未能及时进行血管重建术，延迟 2 周以上时患者截肢率升高。因此，结合临床工作的实际情况，专家共识建议，DFU 合并下肢动脉缺血的患者，创面经积极处理 6 周以上，无明显愈合的迹象，排除其他影响创面愈合不良的可能原因后，不管检查结果如何，均不能排除合并下肢动脉缺血的诊断，应考虑行血管造影或血管重建。

术前应充分评估心血管危险因素、充分考虑手术获益是否大于手术风险、详细术前讨论方案，并与患者及家属沟通手术方案及注意事项。

缺血性糖尿病足合并感染的患者，需要对其进行紧急评估和治疗，但治疗困难且风险也高（围手术期病死率达 5%），截肢时死亡风险亦高。所以当血管重建的风险高、风险获益比不清楚时，在临床决策中应充分考虑患者是否能获益，详细地做好术前方案，并与患者及家属沟通。如果手术风险远远大于手术获益、创面无愈合可能性或者截肢无法避免时，不应再考虑血管重建术（股动脉或腘动脉搏动消失，除了为降低截肢平面情况外）。

DFU 合并 PAD 患者进行血管重建时的目标是恢复至少 1 条足动脉的直接血流，最好是溃疡解剖结构内的动脉。糖尿病足合并 PAD，可采取旁路移植术和腔内治疗 2 种方法重建血运，目前无充分证据证明哪一种方法更优。满足以下任何一项，如皮肤灌注压≥ 40mmHg、趾压≥ 30mmHg，或 $TcPO_2$ ≥ 25mmHg，DFU 愈合率会提高至少 25%；下肢血管重建术能使 12 个月内患者的保肢率为 80% ～ 85%、溃疡愈合率＞ 60%。缺血性肢体的血管重建方法，包括旁路术和经皮血管腔内治疗。跨大西洋组织学会专家共识Ⅱ指出，对表现为缺血性静息痛、溃疡或坏疽的重症肢端缺血患者，应该进行血管重建，但如何选择最佳的血管重建方式目前仍缺乏证据。

临床需要根据患者疾病的特点，尤其是有无合并症、有无可供移植的体静脉，还必须根据医师的技术、当地的医疗设备和医疗水平等情况来确定下肢血管重建与否和手术方式。

下肢血管重建手术治疗安全有效，可明显改善临床症状，可有效避免截肢或降低截肢平面，但目前国内只有少数医院能开展下肢血管重建手术。任何糖尿病足治疗中心都应具备PAD专业知识的人才，并能快速获得诊断和治疗所需的设施和技术（包括血管内技术和旁路术），以确保能为患者进行血管重建手术且使患者在术后得到多学科团队的综合治疗。因此，符合人才、设备和技术等条件的医院应大力推广下肢血管重建技术，建议由专业人员在每年开展一定下肢血管重建技术（建议＞20例）的糖尿病足治疗中心内完成。

糖尿病病患因长时间受高血糖的干扰以及影响，导致下肢血管硬化、弹性降低以及血管壁增厚，很容易形成血栓和斑块，继而导致下肢血管闭塞以及支端神经受损，引起下肢血流阻滞。在高危糖尿病足临床治疗中，以改善患者下肢血运循环，促进血运循环和组织活性为治疗要点，一般可采取调控血糖、运动锻炼、口服血管药物、禁烟、下肢动脉支架手术、开放手术人工血管转流、下肢动脉介入球囊扩张成形术以及自体大隐静脉支架手术等方式治疗，其中下肢球囊扩张成形术的风险较小、创伤小、安全系数比较高且住院时间较短，能够重复操作，目前在临床中已得到广泛应用。

目前在糖尿病足的临床治疗中尚无根治方法，其主要治疗原则为积极控制感染和下肢血管的重建。以往采取的保守治疗尽管能够缓解患者的症状表现，但是这种情况属于暂时性，不可逆转动脉狭窄或者闭塞，很难获得较为理想的远期效果。此外，由于机体动脉硬化病变容易发生变化，在治疗期间会增加手术风险和手术费用，疗效不是很好，在这种情况下也使得部分患者仍需进行截肢。传统介入治疗由于受到器械的限制，一般用于大动脉病变治疗或者中动脉病变治疗。近年来，随着医疗技术的进步，介入技术的改进，下肢动脉球囊扩张成形术也得到了广泛的发展和应用。该手术属于微创手术，具有较强的重复性，同时风险小，目前在糖尿病足的临床治疗中已得到广泛应用。PTA是经导管等器械扩张再通血管的狭窄或闭塞性病变，主要采用球囊导管进行治疗，可以有效地扩张狭窄闭塞的微血管。常用全身肝素化后，将导丝通过导管缓慢旋转地向前推进，通过病变段血管，到达足背动脉或胫后动脉，置入成功后随即导入微球囊，球囊覆盖病变后，使用压力泵逐渐加压扩张，若狭窄解除不满意，可再次扩张，术中及术后采用普通肝素抗凝。下肢动脉闭塞使用直径较小的球囊，其顺应性高，联合使用长支架，可有效治疗膝关节以下的相关中小动脉，同时对于机体血管内皮产生的损伤也比较轻，可很大程度改善下肢动脉血液供应情况，预防和减少截肢的发生。但是该手术作为一种微创手术，对于器械的要求非常高，比如球囊以及支架等，同时在整个操作期间需要手术操作者熟练掌握相关技术，以降低血管受损的风险，增强患者耐受性，保证手术顺利进行。

（三）下肢血管支架及药物支架植入术

糖尿病足患者下肢远端血管易受累，直接影响足部血供，导致缺血、坏疽的发生。糖尿病足下肢动脉缺血治疗重点应放在下肢血流的重建上，辅以内科药物治疗，从根本上解决其因缺血引起的问题，有效改善下肢循环。近年来由于介入技术的发展，糖尿病足的腔内血管成形术受到越来越多的关注。

传统的支架植入术是预先用球囊扩张病变部位，然后再植入支架。支架通畅性、位置及其形态变化是支架植入术后的必要观察指标。腔内支架植入技术常发生支架内再狭窄（ISR)。近年来，针对 ISR 的各种发生机制已经研制出了多种药物涂层支架，即在血管内支架外涂一层药物膜进行药物的持久释放以达到治疗和预防的目的。根据不同的症状选择不同的糖尿病足支架，有抗炎的地塞米松涂层支架、抗增殖作用的涂层支架、抗血栓作用的肝素涂层支架。

介入治疗是糖尿病足血管病变的一种直接、有效的治疗方法，作为微创治疗，避免了心脑血管疾病较高的风险，住院周期短且易于重复进行，具有很大的优势。但目前介入治疗仍存在术后再狭窄的问题，且因为糖尿病本身的原因，其术后再狭窄的概率较非糖尿病患者高。对于如何预防和治疗术后血管再狭窄也是当今的一大热点，如应用下肢专用超长球囊、药物洗脱支架、仿生学支架、超声波球囊等方法，还有在冠状动脉狭窄方面研究较多的药物及基因治疗。糖尿病导致的糖尿病足病变常累及小动脉，影响微循环。微循环病变无法用导管、导丝解决，必须与药物治疗相结合，改善微循环。

相信随着对介入术后再狭窄预防和治疗研究的不断深入，借助于不断发展的生命科学和材料科学，以及介入器械进一步微型化、专属化、易控化，手术操作进一步微创化、快捷化、安全化，以及影像设备的飞速发展，在传统的治疗基础上，联合干细胞移植等新兴技术，介入治疗在糖尿病治疗领域中必将发挥越来越大的作用，最终会为更多糖尿病足患者带来光明前景。

（四）血管腔内斑块旋切术

支架内再狭窄（in-stent restenosis，ISR）成为影响临床疗效的主要问题，术后 2 年 ISR 的发生率为 55.1%。目前，ISR 的治疗方式包括普通球囊扩张成形术、切割球囊或刻痕球囊扩张成形术、覆膜支架植入术、旁路血管移植术等。随着减容理念的提出，定向斑块旋切系统逐渐被应用于 ISR 的治疗中。

随着腔内介入技术的发展，下肢 ASO 的腔内治疗技术亦不断进步，临床上常植入支架以获得即时和短期血管通畅，然而其远期并发症——ISR 成为困扰临床的难题。腔内减容技术是一种有效切除病变血管腔内新生内膜组织和动脉粥样硬化斑块的新兴技术。荟萃分析显示，腔内机械减容系统能够显著降低股腘动脉 ISR 靶病变血运重建率，有效降低再狭窄或闭塞的发生率，而且不会增加严重不良事件的发生。定向斑块旋切系统是近年来备受关注的腔内机械减容技术，具有较薄的旋转叶片、更快的转速和锥形的收集仓，对于下肢 ASO 具有良好的治疗效果，可有效增加管腔直径，避免球囊扩张引起的气压伤和血管弹性回缩，减少补救性支架植入。国内已有定向斑块旋切系统用于治疗股腘动脉 ISR 的相关报道。ABI 可有效判断下肢动脉缺血严重程度及评估手术治疗后动脉缺血的改善程度。有研究报道，定向斑块旋切系统治疗股腘动脉 ISR 可显著提高 ABI，增加靶血管直径，改善临床症状和 Rutherford 分级，术后严重不良事件发生率低。ISR 经过定向斑块旋切系统治疗后可有效增加狭窄段血管管腔，改善下肢动脉供血，是治疗 ISR 病变的有效治疗方式之一。

定向斑块旋切系统由旋切导管、驱动装置、快速交换系统构成。工作原理为旋切导管沿导丝送至靶病变部位，触发驱动装置后显露旋切导管的旋切刀头，旋切刀头快速旋转实现机械切除病变，并回收组织于旋切导管前端的回收舱。在定向斑块旋切系统工作过程中，对靶病变旋切时斑块脱落可造成远端血管栓塞，将增加治疗难度，延长住院时间，并影响治疗效果。因此，在病变远端置入合适尺寸的保护伞装置，能够有效预防远端栓塞事件发生。定向斑块旋切系统置入前，可使用小球囊进行预扩张，以保证保护伞装置和定向斑块旋切系统的旋切导管能够顺利通过。此外，在旋切减容过程中，应注意反复调整刀头和 DSA 摄影角度，相互配合以充分旋切管腔各面。在旋切过程中，应放大显示图像，密切关注刀头与支架的距离，避免刀头切割支架或刀头卡陷导致支架断裂。旋切斑块的速度需匀速缓慢，过程中应通过操作杆触觉感知切割力度，若感知支架被切割，应及时停止操作，通过造影检查明确有无血管破裂及其程度，及时作出处理。若造影检查未见明显异常，可调整刀头位置后继续进行旋切。还可通过关注旋切过程中声音的变化来判断有无出现支架切割。腔内减容完成后，应通过造影检查评估有无穿孔、栓塞等并发症发生。目前，定向斑块旋切系统应用于 ISR 仍属于超适应证使用，严格把握适应证及充分的医患沟通至关重要。

（五）胫骨横向骨搬移术及骨膜牵张术

胫骨横向骨搬移（tibial transverse transport，TTT）术源自俄罗斯医学专家 Ilizarov 创立的肢体再生与功能重建理论。在张力-应力法则作用下，组织再生能力被激活、加强，通过给予一定应力性牵拉，骨骼及其附着的肌肉、筋膜、血管、神经会同步生长。TTT 主要针对复杂、慢性以及程度严重的糖尿病足创面，其适应证包括：①糖尿病足 Wagner 3 级以上和 TEXAS 3B 级以上患者，或接受清创、换药或 VSD 以及标准内科治疗超过 2 个月且无效的患者；②糖尿病足 TTT 综合分型为Ⅰ型（干性坏疽），并且经标准内科治疗、VSD 治疗超过 2 个月，病情无缓解或加重患者；③糖尿病足 TTT 综合分型为Ⅱ、Ⅲ、Ⅳ型患者，其中Ⅱ型患者 IWGDF/IDSA 分级为中度以上或出现脓毒血症者；④符合上述条件，声多普勒超、CT 血管造影、磁共振血管造影或数字减影血管造影检查腘动脉以下有部分动脉血运再通患者；其中血管前提条件为股浅动脉、腘动脉通畅，胫前动脉、胫后动脉和腓动脉至少 1 支通畅达到踝关节平面。禁忌证包括：①有精神疾病不能配合治疗的患者；②由内分泌科医生确诊有其他不能控制的严重糖尿病并发症的患者，如合并全身感染或深部感染未控制者；③因心血管并发症或肾功能衰竭而不能耐受麻醉的患者；④股浅动脉或腘动脉阻塞，或没有任何动脉分支（胫骨前、胫骨后或腓动脉）血供达小腿者。

TTT 手术时，患者仰卧位，不使用止血带，在腰麻或股神经阻滞下进行胫骨横向搬移术。胫骨横向骨搬移术的操作流程如图 2-3-9 所示。

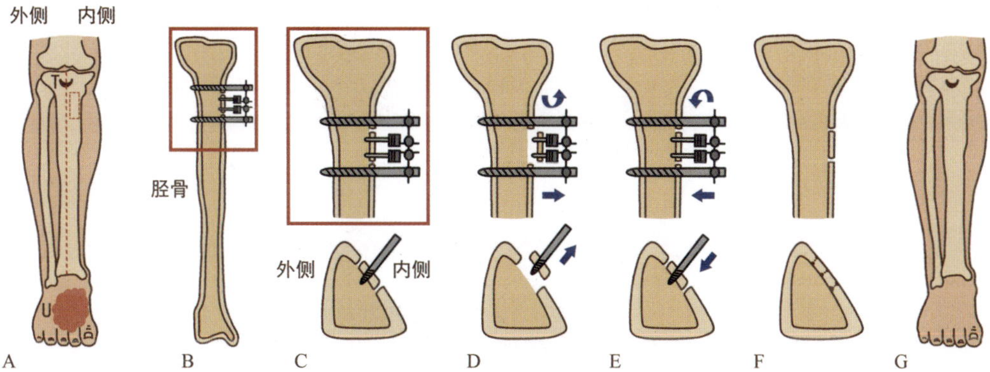

图 2-3-9　胫骨横向骨搬移技术示意

A：胫骨皮质截骨是位于胫骨近端前内侧的垂直矩形，其近端在胫骨结节下方 1.5cm，而外侧端在胫骨旁 2cm。B、C：截骨窗高 5cm，宽 1.5cm。将间隔 2cm 远的两个螺钉拧入皮质骨片中以搬移骨块，再将另外两个螺钉拧入胫骨干中，以骨折外固定器。D、E：通过旋转螺母，可以使皮质向内侧搬移，然后向外侧搬移，以使其返回到原始位置。F：移除外固定器，截骨的皮质将愈合。G：足溃疡逐渐愈合。

胫骨截骨窗是一个垂直的矩形（高 5cm，宽 1.5cm），位于胫骨结节下方。选择该部位是因为其靠近神经血管束和该位置血运丰富。通常，在胫骨远端 1/3 处的血运欠佳，该区域的骨折经常导致骨不连。另外，胫骨近端的周径大于中、远端的三分之一，降低了手术部位骨折的风险。选择在胫骨内侧而不是胫骨外侧进行截骨的原因，是胫骨外侧入路可能会损伤腓总神经，并且胫骨的内侧表面几乎是平坦的，这使得截骨术更容易进行（图 2-3-10）。

胫骨横向骨搬移术的并发症发生率不高。并发症包括截骨后的节段无法在搬移后恢复到其原始位置，导致胫骨畸形愈合；截骨皮质被拉动并穿透软组织，这造成

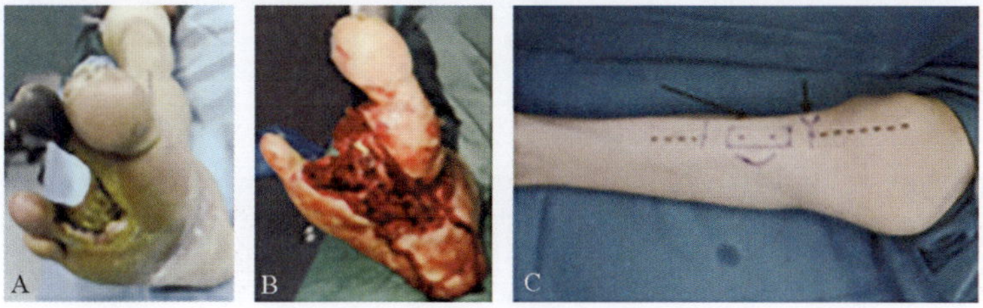

图 2-3-10

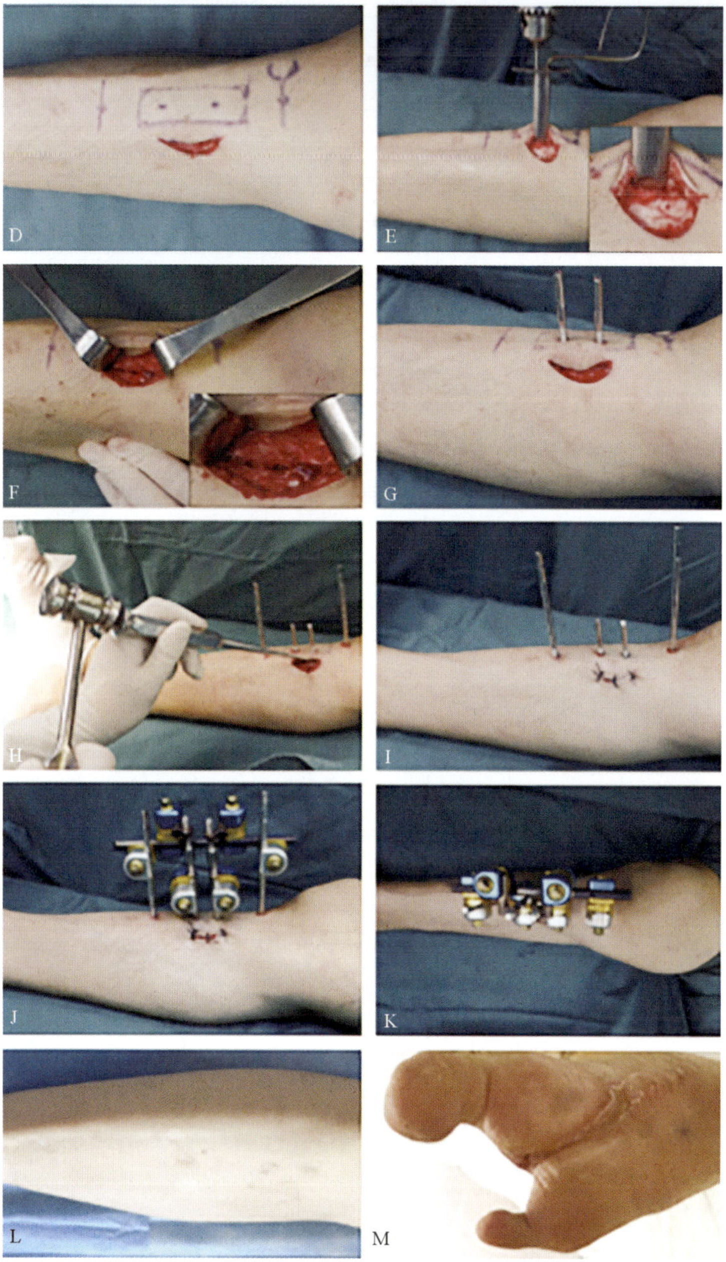

图 2-3-10　胫骨横向骨搬移治疗糖尿病足的手术过程

A～C：手术在糖尿病足溃疡同侧胫骨上 1/3 处进行。C：术前手术切口，截骨位置和螺钉位置的标记。D：在距胫骨嵴 1cm 和距胫骨结节 2cm 处做长 4cm 的内侧弧形切口。E：钝性分离软组织，并暴露骨膜，但不剥离骨膜。截骨是通过在皮质的矩形（1.5cm×5.0cm）中钻多个孔来进行的。F：钻孔仅限于同侧皮质，避免穿透超出皮质深度。G：截骨后，在截骨皮质（不延伸至对侧皮质）中钻取两个 3mm 的孔，插入两个螺钉以搬移骨块。然后，钻取两个 4mm 的对侧皮质钉孔，插入两个螺钉以稳定外部框架。H：使用骨凿将孔连接以使皮质与胫骨干分离。I：用适当的缝合线将切口分层封闭。J～K：外固定架安装完毕。清创以清除溃疡周围坏死的组织，并在必要时进行小截肢术。L～M：搬移治疗维持 4 周，然后拆除外固定器。随着溃疡的逐渐愈合，切口将愈合。

了骨髓炎和皮质碎片的感染，最终导致胫骨骨折，甚至截骨。

一般认为，牵张成骨过程伴随着周围组织的微血管生成。胫骨近端纵向搬移刺激了胫骨远端的血流增加且维持较长时间。然而，有学者在研究分析胫骨横向骨搬移对治疗糖尿病足溃疡的有效性时发现，与传统手术治疗的患者在术后 2 年的随访中相比，TTT 获得更高的愈合率，并且复发率和截肢率更低，此外，与术前相比，患足在愈合后血流灌注增加，同时小血管的密度更高。并发症很少且发生率很低。这些结果表明，与传统手术治疗相比，TTT 术是治疗重度难愈性糖尿病足溃疡的有效方法。

20 世纪末，苏联 Ilizarov 医生在临床实践和基础研究的基础上总结提出“张力-应力”法则或称牵张成组织原理，即对任何活组织进行缓慢、持续、稳定的牵张，可以使其进入细胞增生和生物合成功能激活的状态，最终再生新的组织。其中最典型的例子是牵张成骨，即通过对骨组织截骨后进行牵张，可以生成大量的新生骨。据此，牵张成骨技术被广泛应用于肢体延长和矫形以及骨感染、骨缺损和骨不连等疾病的治疗。同时，骨组织本身和周围的组织有丰富的血管生成，即牵张成血管现象。利用牵张成血管的特点，通过胫骨皮质截骨然后横向牵张，即胫骨横向骨搬移技术，来实现对下肢缺血性疾病如血栓闭塞性脉管炎的治疗，也取得了成功。而近年来胫骨横向骨搬移技术应用于治疗糖尿病足取得了更加显著的临床效果，使得这一技术得到越来越广泛的重视。

骨的修复重建中骨膜起着重要的作用，这点已经得到学者们的公认。如骨折经典理论强调在复位的过程中勿过度剥离或损伤骨膜，以防止骨折延迟愈合或不愈合。通过动物实验也发现，剥离骨膜会导致骨延长失败。在胫骨横向骨搬移技术中，强调在截骨时要保留骨膜而不要将其剥离，这是因为骨膜中含有多种未分化细胞和组织成分，对骨组织的再生修复起着重要的作用。在关于兔的动物研究中发现，单独牵张下颌骨的骨膜即可生成新骨，即骨膜牵张成骨现象。随后更多的动物研究证实了这一现象，提示骨膜牵张成骨可以用于修复骨缺损。尽管部分研究，还探讨了结合组织工程技术（如使用不同材料制作骨膜牵张板和添加生物制品等）对加快骨膜牵张成骨的作用。但这些研究主要集中在口腔颌面外科领域，且处于动物实验阶段，尚未应用于骨科临床。

研究还发现，与骨的牵张成骨类似，在骨膜牵张中同样有丰富的局部血管网生成，提示可能存在骨膜牵张促进组织再生。鉴于胫骨横向骨搬移技术在糖尿病足治疗中的有效性，引发了对骨膜牵张是否同样对糖尿病足有效的思考。1989 年，Ilizarov 教授在对犬的骨组织截骨后进行缓慢、持续、稳定的牵张后发现有新生骨生成，即“牵张成骨”现象，且在新生骨周围有大量血管伴生，即“牵张成血管”现象。张力-应力法则便由此诞生，为后面衍生的胫骨横向骨搬移技术及骨膜牵张技术提供了理论基础。

与胫骨横向骨搬移类似，在选择骨膜牵张术式治疗时，应首先判断患者下肢血运情况及糖尿病足分级以及感染分级。若患者血运尚可、糖尿病足分级在 Wagner 2 ～ 3 级，且感染控制较好则选择骨膜牵张术式治疗。手术区域定位于小腿近端前内侧，手术切口的位置为小腿上段前内侧。横行切开长 2.0cm 的切口，深达骨膜并切断骨膜，骨膜掀起，以牵张板连接导向器后从切口插入骨膜下间隙。再钻入 2 枚直径 2.5cm 的固定螺钉，穿透单侧胫骨皮质，用手将牵张螺钉拧入牵张板上的螺纹，使其刚好到达皮质外表面。然后安装固定器，使固定螺钉可在孔中自由旋转。最后进行全层缝合，恢复骨膜的张力。术后第 2 天摄取 X 线片观察牵拉垫片相对胫骨位置以判断张力大小。术后牵引 10 天后，再次摄取 X 线片，此时牵引板应抬起达到最大距离。快速反向搬移牵引板到达骨面，再次进行前述操作，共牵张 20 天，搬移结束后拆除牵张片和外固定器。因无截骨操作，所以患者无须佩戴支具或限制负重。在牵张期间应注意牵张器处伤口的护理，每日换药，使用 75% 乙醇进行消毒，预防钉道感染、骨膜感染等并发症，同时密切观察钉道及周围皮肤组织的情况。

（六）夏科足关节融合术

糖尿病夏科足是继发于神经病变、创伤及代谢异常的骨和关节紊乱综合征，如不及时识别和治疗，可迅速进展并广泛破坏骨和关节，出现不可逆转的足部畸形，导致溃疡和截肢。糖尿病夏科足一般发生在 50 岁左右，80% 的患者有糖尿病史 10 年以上，大部分单足受累，约 10% 患者双足受累，但进一步的检查可以发现有 75% 患者是双足受累。当糖尿病患者出现任何关节红肿、皮温增高时，无论有无疼痛均需警惕糖尿病夏科足的可能，尽量避免误诊或漏诊。根据目前报道，糖尿病夏科足的患病率可达 0.08% ～ 13%，而合并糖尿病周围神经病变的患者可高达 35%。然而，由于临床医师对该病的认识不足，以及缺乏相应的诊断标准，真实的患病率可能更高。

1. 发病机制

（1）炎症因子　糖尿病夏科足被认为是一种炎症综合征，研究炎症尤其是炎症标志物对了解夏科足的发生、发展具有重要意义。早期研究认为，炎症标志物（如 C 反应蛋白等）在夏科关节炎中的变化不大。有学者认为炎症标志物在急性、亚急性阶段升高，在慢性阶段降至正常范围。但另外的研究发现，炎症标志物的变化可以伴随溶骨性改变持续 1 年以上，而且很多感染性疾病或肿瘤等亦可出现上述指标升高，故而炎症标志物并非特异性指标，亦并非鉴别糖尿病夏科足急性或慢性期的重要依据，但这些指标升高时应引起重视，需考虑到是否存在糖尿病夏科足的可能性。

有学者认为，患者夏科足在骨折时肿瘤坏死因子 α（tumor necrosis factor α，TNF-α）和白细胞介素 6（interleukin-6，IL-6）急剧上升，启动了骨碎片的溶解和骨折愈合。在急性期时 TNF-α 和 IL-6 可能会明显升高，但在患者接受夏科足治疗 3 个月后，二者可能会明显下降。目前认为 IL-17 家族也参与了糖尿病夏科足的炎症反应，包括 IL-17A、IL-17E、IL-17F 等。IL-17A 是一个促炎症因子，可以促使 Th1 细胞增加，并促使细胞释放更多炎症标志物，导致局部炎症反应明显增强。而且研究发现，在糖尿病夏科足得到及时治疗后，IL-17A 的表达水平较前仍无明显减少。IL-17E 则可以抑制炎症反应，通过促进 Th2 细胞表达，并释放抑制炎症因子，可以与 IL-17A 抗衡。IL-17F 在夏科足治疗前表达较少，但当予以减压治疗后，IL-17F 表达逐渐增加，在患者的足修复过程中起着重要作用。

（2）骨代谢动力学及调控基因　目前研究认为，骨代谢调节信号通路核因子 κ B 受体活化因子（RANK）/RANK 的配体（RANKL）/ 骨保护素（OPG）对急性夏科关节炎的发生发展有进一步影响。核因子 κ B 受体活化因子（RANK）主要表达于破骨细胞祖细胞的表面，调节成骨细胞的分化；RANK 的配体（RANKL）是成骨细胞表面的膜蛋白。RANK 受体被 RANKL 激活，激活 RANK 促进破骨细胞的生成和骨吸收，OPG 可拮抗 RANK 的激活；骨转换系统的平衡是由 OPG 和 RANKL 相对表达量来进行调控的。当这 3 个信号分子出现异常表达时，最终决定了急性或者非急性夏科足的骨转换率。

针对该信号通路的基因水平研究亦比较多。目前发现 OPG 的单核苷酸多态性与糖尿病夏科足的发生发展有关，以 1181C/G、245A/C 和 950T/C 这 3 个位点的相关性较强。但是近期有 Meta 分析发现 1181C/G、950T/C 可能并没有明显相关性，而 245A/C 突变提示患者夏科足的风险明显增加。在 *RANKL* 基因中，290C/T、643C/T 和 693G/C 的突变可能与夏科足的发生发展有关，但仍需动物实验等进一步证实。

（3）糖基化终产物　在夏科足的炎症级联反应中，糖基化终产物有重要作用，可导致骨膜成骨细胞明显凋亡，其主要是通过糖基化终产物介导的丝裂原活化蛋白激酶、胞质 p38 和 c-Jun *N* 端激酶等途径起作用。

（4）自身免疫　有学者发现在糖尿病夏科足患者的血液中存在氧化性转录后修饰胶原蛋白抗体，尤其是针对Ⅱ型胶原蛋白的抗体明显增多，提示自身免疫异常也可能在糖尿病夏科足的发生发展中扮演重要作用。

（5）其他　交感神经缺失与远端充血有关，其潜在机制是外周血管收缩功能丧失，神经肽如降钙素基因相关肽可能在其中发挥重要作用。Dardari 等发现，糖尿病急性夏科关节炎患者在发病前的 6 个月，糖化血红蛋白水平从 8.25% 下降到 7.40%，提示糖尿病神经病变患者的血糖控制得过快可能是急性夏科神经关节病的一个相关因素。但此研究的样本量尚小，有待更多研究进一步证实。

2. 诊断

糖尿病夏科足的诊断需结合详细的病史、症状、体格检查及影像学依据。

（1）病史特点　糖尿病周围神经病变导致的外周痛觉、温度觉、触觉减退以及自主神经功能紊乱导致的血管舒缩功能障碍是糖尿病夏科足的危险因素。建立在保护性感觉的丧失和减退基础上的轻微创伤、局部炎症过程、既往的溃疡和感染以及手术等都可诱发此病。目前认为，肥胖、神经病变、增龄、糖尿病长病程（> 5 年）、糖化血红蛋白升高、肾衰竭、缺铁性贫血、骨质疏松、类风湿关节炎等均可导致患病风险增加。

（2）症状　该疾病的最初临床表现轻微，持续性行走及重复性创伤导致病变进行性加重。急性期夏科足的临床表现类似于急性蜂窝织炎、急性痛风性关节炎或血栓性静脉炎。典型的临床表现包括足部明显肿胀、皮温较对侧足稍高和皮肤红斑，同时伴有与病变程度不匹配的轻度到中度疼痛或不适。值得注意的是，并非所有患者都有这种表现，约 50% 的患者早期由于痛觉缺失，可能不会有明显的症状，患者仅表现为足踝部的轻度肿胀、发红和局部皮温升高，只有轻微或中度疼痛不适，因此常常被忽视。在糖尿病夏科足的慢性阶段，骨骼畸形可能发展为严重的摇椅足畸形，足弓塌陷，最终导致溃疡形成。糖尿病夏科足患者的骨折和骨质疏松症风险显著增加。

（3）体格检查　最常见的部位是踝关节，查体可见单侧足踝的肿胀，皮肤温度较对侧升高，患足可比正常的皮肤温度高 2℃，足背动脉搏动存在但保护性神经感觉消失等，应与蜂窝织炎及痛风性关节炎相鉴别。

（4）辅助检查　可采用四肢多普勒血流图、数字减影血管造影评估糖尿病周围血管病变情况；采用感觉神经阈值测定及肌电图检查评估糖尿病周围神经损伤情况。早期病变在 X 线片上常无明显改变，随疾病进展，逐渐出现阳性的影像学改变，包括骨吸收、脱臼、半脱位或脱位、骨折。若患足 X 线片未见明显异常，可进一步行磁共振成像检查，发现骨髓水肿以及早期的微小骨折，让糖尿病夏科足早期诊断成为可能。如果患者能得到及时诊治可避免病情进展和足畸形变。二磷酸盐骨扫描、正电子发射计算机体层成像 CT 能发现显性骨和关节破坏之前的炎症和潜在骨损伤的早期迹象。在必要的时候可以行骨或滑膜活检，如磁共振成像检查有阳性发现，但其他临床表现或特征又不是很支持的时候，可以考虑行活检以得到更准确的结果。由于糖尿病夏科足的相关基因主要有 *OPG* 和 *RANKL* 基因突变，这 2 个基因突变导致患病风险增高，故可以考虑将此 2 个基因作为标志物，用于筛查患糖尿病夏科足的风险。

3. 分级

（1）Eichenholtz 分级　糖尿病夏科足不同时期表现有所不同。Eichenholtz 根据患者糖尿病夏科足的临床表现和 X 线片的变化，将其分为 3 个不同的影像阶段，即炎症、修复、重塑。第 1 阶段为发展阶段，主要表现为软组织肿胀、关节内骨折、骨软骨碎裂或关节脱位，提示该病处于急性破坏性阶段；第 2 阶段为融合期，即修复阶段，其特点是软组织肿胀减少、骨痂增生、骨折愈合；第 3 阶段重塑期是骨的进一步修复和重塑，出现骨性强直和肥大增生。由于该分期主要用于已经发生骨破坏患者的评估，漏掉了早期出现症状但尚未出现骨破坏的患者，对这部分患者的早期干预可以减少患者发生足畸形的可能，同时可减少糖尿病足溃疡甚至截肢的风险。因此，Rosenbaum 等提出纳入第 0 阶段，即患者出现软组织红肿、疼痛，但影像学尚未见明显异常的阶段。若在第 0 阶段及时干预处理，可以阻止病情进展以及发生慢性的足畸形。若在第 0 阶段得到积极干预，约 67% 患者可以治愈，而在第 1 阶段进行干预时只有 7% 患者可以治愈，故而在第 0 阶段时发现和及时处理至关重要。

磁共振成像技术的出现也让糖尿病夏科足的诊断和治疗更加及时和精确。有学者提出以磁共振成像为基础的 Balgrist Score 评分法可预测大致的治疗周期，磁共振成像对原有以 X 线片为基础的分级标准提出了挑战，部分学者甚至认为应该摒弃 Eichenholtz 分级法。原因在于，第一，这种分级方法是以影像学结果为导向的，并没有体现出糖尿病夏科足临床表现的变化；第二，Eichenholtz 分级法并没有覆盖所有夏科足患者，如并没有覆盖早期 X 线片表现阴性但是存在骨髓水肿的患者；第三，X 线片在急性期的诊断中存在极大的弊端，如不能发现急性期存在的皮质骨折、骨髓水肿等。但结合我国国情，尤其是对于基层医院，X 线片结果仍然可以作为重要依据。

（2）Sanders-Frykberg 分级　此分级的基础是病变的解剖位置，虽不能表明疾病的阶段及活跃性，但能更准确地识别足底溃疡与足部畸形的解剖部位以及与足畸形的关系。这 5 种特征模式是区域 Ⅰ-跖骨 / 跖骨关节、区域 Ⅱ-跖骨 / 跖骨关节（Lisfranc 关节）、区域 Ⅲ-跖骨中关节（Chopart 关节）、区域 Ⅳ-踝关节和距下关节、区域 Ⅴ-跟骨。其中，最常受累的是第 Ⅱ 部分，占所有患者的 45%；其次是第 Ⅲ 区域，占 35%。这样解剖分类有助于手术评估。

4. 治疗进展

目前糖尿病夏科足的基础治疗包括血糖控制、糖尿病周围神经病变和血管病变的综合管理，而对足部病变的主要治疗包括完全减压和制动。局部病变的治疗方案则根据疾病的活跃程度、骨和关节受累的解剖模式、受累程度（如畸形、骨折、骨碎裂和不稳定等），以及是否合并溃疡和感染而定。

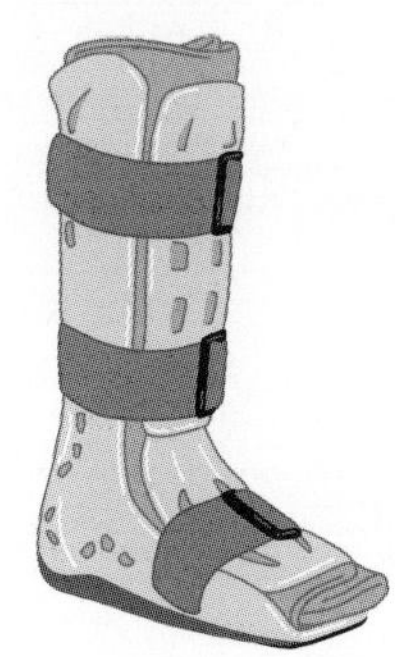

图 2-3-11　全接触式减压支具

（1）减压固定　推荐使用全接触式减压支具（total contact cast，TCC）或可拆卸石膏夹板 TCC 或可拆卸石膏夹板提供三维固定模式，可限制足踝关节的运动，将足病变部位增高的局部压力转移至胫骨、小腿等（图 2-3-11）。报道显示，TCC 中位数使用时间为 4 个月，骨关节炎可能延长 TCC 的使用时间。尽管 TCC

治疗是限制性治疗，但多个研究证明 TCC 是目前最快速、最有效的治疗糖尿病夏科足技术之一。与传统的每日包扎治疗和治疗性足鞋模型相比，TCC 具有明显的优势，可以降低夏科足引起的并发症，缩短住院时间，降低截肢率，同时也节省了经济费用。

一般来说，Eichenholtz 0 期和 1 期的患者建议使用非手术治疗。TCC 治疗糖尿病夏科足在以下几个方面发挥作用：①重新分布足底表面压力；②转移部分承重力到支具侧；③降低行走速度，减少足底压力；④防止前冲步态；⑤稳定病情、保护软骨组织；⑥保护足形态；⑦控制水肿并且减少足底的额外血流。

TCC 治疗的适应证：①足底表面非愈合性神经溃疡；②急性夏科足关节炎。

TCC 治疗的禁忌证：①未控制的感染；②缺血；③溃疡深度大于宽度；④高度渗出性溃疡；⑤严重波动性水肿；⑥足跟或趾溃疡；⑦有不稳定步态；⑧患者不愿被随访，不能正确自我评价。

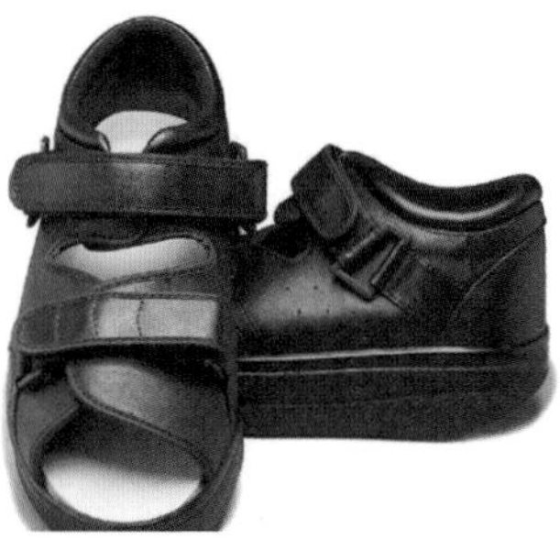

图 2-3-12 定制鞋

（2）定制鞋 由于糖尿病夏科足的诊断常常被延迟，足部在无 TCC 情况下持续负重，可能导致严重畸形。中足由于骨、关节和软组织损伤而失去足弓，畸形主要发生在中足，称为摇椅足畸形，即足弓反向突出，突出部位压力明显增加，最终导致溃疡形成。因此，为了防止后续畸形所致的复发性溃疡，在急性活动性后，建议使用包括定制鞋、靴子或其他承重支具（图 2-3-12）。对于非外科手术治疗的患者而言，无论是国内还是国外研究均显示出很好的效果。据报道，在提供定制鞋后，夏科足患者的年溃疡发病率从 73% 下降到 10%。

（3）药物治疗 基于上述的机制研究，在急性糖尿病夏科足发生过程中难以控制的炎症级联反应导致了核转录因子的表达增加，从而导致破骨细胞形成的增加，引起进行性的骨溶解，进一步导致骨质疏松、骨折。抗骨溶解、抗炎症是糖尿病夏科足药物治疗的一个重点，其中研究较多的是双膦酸盐类（如帕米膦酸二钠、唑来膦酸），但多项结果表明，并没有发现这类药物能够缩短患者减压治疗的时间。另一类抗骨吸收药物人 IgG2 单克隆抗体地诺单抗，可以结合并抑制 RANKL，从而抑制骨吸收，其抗骨吸收效果优于双膦酸盐类，但是其在改善糖尿病夏科足预后方面亦未见明显优势。降钙素作为多肽类激素亦有研究，但具体效果仍不明确。此前有研究者提出重组人甲状旁腺激素可能用于急性夏科足的治疗，但最新研究发现每日予以重组人甲状旁腺激素并没有缩短夏科足的缓解时间以及提升骨破坏愈合的作用。目前仍没有确切证实可以有效缓解糖尿病夏科足的药物治疗方案，大多仍存在争议。

（4）手术 非手术治疗的已知预后并非最佳。对于 Eichenholtz 2 期和 3 期的患者常使用手术干预。如果预见患者可能出现脱位或极度不稳定的情况，还是应该考虑手术干预。有研究通过结合患者临床表现和活检结果，制订出 FEMASK 评分标准，评分越高，说明截肢风险越高，可以预测患者是否需要截肢手术。127 例接受非手术治疗的夏科足，在平均 3.8 年的时间里，截肢率为 2.7%，溃疡复发率为 49%。当出现无法适应矫正装置的畸形、难以愈合的伤口、复发性伤口、疼痛和足部结构不稳定时，应考虑外科手术干预。有关最佳术式，目前尚存争议。目前比较常见手术治疗方案为关节复位、结合软组织减压的关节固定术、截骨术以及部分截骨切除术。外科技术和固定技术的进步改善了手术效果，但并发症发生率仍然很高。因此，无论 Eichenholtz 分期怎样，首先应该考虑的治疗是非手术治疗。MRI 有望为治疗方案的决策提供有力的支持。

糖尿病夏科足关节畸形手术的目的是预防或矫正足 / 踝畸形，恢复足部功能，治疗或预防溃疡，根除骨髓炎等。踝、融合术后足融合术是矫正畸形的首选方法，目的在于矫正足部轴线，恢复稳定及可负重行走的足部功能。稳定的假关节融合或关节纤维性强直可使此类患者取得良好的足踝功能，成功的融合术应完全清除软骨、碎片、死骨及坏死组织，软骨下骨清创至出血，以达到对接触骨面的塑性作用。有时可使用截骨来纠正后足的轴线，如畸形仅局限于距下关节和（或）跗横关节，可选择三关节融合术，但后足的夏科骨关节病常伴距骨严重塌陷，而这将进一步破坏踝关节稳定性。涉及距骨体和（或）踝关节的畸形通常根据累及距骨范围，采用胫距关节融合术或胫距跟关节融合术。锁钉型后足融合髓内钉，其独特的倾斜式锁定孔使术者能够经跟骨置入特定部位的锁定螺钉。同时能够提供更多的螺纹把持，使胫距跟融合获得更大的稳定性。

（七）跟腱延长术

夏科足患者根据后足尤其是踝关节的活动度，可以考虑使用跟腱延长术。任何类型的后足马蹄畸形，都可以引起中足的折弯应力。有多种原因可以导致跟腱挛缩：制动对关节活动的限制、糖尿病患者关节囊韧带因糖基化引起的变化等。可以使用 Silverskjöld 试验进行腓肠肌挛缩判断，在膝关节屈曲与伸直的情况下，踝关节可有不同的背伸程度。可以使用切开或关节镜技术进行腓肠肌复合体的延长，但是避免过度延长，以保护腓肠肌功能。跟腱手术的目的是踝关节在术后获得 100% 的背伸。手术常采用在内踝上方 12cm 处，小腿内缘行小切口，显露腓肠肌肌腱与远端比目鱼肌肌腹，将肌腱、肌肉与腓肠神经分离。使用新手术刀片由内向外做横行切口，仅切断腓肠肌腱膜。使用手指尖保护肌纤维及肌肉膈膜，避免出血。背伸踝关节以明确松解效果。

（八）脊髓电刺激治疗

脊髓电刺激（spinal cord stimulations，SCS）是目前广泛应用于治疗多种类型慢性顽固性疼痛的神经调控疗法（图 2-3-13）。SCS 最早用于治疗下肢缺血，早在

1976 年，有研究者应用脊髓电刺激治疗了 9 名无法进行血运重建的下肢血管病变的患者，结果表明 SCS 可明显缓解疼痛，促进溃疡愈合。随后，SCS 技术得到了快速的发展，并且随着硬膜外永久性埋植脊髓刺激系统的出现，脊髓电刺激不仅在疼痛的临床治疗受到广泛重视，在其他疾病的治疗上也取得很好的进展，例如糖尿病足。近年来，SCS 对糖尿病性周围神经性疼痛（diabetic peripheral neuropathic pain，DPNP）有较好的疗效。

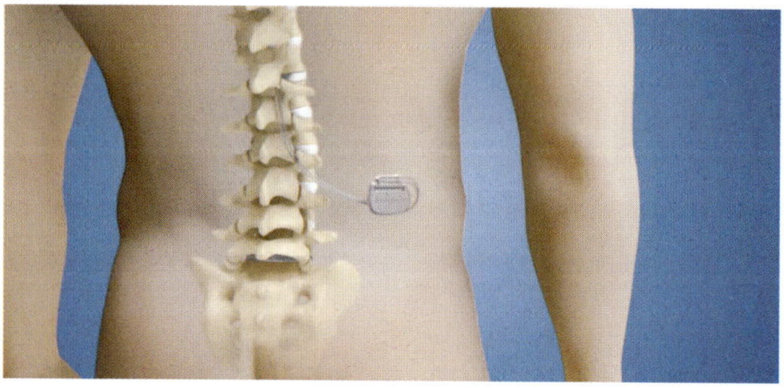

图 2-3-13 脊髓电刺激

一项交叉对照研究表明，对那些常规治疗效果不佳的 DPNP 患者，脊髓电刺激能有效缓解疼痛。Thakral 等分析了 8 项运用电刺激治疗 DPNP 的研究，其中 6 项研究的结果显示电刺激能有效缓解患者的疼痛。2022 年 1 月，美敦力公司宣布收到美国食品药品监督管理局对可充电刺激器 Intellis 和免充电刺激器 Vanta 治疗糖尿病性周围神经病理性疼痛的通过审批。SCS 在糖尿病足的治疗上，国内专家也走在国际前列。2019 年中国医科大学附属盛京医院的鲍名教授在国际上首次报道了脊髓电刺激治疗糖尿病足的成功案例，相关成果发表在国际知名期刊 *Brain Stimulation* 上。随后，刘妍对 SCS 治疗糖尿病足的 19 例病例进行了总结研究，发现脊髓电刺激可以很好地缓解患者疼痛和相关症状，如改善血供和降低截肢率。相关研究也在 2022 年发表在神经调控领域核心期刊 *Neuromodulation* 上。目前，全国已有多家中心开展了脊髓电刺激治疗糖尿病足，为糖尿病足患者的治疗又提供了一种安全有效的方法。

① 作用机制：目前，关于脊髓电刺激治疗糖尿病足的明确机制还不清楚，在学术界目前比较认可的主要机制包括疼痛的闸门理论、交感与副交感神经的调控，以及 SCS 对神经递质的调节和突触可塑性的变化。

a. 疼痛闸门理论：Melzack 和 Wall 1965 年在 *Science* 发表了脊髓背角神经元传递痛觉的门控理论。该理论提出，疼痛信号通过脊髓后角神经元向中枢传递，同时这些神经元受周围神经系统粗细纤维的调控。该理论的基本前提是对粗纤维信息的接收，如触觉和振动觉，将关闭接收细纤维信息的“门”，即对脊髓后柱 A-纤维的电刺激可逆行抑制被刺激的脊髓节段细纤维痛觉信号的接收。痛觉信号向中枢传导的闸门在细纤维活动增强时被打开，在粗纤维活动增强时被关闭。因此，当细纤维神经元过度活动时就会产生疼痛，而当粗纤维神经元活动加强时疼痛就会缓解，并且粗纤维的兴奋阈值低于细纤维，因此可以选择性兴奋粗纤维以抑制痛觉信号的传导。脊髓电刺激目前被认为是通过兴奋传递触觉的粗纤维（Aβ 纤维）来抑制传递痛觉的细纤维（Aδ 纤维和 C 纤维），从而缓解患者的疼痛症状。

b. SCS 对交感神经系统的调节：研究发现，在动物模型与人体试验中，SCS 能够调控血管的舒张活动，这可能与 SCS 对交感神经系统的调节有关。研究人员发现 SCS 可以直接抑制交感神经节（控制骨骼肌血管收缩、机体紧张、功能亢进）或神经节后突触上的烟碱型受体，同时间接性增强副交感神经节功能，促进内源性内啡肽的释放以缓解疼痛，从而使血管舒张。研究表明，静脉注射 α-1（去甲肾上腺素）受体阻滞剂可抵消 SCS 引起的血管扩张。因此，在缺血性疾病所致的顽固性疼痛的治疗中，一方面通过 SCS 调节交感神经的活动发挥作用；另一方面，由于电刺激对缺血部位局部血流量的调节，使缺血部位血流量增加，促进疾病愈合，进而减少疼痛的传入。最近，Croom 等研究人员发现，高频刺激时的外周血管舒张是电刺激逆行激动了后根内的 C 纤维，引起了外周降钙素基因相关肽的释放，从而导致刺激诱导的血管舒张。

c. SCS 对神经递质的调控：临床应用中，患者疼痛缓解常常较实际的脊髓刺激超出数分钟、数小时、数天，甚至长达一个月以上。这种现象提示，脊髓电刺激之所以具有较长的刺激后效应，是因为刺激导致中枢释放某些神经递质或神经调质，并导致突触可塑性的变化。早期研究显示 γ-氨基丁酸（GABA）、5-羟色胺、乙酰胆碱、P 物质等多种化学物质在镇痛机制中发挥重要作用。脊髓后角的 GABA 受体被激活后可产生抑制效应，调节兴奋性递质的释放，抑制伤害性刺激信号的传导。研究中发现，脊髓鞘内注射 GABA 受体激动剂巴氯芬后可有效抑制诱发痛，SCS 可促进 GABA 的释放，增加脊髓后角和中脑导水管周围灰质的 GABA 浓度，降低兴奋性递质的释放，发挥镇痛作用。乙酰胆碱可通过激活 M 受体和部分 N 受体发挥镇痛作用，多数学者认为 M 受体起重要作用，N 受体的镇痛作用与其引起外周血管舒张有关。SCS 可促使脊髓后角释放乙酰胆碱，而发挥抑制疼痛的作用，并且这种作用可被 M 受体阻滞剂阿托品所阻断。M 受体可通过两种途径抑制兴奋性氨基酸的释放发挥镇痛作用：间接途径，SCS 引起乙酰胆碱释放，激活 M 受体，活化 GABA 能中间神经元，进而引起 GABA 的释放，抑制突触前传入纤维末梢释放谷氨酸。通过直接途径，M 受体被激活后可以直接抑制传入纤维释放谷氨酸，从而抑制后角神经元的兴奋，阻止疼痛信号的传导。

d. SCS 对下肢微小血供的调节：SCS 在动物实验中可以引起血管舒张，可能的机制是这种刺激使血管舒张物质释放出来，如血管活性肽、P 物质或降钙素基因相关肽。目前，在临床应用 SCS 治疗外周血管疾病引起疼痛的效果已得到很好的验证。对于有血管闭塞性或血管痉挛性疾病的患者，SCS 后疼痛明显减轻，疼痛性缺血性溃疡也显著愈合。进一步的研究表明，SCS 后体循环的改变微乎其微，但皮肤毛细血管密度却显著增高，红细胞速率增快，钠荧光素灌注的毛细血管数量增加，反映了 SCS 以后微循环的显著改变。一项在欧洲开展的多中心、前瞻性非随机对照研究，共纳入 73 例患者，旨在确定 SCS 对不可重建严重腿部缺血患者临床疗效，结果表明，SCS-Match 组患者的经皮氧分压，在测试阶段显著高于其他两组，并在术后随访期间稳步升高。这些研究都表明，SCS 可以改善下肢微小血供。

② 患者评估：在对糖尿病足患者进行 SCS 治疗之前，必须对患者进行充分的术前评估。目前认为，对常规治疗无效的糖尿病足患者，在充分考虑适应证和禁忌证的前提下，越早植入 SCS，患者获益越大。术前应对患者病情和疼痛情况进行评估。需要注意的是，术前在了解患者的血常规、尿常规、血生化、凝血功能的同时，应明确手术相关节段的椎板间隙、硬膜外腔、脊髓情况等，排除椎管内肿瘤。除此之外，要充分评估患者糖足 Wagner 分级、VAS 评分、大血管状态、溃疡面积、坏疽程度等。

③ 手术流程：糖尿病足患者的脊髓电刺激手术流程和常规 SCS 手术基本上没有很大的差异，都分为测试期和植入期两期进行。一般手术过程如下：

a. 术前准备与脊髓节段定位：除一般的术前检查外，术前还应进行相关的特定检查，如脊柱的 CT 或 MRI 等，以了解患者椎管，特别是穿刺部位椎管内的情况，了解椎管是否通畅、有无椎管内病变等，以利于术中穿刺电极或外科电极植入。术前根据患者疼痛的部位等特点，制订手术计划，选择相应植入的节段，通常情况下糖尿病足患者电极植入位置在胸段 9 ～ 11 节段（T9 ～ T11）。

b. 患者体位：患者一般采取俯卧位、开放静脉、进行循环呼吸监测，常规消毒、铺巾。用 C 型臂 X 线透视法确定适合的穿刺椎间隙，并在皮肤上做出相应进针穿刺点标记。

c. 麻醉：因为术中需要进行临时刺激以便观察临床效果，所以通常情况下采用手术区域局部麻醉。

d. 根据患者自身情况平衡风险和获益，选择穿刺电极或者外科电极。

e. 穿刺电极从标记的椎间隙进行穿刺，向头部进针，倾斜角度＜ 45°。在透视下确认进针位置。如果患者疼痛范围较大，可选择使用两个电极。外科电极从标记的椎间隙开窗，咬除椎板，切开黄韧带，放入电极片。

f. 术中测试：将电极末端与体外临时延伸导线、体外刺激器连接。进行测试，寻找患者主诉整个疼痛区都出现异常感觉的电极位置，即刺激所产生的酥麻感能完全或基本覆盖患者主诉疼痛范围。

g. 体外测试：术中测试完成后，将电极固定，连续测试 7 ～ 10 天，观察患者足部疼痛、皮温等缓解情况。

h. 永久植入：经过 7 ～ 10 天的连续体外测试（最多不超过 14 天），疼痛程度明显缓解（VAS 评分降低 50% 以上），生活质量明显提高，进行刺激器植入。植入性脉冲发生器的植入手术（implantable pulse generator，IPG）通常在局部麻醉下进行，术中建立皮下囊袋，使电极经皮下隧道与 IPG 连接。如电极长度不足可加用延伸导线。IPG 植入部位应以不影响患者功能为原则，如臀上、锁骨下、腹部等。

④ 术后管理：由于糖尿病足患者血糖管理较差、易感染等原因，手术结束后，应注意尽量避免伤口的污染，防止感染，遵从医嘱。除此之外，在伤口没有完全康复之前，避免剧烈活动，以免造成电极移位，影响疗效。

⑤ 并发症预防和处理：脊髓电刺激作为神经调控疗法，尽管是一种微创的手术治疗方式，但在手术过程中及围手术期难免会存在各种并发症。因此，了解并积极预防潜在风险十分有必要。术中及术后可能出现的并发症如下：

a. 手术相关：包括硬膜外血肿、感染、脑脊液漏、脊髓损伤等。SCS 手术部位感染发生率约 5% ～ 8%，常由葡萄球菌引起。手术部位感染很少累及硬膜外腔。若累及硬膜外腔，在清创和抗感染治疗不能有效控制的情况下，需移除整个 SCS 系统。术前和术后给予抗生素可降低感染发生率。

b. 器械相关：包括电极移位、断裂、刺激器外露等。电极移位是最常见的并发症，多见于经皮穿刺电极。需告知植入 SCS 患者，术后避免做可能导致电极移位的动作，如提重物、举手过头、伸展运动等。SCS 电极移位既可导致疼痛区域电刺激消失，也可能导致难以忍受的异物感。一旦发生电极移位，需调整刺激参数或再次手术重新放置电极。术后部分患者的 IPG 植入处皮肤可能会变薄，导致 IPG 外露，需更换位置后重新植入。

⑥ 术后程控和管理：尽管电极的成功植入是 SCS 疗法的关键，但是术后的程控对于患者收益的最大化也同样扮演着至关重要的角色。最佳的程控就是在发挥最大疗效的同时，最小化或者说没有不良反应的发生，使电池达到最长寿命。

a. 程序控制简介：在进行程序控制（程控）时，刺激器发生电脉冲，通过电极的触点进行电刺激，通过调节强度、频率、脉宽等刺激参数进行程控。在程控开始时，首先进行电阻的测定。电极电阻测定的默认设置为电压 0.7V，脉宽 80μs，频率 100Hz，正常的电阻范围为 300 ～ 1500Ω。超出范围后则测不出结果，然后进入程序设置模式。选择触点，设置强度、脉宽和频率。可以设定程序组，程序是指特定电极触点组合上的脉宽、频率和振幅的组合，程序组主要为优化针对特定活动的刺激方案，可以根据不同疼痛区域、患者体位的改变、一天内不同时间的活动、随着活动增加而出现的周期性疼痛、在一个区域的疼痛强度的变化等的不同来设定不同的程序组合来达到最佳治疗效果。还可以针对患者不同的体位进行相应参数的改变进而更加精准地进行刺激。

b. 参数调节：程控时，首先将不同的触点设置为阳极和阴极，电流从阳极到阴极，在阴极附近达到最大去极化而产生刺激作用。脊髓电刺激的刺激电极触点较多，因此当阴极固定后，阳极部位可变，可通过调节阳极与阴极之间距离的变化，来达到不同的治疗效果。

根据刺激器的不同，刺激可以分为恒压模式和恒流模式。增加刺激强度会增加刺激的纤维的数量，因此对刺激强度的调节可产生两种作用，一是增加刺激的覆盖范围，二是产生异常感觉。随着刺激的增加，当开始有异常感觉时，这时的刺激强度被称为感知阈值，说明刺激开始起作用。当刺激强度的增加使患者产生不舒适的感觉，或者刺激引起运动症状时，这时所使用的刺激强度称为不适阈值。因此，感知阈值与不适阈值之间的范围能够给予患者安全的治疗范围。

c. 脉宽调节：脉冲宽度可以控制的范围为 60 ～ 450μs，目前文献报道应用的脉宽范围为 175 ～ 600μs。脉冲是控制刺激强弱的另一个因素，脉宽的增加会导致更多纤维激活。研究发现，刺激强度和脉宽的变化对不同纤维产生影响，细的纤维具有较高的去极化阈值，较高的脉宽可降低刺激强度在激活粗纤维和细纤维中的作用。研究发现，较大的脉宽和较低的刺激强度合并使用更容易被患者接受。另外也有研究发现随着脉宽的增加，患者的异常感觉会增加，同时患者对异常感觉的感知强度也会增加。因此在对患者程控时常应用的初始脉宽为 250μs，然后根据患者的感觉进行进一步调整。

d. 刺激频率：刺激频率的可控范围一般为 2 ～ 130Hz。低频率（30 ～ 50Hz）的电刺激时，患者能够感觉到不连续的脉冲发放，从而不能耐受这种电刺激。＞ 50Hz 时，患者就不再感受到不连续的电刺激，因此多应用＞ 50Hz 的脊髓电刺激治疗疼痛。一项对 171 例脊髓电刺激治疗疼痛患者的研究显示，应用频率为 8 ～ 200Hz，平均频率为（62.7±54.2）Hz。最近，一项研究对 83 例行脊髓电刺激的疼痛患者应用高频电刺激（10kHz），结果显示 70% 以上的患者的腰背痛显著改善，而且未有异常感觉的发生。除此之外，一种以调控神经胶质细胞为主的程控模式 DTM Programming 在与常规低频电刺激对比时，发现 DTM 可以更显著地降低难治性腰背部疼痛。

e. 后期程控管理：由于个体之间存在差异，相似病情的患者对电刺激的反应可能不同，不能简单套用或者复制单一程控方法。SCS 手术完成只是治疗的开始，术后需要程控来获得及维持良好的疗效。由于糖尿病足治疗的复杂性，应引导患者参与对自身疾病的长期管理中，树立正确的慢性疾病管理理念，明确 SCS 治疗的功能改善目标，以期整体提高患者生活质量。

（九）交感神经毁损手术

糖尿病足是糖尿病的严重并发症之一，常出现下肢的剧烈疼痛、组织破坏。腰交感神经节毁损可以在减轻疼痛的同时通过改善血运恢复足部动脉搏动，对保留肢体有重要作用。

腰交感神经干位于脊柱前外侧，由 2 ～ 6 对腰交感神经节组成。腰交感神经主要支配下腹部脏器、下肢、腰和骶椎管血管的感觉和运动，其中腰 2 神经节起重要作用。因此，通常在毁损腰交感神经节时选择腰 2 神经节，阻断交感神经对其所支配的区域的血管收缩作用，保持血管持续扩张，改善组织血运和营养供给，增加下肢的血流。毁损腰交感神经节常可以缓解腰腿部血管性或交感性反射性疼痛。目前阻断腰交感神经有多种方法，其中手术探查切除腰交感神经节创伤大并发症多，易误切淋巴结，不易被患者接受。腰交感神经节阻滞多用于治疗 Wagner 分级 1 级、2 级的患者，但时间有限，同时反复穿刺增加了组织损伤及感染风险。化学性腰交感神经节切除术可取得与手术切除腰交感神经节相类似的结果。但由于药物的流动性，其范围不易控制，易波及生殖股神经、腰大肌或输尿管，造成躯体神经损伤、神经炎、输尿管损伤等。酚甘油是行化学性腰交感神经节毁损术的药物之一，作用于神经后的病理变化主要是神经鞘膜脂肪变性，严重时出现神经轴索崩解、消融，被酚甘油破坏变性的神经纤维过一段时间可再生恢复感觉传导，有时需重复治疗。腰交感神经节射频热凝毁损术是一种对靶点定位准确和破坏程度精确的手术方式。有研究报道腰交感神经节射频热凝毁损的疗效和维持时间等同于外科切除术，明显长于药物破坏阻滞时间，而且不会形成明显瘢痕组织，能够反复施行。腰交感神经节射频热凝毁损术至今没有死亡病例报告。在射频过程中穿刺针裸端工作范围随温度的升高而扩大，射频针裸端温度过高，达 80℃以上可使 C 类神经轴突溶解坏死，同时也增加了腰神经、生殖股神经和输尿管的损伤概率；温度过低时出现毁损范围较小，神经毁损不完全。由上述可见，单一的腰交感神经阻断方法都存在一定的缺陷。

采用CT定位下行腰交感神经节射频热凝毁损术与10%酚甘油毁损术联合应用，结合了两种毁损术的优势，回避了各自术式的不足。使神经阻断更完全更彻底，同时未增加手术风险。术中通过 CT 扫描定位，可以准确显示穿刺针裸端位置，避免穿刺引起的并发症。同时将造影剂、局麻药物都控制在 3mL 内，可测量出造影剂流动范围。根据酚甘油的流动性差的特性，小剂量注射于射频针裸端位置。既弥补了射频热凝范围有限的不足，又增加了疗效。腰交感神经节射频热凝毁损术联合 10% 酚甘油毁损术可以安全有效地毁损腰交感神经，极大地缓解了患者的疼痛，对治疗糖尿病足神经痛有良好的疗效。同时通过改善缺血引起的下肢内环境紊乱，促进了下肢血管侧支建立，对下肢的保护具有重要意义。

四、下肢运动康复治疗

糖尿病周围神经病变和血管病变是糖尿病足创伤的主要病因，而步态异常、平衡障碍、肌肉功能障碍和关节活动受限等因素进一步导致足底压力分布异常，加重足溃疡风险。康复治疗是通过各种手段（理疗、针灸、手法、运动训练）促进伤口愈合，改善各关节活动度、肌力及下肢整体功能，便于更早下地行走，避免异常步态及异常足底压力的产生，也可以预防足部畸形。康复的早期介入可避免很多并发症的出现。

（一）运动治疗

运动治疗是糖尿病综合管理的五驾马车之一，然而备受争议的是，由于保护性感觉受损，人们往往担心糖尿病周围神经病变的患者产生额外的运动性足部创伤，同时因疼痛、心理负担等减少活动量。事实上，目前国内外多项研究表明运动锻炼对防治糖尿病足是一种有效的非药物干预措施。合理锻炼能够增加小腿肌肉泵的功能，改善静脉回流，显著改善神经传导速度、外周感觉功能和足底压力分布，改善足踝关节活动度及力量，达到预防糖尿病足的目的。对于已有创面，运动处方的主要目标是协助平稳血糖，预防对侧出现新的伤口，减少因制动带来的血栓形成、骨松、肌肉萎缩、压疮等不良事件，增加侧支循环形成，增加营养和供氧，加速伤口愈合。但由于创面覆盖敷料、负压装置或组织瓣等，患肢负重运动不利于创面愈合，美国运动学院和糖尿病学会推荐糖尿病足患者进行一些必要的部分负重或非负重运动。

非负重运动是指髋、膝、踝关节不负载任何重量，肢体远端自由活动的运动，它既可达到运动降糖的目的，又不会挤压和摩擦伤口，避免了负重时足部压力增加带来的不利影响。患者主要取仰卧位或坐位，常见运动方式包括伯格运动、踝泵运动、空中踩单车运动等。

1. 伯格运动

取仰卧位，用枕头或支具抬高下肢45°～90°，持续3min或待肢端皮肤变苍白，随后坐床边双足下垂，做3min足背屈、跖屈、内翻、外翻动作或待肢端皮肤恢复红润，仰卧休息并用毯子覆盖双足保暖3～5min。每次可进行3～5个循环。每天2次，每次20min。

2. 踝泵运动

踝泵运动是伯格运动的一部分。患者取平卧位或坐位，双足背屈、跖屈，达到最大限度后维持10s，然后踝关节环转运动1周，顺时针、逆时针交替练习，每天5～8次，每次10min，见图2-3-14。此运动不涉及体位的转换和肢体抬高，其局限性是不适合截肢或踝关节严重受损的患者。

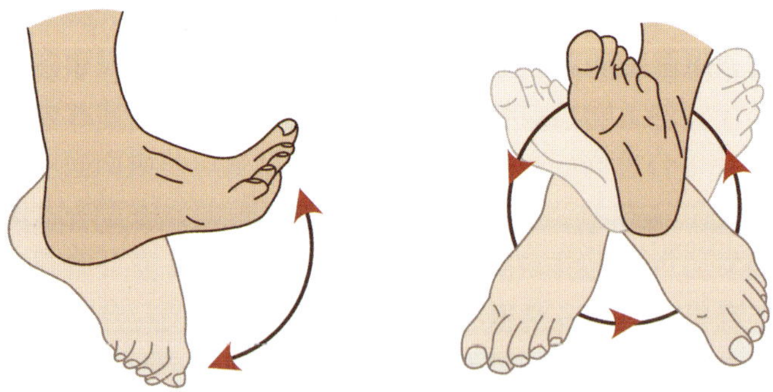

图2-3-14　踝泵运动

3. 空中踩单车运动

仰卧位做抬腿屈伸动作，将双腿交替抬高大于60°，膝关节和髋关节进行屈伸运动，两条腿交叉做类似蹬自行车的动作，每个动作10次，每次持续运动10min，见图2-3-15。运动时踝关节活动轻微，适合踝关节受损伤或截肢缺如的患者。

4. 运动的注意事项

（1）运动时间应避免在餐前60min，建议餐后60～90min，在胰岛素注射1h后或茶点前开始；运动强度使心率达（170－年龄）×90%，自觉微汗，略感疲乏。

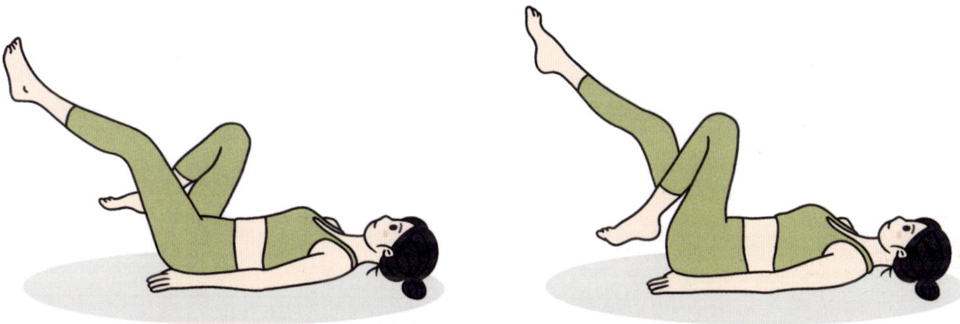

图2-3-15　空中踩单车运动

（2）运动前后加强血糖监测，运动前血糖应控制在5.6～7.0mmol/L，血糖＞16.7mmol/L或酮体阳性、血糖＜4.0mmo/L、反复低血糖或血糖波动较大时暂缓运动，给予相应处理。

（3）伴有糖尿病酮症酸中毒、高血糖高渗、乳酸酸中毒等急性并发症，伴有增殖性视网膜病、严重肾病等慢性并发症、严重心脑血管疾病等情况下禁止运动，病情稳定后方可逐步恢复运动。

（4）有活动性足溃疡的患者禁止足部负重运动。

（5）有糖尿病周围神经病变的患者需避免参与需要过度平衡能力的活动，如长时间徒步或在不平的路面上行走，以免加重足部创伤。

（6）运动时需穿合适的鞋，关注皮肤状况。

（二）减压支具

神经性和神经缺血性糖尿病足溃疡的发生与神经病变导致的足生物力学异常密切相关。足部畸形、关节活动受限、局部截（肢）趾等可造成足部负重、中心压力区和剪切力的异常，从而显著增加皮肤损伤风险。对增高的局部压力进行再分配是预防和治疗糖尿病足溃疡的基本原则。2016年美国足病学会联合美国血管外科学会共同发布了糖尿病足管理的临床实践指南，指出对于高危风险的糖尿病患者，建议使用定制鞋预防溃疡的发生；对于已发生足底溃疡的患者，建议使用外科鞋或减压鞋等任何可以减轻溃疡部位压力的方法；对于创面已愈合的高危患者（如糖尿病足溃疡病史、部分截肢或夏科足患者），建议穿戴有减压鞋垫的特制鞋。随着技术的进步及改良，有全接触式石膏支具、可拆卸步行支具、多种减压鞋（如促愈合凉鞋、改良鞋、定制减压矫形鞋及鞋垫）等多种减压支具可供选择。

（三）其他物理治疗方式

常用的物理治疗方式有电刺激（ES）、超声（US）和光疗。

1. 电刺激

ES是借助其电流特性将组织中所需的细胞引导到目标区域。在ES中，巨噬细胞、表皮细胞和中性粒细胞迁移到负极，而成纤维细胞、肥大细胞、血小板、淋巴细胞和角质形成细胞位于阳极。在伤口愈合的炎症阶段（前20天内），将负极靠近伤口放置，抗炎细胞可被吸引到伤口附近。但ES对伤口愈合的临床作用仍存在不确定性。

2. 超声

多项研究表明，低强度和低频超声治疗似乎对伤口愈合有效，但其有效性和剂量仍存在不确定性。超声促进组织修复的主要机制是增加成纤维细胞活性、血管舒张、促进巨噬细胞反应性。

3. 光疗

低剂量激光治疗可以增加胶原蛋白的产生，改善血管舒张和神经传导速度。一些动物研究已证明光疗对伤口愈合具有潜在促进作用。光疗可促进肉芽形成，缩短伤口闭合时间，减轻足部溃疡疼痛。

五、糖尿病足的多学科协作和分级诊疗

糖尿病足的诊治涉及多系统，病程长，复发率高，医疗费用高，对社会和家庭造成沉重的负担，其防治需贯彻预防为主、分级管理、专业化诊治和多学科协作的综合防治策略。加强患者糖尿病健康教育，使其充分认识到糖尿病并发症的危害性和可防治性，对患者和下级医院医务人员尤其需加强糖尿病足病知识宣教，指导患者戒烟控糖、控制心血管疾病高危因素，规律且适量运动。每天检查足部与鞋袜，避免擦伤、挫伤、低温烫伤等，寻求糖尿病足专业医护人员处理胼胝与嵌甲，及时治疗足癣等。对于糖尿病高危足患者，及时发现隐匿创面、神经病变、血管病变及是否存在感染，真正做到早诊断、早治疗，提高保肢率，防止复发。

糖尿病足诊治路径见图2-3-16。

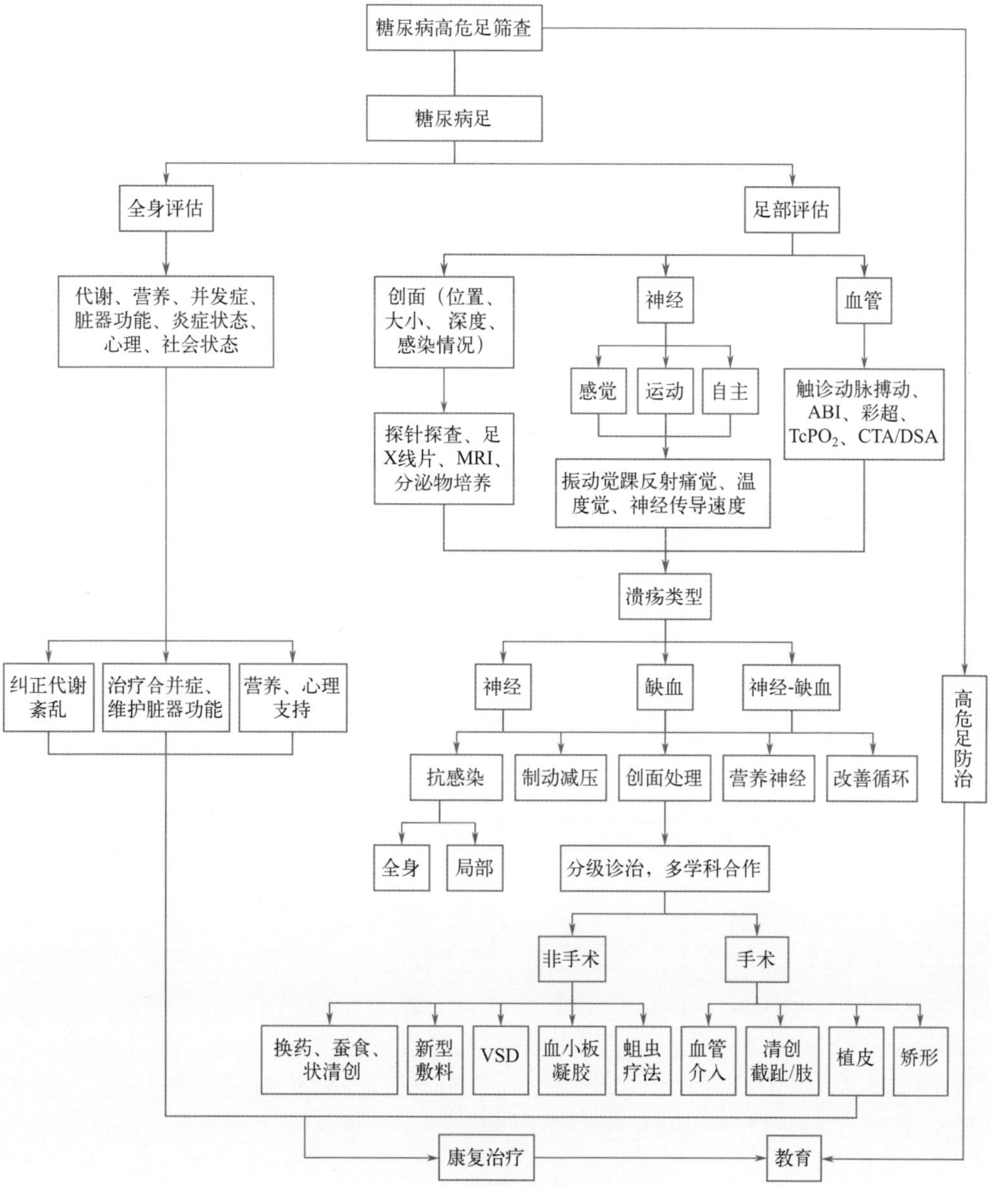

图 2-3-16　糖尿病足诊治路径

第四节 糖尿病足的护理

一、糖尿病足的规范化护理

（一）糖尿病足患者的饮食护理

1. 膳食方式

各种膳食方式，如地中海饮食、素/纯素饮食、低脂/极低脂饮食、低碳/极低碳饮食等，均有助于患者体重控制及改善血糖，但均需在临床营养师的专业指导或糖尿病自我管理教育后的自我监督下进行，需同时监测肝、肾功能等变化。

（1）地中海饮食 强调食物来源以植物（蔬菜、豆类、坚果、水果、全麦食物）为主，可食用鱼及各类海洋水产，以橄榄油作为主要脂肪来源，伴少/中量奶制品（如酸奶及奶酪），特别强调每周食用＜4个鸡蛋，尽量减少红肉摄入，可饮用少/中量红酒，几乎不食用糖或蜂蜜。

（2）素/纯素饮食 素/纯素饮食者可食用除肉类来源以外的一切食物，其区别在于素食者可食用包含蛋及奶制品等动物性来源产品，而纯素食者不可。

（3）低脂饮食 强调食用蔬菜、水果、淀粉类食物（如面包、苏打饼干、意大利面、全麦食物及淀粉类蔬菜），摄入优质蛋白来源如蛋白质（包含豆类）和低脂奶制品。总脂肪摄入≤30%总能量摄入，其中饱和脂肪酸摄入≤10%。

（4）极低脂饮食 在低脂饮食基础上，强调以富含膳食纤维的蔬菜、豆类、水果、全麦食物等，相对摄取高碳水化合物占总能量70%～77%（含30～60g膳食纤维），不仅减少烹调油，食物选用脱脂奶制品、鱼类及蛋白取代红肉，限总热量构成中，10%为脂肪，13%～20%为蛋白质。

（5）低碳饮食 强调食用低碳水化合物蔬菜（如西蓝花、花椰菜、黄瓜、卷心菜等），脂肪由动物产品、食用油、黄油及牛油果提供，蛋白质应来源于家禽类、鱼类、贝壳类、蛋、奶酪、坚果及植物果实，可包含莓类水果及绝大多数非淀粉类蔬菜。避免食用富含淀粉或糖类食物，如意大利面、米饭、土豆、面包及甜食。虽然关于“低”碳饮食中碳水化合物含量低至几何，尚无统一意见，但普遍认为碳水化合物摄入占总能量摄入的26%～45%，即可称为低碳饮食。

（6）极低碳饮食 与低碳饮食类似，但对含碳水化合物食物的限制更为严苛。脂肪摄入成为总能量摄入的主要占比部分，超过50%。为避免饥饿性酮症，建议每日保证摄入20～50g净碳水化合物（不含膳食纤维）。限制碳水化合物摄入与总热量摄入的占比＜26%。

（7）降压饮食 强调食用蔬菜、水果及低脂奶制品，可包含全麦食品、禽类、鱼类及坚果；减少饱和脂肪酸、畜肉类、糖及含糖饮料摄入；控制食用盐摄入。

其中，低碳饮食最早在1797年由苏格兰医生John Rollo提出，并在近年经研究证实，可使糖尿病患者体重明显下降平均约7.5kg，改善HbA_1c，使约40%的患者血糖控制达标，从而减少降糖药物或胰岛素使用，还可特异性升高高密度脂蛋白胆固醇水平，降低心血管事件发生风险。但需认识到的是，某些特殊患者群体并不适合采取该饮食方式，主要包括妊娠或哺乳妇女、儿童及伴有/潜在饮食行为紊乱患者。另外，低碳/极低碳饮食因其存在引起酮症进而诱发代谢性酸中毒的潜在风险，故应避免在合并肾脏损害患者群体的应用。且低碳/极低碳饮食有潜在低血糖风险，在口服钠-葡萄糖协同转运蛋白2抑制剂的患者群体中应谨慎应用。事实上，根据碳水化合物在总摄入能量中的比例，广义的低碳饮食可以被细化为极低碳，碳水化合物占总能量比例小于10%，或者碳水化合物20～50g/d，即生酮饮食；低碳（狭义），碳水化合物占总能量比例小于26%或者碳水化合物摄入量小于150g/d；中碳，碳水化合物占总能量比例为26%～44%。

比较各类饮食方式，目前并没有哪一方式经证明显著优于其他方式。推荐在各类饮食方式的基础上，制定基于患者健康状况、个人偏好及良好依从性的，包含高营养密度食物且满足能量平衡要求的个体化饮食方案。

2. 宏量营养素

（1）碳水化合物　有研究证实，在合并创面的患者机体中，适量碳水化合物的摄入可有效促进纤维母细胞合成，并在白细胞抗炎过程中起重要作用。因此，推荐在碳水化合物的摄入中尽可能选择高质量碳水化合物，即高营养密度、富含膳食纤维、维生素及矿物质、少/不伴添加糖、脂肪及盐的碳水化合物。关于是否需要特异性增加膳食纤维摄入量的问题，由于在实际临床研究过程中，在增加膳食纤维摄入的同时多增加升糖指数和碳水化合物摄入占比，故高膳食纤维（＞50g/d）饮食与血糖控制的相关性无法一概而论，且高膳食纤维饮食常见胃肠胀气及腹泻等不适，所以，推荐糖尿病及合并足病患者，其膳食纤维摄入量与健康人群摄入量至少保持一致，为14g/4185.8kJ（相当于14g/1000kcal），或女性为25g/d，男性为38g/d。

（2）蛋白质　对于无糖尿病肾病风险患者，传统认为，应保证每日0.8g/kg蛋白质摄入量。在实际临床工作中，常见糖尿病合并足部病变患者也常合并有不同程度肾脏损害，对于该类患者，减少蛋白质摄入不仅无益于其肾病进展，还可能影响其足部创面愈合。对于慢性肾脏病（chronic kidney disease，CKD）1～2期的糖尿病患者建议蛋白质摄入量为0.8g/kg。推荐CKD 3～5期糖尿病且代谢稳定的患者每日蛋白质摄入量为0.6g/kg，同时可以补充酮酸制剂0.12g/kg。此外，建议患者平衡饮食蛋白结构，适量增加植物蛋白质摄入比例。有综述性文献总结后支持对于确诊合并营养不良的糖尿病足病患者，应给予1.0～2.0g/kg蛋白质，并特异性补充谷氨酰胺及精氨酸，帮助创面愈合。因此，推荐糖尿病足患者，尤其是伴持续不愈合的足部溃疡患者，在不减少蛋白质摄入的基础上，调整蛋白质供应比例，充分重视优质蛋白质供应，并特异性补充对创面预后有益的谷氨酰胺及精氨酸。由于蛋白质可引起不依赖血糖升高的促胰岛素分泌反应，故以蛋白质供能治疗或预防低血糖无效，也因此不推荐有低血糖风险因素患者选择各种形式的高蛋白质饮食方式。

（3）脂肪 推荐根据患者具体情况设定每日脂肪摄入量，相比于摄入量，摄入脂肪的质量更加重要。虽然，人体所需必需脂肪酸多为长链脂肪酸，但有较多可信度高的研究指出，高单不饱和脂肪酸饮食（供能比 10% ～ 20%）有助于血糖控制及改善脑血管疾病风险，这可能也是以单不饱和脂肪酸食物作为重要组件的地中海饮食方式得到广泛推崇的主要原因之一。因此，结合中国营养学会相关指南建议，长链饱和脂肪酸、单不饱和脂肪酸及多不饱和脂肪酸摄入比例以 1：1：1 为宜。但一项最新的随机对照研究结果指出，对糖尿病足患者在一段时间（3 个月）内特异性补充亚麻籽油来源 ω-3 脂肪酸（1000mg，2 次 /d）可使患者足部创面面积及深度明显减小，分析认为这可能与 ω-3 脂肪酸减少炎症因子产生、通过抑制核因子活化 B 细胞 κ 轻链增强子活化减少炎症反应与氧化应激有关，提示对糖尿病足患者可以考虑短期内特异性补充 ω-3 脂肪酸，有助于创面愈合及感染控制。但应避免摄入反式脂肪酸。

糖尿病足患者往往伴有较为严重的心血管及肾脏损害，还可能因创面感染诱发酮症酸中毒，威胁生命。除此之外，患者由于营养不良、创面限制活动、免疫功能减退等原因于卧床后合并严重肺部感染、治疗无效后死亡的病例亦屡见不鲜。此类患者可被定义为“危重糖尿病足病患者”。对于危重糖尿病足病患者，营养治疗应着重于营养支持，通过供给细胞代谢所需要的能量与营养底物，维持组织器官结构与功能，调节代谢紊乱，增强机体应激能力，最终影响患者预后与转归。考虑国内危重糖尿病足病诊疗及研究现状，加之其疾病特点与压疮有相似之处，故借鉴压疮患者营养支持治疗经验，参考危重病患者营养支持指导意见，结合肿瘤患者营养支持指南、成人补充性肠外营养中国专家共识、老年患者肠外肠内营养支持中国专家共识及维生素制剂临床应用专家共识等相关内容，突出重症糖尿病足患者疾病特点，推荐：

① 重症糖尿病足患者营养支持以补充热量、增加蛋白质摄入、预防或改善营养不良、预防体内蛋白异化为目的，注意支持过程中因摄入量增加及营养代谢与排泄需求增大而引起的心、肝、肾风险。

② 对于可经口进食的重症糖尿病足患者，首先强化经口营养支持，必要时可予口服营养补充，及时完善吞咽障碍检查及临床误吸评估；对于经检查、评估考虑吞咽功能障碍或存在临床误吸风险患者，及经口进食联合口服营养补充尚不能满足机体营养需要的患者，推荐鼻饲方式，以及人工营养支持。

③ 人工营养支持首选肠内营养，注意保持营养液温度恒定适宜，逐渐增加浓度及滴速，避免夜间输注；当由于酮症昏迷、呕吐等各种原因肠内营养无法实现或无法满足机体营养需要时，可予补充性肠外营养及肠外营养。

④ 肠内营养或肠外营养一经开始，均应补充各种微量营养素，并特异性补充可能使创面获益的各种氨基酸及微量营养素。

⑤ 营养支持应遵循“先少后多”原则，早期“允许性”低热量喂养，病情稳定后适当增加能量，防止引起严重营养不良重症糖尿病足患者再喂养综合征及其他营养支持相关并发症，如高血糖、高碳酸血症、胆汁淤积及脂肪沉积等，加重病情。

⑥ 在营养支持时全程监测电解质变化、维持电解质平衡，可有效防止再喂养综合征及心血管意外。

（二）糖尿病足患者的运动治疗

详见第二章第三节。

（三）药物治疗

药物治疗主要包括改善微循环、营养神经、抗凝治疗和抗感染等，前三部分内容详见第二章第三节，接下来将介绍糖尿病足患者抗感染相关的内容。

抗生素是用来杀灭糖尿病足感染（diabetic foot infection，DFI）创面中的致病菌，而对创面本身没有作用，没有感染的创面不需要使用抗生素。第一，糖尿病足创面不等于 DFI 的创面，DFI 创面只占糖尿病足创面的 50%。第二，抗生素没有促进创面愈合的作用，所以一旦 DFI 治愈，立即停用抗生素。第三，不建议预防性使用抗生素，对于无感染的足部创面，使用抗生素更容易导致细菌产生耐药。正确合理地使用抗生素，2023 版《糖尿病足感染诊断治疗指南》推荐从 4 个层次来进行：①凡循证医学证明有效的抗生素，都可以用于 DFI 的治疗；②单纯足部皮肤软组织感染，一般需要 1 ～ 2 周抗生素治疗。如果是轻度感染，口服抗生素即可；如果是复杂、中度或重度皮肤软组织感染，则需要使用静脉抗生素，同时应该进行外科清创；③如果治疗有效，但是范围广泛或好转速度较慢，要考虑是否合并有严重的外周血管病变，可以延长至 3 ～ 4 周抗生素治疗；④如果经过 4 周充分规范的治疗，临床效果仍不好，需要重新评估患者及创面。

理想的抗生素应用是尽量窄谱和短时间使用、不良反应最小、临床可及、性价比高。这样既可以有效杀灭病原菌，又不会导致抗生素耐药和正常菌群失调。糖尿病足患者大多为老年患者，且老年患者有较多的基础疾病，除糖尿病及其并发症以外，还有高血压、冠心病、血脂异常等。大部分患者还存在不同程度的肝功能不全和肾功能不全。抗生素的使用一定要在覆盖可能的病原菌的同时，注意剂量的调整。在使用喹诺酮类抗生素时（尤其在早晨静脉使用时），注意避免低血糖的发生。还有透析的糖尿病肾脏病患者，更需要调整抗生素的剂量。经验性使用抗生素总的原则并没有改变，在参考当地细菌流行病学的基础上（可以和本院的院内感染科和检验科的细菌室进行沟通），相对表浅、没有使用过抗生素的多为革兰氏阳性球菌，主要是葡萄球菌和链球菌。溃疡相对较深、治疗时间较长、使用过抗生素的患者多为革兰氏阴性杆菌为主的混合感染。从我国的细菌分布来看，革兰氏阴性杆菌占总的比例（52.4%）已经超过了革兰氏阳性球菌（43.3%）。常见的细菌分别为金黄色葡萄球菌（17.7%）、大肠埃希菌（10.9%）、铜绿假单胞菌（10.5%）、肺炎克雷伯菌（6.2%）、表皮葡萄球菌（5.3%）和粪肠球菌（4.9%）。至于铜绿假单胞菌，该菌虽然在欧美地区较少见，但在我国，尤其是使用过抗生素的患者，在中度或重度感染的时候要充分考虑其存在。针对铜绿假单胞菌的经验性抗生素选择有别于其他细菌，最常用的是哌拉西林 / 他唑巴坦、头孢他啶、头孢哌酮 / 舒巴坦，甚至碳青霉烯类（但除厄他培南外），其他青霉素或头孢菌素类抗生素则效果不好。如果对青霉素、头孢菌素类过敏，可以考虑使用喹诺酮类，但首选是环丙沙星和左氧氟沙星，莫西沙星杀菌效果较弱，一般不选。经验性抗生素治疗后，当药敏结果回报时，应根据临床效果并结合药敏结果来决定是否继续使用抗生素。以临床效果为主要决定因素。

（四）疼痛护理

制定一个完整的疼痛处理方案，应该包括整个伤口治疗中可能出现的各种疼痛的处理措施。

1. 清创时伤口疼痛控制措施

（1）在清创前提前给予患者镇痛药物，此类镇痛药物应具有迅速吸收、快速镇痛的作用。

（2）在伤口处给予局麻药物，如 1% 或 4% 利多卡因。

（3）在清创过程中，应该允许患者根据自己疼痛感受来考虑清创过程，必要时应患者要求中止清创。

2. 换药时伤口疼痛控制措施

（1）尽量减少传统纱布敷料的使用，利用新型敷料如藻酸盐敷料、水胶体敷料等。传统的纱布敷料易发生粘连，换药时常因再次损伤伤口而引起疼痛。其次，纱布敷料不能长时间使用，频繁更换是引起伤口疼痛的常见诱因。所以选用新型的伤口敷料，一方面可减少更换敷料的频率，另一方面新型敷料对于控制疼痛也具有一定效果。

（2）减少对有黏胶敷料的使用，如果必须使用，应选择含软聚硅酮成分的有边型敷料。

（3）观察伤口是否有局部感染的迹象。

（4）轻柔和彻底地清洗或冲洗伤口以去除碎片，减少细菌数量，这些细菌可以污染伤口引起感染，感染将会增加伤口部位的炎症反应和疼痛。

（5）避免使用具有细胞毒性的局部制剂。

（6）避免用力包扎伤口。

（7）避免伤口床和伤口边缘干燥。

（8）换药过程中也允许患者根据自身疼痛程度来控制换药进展过程。

3. 慢性伤害性伤口疼痛处理措施

对于慢性伤害性伤口疼痛，除了采用药物镇痛外，辅助措施也非常重要。比较常用的辅助治疗措施有：①采取措施减少或是消除对伤口组织的压迫，降低因组织缺血而导致的疼痛。例如，骶尾部压力性损伤的患者，可以适当调整体位，减少对损伤组织的压迫。②减轻或消除损伤处组织水肿情况，如对于静脉血管溃疡患者可以抬高患肢。③严密监测感染的症状、体征，如有感染发生应及时处理。④给予患者心理护理，提供心理支持。

4. 镇痛药物使用原则

（1）对轻微疼痛或是中度疼痛可使用非甾体抗炎药（NSAID）。

（2）对于难以用非甾体抗炎药控制的中度疼痛和重度疼痛，可以采用阿片类镇痛药。阿片类镇痛药可有效改变中枢神经系统对疼痛信号的反应，从而缓解疼痛。

（3）疼痛控制效果评价：在实施疼痛处理的相关措施后，应注意动态评估患者疼痛缓解程度，及时了解患者伤口疼痛是否缓解及缓解程度，并与疼痛缓解目标做比较，以便调整伤口疼痛控制方案。若患者使用了镇痛药物，应注意观察镇痛药物的副作用。

伤口疼痛是伤口处理过程中一个不容忽视的问题，它不仅影响了伤口愈合，还对患者的就医体验及生活质量有很大的影响。作为伤口治疗人员应该积极关注患者伤口疼痛情况，及时给予处理，从而促进伤口愈合，提高伤口治疗水平。

（五）血糖监测

由于糖尿病足感染的应激，血糖升高明显，发生糖尿病足时，患者多有脏器损害，糖尿病足患者往往合并多种急、慢性并发症，降糖药物选择以胰岛素为主。血糖控制目标为一般到宽松范围，即空腹血糖控制在 8mmol/L，餐后 2h 血糖控制在 8 ～ 12mmol/L。既不会出现低血糖，也不影响感染控制与创面愈合。良好的血糖控制有利于恢复正常代谢，有利于组织修复。

目前临床上的血糖监测方法包括利用血糖仪进行的毛细血管血糖监测、持续葡萄糖监测（CGM）、HbA_1c 和糖化白蛋白（GA）的检测等。其中毛细血管血糖监测包括患者自我血糖监测（SMBG）及在医院内进行的床边快速血糖检测。

1. 毛细血管血糖监测

SMBG 是糖尿病综合管理和教育的组成部分，建议所有糖尿病患者均需进行 SMBG。不同监测时间点的适用范围见表 2-4-1。SMBG 的监测频率应根据患者病情的实际需要来决定，兼顾有效性和便利性。例如，每天轮换进行餐前和餐后 2h 的配对血糖监测。具体原则如下：

（1）采用生活方式干预控制糖尿病的患者，可根据需要有目的地通过血糖监测了解饮食控制和运动对血糖的影响，从而调整饮食和运动方案。

（2）使用口服降糖药者可每周监测 2 ～ 4 次空腹或餐后 2h 血糖。

（3）使用胰岛素治疗者可根据胰岛素治疗方案进行相应的血糖监测。使用基础胰岛素的患者应监测空腹血糖，根据空腹血糖调整睡前胰岛素的剂量；使用预混胰

表 2-4-1 毛细血管血糖监测时不同监测时间点的适用范围

监测时间点	适用范围
餐前	血糖水平很高或有低血糖风险时
餐后 2h	空腹血糖已获良好控制，但糖化血红蛋白仍不能达标者；需要了解饮食和运动对血糖影响者
睡前	注射胰岛素（特别是晚餐前注射）患者
夜间	胰岛素治疗已接近达标，但空腹血糖仍高者；疑有夜间低血糖者
其他	出现低血糖症状时，应及时监测血糖；剧烈运动前后宜监测血糖

岛素的患者应监测空腹和晚餐前血糖，根据空腹血糖调整晚餐前胰岛素剂量，根据晚餐前血糖调整早餐前胰岛素剂量，空腹血糖达标后，注意监测餐后血糖以优化治疗方案。

（4）特殊人群，如围手术期患者、低血糖高危人群、危重症患者、老年患者、1 型糖尿病患者等的监测，应遵循以上血糖监测的基本原则，实行个体化的监测方案。

2. HbA_1c

在临床上已作为评估长期血糖控制状况的“金标准”，也是临床决定是否需要调整治疗的重要依据。标准的 HbA_1c 检测方法的正常参考值为 4% ～ 6%，在治疗之初建议每 3 个月检测 1 次，一旦达到治疗目标可每 6 个月检查 1 次。对于有贫血和血红蛋白异常疾病的患者，HbA_1c 的检测结果是不可靠的。

3. GA

GA 能反映糖尿病患者检测前 2 ～ 3 周的平均血糖水平，其正常参考值为 11% ～ 17%。GA 对短期内血糖变化比 HbA_1c 敏感，是评价患者短期糖代谢控制情况的良好指标。但合并肾病综合征、肝硬化等影响白蛋白更新速度的疾病时，GA 检测结果并不可靠。

4. CGM

CGM 是指通过葡萄糖传感器连续监测皮下组织间液的葡萄糖浓度变化的技术，可以提供更全面的血糖信息，了解血糖变化的特点。

（六）心理护理

临床工作者需要有针对性地进行心理评估和疏导，对患者的心理状况尤其是情绪进行评估，然后根据患者的不同心理特点，采取相应的疏导方法。研究证明，对医患关系的满意程度、应激事件、家庭和社会环境，以及患者年龄是决定糖尿病足患者自护行为的重要因素。通过认知疗法、支持疗法以及音乐放松疗法和电子生物反馈疗法等，帮助患者正确认识疾病，重新建立信心，积极接受治疗。

1. 认知疗法

认知疗法是采用艾利斯的合理情绪疗法，即 ABC 理论。它帮助患者认识不合理信念与情绪困扰之间的关系，如对疾病有不正确或者不全面的认知，会直接导致患者丧失生活信心。对足部疼痛的不理解和难以忍受会诱发恐惧（害怕截肢、害怕残疾），进而产生了逃避现实和逃避治疗的心理。通过具体分析，逐步建立合理的认知方式，引导患者首先要接受自己患上慢性疾病的客观现实，使自己的认识符合客观现实，保持稳定乐观的情绪，积极配合治疗。干预措施如下。

① 小组教育：教育形式有播放幻灯片、看图对话等，使患者通过活动轻松掌握糖尿病足的病因、发病机制、临床表现、并发症、进展过程及治疗方法等基础知识，了解到只要积极配合治疗，并不是所有的糖尿病足患者最终的结局都是截肢，从而科学地指导自己的行为，积极地配合治疗。

② 一对一教育：指导责任护士可以利用糖尿病足食物模型，讲清糖尿病足饮食治疗的重要性。同时，向患者发放糖尿病并发症健康手册，让患者充分了解到创面换药护理、早期筛查、日常足部护理等知识，提高患者对糖尿病足的认识，以纠正不良的行为习惯。

2. 行为疗法

行为疗法是通过及时纠正患者对糖尿病足的错误认识，科学地指导患者的行为、饮食，纠正患者不利于疾病治疗的有害行为，引导患者正确面对糖尿病足的诊治过程。干预措施如下。

① 选择合适的鞋袜：避免穿质地粗糙的袜子和有条带或者不合脚的鞋子。

② 纠正患者吸烟、饮酒、饮食、睡眠不规律等习惯，合理规范的饮食生活习惯对改善病情是非常重要的。

③ 科学饮食调节：根据患者的病情拟定合理的食谱。并指导患者及家属自觉遵守治疗饮食的要求，做好饮食记录。

④ 合理运动：户外有氧运动、散步、打太极拳、瑜伽训练、爬楼梯、琴棋书画等文娱活动。要求每天活动时间总计 2 ～ 3h，每晚写自我监督式的行为活动日记，总结当日活动是否完成。

3. 支持疗法

该疗法主要是干预者以其权威性和专业知识，合理地采取劝导、启发、鼓励、支持、说服、消除疑虑及提供保证等交谈方法，帮助患者适应目前所面对的现实，改善心境，提高自信心。最基本的治疗技巧包括：聆听倾诉、解释指导、支持鼓励、培养信心、积极适应。

糖尿病对人本身就是一种危害，不良的情绪往往会加重患者身体功能紊乱，阻碍疾病的康复，使患者自我感觉恶化。当干预者用深入浅出的语言说明患者所产生心理紧张状态的前因后果，或糖尿病足的来龙去脉、治疗方法时，能平复患者的紧张心理。此时，干预者再用语言支持患者内心所存在的正常想法，就能促进患者克服那些错误的、有害的心理与行为，树立正确的态度，增加治愈的信心，从而使支持性心理治疗达到治疗目的。

此外，糖尿病足患者的家属和亲友对患者不断地鼓励和劝导，可使其抛弃悲观的情绪和失落感，正确认识所面对的各种治疗问题，自觉地配合医生进行治疗。

（1）一对一治疗　听取患者的倾诉，耐心启发患者，使其充分认识到情绪的变化与病情的变化是密切相关的。在取得患者的充分信任和合作的基础上，鼓励、疏导患者，引导患者以积极的态度面对疾病，树立战胜疾病的信心。

（2）家庭支持治疗　美国临床心理学博士苏珊·麦克丹尼尔博士是医学家庭治疗的创始人之一。医学家庭治疗是指跨学科团体治疗慢性疾病、创伤或功能缺失。它能帮助家庭更好地应对慢性疾病，接受某种疾病不能治愈的事实，使他们在生活方式上有建设性的改变。鼓励患者和家属说出对糖尿病的感受，尽量让患者家属陪伴，帮助其提高自信，增强治疗信心。帮助患者及整个家庭摆脱恐惧和担忧，面对并积极应对。干预措施如下。

① 集中授课：要求患者和家属共同参加，通常保持每月 1 次的频率，每次授课的内容可以循序渐进，包括糖尿病足的常见症状，患者的合理饮食，口服降糖药和注射胰岛素的注意事项，以及如何处理糖尿病足患者的紧急情况。讲解糖尿病足患者可能出现的不良心理反应，观察并且记录糖尿病足患者的心理反应，以便做好心理护理。

② 发放指南手册：对于不能参加集中授课的患者及家属，可以发放由科室编写的《糖尿病足康复指南手册》。

（3）社会支持　人是群体动物，在糖尿病足患者的康复中，社会支持同样重要。多给予患者精神上的鼓励、自尊心的满足以及生活方面相应的照顾，可以帮助患者走出困境，以积极的心态面对疾病。干预措施如下。

① 定期回访：医护人员应建立患者通讯录和定期回访登记表。定期回访可提高患者治疗依从性，糖尿病足患者病程长，花费大，导致很多患者对治疗产生麻痹心理。因此，定期回访很有必要。

② 参加联谊活动：鼓励患者参加有益的组织活动，如糖尿病足俱乐部组织的健康大讲堂、糖友联谊会等活动，通过活动和糖友相互支持，相互学习，使患者增强对生活的信心和勇气。

（4）团体疗法　又称为团体心理治疗，最初由美国心理学家和精神科医师提出。其被定义为一种建立于特殊关系的谈话治疗，是一种为了某些共同目的将成员集中起来进行心理治疗的方法。团体治疗作为心理学治疗的一种手段，逐渐被糖尿病足教育所借鉴，因其同质性、目标明确和明显的教育功能被引入糖尿病足教育。不同于单纯的心理学治疗，糖尿病足教育中的团体治疗不但试图通过患者之间的理解与互动缓解对疾病的恐惧和担忧，更试图通过团体成员间对抗疾病的心得和方法交流促进患者生活方式的改变和自我血糖管理。干预措施如下。

① 分成固定小组：结合患者的文化程度、疾病严重程度及适应行为水平，选择 5 ～ 8 名病情相同，年龄、学历相近的患者组成一个固定小组。

② 学习交流：首先由小组成员自我介绍，使组员互相熟悉，然后播放有针对性的多媒体宣教片，学习模仿其他组员的适应行为，从多个角度洞察自己。最后就

共同关心的问题进行讨论，使每个成员都谈论自己或别人的心理问题，探寻解决问题的办法。

③ 建立积极效应：通过团体内的人际互动效应，发现自己对糖尿病足认识、治疗和预后的误区，对于饮食、运动以及足部护理的不足，分析和了解自己和他人的心理行为反应，增强心理适应能力，从而反映到日常生活中，对负性思维及情绪的改变起到积极作用。

4. 音乐治疗

音乐治疗被认为音乐可以通过对中枢神经系统的影响，达到调节机体、治疗疾病的目的。我国于20世纪80年代初期开始开展音乐治疗，并将现代音乐治疗方法与电疗及中国传统医学相结合，创立了有中国特色的音乐治疗方法。分类如下：

① 主动性音乐治疗：在国外为精神病院和康复医疗机构的主要治疗方法之一。通过让患者唱歌、跳舞和演奏来调节情绪，逐步建立积极情绪反应以及适应外界环境的能力。

② 被动性音乐治疗：为患者播放能缓解焦虑的音乐和催眠曲，利用了音乐干预的理论，使身体与音乐发生共振，人体与音乐达到协调的生态平衡，从而使患者产生心理的快感和放松，达到治疗作用。我们在音乐的选择上应选择内容健康、节奏明朗、旋律优美、声音和谐的音乐。其次是要根据患者的具体情况对症选择音乐，不但要考虑患者的个性、职业、修养等因素，还应考虑患者的情绪状态，所选择的曲子应适合患者的情绪。

5. 松弛疗法

又称放松训练。糖尿病患者常处于精神紧张、情绪波动的压力状态下，而表现出肌肉紧张、心悸、呼吸加快等自主神经兴奋症状和焦虑、惊恐不安等情绪障碍症状，及血压升高、睡眠障碍等症状。通过放松训练可降低交感神经系统的活动水平、降低骨骼肌的紧张及减轻焦虑与紧张的主观状态。干预措施如下。

① 姿势放松技术操作要领

a. 头部保持在正中位置不动，由靠椅支撑后脑，面部表情平静，轻轻合上双眼，眼球在眼睑下保持不动，上下嘴唇自然微微张开，注意颈部不要摇摆，尽量少做吞咽动作，双肩保持在同一水平上。

b. 躯干、四肢对称靠在座椅上，双手放在双膝上或椅子的扶手上，手掌朝下自然弯曲，双腿自然分开，保持舒适的角度。

c. 保持平静、缓慢、均匀地呼吸。

② 瑜伽屏气训练法操作要领

a. 第一阶段：找一个安静的环境，采取舒适放松的姿势，然后开始轻而长地吸气，直到吸不了为止，然后慢慢地呼气，直到呼不出为止。这一阶段是训练的基础阶段，每天1～2个周期，每个周期呼吸10～20次，按标准反复练习15天后，开始进入第二阶段的练习。

b. 第二阶段：复习完第一阶段的 20 次练习后，吸气由浅及深、由轻至重，同时绷紧全身肌肉，到极点后开始呼气，并彻底放松全身肌肉，呼气时同样想“呼”。这样每天训练 1 ～ 2 个周期，每个周期“吸、呼”20 次，20 天后进入第三个阶段。

c. 第三阶段：复习完第一阶段的 20 次练习后，慢慢地吸气，然后屏气，直到憋不住为止，以最慢的速度呼气，直到呼不出为止，再重新吸气、屏气、呼气。这样每天训练 1 ～ 2 个周期，每个周期“吸、呼”20 次。当能达到第三阶段要求时就可以随时随地放松身体，保持情绪稳定。

③ 想象放松疗法：患者运用自己丰富的想象力，主动地想象最能使自己感到轻松愉快的生活情境，用以转换或对抗不良的情绪状态。平时在进行想象放松训练时，可以为自己选择一个喜欢的、舒服惬意的自然场景。

6. 绘画疗法

绘画疗法是以绘画作为情感表达的工具，是将潜意识的内容视觉化的过程。这样可以为干预者提供足够多的真实的信息来引导患者通过自己的作品认识和反思自己的情绪和问题。

绘画疗法的操作实施较为灵活，主要是干预者以患者创作的绘画为中介，对患者进行分析和治疗。在绘画治疗的过程中，干预者应为患者提供一个温暖、保护的空间，给予支持、信任的态度，建立良好的治疗关系。根据结构化治疗原则，使患者通过绘画来发泄能量、降低压力，从而摆脱心理困扰。

7. 读书疗法

读书疗法是通过阅读一些有益的书籍来调整人的心理、治疗身心疾病的方法。糖尿病患者平日可以阅读关于糖尿病保健与治疗的书，增强对自我意识的调控能力。

8. 自我控制疗法

当患者出现负面情绪时，应锻炼自己的自控能力，运用自我指令告诉自己正确的做法，以暗示适宜行为，当适宜行为出现后，患者可立即复诵自我鼓励语，从而为自己的行为提供正向的评价。

9. 宣泄疗法

宣泄疗法就是让患者把压抑的情绪发泄出来，以减轻和消除心理压力，从而达到治疗目的的一种心理疗法。常用的情绪宣泄方法主要有：发怒宣泄、哭泣宣泄、叹息宣泄、旅游宣泄、运动宣泄等，还可通过写诗作词抒发感情和向家属或亲友倾诉苦闷等方式适度释放不良情绪。

10. 心理转移法

心理转移法是指通过改变患者心理活动的指向性，使其注意力焦点从疾病转移到其他方面，达到“投其所好而移之，则病自愈”的目的。

11. 生物反馈疗法

生物反馈疗法是在行为疗法的基础上发展起来的一种新的心理治疗技术，是利用生物反馈仪将体内正常情况下意识不到的、与心理生理过程有关的某些生物信息通过声音或灯光的形式显示出来，使受试者根据反馈信号有意识地控制自身心理生理活动，以达到调整机体功能、防治疾病的目的。此种疗法是在指导语引导下进行，故指导语的速度、声调和音量都要适当，通常采取播放录音带的方式。

二、糖尿病足的居家护理

（一）每天做足部检查

糖尿病足护理是个日常活，每天睡觉前仔细检查足部，及时发现潜在问题，选择在脱鞋袜后、洗脚前进行，检查必须要有良好的光线，如需开灯，应选择白色光源，避免黄色或其他颜色灯光，视力不好者需戴上眼镜。必要时使用小镜子仔细检查或请家人帮忙检查，检查部位包括足背、足底、足趾、趾甲，特别是足趾间、足背外侧。检查内容包括皮肤是否干燥、皲裂；有无颜色或温度异常；有无鸡眼、胼胝（老茧）、趾甲异常（如嵌甲等）；有无各种损伤、水疱、淤血、红肿、溃疡、感染（包括真菌感染）；足部动脉搏动情况，如感觉、运动、反射情况等，这对及时掌握病情很重要（图 2-4-1、图 2-4-2）。一旦出现水疱、破损、感染等，一定要及时去医院就诊。

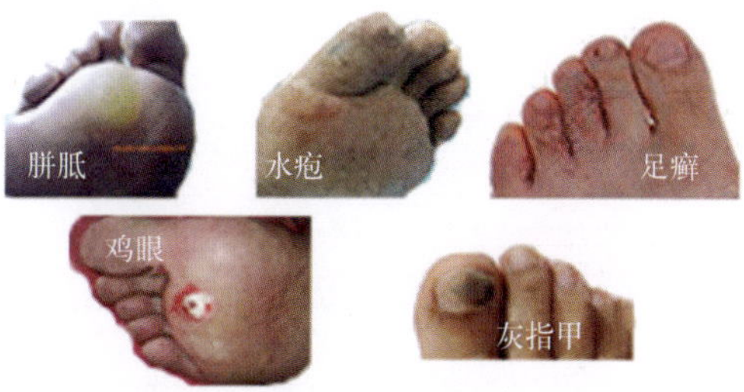

图 2-4-1　足部日常检查

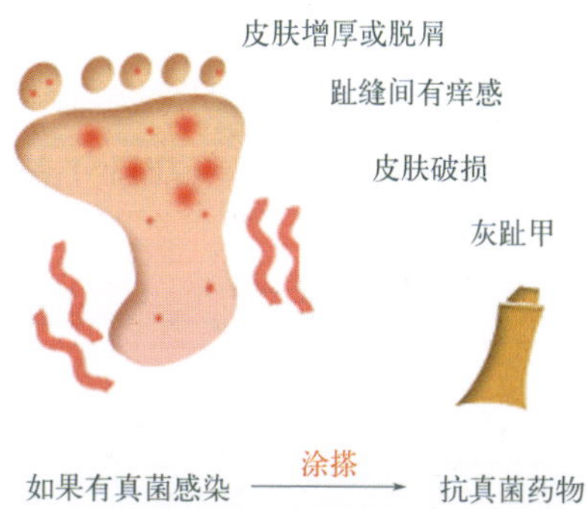

图 2-4-2　真菌感染

（二）坚持每天用温水泡脚

糖尿病患者应坚持每天洗脚、用温水泡脚。如足部皮肤破了，则不建议泡脚。洗脚时用 37℃左右的温水（不超过 40℃）泡脚，有利于血液循环，避免因温度太高导致烫伤。大部分患者喜欢用手或脚去试温度，但实际上患者往往因存在神经病变，不能正确感觉温度，建议常规用水温计来试温，足部清洁时可使用中性肥皂。泡脚时间不宜过长，以 5 ～ 10min 为宜。洗脚后用柔软、吸水性强的毛巾轻轻擦干，尤其要擦干足趾间的水分，千万要注意不可用力过猛；擦脚用的毛巾最好为白色，或者使用棉柔巾或一次性洗脸巾，以便及时发现是否有血迹或者脓迹（图 2-4-3）。

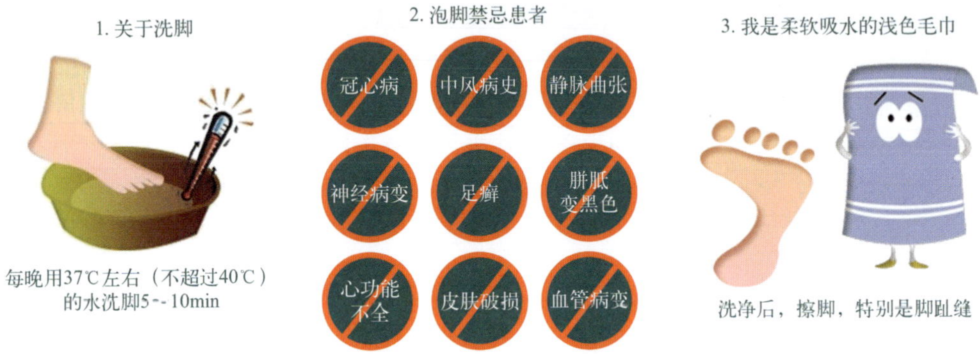
1. 关于洗脚
每晚用37℃左右（不超过40℃）的水洗脚5～10min
2. 泡脚禁忌患者
冠心病
中风病史
静脉曲张
神经病变
足癣
胼胝变黑色
心功能不全
皮肤破损
血管病变
3. 我是柔软吸水的浅色毛巾
洗净后，擦脚，特别是脚趾缝

图 2-4-3　洗脚注意事项

（三）定期修剪趾甲

修剪趾甲是糖尿病足患者居家自护的基本功之一，由于趾甲过长会容易断裂，伤到趾甲周围的组织，因此，糖尿病足患者要定期修剪趾甲。视力或手指功能欠佳的患者最好不要自己剪，由家人代劳，趾甲应直剪，不要斜剪，以免伤及甲沟（图 2-4-4）。趾甲不要剪得太短，不要太靠近皮肤，一般剪到与趾尖同一个水平线就可以了，避免两侧剪得过深，以免发生甲沟炎及嵌甲。剪完趾甲后一定要轻轻磨平磨光，以免足部被尖利的趾甲碰破碰伤。修剪工具尽可能专人专用，不到公共浴室修脚，以防交叉感染。

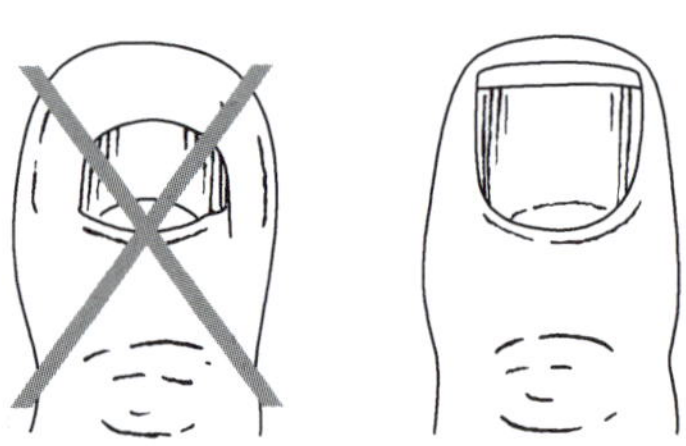

图 2-4-4　修剪趾甲的方法

（四）选择合适的鞋袜

1. 选择合适的鞋子

糖尿病患者选择合适的鞋至关重要，其原则是：①轻便合脚，尺码不宜过小，也不宜过大，以足趾能完全伸直且可稍微活动为宜；②选择系鞋带或搭扣的鞋；③有宽敞的足趾空间（圆形鞋头）、足趾部有足够宽度和深度，当患者站立时，鞋顶端离最长的足趾要留出 1cm 的距离，鞋的侧部不应使旁边的足趾受到挤压；④透气好，面料采用弹力合成纤维面料或优质软皮，同时鞋面要有一定的硬度，才能起到保护作用，鞋内平整光滑、无接缝，防止摩擦损伤；⑤鞋底减震，要有一定的厚度，不能太软，鞋后部有一定的自然弧度；⑥不要穿鞋跟高于 5cm 的高跟鞋，底过高的松糕鞋、夹趾拖鞋、尖头皮鞋、超薄平底鞋，某些患者存在足底压力异常升高、足部急性疼痛、夏科氏关节病等，需要定制个体化的处方鞋。

2. 正确买鞋和穿鞋

（1）选择下午买鞋，下午足部会有一定的肿胀；上午试穿合适，下午则可能不合适。

（2）买鞋时，需穿着袜子试鞋，两只脚同时站立试鞋，动作要慢。

（3）穿新鞋 20 ～ 30min 后应脱下，检查双脚是否有压红或摩擦的痕迹，并且从每天穿 1 ～ 2h 开始，逐渐增加穿戴时间，确保及时发现潜在的问题。

（4）穿鞋前，应检查鞋里是否存在粗糙的接缝或异物。

（5）穿鞋时动作要慢。

3. 选择合适的袜子

袜子对足部保护也起到重要作用。选择及穿着袜子时应注意：①选择使用天然材料，如棉线、羊毛等制成的袜子，不宜穿不透气的尼龙或涤纶袜；②袜子不宜太小，也不能太大；③袜子的上口不宜太紧，不穿分趾袜，否则会影响足部的血液循环；④袜子的内部接缝不能太粗糙，否则会对足部造成伤害；有破损的袜子不可以再穿着；⑤宜选择浅色的袜子，以便有脓、血、组织液渗出时能及时发现足部受伤；⑥做到每天更换袜子（图 2-4-5）。

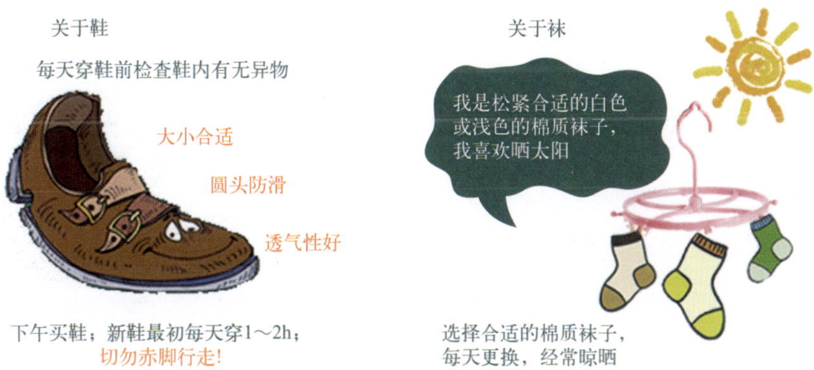
关于鞋
每天穿鞋前检查鞋内有无异物
大小合适
圆头防滑
透气性好
下午买鞋；新鞋最初每天穿1～2h；
切勿赤脚行走!
关于袜
我是松紧合适的白色或浅色的棉质袜子，我喜欢晒太阳
选择合适的棉质袜子，
每天更换，经常晾晒

图 2-4-5　选择合适的鞋袜

（五）切忌赤脚走路

糖尿病足患者切忌赤脚走路，即使在家中厨房或浴室也应穿上布拖鞋。由于足部神经感觉不灵敏，患者往往脚上踩到硬物、弄出伤口而不自知，即便脚发烂发臭都不清楚原因。另外，即使穿上舒适合脚的鞋子，也不应该长时间行走。

（六）切忌使用电热毯、热水袋，烤火及拔火罐

通常每到冬天糖尿病足患者就容易出现烫伤，大多是由于糖尿病足患者使用热水袋、电热毯、热水烫脚或直接烤火等方式取暖导致的。糖尿病性神经病变使得糖尿病患者对外伤或者高温所引起的疼痛不敏感，所以当高温烫伤脚时自己感觉不到。如果未及时发现、及时处理，就会导致受细菌、病毒的侵袭而感染（图 2-4-6）。此外，如拔火罐不慎则会出现背部大水疱，如不及时处理也会导致皮肤破损而感染。因此，糖尿病患者一旦发生足部烫伤、背部损伤等时，万万不可自行用剪刀或不洁的工具剥除烫伤的组织或水疱，消毒不当会加重感染。处理不当会使骨质感染，导

致截肢，更严重时还会危及生命。患者应第一时间到医院就诊，寻求医疗帮助或得到造口伤口治疗师的处理，切不可忽视或延误治疗。

电热毯
热水袋
艾灸
烤火
拔火罐
吸烟

图 2-4-6 防止烫伤、继发感染

（七）注意保持皮肤润滑

足部皮肤保养是糖尿病足护理的工作之一，糖尿病患者由于自主神经病变，出汗减少，足部皮肤干燥，特别是足跟部容易出现皲裂，并可进一步形成溃疡，继发感染。因此，患者每天要涂抹羊脂油类润滑剂滋润双脚，并轻柔而充分按摩皮肤，但注意不要在趾间使用润肤乳（图 2-4-7）。

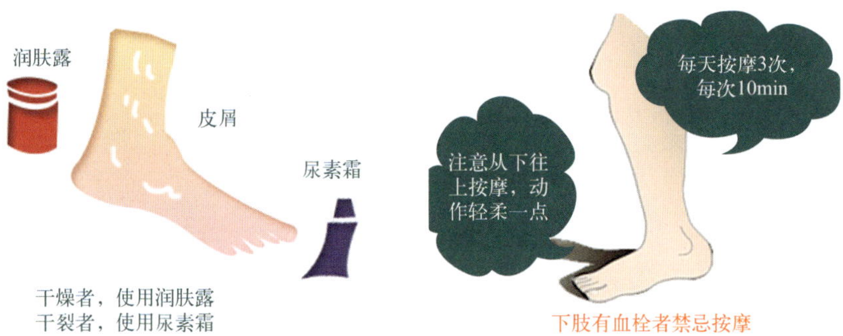
润肤露
皮屑
尿素霜
干燥者，使用润肤露
干裂者，使用尿素霜
每天按摩3次，每次10min
注意从下往上按摩，动作轻柔一点
下肢有血栓者禁忌按摩

图 2-4-7 足部日常护理和按摩

（八）积极控制糖尿病

控制血糖是糖尿病足护理最重要的工作之一，需根据患者体重、年龄及活动量计算每日饮食量，以达到热量摄入和能量消耗间的平衡。指导患者有规律地进食，原则上进食要定时定量，早中晚食量各分配 1/3，应避免饱餐。糖尿病足部坏疽的患者因感染消耗大，应适当增加 10% ～ 20% 的热量摄入，根据患者饮食习惯，使食谱多样化。监测血糖，根据血糖变化调整胰岛素的剂量，将血糖控制在接近正常水平，疾病好转有利于局部病变的恢复。

（九）坚持适量运动

糖尿病足护理不仅是对伤口、饮食的护理，患者每日应适当做小腿和足部运动 30 ～ 60min，如甩腿运动、提足跟-足尖运动、下蹲运动。平时抬高患肢，以利血液回流，可以改善下肢血液循环，但切忌下肢按摩。

（十）保持积极的心态

保持积极稳定的心态，配合医务人员的治疗，有助于提高自我管理能力，促进疾病的恢复、改善预后。

（十一）正确处理足部常见问题

1. 真菌感染

俗称“脚气”等，足部皮肤潮湿，脚出汗多的人，容易受真菌感染。

（1）预防 穿透气性好的鞋袜，每天洗脚，更换鞋袜，保持足部干燥，鞋袜需要阳光晾晒。

（2）处理 建议皮肤科门诊就诊，咨询专科医生。

2. 胼胝及鸡眼

硬的胼胝及鸡眼不断压迫皮下软组织，可发生血肿及软组织坏死，继而形成溃疡、脓肿及坏疽。

（1）预防 穿合适的鞋袜，必要时定做特定的减压工具。

（2）处理 患者绝不可擅自用刀片切割，更不能使用腐蚀性药物处理鸡眼，以免出现周围皮肤或组织的溃烂和坏死，需要请专职足病治疗师处理。

3. 皮肤皲裂

多由于皮肤干燥、真菌感染引起。

（1）预防 每日洗脚后涂抹护足霜，以保持皮肤湿润。

（2）处理 真菌感染者应专科就诊，皲裂者可涂抹润滑油或水胶体、敷料等。

4. 水疱

糖尿病患者因足部血液循环不良、皮肤抵抗能力弱，受挤压或摩擦后容易发生自发性水疱。

（1）预防 穿着合适的鞋袜。

（2）处理 患者应避免局部摩擦；不能自行处理、弄破水疱以免受细菌感染，需要请专职足病治疗师处理。

5. 足部受伤的急症处理

患者可先自行用清水或盐水清洗伤口，然后用无菌纱布覆盖，再去医院就诊，请专职足病治疗师处理。

三、糖尿病足的社区护理

糖尿病足全程管理包括预防、筛查、教育、诊治及康复等不同阶段，涉及医院-社区一体化联动，只有医院和社区共同参与，各司其职，对患者实行分级诊疗和一体化管理，才能达到糖尿病足早发现、早治疗的目的。

社区是糖尿病足预防最为便利可行的场所，在社区卫生服务中心可加强对糖尿病患者的健康教育和基础治疗，督促患者自我足部护理，并对糖尿病足高危人群进行定期随访筛查；对于已发生糖尿病足溃疡的患者，应及时转诊到医院进行治疗；对于截肢治疗的患者，由医院转回社区，通过网络或书面资料全面了解患者情况，督促治疗方案连续有效地执行，并进行康复锻炼的指导、监督和随访。

医院除了对就诊患者进行生活指导和并发症健康教育、预防糖尿病足发生外，同时负责社区医生和护士的足病专科培训，及时更新社区足病医疗护理知识和理念，提供糖尿病足高危人群筛查和自我足部管理的宣传教育手册和必要的示教设备，定期抽查教育的过程。对于社区严重足病患者应给予会诊指导，并及时接收转诊；对于转入患者，实施院内多学科合作诊治模式，及时处理需要血管重建、外科清创或截肢的患者，并适时转回社区进行康复锻炼，以减少占床率，增加医院医疗资源的合理使用。

通过医院-社区一体化管理模式，可促进医院和社区共同管理糖尿病足患者，既发挥了区域化糖尿病足诊治中心的核心指导作用，又提高了社区的专科水平，增强患者对社区的信任度，方便患者就近接受筛查教育和基础诊治，减少花费，使医疗资源的分配更加合理，对足病各阶段防治均有重要意义。

四、糖尿病足的伤口护理

（一）TIME 治疗原则

TIME 治疗原则，在实践中被许多人广泛采用。然而，目前实践表明，有必要开发一个简单的框架来评估和管理慢性创伤，其中包括 TIME 模式。无论是在当地还是国际上，这将有助于标准化伤口护理，从而改善结果，同时节约成本。

1. TIME 的起源

在一次专家会议上，为加强对伤口的评估和管理，产生了 TIME 概念。专家小组综合了当时的研究证据，强调了愈合和难以愈合的伤口之间的关键区别，特别强调了对难愈伤口中的生物失衡的理解。例如，难愈伤口的液体与愈合伤口的液体有很大的不同，显示出蛋白酶生成与其抑制剂的不平衡。这种不平衡导致蛋白酶（如基质金属蛋白酶和丝氨酸蛋白酶）的过量产生，对生长因子和细胞外基质（ECM）蛋白的功能产生负面影响，伤口愈合所必需的细胞增殖受到抑制。鉴于愈合和难以愈合的伤口之间的明显差异，从细胞的角度来看，需要有重点地纠正难愈伤口内部的不平衡。大多数卫生专业人员熟悉的 TIME 概念包括伤口组织类型、感染或炎症、湿性平衡和伤口边缘。它的目的是提供一个框架，通过这个框架，临床医生可以用系统的方式处理难愈伤口中的挑战。2005 年，TIME 中“E”的含义从“表皮”变为“伤口边缘”。这一变化的理由是确保治疗重点不仅放在表皮的上皮化上，而且放在 ECM 内部或伤口边缘细胞本身存在的问题上。

自提出 TIME 原则以来，其被许多人在实践和研究中采用。在最近的一项调查中表明，TIME 是欧洲最常用的伤口评估工具。TIME 之所以被证明是一个受欢迎且经久不衰的范例，其中一个关键原因可能是，它引导卫生专业人员找到治疗那些难以愈合的伤口的关键因素。有效的伤口床的准备是成功愈合伤口的关键，并且有大量的证据支持这一说法。

2. 重新评估 TIME 原则的原因

Dowsett 和 Newton 一直认为，创伤床准备（WBP）和 TIME 的概念应该在患者整体评估、准确诊断和持续评估治疗干预结果的背景下考虑。因此 Dowsett 和 Newton 提倡使用 WBP 周期护理方法。这个周期始于患者，正确诊断，然后计划合适的治疗方案，最后是预防路径。他们解决了原始 TIME 模型的局限性，包括伤口的局部情况和患者的一般情况。该模型现在被称为修改 TIME-H，已经在 46 名伤口患者中应用。评价结果表明，该模型是一种有用的工具，可用于患者的评估、以患者为中心的管理以及建立难愈伤口患者的预后。

评估和诊断很重要。研究表明，目前许多患者缺乏准确的诊断，且社会层面（如医疗资源分配不均）和患者自身（如健康意识薄弱）相关的因素没有得到很好的解决。因此，患者需要接受长期的治疗方案，这大大增加了伤口的负担。例如，Guest 和同事们发现，在 NHS 管理的所有伤口中，有 30% 缺乏鉴别诊断。此外，只有 16% 的下肢溃疡或糖尿病足溃疡患者接受了多普勒 ABPI 血管评估。其他值得注意的问题是在伤口处理过程中不断更换各类敷料和绷带，这表明治疗计划中存在混乱和冲突。这些发现并不是 NHS 独有的。Skerritt 和 Moore 在爱尔兰的研究也发现了类似的现状。他们研究中的大多数伤口（79%，n=148）没有渗出液问题。然而，在这些低渗出性伤口中，31%（n=46）使用吸收性包扎敷料。此外，76%（n=144）的患者的伤口没有发生感染。在这些未感染的伤口中，42%（n=61）以抗菌敷料作为主要敷料。从手术部位感染的角度来看，进一步研究表明，伤口管理缺乏标准化的方法。在 Mc Caughan 等人的研究中发现，与伤口相关的因素对日常生活、生理和心理社会功能以及幸福感有着深刻的负面影响。此外，患者对伤口缺乏连续性和一致性管理表示不满。作者强调，难以愈合的伤口需要额外增加 20% 的实习护士和 104% 的社区护士。此外，未愈合的伤口比愈合的伤口平均多消耗 135% 的患者护理费用。鉴于这些影响，必须对伤口管理采取更有效的办法，特别是这些资源将随着人口年龄的增加以及老龄化与多系统合并症发展之间的关系而呈指数增长。由于这些原因，最近就是否应该进一步修订 TIME 原则以应对当前伤口护理方面的挑战进行辩论，其中一个关键的考虑因素是伤口护理的多样性和缺乏标准化。此外，有人认为，一个简单的、临床主导的、国际上接受的工具可以帮助解决这个理论和实践上的差距。

3. TIME 原则的扩展

TIME 原则，它过于关注伤口局部而不够以患者为中心。因此，要确保修正的 TIME 框架能解决这个问题。随后决定将 TIME 原则发展成一个更以过程为主导的框架，涵盖创伤轨迹中评估和管理的全方面。

2018 年，欧洲创伤管理协会（EWMA）在波兰克拉科夫举行的会议上对参会者进行了一项调查。在对文献进行反复审查后，开发了一个调查工具，探讨标准伤口护理和使用伤口评估框架的现行做法，以确定如何改进伤口护理诊断、管理和愈合结果。

其中包括 20 个问题，包括 4 个筛选问题和 16 个其他问题，探讨在慢性伤口护理中的态度和临床实践。调查以电子形式（平板电脑）呈现，平均耗时 7min。调查的目的是确定在伤口护理诊断、管理和愈合结果方面需要改进的领域，并利用这些资料作为进一步发展 TIME 的基础。共邀请 300 名参与者完成调查，实现了 83%（n=250）的回复率。虽然 TIME 是最常用的评估工具（51%，n=128），但 40%（n=100）的参与者报告他们没有使用正式的伤口评估工具。

此外，在报告使用某一工具的人当中，该工具的应用往往不一致和不稳定。有趣的是，尽管越来越多的证据表明生物膜对伤口愈合的影响，40%（n=100）的受访者低估了含有生物膜的慢性伤口的数量。在过去数年里，伤口清创在处理难愈伤口方面的作用有了显著的提升。然而，在答复者中，似乎缺乏将这一知识纳入实践的能力。事实证明，大多数被调查者主要使用自溶清创技术。关于理想的评估框架，受访者一致认为，这个评估框架应易于使用、准确和实用，适用于不同的卫生专业人员。此外，该框架应始终如一地指导评估人员通过评估和重新评估过程，以便选择最合适的治疗干预措施。

调查结果指导了 TIME 临床决策支持工具（clinical decision support tool，CDST）的初步开发。2018 年 10 月，在伦敦举行的一次共识会议上，一组国际临床专家对该草案进行了评估和微调。会议得到了 *Smith & Nephew* 杂志以及 *The Journal of Wound Care* 的支持。

因此，TIME-CDST 提供了一个 A、B、C、D 和 E 的方法，包括以下 5 项。① Assess—评估：对患者及其伤口进行准确评估、测量和诊断。② Bring—引入：引入 MDT 促进整体护理。③ Control—控制：控制和治疗全身原因。④ Decide—决定：决定适当的治疗方案。⑤ Valuate—评估：评估治疗效果和伤口管理目标。

4. TIME 临床决策支持工具

（1）评估患者，全身和局部　建立诊断和基线特征，以获得可能影响伤口愈合的因素。记录伤口的类型、位置、大小、伤口床情况、感染炎症的迹象及疼痛的部位和强度等。

（2）引入多学科团队，促进患者整体护理　记录转介至其他部门，例如外科小组、伤口专科护士、营养师、疼痛小组、血管及糖尿病小组、足病医师、物理治疗师、家庭照顾员及训练有素的顾问。

（3）控制或治疗影响伤口愈合的潜在原因和障碍记录管理计划　系统性感染、糖尿病、营养问题、水肿、尿失禁、行动不便、血管问题、疼痛、压力、焦虑、不粘连、非黏性或减压和压力治疗、生活方式选择。

（4）决定适当的治疗

① 针对组织类型（TIME 中的 T）

a. 识别伤口愈合障碍：坏死性伤口；腐肉的伤口。

b. 选择初级和次级干预措施：清洗和清创如锐性清创、外科清创、机械清创，自溶清创、酶性清创，生物清创、蚕食状清创。

c. 评估伤口处理结果：是否实现新鲜的伤口床。

② 针对感染或炎症（TIME 中的 I）

a. 识别伤口愈合障碍：感染性伤口；深腔内感染的伤口；疑似生物膜存在的伤口。

b. 选择初级和次级干预措施：控制生物膜；采用抗菌剂。

c. 评估伤口处理结果：是否实现新鲜的伤口床。

③ 针对湿度平衡（TIME 中的 M）

a. 识别伤口愈合障碍：干性伤口；湿性伤口。

b. 选择初级和次级干预措施；维持湿度平衡；采用水凝胶、水胶体、泡沫、高吸水性、水凝胶、藻酸盐等敷料。

c. 评估伤口处理结果：是否维持适当的湿度平衡。

④ 针对伤口边缘（TIME 中的 E）

a. 识别伤口愈合障碍。

b. 选择初级和次级干预措施：促进上皮化和伤口周围健康的皮肤，采用 NPWT、无损伤的伤口接触层、生长因子、细胞或组织产品等。

c. 评估伤口处理结果：是否促进伤口边缘的爬行。

（5）评估和重新评估治疗和伤口管理的结果　在规定的时间内记录伤口的进展情况。如果没有变化，返回到 A、B、C，并在指定的位置进行更改处理。

5. CDST 元素的证据基础

每一个 CDST 元素（A、B、C、D 和 E）都有一个坚实的证据基础来支持它们为什么在 TIME-CDST 内被纳入。

A：准确和持续的患者和伤口评估是制定有效的伤口管理策略的基础。然而，在 Guest 等人的研究中，只有不到 50% 患者的伤口愈合，缺乏诊断是一个重要的影响因素，而未能对患者和伤口进行全面评估更是加重这一问题的原因。考虑到这个问题的重要性，同时为实现患者的伤口的一致性，卫生和社会保健部门引入 Commissioning for Quality and Innovation（CQUIN）框架，明确把提高伤口的评估作为 CQUIN 框架的一个关键目标。从根本上说，设置这一目标的目的是改善患者和伤口的预后，并在此过程中减少不必要的卫生保健支出。实现这一目标的一个关键因素是确保考虑患者对其伤口的看法以及伤口对其生活的影响。在重视患者对治疗计划的需求和意愿时，获得正确的服务和信息。

B：专业人员将不同的技能结合起来（MDTs），目的是明确满足患者和社区的保健需求。这将加强卫生系统，改善临床和健康相关的结果。患者安全是所有保健干预措施的核心，这意味着保健提供者为个别患者群体选择具体护理应该是循证的、具有成本效益的，并且是有效合理的。

C：加强对风险因素和潜在因素的管理，促进伤口愈合。在临床实践和研究中，大家都知道，在评估和诊断之后，需要处理和改善潜在的致病因素和合并症。例如减压是糖尿病足溃疡治疗的关键策略。一项系统综述总结了这一方面的证据，并确定使用全接触式减压支具可提高愈合率、缩短愈合时间和促进溃疡缩小。此外，在对静脉性腿部溃疡（VLU）患者的管理中，压力疗法是治疗潜在静脉疾病的基本干预措施。一项系统综述得出结论，接受压力治疗的患者的愈合结局（包括愈合时间）优于未接受压力治疗的患者。这些系统综述的证据证明了处理诱发因素的重要性。这些诱发因素可能包括风险因素和潜在的合并症，如有伤口的患者在整体管理方面的血糖控制。TIME CDST 中的 C 关注了患者管理中的这一要素，确保医生关注患者这方面的资料。

D：局部伤口治疗缺乏统一的治疗方案。建议找到最合适的治疗方式。Guest、Skerritt 和 Mooreand McCaughan 等人提到，在使用局部伤口治疗方法方面缺乏统一标准，在个别患者治疗上有挫折感。TIME-CDST 内的 D 是决定最合适的治疗方式。伤口治疗时间和治疗方案有关，确保 WBP 得到适当处理。例如，生物屏障是影响慢性伤口愈合的一个重要因素。研究者认为，如果重视生物群落，那就有可能促进正常组织生理和功能的恢复。

E：评估伤口愈合的进展，且判断是否符合患者的目标。由于伤口管理涉及反复评估，因此 TIME-CDST 内的 E 完成了伤口评估的第一个周期，评估治疗结果和伤口管理的效果。在这方面，注意力集中在确定伤口愈合方面的进展，或在其他护理目标方面的进展，例如减少渗出物和控制炎症感染。同样重要的是，要确保护理的目标尽可能符合患者的目标。患者的权利在卫生保健工作中发挥核心作用，能帮助患者增强战胜疾病的信心和提供知识，从而提高患者自我观察及自我照顾的能力。因此，所有人都应有机会了解自己的病情，参与治疗决策，并在有能力的情况下负责管理伤口。从根本上说，以上行动的目的是最大限度地提高患者的健康，并确保其对护理有更高的满意度。

6. 面向未来的 TIME-CDST

伤口管理是一个不断发展的专业领域。因此，需要确保今天开发的评估和管理决策能引领未来，并且随时响应相关的新兴技术和干预措施。TIME 原则是对伤口管理采取系统方法的第一步，自其成立以来，TIME 已被广泛地纳入研究和实践。然而，TIME 的限制是它主要关注伤口，虽然可作为 WBP 的指导，但是仍然需要一个更全面的框架。为了满足这一需要，伦敦的专家小组制定了 TIME-CDST。该模型由 A、B、C、D 和 E 组成，通过对卫生专业人员进行评估、使用 MDT 和全身疾病的控制来决定治疗计划和评估结果。为了确保 TIME-CDST 的未来性，考虑了若干关键因素。①意识：人们熟悉这个工具吗？他们知道如何在实践中最好地使用它吗？②用途：人们如何在实践中使用该工具？如何在不同的临床护理环境和不同的医疗从业人员之间使用？③影响：使用该工具对不同的利益方、患者、保健服务、临床结果和卫生经济学有何影响？

随着 CDST 时代的发展，CDST 将 TIME 融入护士和其他专业人员可以遵循的结构中。此外，它有可能在现有程序准则的范围内工作。专家小组认为，未来最有可能影响 WBP 的一些临床发展和技术包括定位生物膜和确认伤口床上清创的技术，以及浮游细菌的快速视觉检测。在糖尿病足溃疡领域，预测愈合或难愈伤口的生物标志物越来越重要。对于生物膜管理，创伤性负压治疗（NPWT）灌注对此可起到作用，它除了促进慢性伤口的愈合外，也对骨科感染的伤口骨髓炎有作用。从管理的角度来看，自体血小板提取血小板源性生长因子（PDGF），先进组织产品，如羊膜绒毛膜，以及任何其他组织基底膜敷料和干细胞疗法，自体或同种异体细胞，这些都对慢性伤口愈合有研究意义。

反复使用锐器或机械清创，这对去除生物膜群落至关重要。如果仅仅使用物理清创，去清除生物膜是不够的。因为在 3 天内，细菌可以使生物膜耐药；清创后使用高效的杀菌敷料，这种敷料能处理残留的生物膜细菌，防止生物膜的变异。在治疗 5 ～ 7 天后，伤口细菌的 DNA 模式发生变化，应调整局部和全身的抗菌治疗；考虑行“降压、升压”治疗，以迅速减少影响伤口愈合的生物膜和蛋白酶。

7. 未来展望

为了评估 TIME-CDST，将涉及以下基本要素。①提高知识和认识：制订一套教育方案，以满足 CDST 时代的宗旨。②可测量的端点：检测 TIME-CDST 的原理，认同其方法，确保 TIME-CDST 使用前、后的效果。③成本：根据使用 TIME-CDST 的临床医生的实践，了解 TIME-CDST 是否可以节约成本。

8. 总结

伤口及其相关并发症对个人、卫生服务和整个社会都是一个重大问题。尽管伤口管理时间很长，但研究表明，对患者的评估往往不足，这对建立明确诊断的能力产生负面影响，导致缺乏适当的治疗计划和结果，造成了不必要的开支、增加了成本、给伤口管理服务带来挑战。从 TIME 到 TIME-CDST 的过程是对模型的评估、对医疗保健专业人员进行有关 TIME-CDST 的教育，以及实施和评估使用该模式所取得的成果。

（二）糖尿病足溃疡的 TIME 治疗原则

1. 糖尿病足 TIME 前期评估和诊疗

糖尿病足是全身情况的局部表现，所以在伤口准备前需要一个全局的、多学科合作的诊疗过程。由于代谢的影响，糖尿病足患者的蛋白合成、细胞功能、氧传递和利用、生长因子的功能等都受到不同程度的影响。同时更重要的是糖尿病足患者的下肢动脉及周围神经病变使得糖尿病足溃疡愈合更加困难。只有对糖尿病足患者进行正确的、多方面的评估，TIME 治疗才能获得成功。治疗时需要注意以下两点：①当遇到神经病变引起的溃疡时，需要减压，包括制动、胼胝修除、使用减压支具等；②当遇到血管问题的时候，首先需要解决血管的问题，伤口需要控制感染，但不宜在血管问题处理之前进行进一步伤口处理，除非感染危及生命。

总而言之，糖尿病足是全身问题的体现，需要对其代谢进行全身的控制，其中血糖控制是首要的。在进行伤口治疗之前应该进行糖尿病足临床路径的诊疗，需要进行伤口处理才可以进行伤口床准备。

2. 糖尿病足 TIME 特点

糖尿病足有其特殊性，应根据其特点在 TIME 的不同时期采取特殊处理。

（1）T——组织处理（tissue management） 糖尿病足伤口的坏死组织会导致严重感染，所以清创是糖尿病足处理的一个重要组成部分。其清创包括去除坏死组织、胼胝、减压、引流从而减轻感染。值得注意的是糖尿病足的清创要根据不同类型选择不同的清创方法，对于以神经病变为主的伤口要进行彻底的锐性清创，将慢性伤口转化为急性伤口，加上减压等处理，伤口愈合可以明显加速。对于神经病变伴缺血病变的伤口可以选择锐性清创，但要特别注意清创的程度，太多会导致更大的伤口，愈合更慢，太少则达不到清创目的，慢性伤口的状态仍然持续，这个时候需要在清创时仔细辨别什么是正常组织，什么是坏死无生机的组织。一般正常组织为红色或者粉红色、有光泽、平整的，当上皮从创缘长入时颜色是粉红或偏白色的，而没有生机的组织则是黄色、灰色、蓝色、棕色或黑色，有些是软的、黏糊的，有的则痂皮形成，质地很硬。而对于以血管病变为主的伤口则需要首先进行血管的相关治疗，比如使用抗凝溶栓药物、动脉介入球囊扩张或支架置入术、动脉外科手术等。伤口的保护以避免感染为主，如碘制剂的应用。所以伤口愈合时一般采取干性疗法，采取各种方法让伤口变干，哪怕无法进行动脉手术，也要通过这个方法让伤口自行愈合并脱离。这个时候过度的外科介入伤口处理是没有必要的，除非危及患者生命，万不得已才需要截肢。需要特别提出的是，糖尿病足患者，无论是神经病变足或是神经病变缺血的足，当足部脓肿特别是深部脓肿形成时，外科介入切开引流是非常重要的，而且要在情况可能的前提下及早进行，只有这样才可以及早控制感染、挽救生命、降低截肢平面、减少截肢率。

（2）I——炎症和感染的控制（control of infection and inflammation）糖尿病足感染对于糖尿病足患者是一个危险因素，因为糖尿病足患者往往有免疫功能和代谢问题，白细胞功能也是有缺陷的。这就导致糖尿病足患者一旦感染就会面临较高的截肢率。虽然糖尿病足患者有 50% 革兰氏阴性菌和厌氧菌感染的概率，但是葡萄球菌和链球菌仍然是主要的感染菌群，而且糖尿病足的感染常是多细菌的感染。在混合菌群中，原本不是感染因素的菌群也有可能在糖尿病足的患者产生感染，甚至当糖尿病足患者免疫力低下时，条件致病菌群也会成为感染菌群。糖尿病足感染时往往会出现过多的渗液，但是由于糖尿病足的神经病变和血管病变，炎症和感染的临床症状（红肿热痛）常常被掩盖，从而失去了自我保护的功能。

对于糖尿病足患者，需要特别注意的是蜂窝织炎和骨髓炎。

① 蜂窝织炎：糖尿病足的蜂窝织炎往往同炎症反应一样被各种病变所掩盖，如红肿热痛中，其“红”由于血管病变，缺血导致感染的伤口是青紫色而非红色；其“肿”经仔细辨别可以发现与正常组织不同，往往界限不清楚，也不典型；其“热”可以由于缺血病变完全被掩盖；其“痛”可以由于周围神经病变而消失。但当触及一个较软且较为明显的肿块或者异常软的组织时，不管有没有红肿热痛的症状，一定要注意是否有深部脓肿形成。

② 骨髓炎：当钝性探针可以探及骨质时就要考虑有骨髓炎的可能，而早期平片无法提示骨髓炎，可行足部磁共振成像进一步了解。

抗菌治疗包括伤口的清洁、局部抗菌药物的使用和全身抗菌药物的使用。生理盐水是清洁伤口的很好的选择，因为它不会影响微生物培养，也不会破坏肉芽组织的生长。伤口抗菌药物目前使用的碘制剂、银制剂和莫匹罗星均为不错的抗菌药物。其中碘制剂的抗菌谱较广，近期一些研究证明缓释的碘制剂在抗菌的同时不会抑制伤口愈合，但是临床应用证实碘制剂在控制感染时效果较好，但在抑制伤口生长的问题上仍有待进一步了解。银制剂有很多，如磺胺嘧啶银、纳米银及各种银离子敷料，它对各种葡萄球菌包括 MRSA 和假单胞菌都有较好的效果。莫匹罗星对革兰氏阳性菌包括 MRSA 的效果较好。抗菌药物的全身使用需要根据伤口的感染情况，当伤口出现蜂窝织炎、淋巴结炎、骨髓炎时需要及时进行抗菌药物治疗。糖尿病足感染的抗菌药物的使用要进行降阶梯治疗，早期可以采取经验用药，后期要根据药敏选择合适的抗生素。要提出的是，神经缺血病变糖尿病足的感染风险往往比单纯的神经病变足严重，需要引起重视。糖尿病足的抗菌治疗主要有以下几个原则：①当发现感染时要早期使用广谱抗生素并做培养；②深部组织培养和分泌物培养在第一次清创时就要进行；③如果怀疑感染持续存在，在每一次随访时都需要进行培养；④糖尿病患者对败血症反应很差，因此普通的细菌也可以导致皮肤的严重破坏；⑤任何溃疡中检出的革兰氏阴性菌都不可以忽略；⑥如果患者发热或有全身症状都要进行血液培养；⑦有任何症状都需要对伤口进行仔细的检查；⑧实验室的检查结果可以指导临床用药；⑨外科介入对严重的感染和脓肿形成很重要。

（3）M——湿度平衡（moisture balance）　对于糖尿病足的湿度平衡的掌握和其他伤口的不同点是，并不是所有糖尿病足伤口都适合湿性愈合，即缺血型或者神经缺血型糖尿病足。对于下肢动脉破坏问题严重的糖尿病足，不管有没有神经病变，在没有解决血管问题之前，一般都需要考虑干性治疗。一方面是预防感染，一方面是湿性治疗无法促进其愈合。虽然在这方面还存在争议，但目前大多数研究和临床经验都同意这个观点。此外，在有动脉问题的神经病变的糖尿病足患者中，湿度平衡的把握也与其他伤口有不同，因为糖尿病足的感染问题与其他伤口不同，哪怕是自身菌群也可以导致感染。所以在糖尿病足的治疗中，应用湿性敷料的同时，需要更加重视定期检查伤口，观察其感染等情况。当然对于糖尿病足患者来说没有哪一种敷料是最好的，只有最合适的，而且也并不是每一个时间段都适合使用同一种敷料，这需要在治疗中观察，在不同的伤口、不同的愈合阶段选择合适的敷料。

（4）E——创缘，上皮化（epithelization） 对于神经性糖尿病足溃疡来说，去除上皮爬行异常导致外卷或高起的创缘、创周胼胝、坏死组织，形成一个可以刺激上皮生长的环境是十分重要的，这个过程可以通过清创进行，当然锐性清创是一个金标准，而且可以反复进行。但是对于有缺血的糖尿病足，由于坏死组织和正常组织之间常有一个湿性的浸渍，导致坏死组织向正常组织蔓延。在血管问题解决前无法通过进一步清创促进愈合，这时对于创缘的处理需要采取干性治疗的方法，在创缘正常组织和坏死组织之间采用干性敷料。这个方面最常见于远端足趾先干性坏疽，如果不进行干性处理，先干性坏疽的足趾会很快延及到其余足趾。此外糖尿病的患者常常有其他全身性的问题，如糖尿病肾病的患者，有的甚至到了终末期，其伤口的坏死往往进展很快，很难控制。这时我们常常无法彻底清创，主要目的是控制全身问题，伤口已经不是主要矛盾，要做的是控制患者全身的感染。当对创缘进行相关的处理后，要进行内因和外因治疗，一起促进创缘愈合。内因包括细胞外基质的情况、细胞生长因子等，外因包括压力、缺血、全身代谢问题等，具体介绍如下：

① 外因治疗：在神经病变足中，足底高压处和溃疡处减压是重点之一，可以通过全接触式石膏、糖尿病溃疡鞋、减压鞋垫如蜂窝鞋垫等来达到减压目的。在神经缺血足中，足部远端，比如足的边缘容易缺血导致溃疡，所以也要通过减压避免进一步缺血坏死，当然对于缺血足最主要的还是血管重建。总之，通过分散足部压力可以促进溃疡愈合，避免其他部位的溃疡。糖尿病足是患者全身问题的体现，所以需要综合治疗，其中血糖、血压、血脂、吸烟的控制对溃疡的治疗尤为重要。在2型糖尿病患者中，如果口服药物无法控制血糖就要及时使用胰岛素来控制血糖。在神经缺血足的患者中，要给予规范的抗血小板治疗。当然，全身其他疾病，如冠心病的控制和肾病的控制，可以帮助患者减轻下肢血供和水肿的问题，能更好地促进伤口愈合。

② 内因治疗：在对糖尿病和非糖尿病患者的下肢溃疡皮肤活检的研究中，发现在糖尿病足部溃疡的创周表皮细胞中 TGF-β3 相对于正常皮肤和糖尿病患者皮肤过度表达，而相对于正常皮肤，下肢静脉溃疡的也过度表达。但是 TGF-β1 则没有上升，同时其受体也没有上升，这也解释了伤口难愈的原因之一。在糖尿病足患者中 TGF-1 缺乏也同样抑制了伤口的生长。糖尿病足患者的高血糖和胰岛素应用障碍可以通过降低角质形成细胞对血糖的利用而降低细胞分化和增殖，从而抑制伤口愈合。游离的自由基在糖尿病溃疡愈合方面有很明显的抑制作用，一种保护性的抗氧化自由基药物已经被证明可以通过刺激血管新生而促进伤口的愈合。

（三）糖尿病足溃疡常用的新型敷料

1. 伤口清创剂

伤口清创剂是在敷料使用前，用来温和清洗伤口的。清创剂既能去除坏死组织，不伤及正常健康组织，也含有吸收引流液或脱臭的成分。这种敷料在国内尚比较少用，而对于糖尿病足患者来说锐性清创是一个金标准，所以目前比较少用。

2. 水凝胶敷料

水凝胶的主要成分是水，它能够在伤口表面提供温和湿润的效果，适用于低渗出的伤口。水凝胶有薄片、浸润纱布和无定型胶 3 种类型。无定型胶直接用于伤口，不粘伤口，通常需要用海绵或纱布覆盖在上面，以保持伤口愈合的水分含量。领先的水凝胶敷料包括 Coloplast 公司的 Purilon 产品、Smith & Nephew 公司的 IntraSite 产品、英国公司 First Water（FW）的三代产品、康乐保（Coloplast）的清创胶等（图 2-4-8）。它可以促进坏死组织的快速温和去除。它能给伤口提供水分并能软化和少量吸收脱落物和渗出液。在伤口愈合后期，它也能用于建立最佳的湿性伤口愈合环境。它不黏手，不伤害正常组织和伤口周边皮肤。因此，水凝胶适用于坏死组织较少、感染轻、渗出较少的伤口，对于过于干燥的伤口尤其适合。

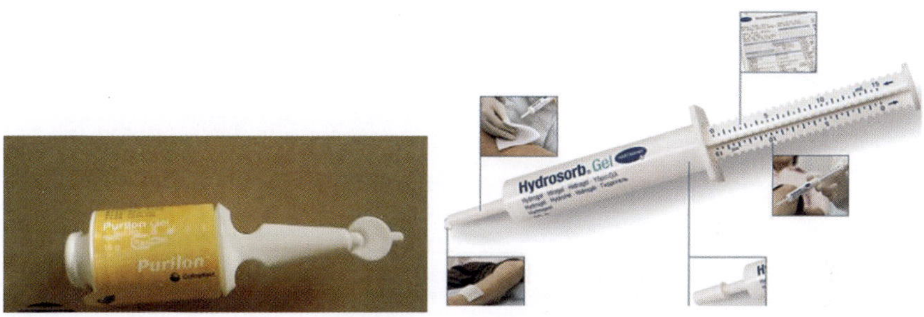

图 2-4-8 水凝胶敷料

3. 水胶体敷料

水胶体含各种吸收性组分，如羧甲基纤维素（CMC）、果胶、明胶和聚异丁烯橡胶，它比水凝胶更复杂。当其应用于伤口时，水胶体可以吸收中等量的渗出液，伤口渗出液和敷料成分作用形成凝胶状的物质，为伤口愈合提供湿润的环境。凝胶状物质可以协助干净伤口颗粒化和上皮化，并支持伤口坏死组织的自溶性清创。然而，由于它的闭合特性，水胶体不能用于感染性伤口。水胶体有薄片、粉末和糊剂 3 种形式。水胶体薄片有各种厚度，并符合身体的各种形状，如骶骨、手肘、足跟等都很适合。所有薄片状水凝胶敷料都有一层防水背衬。

目前，领先的水胶体敷料包括 Coloplast 公司的 Comfeel Plus 水胶体藻酸盐敷料，CovaTec 公司的 Duo Derm Extra 和 Thin Granuflex 产品，国内常用康乐保公司的溃疡贴、溃疡糊、透明贴等（图 2-4-9）。水胶体颗粒溶胀后能在伤口腔洞中形成柔软、湿润的凝胶，与皮肤的水分作用形成一层保护的密封作用，防止外部感染和污染。

通过伤口的清创，刺激上皮化组织的形成，促进皮肤的生长，推动了愈合过程，故水胶体敷料适用于少量或中等渗出的非感染伤口。

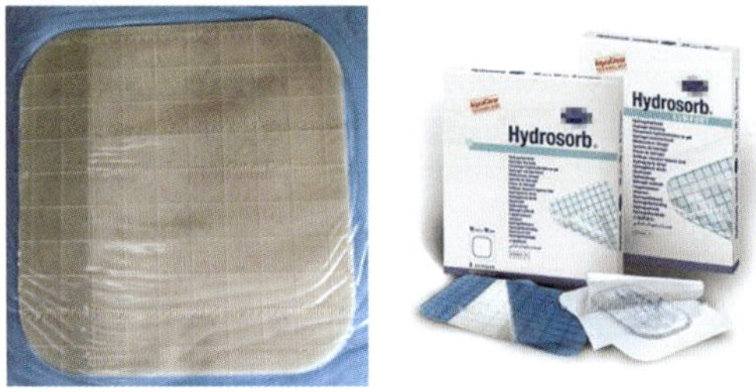

图 2-4-9　水胶体敷料

4.亲水纤维敷料

Hydrofibres 为柔软的无纺布垫或丝带敷料（图 2-4-10），它主要是由羧甲基纤维素钠组成，和水胶体敷料中用的吸收材料一致，它有高吸收能力，可吸收自身重量的 30 倍液体。敷料组分和伤口渗出液接触形成柔软的凝胶，且容易去除。亲水纤维用于重度渗出的伤口，只要敷料保持湿润（加入生理盐水），也可用于干性伤口，同时也适用于深部需要换药的创面。国内用的 ConvaTec 的 Aquacel 亲水纤维敷料就是含亲水纤维技术。Aquacel 敷料能保持湿润伤口环境，以达到最佳的愈合、清创，便于去除。该敷料是由羧甲基纤维素钠组成的柔软的无纺布，顺应性好，具有高吸收渗液能力，还包含抗菌类型（图 2-4-11）。Aquacel Ag 是由钠羧甲基纤维素钠和 1.2% 银离子组成的，它能杀死多种病原体，包括抗药性细菌，也属于复合敷料、银离子材料的一种，最长可以在伤口处保留 7 天。

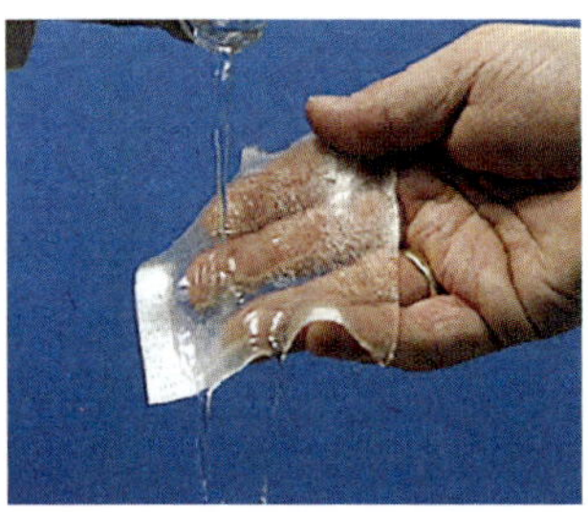

图 2-4-10　亲水性纤维敷料

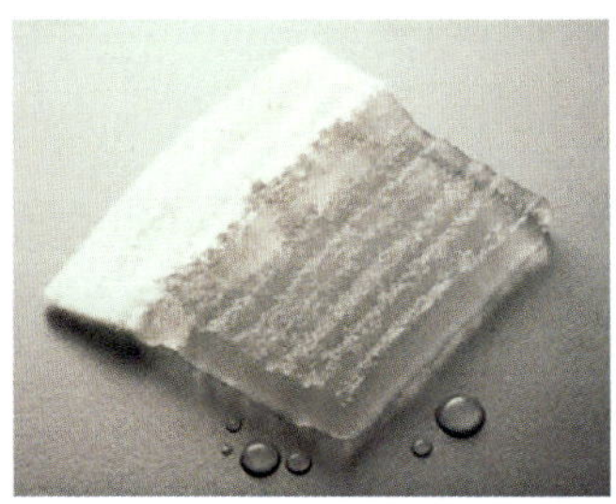

图 2-4-11　亲水性纤维银敷料

5. 高渗盐敷料

即氯化钠敷料，是用于感染性伤口的一种高渗盐敷料，旨在促进生物清洗和自溶性清创。国内常用的美盐 Mesalt 是一种吸收性的黏胶 / 聚酯无纺布，并经氯化钠浸渍，敷料中可释放出 NaCl（图 2-4-12）。Mesalt 通过吸收渗液、细菌和坏死物质，促进炎症期伤口的清洁，从而促进伤口自然愈合。Mesalt 旨在清理中度或重度渗出伤口，包括

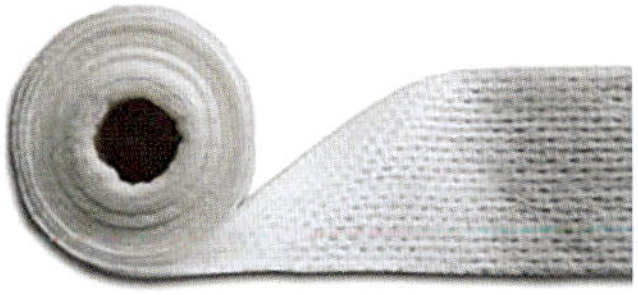

图 2-4-12　高渗盐敷料

感染性伤口和深腔伤口。美盐的价格合理，使用范围也比较广，更适合用于经济相对困难的患者。

6. 泡沫敷料

泡沫敷料是高级伤口护理敷料之一，适用于中度至重度渗出伤口（图 2-4-13）。聚酯泡沫薄片的感水特性，使它能吸收大量的液体，并提供了柔软的缓冲层，以提高患者的舒适度。自黏性和有黏性边的泡沫敷料均有生产。泡沫敷料应用和去除简单，对患者伤口损伤小，有些泡沫敷料为 3D 垂直吸收，可以防止伤口周围的皮肤浸渍。此外，泡沫敷料特别是银离子泡沫敷料可以吸收异味，加入银离子或其他抗菌成分的泡沫敷料也同时具备了抗菌作用。

7. 硅树脂敷料

这类敷料采用的是人造的硅树脂材料作为其黏合剂，同时也作为伤口的接触层（图 2-4-14）。硅树脂能防止敷料黏在伤口和周围皮肤，减少敷料更换时的损伤。柔软的硅树脂敷料由吸收性的聚氨酯泡沫垫和超吸水性的聚丙烯酸盐纤维组成，其接触层和外层的薄膜可以防止蒸汽和水分透过，其作用效果也获得了临床的认可。

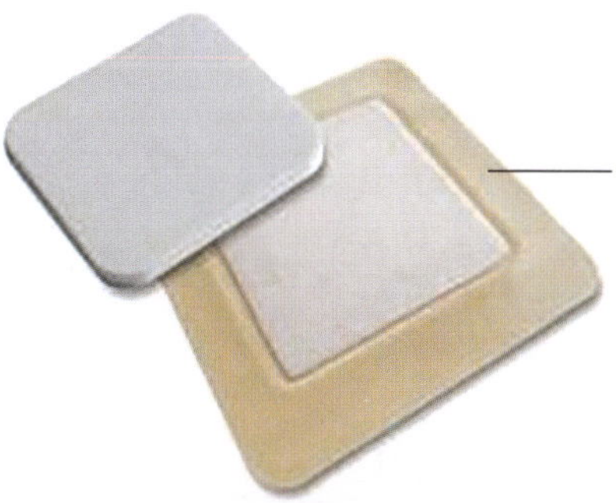

图 2-4-13　泡沫敷料

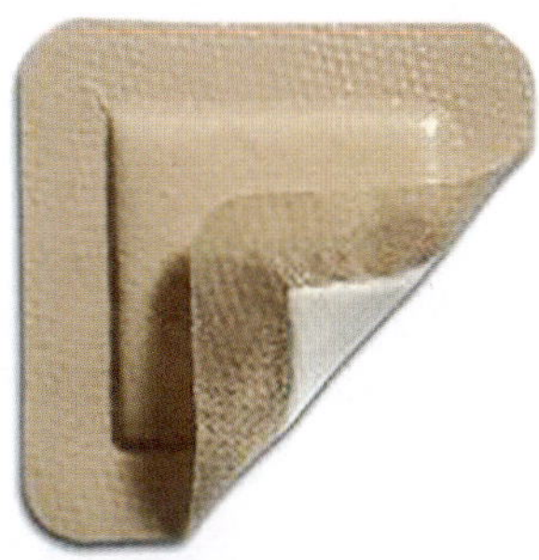

图 2-4-14　硅树脂敷料

8. 亲水聚合物敷料

亲水聚合物黏性敷料为低度至中度渗出伤口提供了渗液控制。在使用过程中，当吸收性的岛型部分吸收渗液后，它能膨胀填充伤口空穴，保持能促进伤口愈合的湿润环境。亲水聚合物敷料采用的是一种流体控制体系，适合在有压力绷带时使用。亲水聚合物泡沫层延伸，并最大化吸收。由于渗液吸入到敷料内，亲水聚合物泡沫溶胀，在不规则的伤口处进行填充，减少了渗液的堆积和浸渍。过多的水分进入到吸收层，并从吸收层蒸发出去（图 2-4-15）。

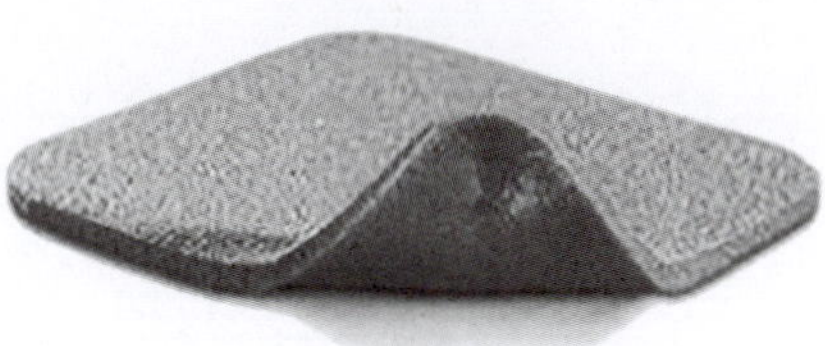

图 2-4-15　亲水聚合物敷料

9. 藻酸盐敷料

藻酸盐敷料是由海藻纤维制成的无纺布敷料（图 2-4-16、图 2-4-17）。藻酸盐能吸收伤口渗出液，形成凝胶状物质，覆盖在伤口上，维持湿性的环境，促进伤口愈合。大多数藻酸盐敷料都能吸收几倍自身重量的水分，它通常有垫、条或带状这几种形式，重量非常轻。藻酸盐可以用生理盐水冲洗走，因而敷料的去除不影响正在愈合的肉芽组织，但有时候敷料的去除比较困难，但敷料的更换实际上是无痛的。藻酸盐不仅吸收渗液，同时给伤口处提供钙离子，通过止血加快了愈合过程。

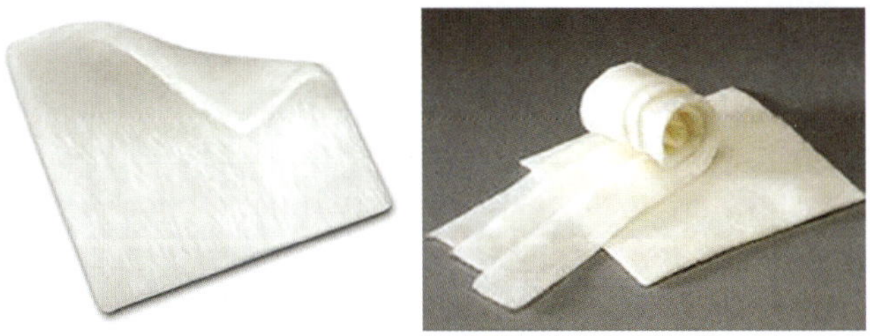

图 2-4-16　藻酸盐敷料

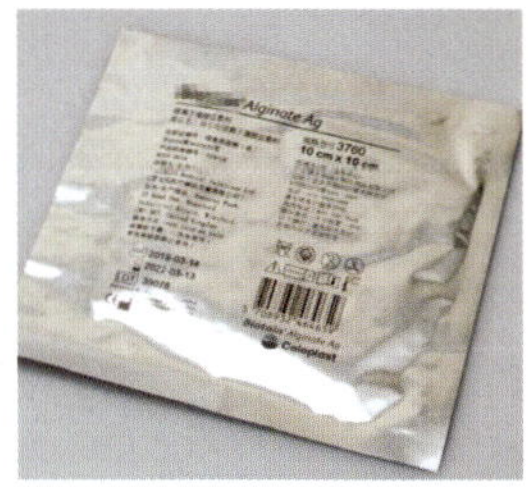

图 2-4-17　银离子藻酸盐敷料

（四）不同分级糖尿病足溃疡的护理

1. 高危足护理

糖尿病高危足是指患者有感觉神经病变和（或）足畸形、骨的突起和（或）外周缺血的体征和（或）曾患溃疡或截肢，目前足部皮肤完整无破损（图 2-4-18）。

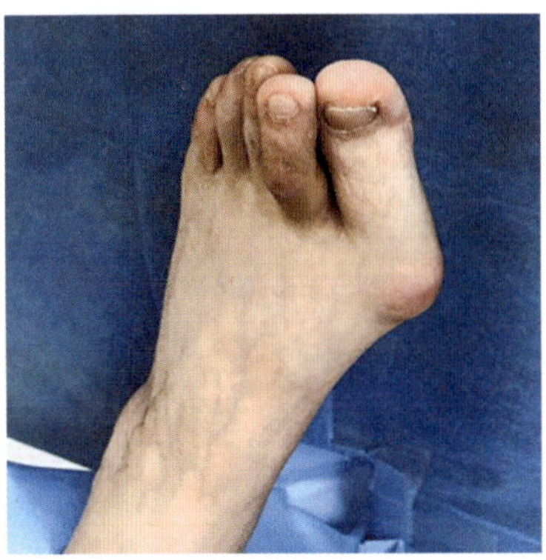

图 2-4-18　高危足

通过自我检查方法可预防足溃疡的发生。首先必须注意足部卫生和健康，定期做足部检查以及早发现糖尿病足症状。足部检查应注意：首先，查看足的外形、足趾、趾甲是否存在不正常的挤压；有无胼胝；有无溃疡；足部卫生状况和趾甲的修剪；足部皮肤颜色；有无肿胀；有无因鞋袜造成的压痕和发红；每个趾间、足、足底、足后跟有无皮肤破损、真菌感染。随后，用凉的金属体轻轻触碰足部皮肤，检查足部皮肤是否感觉到凉，并用 37 ～ 37.5℃的温水浸泡双脚，询问其本人是否感觉到温热，如果没有感觉，表示双足已有明显的温度感觉减退或缺失。之后，用手背放在脚背上滑动，从踝以上缓缓滑至足趾，观察有无温度变化，若感觉足部皮肤温度凉，提示下肢末端缺血，热则提示有感染。

高危足患者要注意以下几个事项：下肢及足部皮肤干燥、无汗，变脆或皲裂，毛发脱落，皮温下降，皮色变暗。最典型的症状是间歇性跛行、休息痛及夜间痛；手足麻木、刺痛、烧灼感，甚至感觉丧失；足部肌肉萎缩，屈伸肌张力失衡；部分患者出现自发性水疱；部分患者还会出现足背动脉搏动减弱甚至消失。

（1）定期去医院进行足部检查及糖尿病并发症筛查　患者定期来门诊进行足部

检查，包括疾病史（溃疡截肢史等）、生活习惯（赤脚）、家庭情况等。足的外观检查也很重要，因为足畸形是导致糖尿病足的重要原因。同时对周围血管、感觉神经进行评估，筛查频率见表 2-4-2。

表 2-4-2　糖尿病周围神经病变和血管病变的筛查频率

临床特征	筛查频率
没有周围神经病变	每年 1 次
有周围神经病变	每 6 个月 1 次
有周围神经病变合并周围血管病变和（或）足畸形	每 3 ～ 6 个月 1 次
有周围神经病变及足溃疡的病史或截肢病史	每 1 ～ 3 个月 1 次

（2）非溃疡病变处理　糖尿病足高危人群，即使小的损伤都有可能引发溃疡。因此，当出现胼胝、趾甲增厚、趾甲真菌感染等时应到正规专科由专业人员来进行修剪，防止损伤。

（3）健康教育　对患者及家属进行针对性、简单、有效及持续性健康教育。鞋袜和溃疡发生直接相关，指导鞋袜选择、减压治疗、足畸形保护等。告知患者在发现出血、变色、血泡形成等症状时应及时到专科就诊。

2. 溃疡足护理

糖尿病足发病初期，皮肤有浅表的开放性损伤，无感染或者轻度感染，伤口边缘周围炎性波及＜ 2cm（图 2-4-19）。常见情况有：胼胝压迫皮下组织引起的破溃、烫伤、鞋子磨破引起皮肤水疱或者血疱、切割伤等。

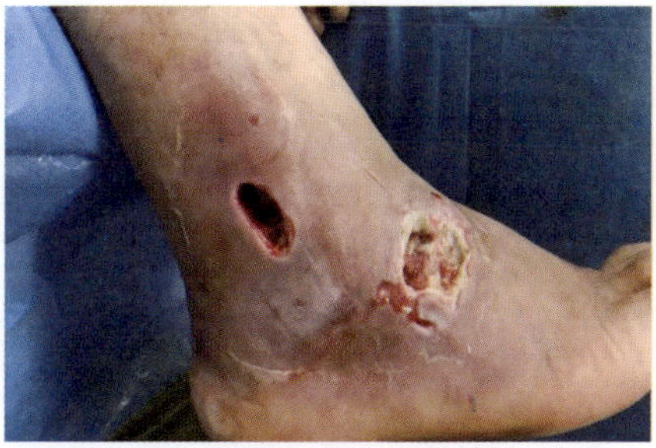

图 2-4-19　溃疡足

（1）水疱、血疱的处理

① 水疱、血疱：查明原因，防止复发。如压力性溃疡、缺血性疼痛通常先于水疱存在。是否有感觉神经受损、下肢动脉粥样硬化、尿毒症水肿、鞋子压迫等因素影响。

② 处理方法：小水疱可不必处理，待其自然吸收；＞ 1cm 的水疱在全面消毒情况下用刀片在最低处做切开引流疱液，碘附纱布包扎使其干瘪，尽量保持疱皮完整，可以很好地保护创面；如果水疱已经破裂，怀疑污染则直接清除。

（2）神经性溃疡护理

① 伤口处理：进行全身治疗同时清创。增生期可以根据渗液多少选择新型敷料，如藻酸盐、泡沫或水胶体敷料，保持伤口适度湿润。

② 溃疡减压治疗：畸形足趾采用硅胶托缓解足趾间的压力。足底溃疡，行足底压力监测，订制个性化糖尿病足防治鞋和鞋垫。

（3）缺血性溃疡护理　伤口不宜主动清创，保持干燥，尽量控制感染，在全身情况得到改善，血管重建治疗后，才可以根据血供情况进行清创，而且清创宜缓不宜急，临床常采用“蚕食状”清创，在下肢血管评估，足部血运恢复，溃疡稳定不发展后逐步清理创面。禁止使用自溶性清创［在肢体缺血情况下造成溃疡扩大和（或）加重感染］。糖尿病足缺血的患者，在缺血状态改善前，盲目清创可能会导致局部微循环障碍加重，溃疡创面扩大，截肢率增加。在清创过程中，要考虑足功能的保留，对于健康的组织，要避免钳夹等损伤性操作，对于坏死组织，可以适当保留，待界限完全清楚后，再行清除，对于足底肌肉及负重区域皮肤，要尽量地保留，为后期的修复及足功能的保留创造条件。

（4）健康教育　足部溃疡要以预防为主，日常在鞋袜的选择时要注意选择柔软、宽松、舒适的鞋袜。每日检查鞋子和足部，特别是足底，发现损伤或非溃疡病变应尽早处理。对于血管功能受损的患者，可进行足部功能锻炼，促进侧支循环建立，每日可做足部运动 30 ～ 60min，如甩腿运动、提足跟-足尖运动、下蹲运动等。也可以做 Burger 运动：患者平卧，先抬高患肢 45°，1 ～ 2min 后再下垂 2 ～ 3min，再放平 2min，并做踝部伸屈或旋转运动 10 次，如此每次重复 5 次，每天数次。中医建议行足部按摩：从趾尖开始向上至膝关节，按摩行间、三阴交、足三里、冲阳、阳陵泉等穴位，早、中、晚各一次，每次 10min。

3. 感染足（图 2-4-20）的护理

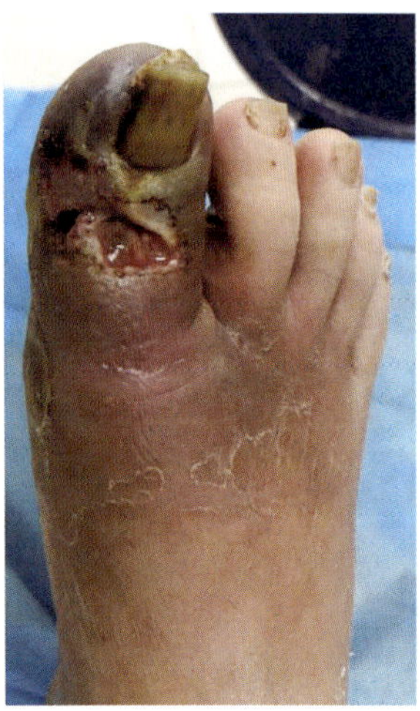

图 2-4-20　感染足

（1）全身治疗　血糖的控制对糖尿病足感染的治疗至关重要，对于糖尿病足合并感染的患者，必须有内分泌医师加入诊疗计划的制订，进行全身状况的评估和全身疾病的治疗。对于出现全身中毒症状的患者，应进行早期、足量、足疗程的抗生素治疗。抗生素的选择最好依据细菌培养的结果，选择敏感的抗生素，但是在培养结果出来之前，需要经验性应用抗生素。表浅的溃疡症状轻、时间短，未治疗的感染常为革兰氏阴性菌，深部感染多为革兰氏阴性菌或混合菌。厌氧菌常存在于有坏死、深部组织感染或者有粪臭味伤口。MRSA 和铜绿假单胞菌常在患者接受过住院或者社区治疗后出现。通常轻到中度感染，抗生素用药 1 ～ 2 周足够；更严重感染需要 2 周或更长时间；骨髓炎患者存在感染骨组织，抗生素用药需要 6 周以上；如果感染的骨组织被完全切除或者截肢，用药时间就可以缩短 2 周。

（2）局部伤口的处理

① 神经性感染足：在感染早期炎症未局限时不能急于清创，有局限性脓肿并有波动感或者窦道时，应在全身治疗基础上及时切开排脓减压，避免挤压或冲洗，以免感染沿着肌肉间隙扩散。感染得到初步控制后要加大清创力度，去除失活组织。清创时要注意保护正常的肌腱和韧带，有利于足部功能恢复。

② 缺血性感染足：避免大范围清创，锐性清创时手法轻柔，尽可能不损伤有生机的组织，采取有效方法引流脓液。切口选择要在脓腔张力最高点或与窦道相连的最低点，尽量避开足的承重摩擦部位，并且要避开足底血管、神经走行及顺行切开。

③ 急性深部组织感染：急诊切开引流，去除坏死和感染组织以减轻腔隙内压力，切开受累及的腱鞘和筋膜。足底正中脓肿选择正中切口，足底两侧脓肿行侧方引流术。足底中央间隙脓肿需要急诊切开引流。糖尿病足急性感染，细菌穿过浅筋膜进入深部组织，引起深部组织间隙感染，是糖尿病足感染的严重阶段，也是威胁肢体的主要原因。手术皮肤切开的时机和伤口护理的方法直接影响到伤口顺利愈合以及成功保足。

④ 进行皮肤切开：手术足外观为神经病变特征，其深部间隙感染多形成脓肿，极易发展为足底中央间隙脓肿。手术目的是充分引流，同时方便清除坏死肌腱和感染的碎骨。手术方法：从伤口处皮肤切开至脓肿部位。如果中央间隙有脓肿的，手术可分两步完成。第一步：足底皮肤切开 2m 的切口，通常会有脓液流出，用弯钳分离肌腱间坏死筋膜组织，探及足底中央间隙，充分引流。第二步：用探针探查从足趾伤口探到足底皮肤切口窦道后，从足趾伤口皮肤切开至足底伤口。切开后当日创面出血，用藻酸钙敷料止血，伤口用Ⅲ型安尔碘纱布填塞，多个棉垫加压包扎。

足外观为缺血性病变特征，其深部间隙感染多因足趾坏死，趾根部感染引起，表现为区域性皮肤暗红，皮下肿胀但不饱满，清除坏死足趾后沿着感染坏死肌腱可探及皮下窦道，合并厌氧菌感染有恶臭。手术方法：不建议使用利多卡因局部麻醉，使用全身麻醉。从伤口边缘开始沿着窦道方向切开皮肤至变色皮肤和正常皮肤交界处，充分暴露感染坏死深部组织。通常出血不多，分开皮肤可看到发黑坏死的肌腱甚至坏死的骨组织。锐性清除坏死组织后，Ⅲ型安尔碘纱布填塞，干纱布覆盖包扎。

⑤ 伤口护理：对于神经病变足的深部间隙感染，可行以下两种处理。

a. 外科处理：如果是中央间隙脓肿，同时足踝部水肿明显的，还可以配合伤口负压治疗。进行负压治疗的方法是常规清创后，使用生理盐水浸湿纱布，填塞伤口，注意纱布一定要填塞至伤口的最深处，但不可填塞过紧，感染严重的伤口，可配合具有抗菌作用的液体敷料使用，如普朗特等，用其浸湿纱布填塞伤口，浸泡 15min 后，用纱布包裹一次性导尿管侧孔并放置伤口中，薄膜覆盖封闭伤口，连接负压吸引装置，压力在 70 ～ 125mmHg，持续负压吸引，足趾等易漏气部位使用防漏膏密封。如选择负压治疗，需观察负压状态、引流量、有无出血等。

b. 伤口换药处理：可充分清创引流，清除创面失活组织时可使用保守清创、锐器清创、自溶性清创等方法；选择吸收性好的抗菌敷料，如银离子或含碘敷料；对于肌腱、骨质外露，宜选用油纱（银）或根据渗液量选择是否使用水凝胶保护肌腱和骨质；注意卧床休息；伤口避免污染、浸湿或暴露，每日或隔日换药；待足踝部水肿消退，感染控制，伤口进入增生爬皮阶段，根据渗出量和换药间隔时间可选择藻酸盐、水胶体或泡沫敷料，银离子敷料可以延长换药时间间隔。

对于缺血性病变足的深部间隙感染，可行以下两种处理：

a. 外科处理：通过 CTA 或 DSA 或血管彩超评估双下肢血运，根据检查结果适时行血管介入术、高压氧治疗或干细胞、外周血单核细胞治疗或截肢（趾）术；定期复查血常规、肝功能等结果，复查创面分泌物培养；若有全身感染，可根据药敏结果选择静脉抗生素治疗；根据患者的需求保守治疗可以选择口服镇痛药、神经阻滞、脊髓电刺激术等方式镇痛。

b. 伤口换药处理：应选用含碘敷料预防感染；及时清除创面失活组织，可使用外科、锐器、清创、手术清创等；使用新型敷料、负压治疗促进肉芽生长及上皮组织爬行；截肢（趾）后行足底压力监测；定制个性化糖尿病足防治鞋和鞋垫；戒烟。

⑥ 健康教育：糖尿病患者足部感觉血运往往受损，在日常生活中，应保持足部清洁卫生，避免局部损伤，出现非溃疡病变及时就诊，不可以自行在家中处理，小小的损伤，往往就是感染的诱因。足部检查时发现局部异常就应到医院就诊，对于足部的溃疡等要及时诊治，避免严重感染的发生。

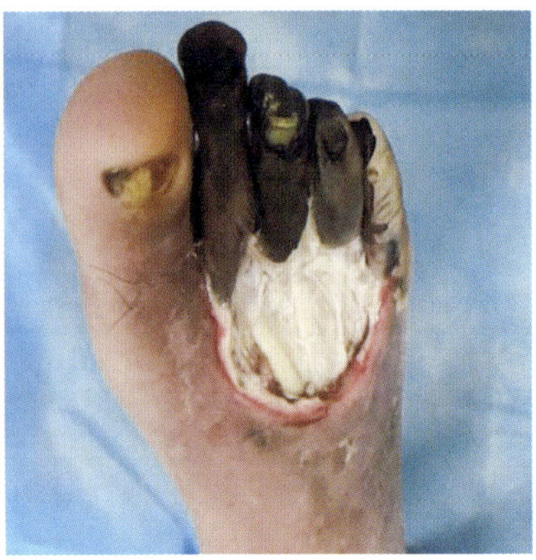

图 2-4-21　坏疽足

4. 坏疽足护理

糖尿病足坏疽是指皮肤与皮下组织（肌肉、肌腱、关节或骨）持续性坏死，提示不可逆损害，需要通过清创或者手术去除坏死足趾才能治愈（图 2-4-21）。

（1）神经性坏疽足清创

① 神经性湿性坏疽：全身状况良好的湿性坏疽是进行外科手术清创的主要指征，主要原则是控制感染，去除所有坏死组织，截除坏死足趾，且清创术后应尽量开放伤口以利于引流。

② 神经性干性坏疽：不宜过早处理，应等炎症减轻，坏死与正常分界清楚，自坏疽分界线处切除足趾或从跖骨关节处离断，感染轻、血供良好可一期缝合。

（2）缺血性坏疽足

① 缺血性湿性坏疽：伴有严重扩散感染时，湿性坏死组织应该马上去除，采用中心负压主动引流促使湿性坏疽变为干性坏疽。

② 缺血性干性坏疽：清创时机的把握对伤口愈合、疾病转归及患者生命都有非常重要的影响。有学者认为局部缺血伤口清创原则完全符合中医外科护场理论。

所谓“护场”，“护”是指一种自身防御体系，“场”是指自身防卫体系在局部所形成的防御范围。对于缺血性伤口，清创时机就是护场形成。缺血性伤口愈合过程呈现“黑-黄-红-粉”四期变化，而四期的代表物质基础分别为坏死组织、变性组织、肉芽组织和上皮组织。伤口局限，肉芽组织从变性组织基底部出现，提示护场形成，则伤口能够顺利通过四期变化而愈合。如果护场没有形成而贸然清创，伤口可能会扩大威胁肢体乃至生命。伤口周围护场形成的判断，主要从伤口周边皮肤和伤口内部肉芽两个方面进行观察。护场形成，则伤口周边皮肤向伤口内部收缩塌陷，颜色变深呈环形包绕伤口，与正常上皮组织有明显的红色分界线，邻近伤口可见上皮生长，伤口内部肉芽鲜红，有光泽，分泌物较少，而未形成护场的伤口，周围皮肤肿胀，与正常组织无分界，邻近伤口的皮肤呈鱼口状外翻，边缘苍白，伤口内部肉芽水肿，颜色晦暗，并有脓血样分泌物。严重缺血坏疽护场难以形成，如果坏死组织只局限于足趾，在进行血管治疗前应尽量避免外科治疗。即使进行了血管重建手术，也仍然不能贸然截除坏死足趾。对于严重缺血性足跟部坏死，应尽量控制感染让其干燥，对已形成干性黑痂不能进行清创。对于老年人血管闭塞严重患者，即使是经过血管介入等治疗，血供的改善是有限的，并不能满足伤口愈合的需要，保留坏死的足趾是必要的。

（3）混合性坏疽足 糖尿病足坏疽足往往同时伴有血管和神经功能障碍，血管功能的判断对伤口的预后及处理方式有着重要的作用，因此，换药前要常规进行血管功能的评估。对于混合型坏疽足尽量先纠正缺血状况，改善局部循环，清创要遵循缺血性坏疽的清创原则，伤口愈合后，在健康教育中要重点强调对足的保护，对易受压部位进行保护，防止复发。

（4）健康教育 糖尿病足坏疽是严重的糖尿病并发症，也是导致糖尿病患者截肢的重要因素，每日进行足部检查，发现足趾变色时要及时诊治。对于缺血性足病的患者，一定要戒烟，局部可进行功能锻炼，促进侧支循环建立，发现下肢冰凉、间歇性跛行等情况及时到血管科就诊，改善血管状况，尽量避免严重的足部坏疽。神经性坏疽的患者多由于不当的足部护理引起，伤口愈合后应注意采取保护措施，如穿减压鞋等，防止复发。

5. 不可保留足部护理

糖尿病足不可保留足是指足底中央间歇感染导致全足感染或全足坏疽。此类足病通过治疗和护理，足的功能也难以保存，往往需要截肢（图 2-4-22）。

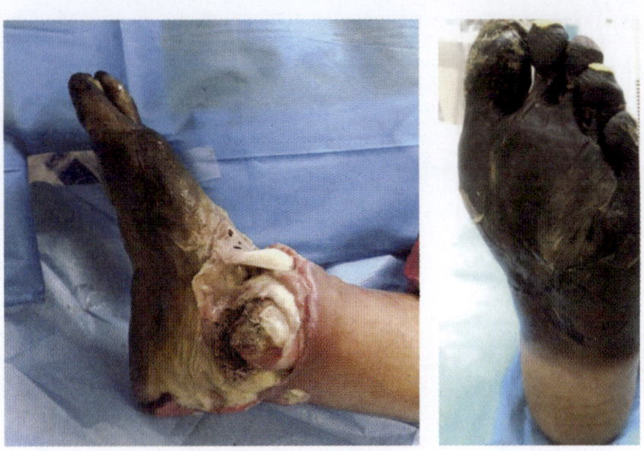

图 2-4-22 不可保留足

（1）对坏死组织做相应的处理

① 清除脓液，保持引流通畅，变湿性坏疽为干性坏疽，为后期截肢做准备。

② 全身情况不能耐受截肢手术者做好伤口局部处理，控制感染，保持局部湿润，促进肉芽组织生长，条件时成熟可以做局部开放性截肢。

③ 严重缺血情况下可行姑息性处理。控制感染，保持干燥，延缓坏死范围发展。

（2）健康教育　全足坏疽的患者，往往病情较重。患者无法穿鞋袜，要注意患侧肢体的保暖与清洁。对患者进行截肢相关知识的教育，讲解截肢的重要性，同时指导其截肢后的生活护理。

第五节　糖尿病足的多学科合作 MDT 诊疗

一、多学科合作 MDT 诊疗模式的概念与意义

随着医学的不断发展，医院过细的专业分科使临床医生对疾病的治疗仅限于本专业的知识范畴，对其他专业和治疗手段相对陌生，无法对复杂的病例进行整体的统筹规划。一些需要多学科协作的疑难疾病很难依靠单一专业领域的知识获得良好的治疗效果。由此，多学科团队（multi-disciplinary team，MDT）诊疗模式应运而生。MDT 是指两个以上的相关学科，一般包括多个学科的专家，形成相对固定的专家组，针对某一器官或系统疾病，通过定时定期的临床讨论会，提出诊疗意见的临床治疗模式，主要目的是构建及强化“以患者为中心”的医疗模式。

二、糖尿病足多学科合作的必要性

足的解剖结构与其承担的功能密切相关。糖尿病足的发病机制包括糖尿病神经病变和（或）糖尿病周围血管病变、感染，以及各种原因导致的足组织损害。神经病变可以使患者失去保护性感觉；运动神经病变可使足部肌肉萎缩导致足畸形，某些部位压力过高以至于出现胼胝，进一步出现压力性溃疡；在溃疡的基础上可以合并感染。下肢血管病变既可直接导致缺血性足溃疡及下肢静脉性溃疡，又可以增加已发生溃疡的愈合难度。糖尿病足溃疡的诱发因素很多，常见的有鞋不合适、局部皮肤擦伤破溃、烧灼伤及其他外伤等。其危险因素涉及视力损害，合并肾病、心脑血管疾病等基础疾病，营养状态，吸烟，步态异常，关节活动障碍以及患者文化层次，对糖尿病认知水平，自我管理等。糖尿病足，包括最常见的足溃疡和少见的夏科足，部分患者还有足畸形，如外翻、嵌甲等，涉及面很广。有的需急诊处理，如严重感染、坏死性筋膜炎、严重缺血、急性夏科足、合并严重代谢紊乱等。对于这些急诊状况，时间就是生命。因此，糖尿病足既是全身性疾病的局部反应，又可以呈现不同的临床表现方式，需要综合性的处置，对于合并多种并发症的严重足病更

是如此。所有这些基础病变、不同类型的足溃疡、足畸形以及诱因的处理，不是简单由一个人所能完成的，需要不同学科的密切合作。也因为糖尿病足患者病情复杂，如果想得到规范又及时的诊治，往往需要辗转于各个科室之间，十分不便，造成了人力、物力、财力的浪费，导致患者病情的延误，并且在这过程当中，患者容易产生烦躁的情绪，埋下医患冲突的隐患。打造区域性的、有多学科专业团队的糖尿病足中心或创面治疗中心很有必要。

在 MDT 模式中，各个临床专业紧密配合，一切以患者为中心，以患者的利益为出发点，从整体的角度看待问题，通过各个专科的医生相互交流，整合各个专科的治疗方案，取长补短，提供更全面的评估和最能被患者接受、最具有权威性的治疗方案。例如，糖尿病足病变累及骨髓导致急慢性骨髓炎的患者，往往需要影像科医生、病理科医生协助诊断，内分泌科、骨科医生、临床药学医生等协作治疗，如果合并下肢血管病变则需要介入科、血管外科医师协助开通血管，合并多种心脑血管病变患者更需要相关科室指导用药。在多学科合作诊疗模式下，患者的结局往往能够得到很好的改善。有研究证实，多学科团队合作能改善糖尿病足患者的预后，降低截肢率、费用 / 效果比。中华医学会糖尿病学分会糖尿病足与周围血管病变学组建议，在任何提供糖尿病足保肢服务的医疗单位，糖尿病足的多学科合作应是一种标准的治疗措施。

三、国内外糖尿病足 MDT 的现状

（一）国外糖尿病足 MDT 诊疗模式的发展

2005 年，国际糖尿病足工作组（IWGDF）和国际糖尿病联盟（IDF）在世界糖尿病日首次提出 3 种糖尿病 MDT 模式。它们分别是小型模式（minimal）、中型模式（intermediate）和大型模式（maximal）。糖尿病足 MDT 组建初期通常是小型模式，逐渐发展成为大型模式。2015 年，英国健康与临床优化研究所（NICE）发布的指南推荐指出：糖尿病足多学科足部护理服务应由指定的医疗专业人员领导，由糖尿病学专家、足病医疗或足病学专家、血管外科专家、介入放射专家、整形创面修复外科专家、糖尿病专科护理专家、微生物学专家、生物力学和矫正器专家、伤口护理专家组成。

（二）国外糖尿病足 MDT 主要的形式

在英国，糖尿病足 MDT 团队起始于伦敦的 King’s College 医院，1981 年成立多学科糖尿病足诊所，逐渐形成了以血管外科医师为主导，糖尿病专科医师、足病治疗师、放射介入治疗医师、足病康复护士协助的团队，为患者提供“一站式”服务。该诊所已发展起紧急开放接收系统以便更快速地评估和治疗患者。瑞典隆德大学医院的糖尿病足 MDT 团队，则是以骨科和整形外科医师为主导，联合糖尿病专科医师、足病治疗师、康复治疗师（负责矫正鞋具制造）、糖尿病教育专科护士等

组成。该团队的治疗理念在于尽量实现一期愈合，避免不必要的截肢。并且，为了保证治疗策略的一致性，防止因分歧导致的治疗效果偏差，会由同一组团队对门诊和住院患者实行治疗、随访直到患者一期愈合、截肢或死亡。英国萨福克郡还建立起了专科医院与初级卫生保健单位的直接通信系统。MDT 治疗糖尿病足，不仅能降低截肢率，还明显减少了国家及家庭的经济负担。

（三）我国现有糖尿病 MDT 模式

（1）糖尿病足联合门诊模式　2007 年，上海交通大学附属瑞金医院成立糖尿病足门诊疑难病会诊中心，随后联合门诊正式挂牌成立，截至 2015 年该医院门诊已开设包括难治性创面在内的 23 个联合门诊。中南大学湘雅医院糖尿病足联合门诊于 2014 年 9 月 1 日成立，是湖南省内首家糖尿病足联合门诊，由皮肤科、内分泌科、整形外科和国际造口治疗师组成。2016 年 7 月 7 日，进一步成立湘雅医院门诊糖尿病足疑难病会诊团队，由内分泌科、骨科、血管外科、皮肤科、整形美容科和负责慢性伤口处理的国际造口治疗师共同组成。门诊 MDT 会诊模式摆脱了传统门诊模式的困境，多个学科的知名专家定期、定点、定成员开展会诊工作，共同讨论给出明确的诊断和一致性的最佳的后续治疗方案，整合各专科的优势资源，为患者提供全面的疾病评估和最优化的诊疗方案。这种模式减少了患者在各科室间的奔波往返，更是为外地前来就诊且候床时间较长的疑难危重患者提供了诊治建议，节约了时间和人力物力成本，而这种模式也存在着一些不足，比如在具体实施中，有些门诊患者提供病史不完整及检查不完善，各科专家诊治经验和考虑问题的角度不一致，患者及家属认知水平及接受程度不同，无法保证每个案例都能达到预期的效果。甚至因医疗工作繁忙，有些会诊团队会派遣低年资医师会诊，他们的诊治水平和沟通能力会在一定程度上影响会诊的结果和案例的疗效。

（2）糖尿病足多学科合作诊疗中心团队　主要针对住院患者，依托于病区不同的科室，比如内分泌科、烧伤科、血管外科、骨科等。我国糖尿病足 MDT 团队主要有以下几种组织形式：

① 以内分泌科的糖尿病医师为主体的 MDT ：四川大学华西医院内分泌科联合骨科医师、血管外科医师、介入放射治疗医师、血液科医师、放射科医师、超声影像科医师、糖尿病足病国际造口师在 2005 年成立的多学科协作的诊治糖尿病足的综合治疗中心；中南大学湘雅医院于 2016 年 1 月由内分泌科牵头，联合骨科、血管外科、烧伤科、皮肤科、康复科、疼痛科、中医科等专科组建糖尿病足多学科会诊团队和糖尿病足防治中心。

② 以血管外科为主体的 MDT ：广东省人民医院建立的由血管外科牵头，联合内分泌科、心血管内科、感染科、整形外科、营养科的团队。

③ 成立“伤口诊疗中心”的团队：浙江大学医学院附属第二医院烧伤科伤口诊疗中心成立于 2004 年，以“烧伤外科医师”为组长，统一协调人员和计划为基

础，与内分泌科、影像科、骨科、血管外科、心内科、肾内科、营养科等医师相互合作，同时配以糖尿病足专科护师和足部矫形师，以疾病相关指南和临床路径为诊疗规范。

④ 中西医结合治疗团队：南京中医院的吴学苏教授提出以“五个结合”为特点的方案，综合治疗糖尿病足；以内分泌科为主，骨科、放射科、病理科、营养科、康复科共同参与的中西医结合治疗平台。两者结合可提高创面临床痊愈率、创面闭合指数、疾病疗效及中医证候疗效。

⑤ 由全科医生为主的团队：社区医生针对糖尿病足危险因素对社区糖尿病患者采取了社区分级管理，通过多学科团队全方位的、有针对性地进行管理，组建了社区全方位多学科的管理团队，全科医生协调工作，囊括了全科医生和护士、糖尿病方面的专家、足病诊疗师，甚至是超声科医生、外科手术医生等专业技术人员，患者自我管理的意识更强，糖尿病足溃疡发生率更低。实现多学科诊疗同时也贯彻了分级诊疗理念，进一步拓展上级医院互联网诊疗。

⑥ 由创面修复科为主导的多学科人才组：华中科技大学附属梨园医院创面修复科成立于 2001 年，由足病医师、足病护理师、伤口护理人员、骨科医师、血管外科医师、感染科医师、其他内科医生等组成，在糖尿病足溃疡诊治方面经验丰富。

四、多学科合作的团队建设与任务分工

多学科合作的团队建设应涵盖到糖尿病足诊治过程中需干预的全部因素，至少应包括内分泌科、骨科、血管外科、介入科、烧伤科、整形科、营养科、康复科、影像科、麻醉科，甚至病理科、微生物室等医技人员，必要时还可结合中医科、心脑血管科、眼科、皮肤科等科室，由此组成多学科团队和糖尿病足中心。糖尿病足患者进入医院的糖尿病足中心后，内分泌科医师或者其他专长足病的医师需要立即对患者糖尿病足的起病过程、病程、分类、溃疡的严重程度、血糖水平、糖尿病周围神经病变等并发症、心脑血管及肾病危险因素、全身情况以及患者的社会经济等情况作出迅速而准确的评估，然后根据评估情况组织相关科室人员进行联合查房、病情讨论，由此提出最有利于患者的诊疗方案。接下来，患者可能需要在内分泌科迅速调整好内环境后转入血管介入科进行基于创面修复的循环恢复治疗，然后转入骨科进行清创或者手术截趾或截肢治疗，再转入内分泌科进行整体恢复治疗，其后由康复科进行支具或者其他康复治疗，全程可由糖尿病足病护士给予宣教、护理、随访等以防溃疡复发。通过多学科合作，患者能在一家医院接受一整套规范化的、科学的诊疗康复服务，且获得最大的收益。每组具体职责如下：

内分泌科医师或者其他科室擅长足病诊治的医师需要起到统领全局的作用。治疗前对患者进行全身和创面局部的评估，以及社会经济状况、预期寿命评估，正确的评估对于指导进一步的处置和判断预后至关重要。全面评估内容包括：①一般情况，如年龄、性别、生命体征、肝肾功能、心肺功能、神经系统情况、营养状况；

②糖尿病病程、血糖及糖化血红蛋白水平、血常规及C反应蛋白（CRP）、降钙素原（PCT）等感染状况、体型与步态等。

局部评估包括病因、下肢周围血管病变、周围神经病变、足畸形、创面溃疡的性质及分类分级、皮肤情况、有无合并足癣等。患者社会经济状况、治疗预期、对疾病的态度、预期寿命、糖尿病知识水平等对疾病诊疗也十分重要，需要做出详细的评估。围手术期管理非常重要，联合创面治疗师对创面进行初步处理、伤口床准备、加速伤口的闭合。术前术后内环境紊乱的纠正、营养支持、控制感染、重要脏器功能维护、体能恢复、糖尿病治疗方案的确定及后续的随访诊疗都是其主要职责。

骨科医生通过手术方式清除感染病灶，通常先由内分泌医生或足病医师作出初步评估后，再从外科医师的角度决定是否手术及手术方式、评估手术风险，尽可能地保证手术成功，降低截肢水平，对术后早期伤口进行处理及病情观察。

足踝外科医师或者整形科医师也从事保肢的外科处理，较大的创面需要植皮修复，足的矫形手术、清创手术和一些预防性足外科手术等也需要干预。

血管外科和介入科医师在糖尿病足诊治团队中主要是评估和恢复下肢创面周围的血液供应，促进足溃疡的愈合和降低截肢率。在我国糖尿病足溃疡的病因中有超过70%的溃疡与周围血管病变有关，有效的血供恢复是保障溃疡愈合的前提条件之一。血管外科医生通过体查血管的搏动情况及相应供血区皮肤软组织病变、皮温及踝肱指数（ABI）、下肢血管彩超、CTA、DSA等评估溃疡周围的血供，确定是否需要放置血管支架或球囊扩张或是只能通过药物恢复并维持血供。

麻醉/疼痛科医师可协助疼痛管理，在围手术期评估患者手术风险，选择恰当的麻醉方式，为手术的顺利进行保驾护航。麻醉/疼痛科推行的脊髓电刺激术对促进创面愈合、改善症状也有一定的疗效。

康复科医技人员在整个糖尿病足诊疗过程中具有非常重要的作用。众多的糖尿病足发病与足畸形、步态异常、足底压力异常相关，如何用保守方法解决这些问题达到预防糖尿病足发病以及术后康复需要康复科医技人员的参与，他们在术后可以帮助患者进行假肢制备、恢复肌力、改善循环等。同时根据患者的足部情况可以定制个性化的鞋具或者减压鞋垫等帮助患者减压，促进溃疡的恢复和预防溃疡的复发。如果医院缺康复科，也可由足病医师接受培训后承担此项职责，减压鞋具可联系相应厂家个性化定制。根据不同的症状，可以选择有不同保护功能的鞋，从非常软的鞋子到类似于假肢的鞋。保护功能不充分的鞋会导致足部出现过度角化、胼胝，尚有保护性感觉的患者会感到足部疼痛，而过度的措施会导致保护性的鞋不利于穿着，患者就又会穿回原来的鞋。但是如果患者坚持下来，持续穿过度保护的鞋，那么足就会因为不使用和训练而失去它本来的保护机制，使用了不必要的保护性措施，一段时间后没有了这种措施，患者将无法行走，曾经过度的保护性措施此时就变成必需的。比如，坚硬的鞋底会导致足固有肌肉废用。因此，如果跖骨关节可以活动，就不应该常规使用硬鞋底，应在必要时使用。

临床药学医师和感染科医师的作用主要体现在协助抗感染药物及疗程的选择上，特别是在抗生素耐药、多重细菌感染、合并真菌感染、肝肾功能不全等情况下。如何选择合适的抗生素及疗程，如何鉴别特殊类型的感染，在骨髓炎及软组织感染的手术和非手术处置中，尤其是对合并免疫性疾病或正使用免疫抑制药的患者，抗生素的种类和剂量选择，临床药学和感染科专家的意见至关重要。

超声诊断科的医师对血管是否狭窄、血流速度等也具有非常重要的辅助诊断作用，操作的无创性使其往往被首选并广泛应用。影像科医师参与对糖尿病足的正确诊断。他们可协助判断患者有无骨骼、肌肉、关节等部位的病变，有无夏科神经骨关节病及其他足畸形，是否矫形成功等。在糖尿病足溃疡创面微生物鉴定中，微生物室医技人员对微生物的培养、鉴定以及药敏鉴定具有重要作用，可以指导临床医师合理使用抗生素。病理科医师进行皮肤溃疡活体组织病理检查，鉴别筛选出恶性肿瘤及免疫性疾病等造成的特殊创面，以免误诊，对皮肤真菌感染及溃疡的诊治也有重要意义。

营养师同样不可或缺，糖尿病足是慢性消耗性疾病，全身营养状态直接关系到能否打赢这场持久战。作为重要的基础支持治疗，营养师需要及时、合理地在病程的每个阶段动态给予营养评估和指导，结合患者的进食方式、胃肠道症状、对心功能及肝肾功能的特殊要求等个性化制订营养处方，帮助患者恢复营养状况，提高免疫力，促进伤口的修复。

糖尿病教育师和护士在糖尿病足的护理、心理指导、教育、后续随访中起重要作用。经过培训的糖尿病足护师可以帮助医师筛查糖尿病足的危险因素，整理糖尿病足患者的档案资料，协助医师处理伤口，教育患者以及做好随访工作。他们既能独立工作，又能当好医师的助手、患者的朋友，有助于糖尿病足的诊疗和预防复发。在新兴的“互联网＋护理服务”模式下，三甲医院的糖尿病足护师可外出执业，精准对接人民群众的多样化、多层次健康需求，使患者足不出户就可以享受到三甲医院的优质护理服务，而社区的护理人员还可以帮助患者做好家庭保健计划，预防糖尿病足病复发。

心脑血管病医师对于控制心脑血管危险因素，评估心脑血管事件发生风险及防治心力衰竭、急性冠脉综合征、脑梗死、脑出血、栓塞等心脑血管事件方面具有非常重要的作用。糖尿病足患者，尤其是有严重下肢血管病变患者往往合并有心脑血管病变，血管源性猝死的预防需要心脑血管专家的参与。

肾病科医师在糖尿病足诊治过程中主要是评估和维护肾脏功能。糖尿病足合并多种慢性糖尿病并发症，其中糖尿病肾病占了相当大的部分，糖尿病肾病患者存在钙化风险，血管钙化更加重了糖尿病足治疗的难度。这部分患者能否耐受造影剂检查、能否耐受手术、其血管钙化是否与肾功能不全有关等均需要肾病科医师的指导意见。接受透析甚至移植治疗的糖尿病足患者病情复杂，调整药物剂量和免疫抑制药的合理使用更需要肾病科医师的指导。

烧伤整形科在创面修复方面起到关键作用，最大限度地挽救了肢体，降低了致残率，提高了患者的生活质量。在充分的创面准备基础上通过整形外科手术行植皮或皮瓣移植能有效封闭创面并功能重建，可以显著提高手术的成功率，得到广泛应用。Wagner 分级法对创面修复具有指导意义，见表 2-1-1。近年来有大量的文章报道了植皮或皮瓣移植在糖尿病溃疡治疗中的有效性。

中医科在糖尿病足诊治中的原则是辨证论治，根据不同情况采用不同药方，药方分内用、外用。另外，中医会根据不同时期的糖尿病足采取不同的治疗方法以达到最佳的疗效。内服活血化瘀、清热解毒的药方，外用去腐生肌的药方进行治疗。使用温经通络的中药对患处进行熏蒸、浸泡，可以起到很好的治疗效果。另外，糖尿病足患者经常合并其他慢性并发症，如糖尿病胃轻瘫，可以采用针灸、中药等辅助治疗。

皮肤科的参与在糖尿病足的鉴别诊断及创面管理中都有重要作用。糖尿病足病因复杂，治疗困难，预后差。与其他患者一样，糖尿病患者会发生许多皮肤病，有些为糖尿病特有，如发疹性黄瘤、胶原沉着症、蜡样皮肤、类脂质渐进性坏死等，还有些为磺脲类药物所致。但更多为糖尿病合并皮肤疾病，如真菌感染、湿疹、皮肤瘙痒等。血糖代谢异常可使皮肤疾病难以愈合，易合并感染。足部真菌感染、湿疹也是糖尿病足部溃疡、感染的诱因。因此，不能简单地将糖尿病足部病变认作糖尿病所致足病，要对特殊病变进行鉴别，选择合适的治疗方案。

其他科室如心理科、高压氧科、理疗科等在糖尿病足诊疗过程中也具有一定的作用。糖尿病足患者诊治过程中的可能出现的心理障碍越来越得到重视，心理医师能帮助患者缓解焦虑、恐惧等情绪。高压氧治疗对静脉曲张性溃疡、缺血性溃疡等也具有重要作用，高压氧科医师能够评估患者是否需要进行高压氧治疗以及如何进行高压氧治疗。

糖尿病足 MDT 各学科主要任务见图 2-5-1。

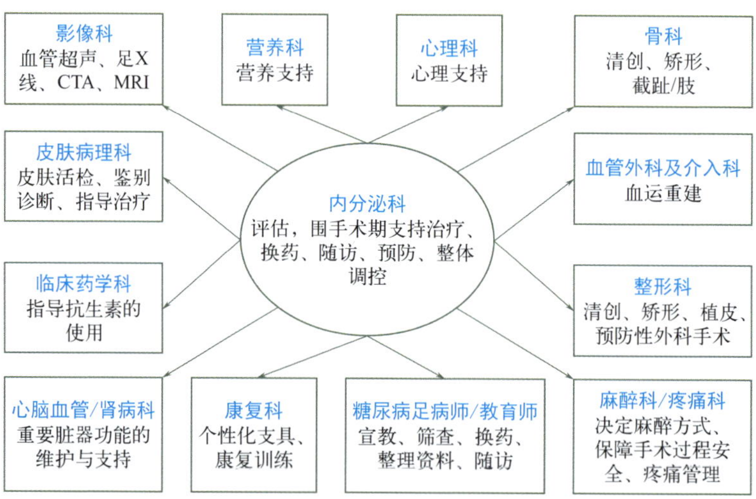

图 2-5-1 糖尿病足 MDT 各学科主要任务示意

综上所述，糖尿病足病既是糖尿病全身并发症的局部表现，也是可以直接危害生存的一种并发症，临床处治中应该抓住最突出的问题，分阶段处理。一切合作都是为了使患者的利益得到最大化，通过合作，患者可以接受综合的、高质量的服务，有效促进伤口愈合和肢体保全，降低截肢率和溃疡复发率，减少患者住院天数和住院开支，改善患者预后及生活质量，保障身心健康。

第六节　糖尿病足的预防

一、糖尿病足的一级预防

糖尿病足的一级预防主要是针对病因的预防，通过定期筛查发现糖尿病足高危人群，采取综合性防治策略纠正或去除与糖尿病足相关的各种危险因素，以达到减少糖尿病足发生的目的。国际糖尿病中心提出，通过早期诊断和积极管理，45% ～ 85% 的足溃疡是可预防的。目前，我国糖尿病足诊疗多依赖于患者自身发现，导致糖尿病足诊断晚、预后差，很大一部分患者在就医前已造成不可逆的伤害。因此，糖尿病足的预防和降低糖尿病足患者截肢率的关键是尽早识别出有糖尿病足高危因素的患者。在病史询问过程中，发现存在糖尿病足高危因素者应加强糖尿病足相关防护知识宣教，提高患者对糖尿病足危害性和可防治性的认识。这部分内容主要由门诊医师或糖尿病足专科护士完成。具体包括以下内容：

（一）糖尿病足高危人群的筛查

1. 糖尿病足高危人群定义

目前没有足部溃疡，但伴有糖尿病足部溃疡的患者，存在一个或多个高危因素。

2. 糖尿病足部溃疡的高危因素

具体内容见第二章第一节。

（二）糖尿病足高危人群的管理

（1）控制体重、戒烟酒、避免熬夜、规律作息、适量运动等生活方式调整。

（2）调节代谢紊乱　有效控制血糖是治疗糖尿病足的基础，除控制血糖外，血压、血脂、尿酸等也需同步控制至达标，纠正低蛋白血症，改善全身营养状态，提高机体免疫力。

（3）改善微循环　扩张血管，降低血液黏度，改善足部组织供血。

（4）营养神经　使用硫辛酸、依帕司他、甲钴胺等神经营养药物促进神经功能恢复。

（5）对危险因素的干预

① 加强糖尿病及足病防护知识宣教，提高糖尿病患者对糖尿病足危害的认识。

② 对于足部胼胝的患者，请专业的足病医师进行修剪清理。

③ 对于足底压力分布异常、足部畸形或关节活动障碍者，可给予定制个体化鞋（垫）或者糖尿病足预防靴，严重者可考虑到骨科、运动康复科进行手术矫正或佩戴相应矫形器。

④ 对于有间歇性跛行或静息痛或者 ABI 值明显下降的患者，需进一步完善 CTA 检查，评估下肢血管情况，进行运动康复或者内科治疗，必要时进行外科介入手术。

⑤ 对于真菌感染、湿疹、皮肤干燥皲裂等患者需加强皮肤护理，必要时请皮肤科会诊进行治疗。

⑥ 对于存在糖尿病肾病、糖尿病视网膜病变者应及时到相关科室进行诊治；同时还需加强心理支持治疗。

⑦ 坚持日常足部保健措施：a. 避免赤脚行走。b. 每日以温水洗脚和按摩，局部按摩要轻柔，避免用力搓、捏等损伤皮肤的动作。不能用脚来试水温，因为足部感觉迟钝；要用手试水温，水温 37 ～ 38℃，不超过 40℃，避免水温高引起足部烫伤，洗脚后用干毛巾将趾间擦干。c. 冬季取暖时，热水袋需要用毛巾包裹后才可与足部皮肤接触，以降低高温烫伤的概率。d. 定期修剪趾甲，但修剪趾甲时尽量平剪，避免斜剪伤及甲沟，同时应注意避免修剪过度过深或涂擦腐蚀性强的药物；修剪完后需磨平磨光，避免碰伤足部皮肤。e. 出现皮肤大疱或血疱时，不要随意刺破，需在专业人员无菌条件下处理，避免感染。f. 平时出行宜穿宽大透气的软底鞋，避免穿高跟鞋。g. 避免长时间站立，因为久站或久坐会加剧足部微循环障碍，导致供血供氧进一步降低，从而增加压力性创伤的风险。

（6）对于足部皮肤完整的缺血型或神经缺血型患者，运动锻炼能改善间歇性跛行患者的最大步行距离及无痛行走距离，还可以显著提高下肢动脉病变患者的运动功能指标。强化步行运动可以提高运动耐受性，改善运动功能，且不会增加不良事件的发生，是一种安全有效的治疗方式。一般是每次 10 ～ 15min，每天 2 ～ 3 次，坚持至少 3 个月。

（三）糖尿病足的筛查频率

虽然目前暂无足够的研究证实高频率检查能够阻止糖尿病足的发生，但通过增加检查频率可以及早发现糖尿病足溃疡，在避免及延缓糖尿病足的发生方面具有关键作用。2023 年国际糖尿病足工作组（IWGDF）发布的糖尿病足溃疡的防治指南中对糖尿病足高危患者的风险分级、足部检查频率等问题进行了总结。

随着时间变化，糖尿病患者高危足的风险会不断改变，IWGDF 推荐的足部筛查和检查频率有助于指导患者根据自身风险状况而调整筛查频率（表 2-6-1），从而实现对糖尿病足患者的动态分级管理，为糖尿病足溃疡患者制订个体化预防措施奠定了基础。

表 2-6-1　糖尿病足的筛查频率

分类	临床特点	筛查频率	预防措施
IWGDF 0 级 极低溃疡风险	伴有周围神经病变和（或）周围血管病变	每年	控制血糖、血压、血脂，预防神经病变、血管病变
IWGDF 1 级 轻度溃疡风险	伴有周围神经病变和（或）周围血管病变	每 6 ～ 12 个月	开展糖尿病足护理知识学习，穿合适鞋袜，避免足部创伤
IWGDF 2 级 中度溃疡风险	伴周围神经病变、周围血管病变和（或）足部畸形	每 3 ～ 6 个月	每日检查足部有无破损，正确修剪趾甲、胼胝、鸡眼，矫正足部畸形、治疗脚癣
IWGDF 3 级 重度溃疡风险	伴周围神经病变、周围血管病变和足部溃疡病史或下肢截肢（趾）史	每 1 ～ 3 个月	每日监测足部皮肤温度，及时治疗，定制鞋具，为足部减压

（四）糖尿病足一级预防流程

见图 2-6-1。

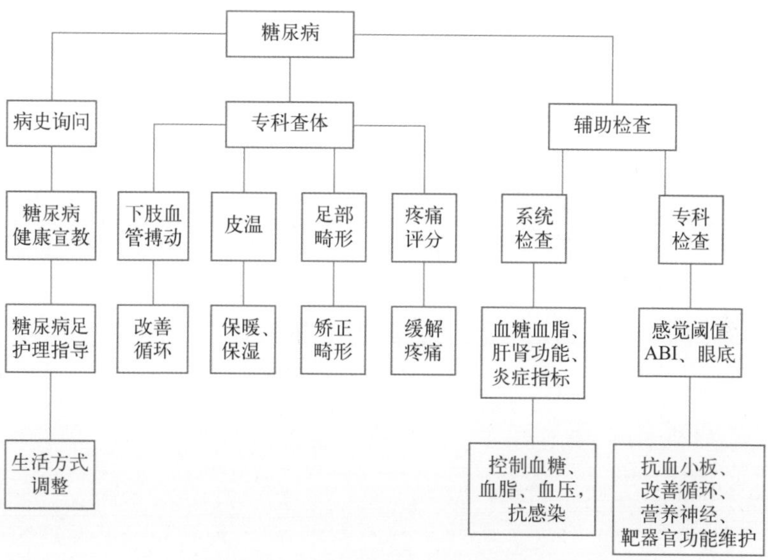

图 2-6-1　糖尿病足一级预防流程

二、糖尿病足的二级预防

糖尿病足的二级预防，主要指针对已发生糖尿病足溃疡的人群进行专业化诊治，在综合评估基础上做好多学科合作和分级诊疗工作，及时对糖尿病足溃疡患者进行规范化诊治，以避免或减少糖尿病足截肢（趾）的发生。

糖尿病足是糖尿病慢性并发症在足部的集中表现。糖尿病足患者因足病而造成的截肢率比非糖尿病患者高 5 ～ 10 倍，严重威胁了糖尿病患者的健康。糖尿病足患者截肢预后差，5 年死亡率约 40%。并且其生存期间的治疗和护理给个人、家庭和社会带来了沉重的经济负担。据调查，糖尿病足患者中，约 2/3 以上合并神经病变，1/2 有高血压、视网膜病变、肾病，1/4 ～ 1/3 合并心血管、脑血管、下肢血管病变或血脂异常。因此，糖尿病足的治疗不是简单地对一种疾病的治疗，而是涉及多方面因素的综合治疗。要使糖尿病足得到良好的愈合，就必须从整体上对糖尿病造成的机体各方面病理状态进行有效的治疗和调节。全身系统治疗与伤口局部治疗既密不可分，又互为因果、相互影响。在对糖尿病足溃疡的治疗过程中，只有从整体上把握，才能取得满意的效果。

（一）治疗前评估

治疗前评估需进行全面综合性评估，主要包括全身、下肢及创面三个层次的评估，具体内容见表 2-6-2。

表 2-6-2　治疗前全面综合性评估

项目	临床表现	辅助检查
全身评估	营养代谢：贫血、低蛋白血症、维生素 D 缺乏、高血糖、高脂血症、高尿酸血症、酮症等	血常规、肝肾功能、血糖、血脂、血酮体
	酸碱电解质：酸碱中毒及低钾、低钠、低钙血症	血气分析、电解质、尿沉渣
	感染症状：发热、心率加快	血常规、血沉、C 反应蛋白、降钙素原、分泌物培养
	合并症：心、脑、肾、眼以及肝肺功能不全	心电图、头部 CT、眼底检查、心肌酶、肾功能、胸片
	心理认知：紧张、焦虑、抑郁、痴呆、谵妄	交谈情况，心理量表评估
下肢评估	足部畸形、夏科关节病	查体及影像学检查
	动脉：间歇性跛行、静息痛、坏疽	触诊、ABI、经皮氧分压、彩超、CTA
	静脉：水肿、静脉曲张或血栓	彩超
	神经：感觉缺失、肌肉萎缩、皮肤干燥	触觉、温度觉、振动觉、感觉阈值
创面评估	创面位置、面积及深度	视诊、探针、专业软件测量（掌上益足 APP）
	有无渗液及其量、颜色、气味、疼痛等	视觉、嗅觉、疼痛等评分
	有无蜂窝织炎、深部脓肿、骨髓炎等	探针、影像学（X 线、MRI、窦道造影等）

（二）全身系统治疗

1. 控制血糖

把血糖控制在理想的范围是预防糖尿病足发生的重要环节，也是促进糖尿病足愈合的重要因素。所以良好的血糖控制应该贯穿糖尿病足患者整个治疗过程。血糖的控制不能仅靠单一的药物治疗，还需要饮食、运动、药物、监测、心理调适等综合疗法。溃疡面大、感染严重者最好用胰岛素控制血糖。

2. 控制血压

（1）生活方式干预

① 低盐：食盐每天控制在 6g 以内，合并高血压、糖尿病肾病时需要更严格。

② 低脂饮食：减少含脂肪高的肉类饮食摄入，增加含蛋白质较高而脂肪较少的禽类及鱼类的摄入。

③ 限酒：不推荐糖尿病患者饮酒，一般女性每天饮酒不超过 15g，男性不超过 25%酒精（相当于 450mL 啤酒或 150mL 葡萄糖酒或 50mL 白酒），每周不超过 2 次。

④ 减轻体重、戒烟、保持心理平衡等。

（2）药物治疗　药物尽量选择长效降压药物，同时要注意肾功能情况。降压药物的种类有利尿药、β 受体阻滞剂、钙通道阻滞剂（CCB）、血管紧张素转换酶抑制剂（ACEI）、血管紧张素Ⅱ受体拮抗剂（ARB）和 α 受体阻滞剂。

3. 调节血脂

（1）生活方式干预

① 饮食治疗：在满足人体生理需要，维持合理体重的基础上，减少饱和脂肪酸和胆固醇的摄入。适度的高纤维素饮食可增加肠道中总胆固醇的排泄。

② 戒烟、限酒、运动、减轻体重、保持精神愉快等。

（2）药物　常用的调节血脂药物主要有贝特类、他汀类、烟酸及其衍生物和胆汁酸螯合剂四类，不同药物的调脂作用各有特点，需要根据患者的风险状况及血脂异常的特点进行选择。

4. 危险因素控制及治疗目标

血糖一般控制在 $HbA_1c < 7.0\%$，如果低血糖发生风险高，可以考虑放宽标准。低密度脂蛋白胆固醇（LDL）$< 1.8mmol/L$，血压一般需要控制在 130/80mmHg 以下，如果高龄老人或合并较多疾病状况可根据情况调整。其他包括治疗动脉粥样硬化性心血管疾病、肥胖、肾功能减退等。需要考虑使用他汀类药物、抗血小板药物、ACEI 类药物等，对降低心血管事件可能有益。另外，生活方式干预也很重要，包括低盐低脂饮食、合理运动、戒烟限酒、心理支持等。

5. 感染控制

（1）糖尿病足感染的诊断　糖尿病足合并感染时，需要明确感染的程度、范围、窦道大小、深度、有无骨髓炎。此外，糖尿病足溃疡患者伴有严重血管病变时，即使有严重的感染，也可以不表现出严重的感染征象。糖尿病足感染必须通过全身以及局部综合评估后做临床诊断。因此，客观检查非常重要。

① 开放的感染创面需要使用探针探查骨试验：低危骨髓炎患者若探查结果为阴性，可排除诊断；高危骨髓炎患者若探查结果阳性，则很大程度上能够确诊。

② 炎症指标：显著升高的血清学标志物，尤其是血沉，在可疑骨髓炎患者中有较大的诊断价值。

③ 影像学检查：非浅表的糖尿病足感染都需要进行足 X 线检查。如果评估软

组织感染以及骨髓炎的证据不足，可以考虑进一步进行 MRI 检查。

④ 细菌培养：首选感染创面内的组织标本，而不是拭子，以确定致病微生物与对其敏感的抗生素。

（2）糖尿病足感染的处理 几乎所有发生临床感染的糖尿病足创面都需要使用抗生素治疗，但是抗生素治疗无益于非感染性溃疡，因此没有发生临床感染的创面不需要使用抗生素治疗。糖尿病足合并感染多为混合感染，包括需氧菌和厌氧菌，前者以金黄色葡萄球菌最常见，其次是链球菌、肠球菌、肠杆菌、表皮葡萄球菌。随着抗生素的广泛应用，一些耐药菌株如耐甲氧西林金黄色葡萄球菌、多重耐药/泛耐药铜绿假单胞菌等越来越多。在处理糖尿病足感染时，要评估传统药物的使用、既往抗生素的使用、既往病原菌以及药敏结果，综合考虑后选择抗生素。

① 基本原则：治疗开始阶段，在未知病原菌的情况下可根据经验选择抗生素，多使用广谱抗生素。在病原菌明确之后，应改用敏感抗生素治疗。治疗时间可根据临床征象、血沉及外周血白细胞、放射学及微生物的检查结果来决定，对于抗生素治疗效果欠佳者，需要反复进行溃疡组织细菌培养，了解致感染微生物变化。不推荐局部应用抗生素。

② 使用方法：当糖尿病足感染轻微时，可口服抗菌药物 1 ～ 2 周，需要注意观察病情的变化，一旦病情恶化或继续发展，则改为静脉给药。对于病情较为严重的患者，应以联合使用抗菌药物为佳，并要足剂量、足疗程，静脉给药，好转后可改为口服。对于未累及骨的感染，治疗时间约需 2 周，有骨髓炎者则需几个月。

③ 外科处理：任何抗生素也代替不了清创引流，因此对严重的糖尿病足感染必须由外科医师进行紧急处置。如深部脓肿、筋膜室综合征，以及所有坏死性软组织感染都需要进行外科紧急干预。此外，骨髓炎伴有蔓延的软组织感染、软组织包膜破坏以及 X 线检查显示进行性骨质破坏或溃疡中有骨突出之类情况，也需外科干预协助诊治。及早进行外科清创可以明显缩短抗生素的使用疗程。

④ 注意事项：创面细菌培养标本所取部位应是深部组织，在溃疡浅表获得的培养标本往往不准确。最好的培养方法是外科手术时不通过溃疡表面而切割分离的组织培养。

⑤ 糖尿病足抗感染治疗流程以及抗生素治疗流程见图 2-6-2。

6. 营养支持

营养物质缺乏容易导致足部溃疡的发生和加重，伤口愈合时间延长，伤口创面愈合不牢固，增加感染和外科术后并发症的危险。糖尿病足溃疡患者的营养支持治疗总体上等同于糖尿病患者的营养支持治疗。但是由于糖尿病足溃疡的伤口多半是慢性伤口，不但影响患者正常摄入营养物质，而且可导致蛋白质等营养物质的消耗。所以，糖尿病足溃疡的营养支持主要是针对蛋白质-能量不足的营养补充或治疗。饮食中可适当增加蛋白质含量，每天蛋白质的需要量可适当增加到 1.0 ～ 1.2g/kg。低蛋白血症、营养不良的患者，应加强支持治疗，必要时可输注血浆、白蛋白或复

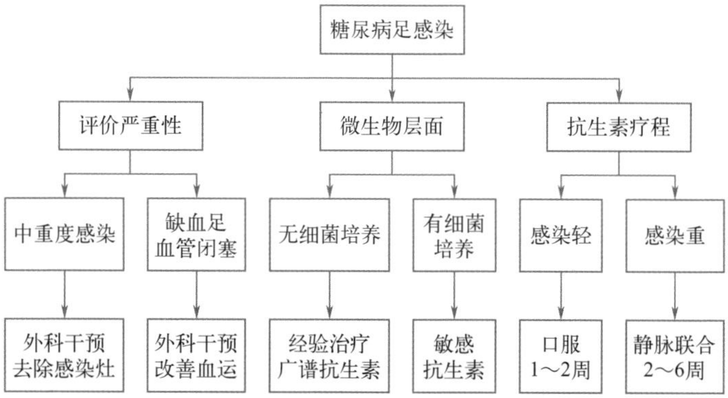

图 2-6-2　糖尿病足抗感染治疗流程以及抗生素治疗流程

方氨基酸液。同时需保证充足的热量，蛋白质才能发挥重要的作用，如果蛋白质缺乏或热量不足将导致蛋白质-热量营养失调，最终造成伤口愈合不良。糖类和脂肪为伤口愈合所需的细胞繁殖和再生提供能量。摄入的脂肪中应包括必需脂肪酸，特别是 ω-3 脂肪酸。

7. 限制活动

急性期或病情较重者需要卧床休息，后期可以活动的患者需要穿戴相应合适的定制鞋或矫正器。

8. 疼痛管理

疼痛已成为继体温、脉搏、呼吸、血压四大生命体征之后的第五大生命体征。糖尿病足患者在感觉丧失情况下多数疼痛觉减退，但是在急性缺血性病变、痛性神经病变患者或局部创面处理时可有疼痛表现。可以通过改善血液循环治疗、选择合适伤口敷料或改善创面技术来减轻疼痛。镇痛药物不作为常规药物使用，确需使用，可采用局部麻醉镇痛药物。局部用药具有全身不良反应小、与其他药物相互作用少等优点，如美国食品药品监督管理局（FDA）批准上市的利多卡因贴皮剂、辣椒素软膏、消心痛喷剂、硝酸甘油贴膜剂等。另外，针刺、经皮电刺激等方法对缓解疼痛均有一定的疗效。严重者可使用全身镇痛药物。糖尿病神经病变引起疼痛时，可以考虑使用三环类抗抑郁药物，如阿米替林（amitriptyline）和丙米嗪（berkomine）、度洛西汀。这些药物可以有效地缓解疼痛。抗惊厥药物如卡马西平、普瑞巴林等。新一代的抗癫痫药物加巴喷丁（gabapentin）是目前治疗糖尿病周围神经病变所致的疼痛的一线药物。严重者考虑使用阿片类镇痛药，如硫酸吗啡、曲马多等，最常见的不良反应是镇静、便秘、恶心和呕吐及成瘾。

9. 改善循环

用扩张血管、活血化瘀等药物改善微循环功能，如前列腺素 E1（PGE1）、低分子右旋糖酐等。西洛他唑除扩张血管外，同时具有抗血小板、抗血栓等作用。另外阿司匹林、氯吡格雷等抗血小板聚集药物，若无禁忌证，也需要使用，必要时可使用蝮蛇抗栓酶或低分子肝素钙注射液等。

下肢动脉闭塞的患者根据情况需要行下肢血管球囊扩张术、植入支架或血管搭桥术。

10. 改善神经功能

可使用 B 族维生素如甲钴胺、醛糖还原酶抑制剂、硫辛酸、神经生长因子等。

11. 健康教育

对于糖尿病足出院后的患者，需进行定期随访教育。指导患者及家属掌握居家常规足部护理的原则及方法，及时发现和处理足部的微小创伤，防止糖尿病足进展。

（三）创面局部治疗

糖尿病足创面血供差，缺乏新生血管，创周组织长期受到炎症刺激而出现纤维组织增生或者瘢痕，部分患者创面部位的软骨、骨或者关节裸露，存在死骨，容易出现骨质反复炎性增生，这些都会造成创面难以愈合。

1. 清创处理伤口床

清创术是创面愈合的基础，糖尿病足溃疡清创的原则是将慢性伤口转为急性伤口。定期彻底清除溃疡局部的感染坏死组织可有效促进组织深部脓性分泌物的排出，促使慢性创口转化为亚急性或急性创口，从而加速溃疡创面和深部组织的愈合。清创包括锐性清创和非手术伤口清创两大类清创方式。

（1）糖尿病足溃疡清创治疗的优势

① 彻底清除坏死组织以减少新生组织生长障碍，为其快速生长留出空间。

② 减轻组织间炎症水肿的高张力状态。

③ 彻底开放脓腔，充分引流，暴露创面真实范围和深度。

④ 减轻创面局部细菌负荷，有助于局部感染的控制。

⑤ 减少坏死组织分解及降解过程中毒素的吸收，减少全身感染概率，改善患者身体功能状态。

（2）锐性清创术　利用刀、剪等锐性器械清除开放伤口内的异物，切除坏死、失活或严重污染的组织，也包括周围的老茧。这一过程有助于再上皮化并降低足底老茧处的压力。

（3）非手术伤口清创术　包括自溶清创术、酶学清创术、生物清创术等。

① 自溶清创术：是利用机体自身的酶和敷料保持的水分，液化失活组织，维持创面的湿性平衡，不会引起疼痛，但清创速度较慢。自溶性清创常见的敷料有水胶体、水凝胶和透明膜敷料。水凝胶是一种由不溶性聚合物制成的特殊敷料，可以结合大量的水。结合的水可以作用于伤口，未饱和的聚合物基质可以吸收伤口渗出液，保持伤口在最佳湿度水平。潮湿的环境为细胞创造了有利的条件，有助于自溶清创，通过内源性蛋白水解酶增强了坏死组织的分解。

② 酶学清创术：局部应用含酶制剂使坏死组织液化，结合锐性清创的效果更佳。因为酶具有比较强的活性，通过酶作用，可以将伤口基质中的失活组织降解，

但抗菌制剂局部应用会降低酶学清创的效果，胶原酶软膏是一种最常用的酶清创剂。

③ 生物清创术：通过无菌环境下培育蛆虫作用于创面，吞食和消化坏死组织和致病微生物，可以清除坏死组织。研究证明，铜绿蝇是治疗糖尿病足溃疡最常用的一种蛆虫。该方法已在糖尿病患者和不同的糖尿病足溃疡动物模型中应用，也通过了试验。结果表明，经多次循环处理后，创面完全没有细菌污染，创面愈合后形成新的封闭组织。

虽然合理的清创频率是创面愈合的独立影响因素，但对于感染创面的清创时机仍应严格把握，过早或过迟的清创治疗均不利于溃疡创面的恢复。若存在干性坏疽，可在干性坏疽与周围正常组织分界清楚时进行清创。如果创面处存在湿性坏疽，则应及时切开引流以减轻创面压力；若糖尿病足溃疡合并下肢血管病变，应在恢复下肢血运后再清创，以避免更大范围的组织坏死，而对于存在气性坏疽或脓肿的患足，则应立即给予相应的外科治疗。在系统创面治疗 6 周内仍然不能愈合的糖尿病足溃疡，则应考虑进行血管成像检查和血运重建治疗。

（4）清创的注意事项

① 一般情况下使用生理盐水清洗溃疡创面，避免使用其他消毒药水清洗创面。厌氧菌感染时可先用过氧化氢溶液消毒，再使用生理盐水清洗。

② 缺血性溃疡和大面积溃疡需要在强有力的全身支持治疗下逐步清除坏死组织，蚕食状清创；彻底清创的同时应注意保护血运（可使用超声清创刀）。

③ 下肢、足部皮下组织出现坏死性筋膜炎时应积极切开引流、扩大清创。骨髓炎时需要外科干预清除感染骨，截趾时注意保护邻近足趾血运，防止相邻足趾序贯性坏死。

④ 足底内、中、外间隙必要时应敞开引流。对于变性、坏死组织应扩大切除范围，特别是变性的脂肪组织。

⑤ 清创后可选择二期封闭创面，暂用生物敷料覆盖，培养基底肉芽组织。

2. 负压封闭引流技术（VSD）在糖尿病足治疗中的应用

参见第二章第三节。

3. 创面封闭-富血小板血浆凝胶在糖尿病足创面修复中的应用

参见第二章第三节。

4. 红光照射治疗在糖尿病足治疗中的应用

① 红光治疗仪具有见效快、操作简单、患者接受度高等优势，通过红外线照射创面可促进局部微循环与新陈代谢，改善患者创面愈合环境，从而加快创面愈合速度。

② 红光治疗仪在照射过程中可发出大功率带状红光光谱，以物理方法滤过大部分红外光线，仅保留波长 600 ～ 700nm 的可见波段，该波段的穿透性强，有利于创面的愈合。

③ 红光治疗仪通过光敏化作用与人体组织线粒体产生共振，当细胞线粒体吸

收红光时，可出现酶促反应，提高线粒体过氧化氢酶的活性，蛋白质合成增加，三磷酸腺苷分解增加，加快细胞代谢及血流速度，并可促使血管扩张，改善微循环。同时还可以激活巨噬细胞系统、增强淋巴系统功能、刺激胶原蛋白生成，从而促进创面组织肉芽生长。

④ 红光治疗仪可降低交感神经兴奋性，提高微循环灌注量，促进渗出物的吸收，从而有利于减轻炎症反应，加快细胞生长速度，缩短溃疡创面愈合时间，还可以刺激损伤的末梢神经轴突生长，使神经髓鞘形成加快，从而促进神经功能恢复。

因此，应用红光治疗仪照射糖尿病足溃疡创面，可以提高糖尿病足患者足背动脉血流速度，同时营养末梢神经，减轻感染，从而促进创面愈合，降低截肢 / 趾风险，提高生活质量。

5. 氧疗在糖尿病足溃疡治疗中的应用

（1）原理　氧疗是临床上治疗慢性伤口主要方式之一。氧疗分为高压氧疗（HBO）和局部氧疗（TOT），充足的氧气能够使羟化酶与胶原蛋白结合形成羟化胶原蛋白，有利于血管的重生，是伤口恢复的促进要素之一。当缺乏羟化胶原蛋白、血管无法重生时，则会阻碍伤口的愈合。

（2）高压氧疗（HBO）　使用高压氧治疗，可提高组织内的氧分压，加速成纤维细胞增生、胶原蛋白释放、肉芽组织产生，加速上皮生长。抑制了细菌的多种代谢反应，对某些细菌有直接杀菌或抑菌作用，尤其是创面有厌氧菌感染者。早期使用高压氧治疗，可促进局部血运，减轻水肿，改善受损组织缺血缺氧状态和增强抗感染能力，从而加快难愈创面的修复和愈合，使残余瘢痕组织的数量少于预期常规治疗伤口的瘢痕。此方法不但能提高治愈率，缩短病程，减少患者痛苦，还具有安全、有效和无创的特点，也可迅速消除创面水肿，改善局部缺氧状态，促进创面愈合。与其他治疗方法合并使用更是可以起到事半功倍的效果。

（3）局部氧疗（TOT）　2003 年 Cordilb 等首次报道局部氧疗可加速创面的愈合，随后进行了相关基础研究，提出血管断裂后的局部低氧血症是限制创面愈合的关键因素。局部氧疗能够提高糖尿病足溃疡创面治疗效果的原因可能是：①氧气是细胞再生的重要元素，糖尿病足溃疡创面局部缺氧会导致成纤维细胞和胶原蛋白量减少，而胶原蛋白是真皮组织的主要成分，成纤维细胞和胶原蛋白减少将导致真皮层被破坏，使用局部氧疗通过创面直接供氧提高创面组织的氧分压，加快创面组织内细胞增殖活性，促进各类生长因子表达，提高细胞再生能力和胶原蛋白形成，并加速创面组织内毛细血管再生，从而促进创面愈合。②局部氧疗提高创面组织的氧分压，高浓度氧不仅会使厌氧菌和部分革兰氏阴性菌代谢受到阻碍，而且可以弱化厌氧菌和部分革兰氏阴性菌的生长繁殖能力，从而导致细菌死亡。同时，富氧条件下可以增强中性粒细胞、巨噬细胞的吞噬和杀菌等活性，从而增强组织的抗感染能力，促进糖尿病足创面愈合。③局部一定浓度的氧流量可减少创面渗液，促进创面干燥结痂，减轻局部炎症反应，使创面持续保持良好的环境，良性循环有利于各类生长因子表达，提高细胞再生能力，从而促进创面愈合。TOT 较 HBO 条件更加宽松且消耗资源较少，因此在临床上被普遍推广。研究表明，当局部组织的氧分压在 6.67 ～ 13.33kPa 时，伤口的愈合效果最好。使用微氧治疗仪局部给氧时建议参数设置为氧流量 3L/min，温度 27℃，湿度 65%。VSD 与 TOT 联合应用可以改善创面微环境，减少伤口床细菌感染，促进伤口血管重生，最终更快地促进创面愈合。

6. 干细胞移植治疗在糖尿病足溃疡中的应用

（1）原理　干细胞具有多向分化潜能，可分化成肌纤维细胞、角质形成细胞、周细胞和可能参与伤口愈合的上皮细胞。另外，干细胞也能合成和分泌细胞因子，促进细胞募集、免疫调节、细胞外基质重建、血管生成和神经再生，共同发挥促进溃疡愈合作用。

（2）临床应用　干细胞移植主要包括胚胎干细胞和成体干细胞。因胚胎干细胞存在伦理问题，目前临床上主要使用自体干细胞移植。根据干细胞来源不同，自体干细胞移植通常分为骨髓的干细胞移植、外周血的干细胞移植以及改良的骨髓干细胞移植。

（3）适应证

① 各种原因导致的慢性下肢缺血性疾病；影像学检查提示病变血管无流出道；无法行手术搭桥或者介入治疗而保守治疗无效者。

② 尽管有较好的流出道动脉，有动脉旁路移植或者介入成功的可能，但是年老体弱、无法耐受手术创伤打击的患者。

（4）禁忌证

① 血糖控制不好的糖尿病患者。

② 过去 5 年内明确有恶性疾病的患者或血中肿瘤标志物（AFP、CEA、PSA、CA19-9、CA125）水平明显升高者。

③ 严重心、肝、肾、肺功能衰竭或一般状况很差，不能耐受干细胞移植手术者。

④ 近期有心肌梗死或脑梗死病史的患者，有冠心病、脑缺血病史的患者。

⑤ 目前仍在吸烟且不准备戒烟者。

⑥ 主动脉、髂动脉等大动脉闭塞者。

7. 胫骨横向骨搬移术在糖尿病足溃疡治疗中的应用

参见第二章第三节。

8. 骨膜牵张术在糖尿病足溃疡治疗中的应用

参见第二章第三节。

9. 截肢（趾）

截肢平面的选择应考虑多方面因素，如患者诉求、下肢血运情况、截肢断端组织情况等。原则上，应尽量保留肢体长度，术前可根据 ABI、TBI、下肢 CTA 检查及经皮氧分压情况判断截肢平面。已坏疽足趾必须截除，小腿以下截肢、截趾，不建议使用止血带。截肢残端封闭应留置引流管，肌肉、皮下组织用可吸收线缝合，由于糖尿病足截肢残端皮肤愈合需较长时间，建议使用皮肤缝合器缝合固定，术后可直至皮缘愈合良好后再行拆除，而不至于出现缝线反应。

（1）糖尿病足保肢与截肢的选择　选择截肢与保肢应综合评估患者的收益与风险，不能单纯以保肢率来衡量糖尿病足的治疗水平。有时长期（数月）的保肢并不是最正确的方案。对相当比例的糖尿病足患者来说，选择截肢以尽快解决伤口问题对全身的影响是更适合的治疗策略。

① 接受长期保肢治疗的潜在风险

a. 皮肤系统：皮肤萎缩（食欲缺乏、营养不良造成皮下脂肪减少、皮肤老化、变薄及弹力纤维变性）、压力性损伤。

b. 呼吸系统：肺活量减少与通气量降低（呼吸肌肌力减退，肺活量、有效呼吸量及最大通气量降低）、缺氧-限制性损害和水平姿势（卧床）使通气 / 血流比值明显降低、坠积性肺炎；误吸。

c. 心血管系统：心力贮备减少（心肌收缩力减退、心排血量降低）、直立性低血压（最普遍的心血管系统症状）、水肿（静脉血液淤滞、毛细血管流体静力压增高）、静脉血栓形成（下肢静脉血液淤滞、血液高凝状态）。

d. 神经系统：感觉改变（感觉异常和痛阈降低）、运动功能减退、自主神经系统不稳定（自主神经系统活动过度或活动不足，很难维持自主活动的平衡状态）。

e. 肌肉系统：肌力耐力减退（1 周肌力丧失 20%）；肌力恢复速度按每天最大肌力锻炼，每周增加原有肌力的 10%；耐力丧失是肌力减退的结果，其发生速度与肌力减退一致；失用性肌萎缩（肌肉体积缩小）；协调不良与肌肉挛缩（动作协调不良，给站立和行走带来严重的障碍）。

f. 骨骼系统：骨质疏松与异位钙化（骨的有机与无机化合物耗竭导致骨质疏松，易发生骨折，骨钙转移引起短暂或持续性高钙血症，伴钙质沉积在受损的软组织中，称为异位钙化）、关节纤维变性与关节强直（关节周围肌肉被结缔组织代替，关节僵硬）、腰背痛（腰背肌挛缩、腰椎前凸度增加、骨盆前倾易引起腰背疼痛）。

② 接受截肢治疗收益：预防性截肢保全更多足趾，功能性截肢保留肢体长度及功能；迅速去除了丧失功能的肢体远端的感染负担，使全身多器官功能得到改善；显著降低了医疗费用，保全了患者家庭接受后续医疗的能力；现代假肢工艺较完善，截肢短期愈合后佩戴假肢，更利于患者康复及提高生活质量，提高远期生存率。

（2）功能性截肢　过去需要膝下截肢的患者转为部分足部截肢，保留足部的跖行功能，用定制的矫形鞋而不是穿戴假肢，足或全足截肢是医师努力保肢治疗的最后手段。

（3）创面修复-创面清洁、基底血运相对较好时，可根据具体情况选择修复方式。

① 植皮：创面基底肉芽组织已完全覆盖裸露骨质及肌腱。移植皮片以刃厚皮及薄中厚皮为主。

② 皮瓣：由于足部的特殊结构，糖尿病足创面往往伴有深部组织的暴露，如肌腱、血管、神经、骨质等，这种情况下就需要选择皮瓣治疗。糖尿病足患者皮瓣治疗的特殊之处在于，这些患者下肢往往存在不同程度的血运障碍，在选用皮瓣治疗时要相对慎重，首先要明确下肢血运情况，如果条件允许，再酌情选择合适的皮瓣。

（四）糖尿病足二级预防的流程（图 2-6-3）

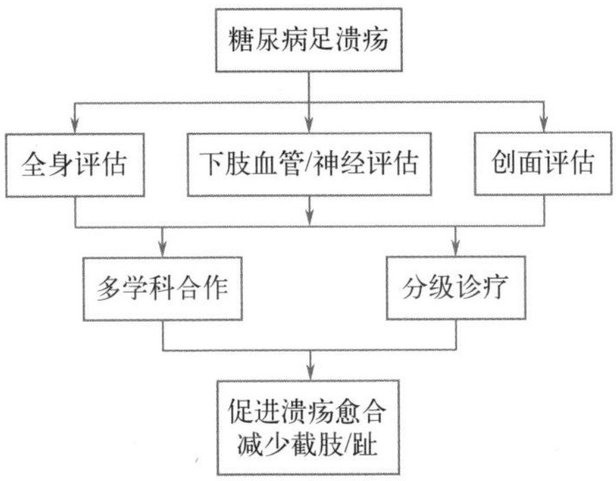

图 2-6-3　糖尿病足二级预防的流程

三、糖尿病足的三级预防

（一）定义

糖尿病足三级预防即为截肢（趾）后的预防再发，主要指对糖尿病足截肢（趾）后的患者采取及时、有效的诊治措施，防止病情继续进展，预防严重并发症和（或）合并症出现，降低死亡和严重残疾的风险，促使患者运动功能恢复及心理康复。

（二）目标

糖尿病患者足溃疡的终身发病率为19%～34%，年发病率为2%。成功愈合后，糖尿病足溃疡的复发率在 1 年内为 40%，3 年内为 65%。糖尿病足截肢（趾）患者多为高龄，血管神经病变较重，存在多个合并症和并发症，且截肢（趾）后运动能力下降，导致其心脑血管事件和全身感染等风险的发生明显增加，同时这些患者也不同程度地出现抑郁、焦虑等心理认知功能障碍。国外研究显示糖尿病足患者截肢后 5 年死亡率高达 40% ～ 50%。因此，对于截肢（趾）后的患者应及时做好心脑肾等重要脏器合并症和并发症的评估和防治，积极做好术后行动能力的恢复（如安装义肢），对于存在严重足部畸形患者则应考虑个体化鞋（垫）具，甚至矫形手术治疗，同时要注重患者心理调适，使其感受到来自家庭和社会的支持，以达到减少死亡和严重残疾的目的。

（三）糖尿病足三级预防的流程（图 2-6-4）

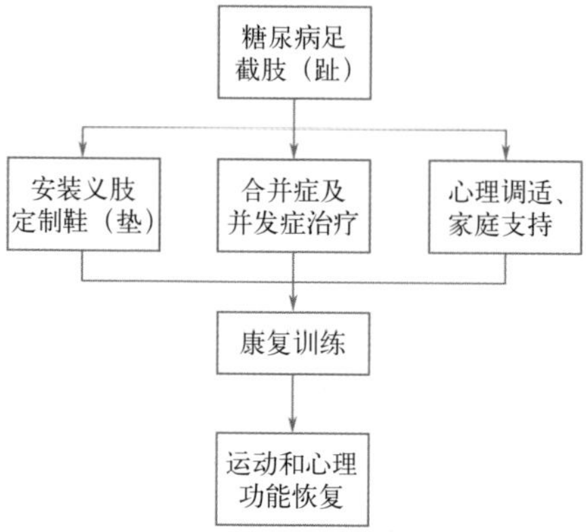

图 2-6-4 糖尿病足三级预防的流程

第七节 糖尿病足的分级诊疗和转诊

一、分级诊疗

（一）分级诊疗的定义

分级诊疗是指为提高卫生服务体系的效率和节约成本，在政府主导下根据各医疗机构的功能定位和技术实力，按照疾病的轻、重、缓、急及治疗的难易程度进行分级，不同类型的医疗机构承担不同类型疾病或疾病不同阶段的治疗，以基层首诊、双向转诊为核心来促进患者的有序就医。

（二）糖尿病足的分级诊疗

1. 糖尿病足分级诊疗的必要性

近年来，随着我国糖尿病发病率上升，糖尿病足逐年增加，已成为糖尿病最严重的并发症之一，也是导致住院时间增加及患者致残致死的重要原因。大部分患者初诊于区县级及以下基层医疗机构。因此，基层医疗卫生机构在糖尿病足教育、预防及诊治中有不可或缺的地位。但糖尿病足溃疡患者多为高龄，并发症和合并症较多，感染重，全身血管条件差且存在多种代谢异常和营养障碍，病情进展快而且复杂，住院治疗往往涉及多个学科，需要专业化糖尿病足团队进行综合评估及诊治。所以，基层医院要及时识别危重糖尿病足患者，及时转诊至有条件诊治的综合医院进一步治疗。因此，糖尿病足的预防和治疗需要各级医院共同合作，才能成功实现糖尿病足的全病程管理，降低致残率、致死率，提高糖尿病足患者生活质量。

2. 糖尿病足溃疡防治中各级医院的职责

国际糖尿病足工作组在2019年糖尿病足防治国际指南中提出，每个国家均应由多学科专家团队参与至少3个层级的足部管理。

（1）一级医疗机构　以社区、乡镇卫生院为主体，有条件的私立诊所也可以加入。主要着眼于筛查糖尿病足溃疡的危险因素，建立包括内分泌科医师、糖尿病教育护士以及足病师的初级糖尿病并发症防治中心。提供的医疗服务包括：①糖尿病及足病教育，对患者及其家属进行宣教工作，提高患者对糖尿病足的认识及重视度，使患者自发地进行糖尿病足自我防控以降低创面足发病率；②足部检查，如足部畸形、胼胝、趾甲问题、小破口等，及时发现问题；③预防性护理，如穿足部减压鞋、日常足部护理以及预防足部受伤的患者教育等。承担的职责为：

① 接诊：病情稳定的患者以及与业务水平和设施条件相适应的糖尿病患者，如糖尿病高危足患者、糖尿病足诊断明确、治疗方案已定的患者或病情稳定后复诊、随访的患者。

② 转诊：能做到早期识别糖尿病足，并将患者转诊到具有诊治糖尿病足病能力的上一级医院。

③ 监测、筛查、随访：建立糖尿病足患者健康档案，定期随访糖尿病高危足患者。

（2）二级医疗机构　以各市二级医院及县级医院为主体的综合医院，着眼于在糖尿病足溃疡筛查的基础上进行合适的干预，建立以内分泌科为核心的中级糖尿病足防治中心，包括糖尿病专科医师、外科医师（普通外科、骨科）、血管专科医师、感染科医师、足病医师及糖尿病专科护士，与制鞋技师、矫形师等专家合作进行高危因素干预。提供的医疗服务包括足部检查、预防及治疗，另外能够处理和评估伴或不伴感染的所有创伤，并具有提供减压、清创、截肢、皮肤移植、定制鞋袜、矫形服务及自我处理创面的能力。职责如下：

① 诊治：主要接诊病情较重的急慢性病患者，如伴有糖尿病其他急慢性并发症的患者、基层医院治疗效果不理想的患者以及经过三级医院诊治后处于肉芽组织生长期的糖尿病足病患者，并进行康复治疗。接诊患者主要表现为单纯表浅性糖尿病足溃疡，患者年轻且血糖控制良好、无严重糖尿病并发症，主要措施是制动、减压，纠正胼胝、嵌甲等足畸形，控制影响足溃疡愈合的因素以及避免局部感染，对病患处进行规范化处理，包括清创、抗感染、改善循环、营养神经等对症治疗。

② 筛查、随访：定期随访糖尿病高危足患者。

（3）三级医疗机构　以省市级三甲医院为主体，建立专门的糖尿病足多学科合作团队，提供的医疗服务包括糖尿病足急危重症诊治、教学、培训、科研任务。职责如下：

① 诊治：能对糖尿病足患者进行内外科的综合处理，主要接诊病情危重、处

理方法复杂的糖尿病足患者，以及市二级医院因技术水平或设施设备有限不能处理的患者，如需要进行外科手术治疗的患者、全身感染较重由县级医院转诊的患者以及其他县级医院难以诊治的患者。

② 教学、科研、培训：给各个县市级医院，包括社区培养糖尿病足专业人员，定期、定点培训，提高各级医疗单位医务人员对糖尿病足的认识。

③ 筛查、随访：早期筛查糖尿病并发症（包括神经病变、血管病变等），有序开展随访工作。

3. 糖尿病足分级诊疗的实施

（1）建立糖尿病足医疗联合体

① 定义：医疗联合体（以下简称医联体），是指一定地域内不同类型、层级的公立医疗机构组合起来，成立协作联盟或组建医疗集团，成为利益共同体和责任共同体。医联体是现阶段推动分级诊疗制度建设的重要抓手和服务平台，其本质是医疗卫生服务体系的自我整合和自我优化，有助于提高患者就诊的连续性以及转诊的效率，最终实现“基层首诊、双向转诊、急慢分治、上下联动”的就医格局。

② 目的：在建立各级糖尿病足防治中心的基础上建立糖尿病足医联体，其目的是发挥大医院对基层医疗卫生机构的支持作用，在区域范围内实现医疗资源共享、医疗信息互联、医疗服务同质，使居民就近享受优质服务，解决“看病难”问题，该模式是新医改背景下对公立医院改革的一项探索性举措。建立糖尿病足区域医联体，可以促使优质医疗资源通过医联体纵向下沉，实现“强基层”，从而达到医疗资源最大化利用和居民就诊的合理分流，实现分级诊疗、双向转诊格局。

③ 优势：通过医联体建立完善的糖尿病足医疗信息共享平台利用移动互联网+技术，对每一位患者进行建档，建立患者基本信息及临床诊疗资料的电子信息库，实现区域医联体各级医疗机构间“一网互通、资源共享、技术支持以及远程会诊、教学”模式，使得糖尿病足患者得到更为系统、规范、全程的诊疗服务和健康管理。各级糖尿病足防治中心根据本医院级别（诊疗水平）对患者进行分级管理，根据病情实现医联体内糖尿病足患者适时的上下转诊。同时定期进行下级医院培训，增加社区和基层医疗机构对多学科合作的足病团队的知晓率。通过糖尿病足医联体建立起共同的医疗网络，来关注糖尿病足患者，实现居家随访。对于需要门诊随诊的糖尿病足溃疡患者，实行每周1次或两周1次的糖尿病足防治中心的多学科联合门诊。同时建立起从一级医疗机构到三级医疗机构快速、有效的临床转诊的糖尿病足绿色通道，最大限度减少患者住院时间，降低糖尿病足的致残率、致死率，降低治疗费用，节省医疗资源。

（2）糖尿病足患者病情分类　见表2-7-1。

（3）根据医院级别（诊治水平）分级　一级医院（初级）、二级医院及部分地方三级医院（中级）、中心三甲医院或糖尿病足诊治中心（高级），各级医院的诊疗内容见表2-7-2。

表 2-7-1 糖尿病足患者按病情分类

轻度	中度	重度
无贫血、低蛋白血症，糖脂代谢控制较稳定，下肢血运较好，无保护性感觉丧失，创面范围小、不深，无或轻度感染，心脑肾等重要脏器功能尚可	存在不同程度的贫血、低蛋白血症，糖脂代谢状况不稳定，下肢血供轻中度异常，轻中度保护性感觉丧失，创面较深，轻或中度感染，轻中度保护性感觉异常，存在心脑肾等合并症	存在中重度贫血、低蛋白血症、糖脂代谢控制差，存在水电解质酸碱平衡紊乱，下肢血供中重度异常，保护性感觉丧失，创面深，中重度感染，心脑肾等多脏器功能不全

表 2-7-2 各级医院的诊疗内容

一级医院（初级）	二级医院（中级）	三级医院（高级）
① 戒烟及血糖监测和控制；②高危足筛查（如胼胝、鸡眼、嵌甲、皮肤皲裂、真菌感染、足畸形）及处理；③糖尿病足相关知识宣教（日常保健护理、合适鞋袜）；④糖尿病足溃疡评估及简单处理；⑤根据病情及时联系转诊；⑥糖尿病足患者后期随访	① 糖尿病足教育，筛查高危足及预防性处理；②糖尿病肾病、视网膜、下肢血管、神经等并发症筛查；③抗感染、改善血供、营养神经、稳定糖脂代谢异常；④评估创面，对创面进行清创、减压等处理，必要时行矫形、截肢（趾）、皮肤移植等	① 综合评估，如心、脑、肺、肾等脏器功能，糖尿病下肢血管、神经等的筛查及足病教育；②系统性综合治疗，如改善水电解质酸碱平衡紊乱，调整糖脂代谢异常，纠正贫血及低蛋白血症，抗感染，改善血供，营养神经，处理复杂创面（严重感染合并缺血、夏科足等）；③应用新型敷料及新技术（负压、血小板凝胶、干细胞移植、胫骨横向搬移、骨膜牵张术等），制订个体化专用鞋袜及支具；④联合感染科、血管外科、骨科、康复、皮肤及心理等多学科进行抗感染、血运重建、截肢（趾）、皮（瓣）移植、矫形、运动康复、心理疏导等全程管理；⑤专业培训指导，开展糖尿病足相关研究，开发新技术

（4）糖尿病足分级诊疗实施中遇到的困难

① 糖尿病足分级诊疗制度不完善：各级医院之间的利益关系存在分配不协调，无明确的转诊规范，尚无详细的糖尿病足转诊标准，且各级医院之间相互沟通存在一定的困难。

② 基层医疗单位对糖尿病足的诊治水平不足：我国基层医疗资源有限，清创设备不全，偏远地区缺乏对糖尿病足诊断的仪器设备。基层医务人员素质及收入较低，缺乏学习糖尿病足知识的机会，没有专业的足病换药、清创师，无条件及时更新糖尿病足诊治方面的知识。

③ 患者缺乏在基层医院就诊的习惯：患者就医时存在对基层医院不信任的现象。

④ 分级诊疗宣传不到位。

（5）推进糖尿病足分级诊疗的可行性措施

① 完善相关法律和政策：政府应从法律层面明确分级诊疗责任、权利和义务。从国家政策上统一规定，明确其发展方向和要遵循的原则，并在财政补偿政策、管理体制等方面做出规定，使各地在改革时有法可依、有章可循。

② 政府统筹规划，加强指导：从我国目前医改的模式来看，各地“因地制宜”，

试点建立了多种模式的分级诊疗，各地政府应结合区域实际情况统筹规划分级诊疗，使其健康、有序发展，使不同层级医疗机构之间实现分级诊疗、优势互补。

③ 完善配套措施：各地政府应完善医疗服务项目价格调整、公立医院分工协作机制、医师多点执业等相关政策和配套措施，调动各级医疗单位的主动性与积极性。

④ 推进区域内医保支付制度改革：通过完善区域内的医保支付制度，推进总额预付、按病种付费等支付制度改革。糖尿病足实行单病种管理、打包付费模式，无疑会大大增加支付制度改革的实施效果。

4. 糖尿病足分级护理模式的探索

糖尿病足溃疡的预防为“三分治疗，七分护理”。基层社区医护人员糖尿病足专业护理能力的提高是预防糖尿病足的重要环节，也是实现及时转诊的关键。推进实施分级诊疗制度和双向转诊，全面提升医疗机构糖尿病综合防治能力和社区护士护理服务能力，才能有效提高社区糖尿病患者健康自主管理的主动意识和积极性，有效控制糖尿病足的发生，进而提高糖尿病患者的生活质量。因此，基于分级诊疗的推进，分级护理模式也应运而生。充分利用三级医院的医疗技术优势和护理专家力量，并与社区护理管理有机结合，形成各级医院与社区、专科护士与社区全科护士、护士与患者之间的互动，有效整合区域慢性病管理和医疗资源；通过开展社区糖尿病足高危人群筛查，进一步构建医防融合、全程有序的糖尿病足“预防—管理—治疗”综合防治服务体系。

（1）低危糖尿病足　社区基层护士给予一般管理及糖尿病健康教育。采用课堂讲授、同伴教育、公益活动等形式向患者重点强调糖尿病足的危害，使患者认识到疾病预防的重要性，提高自我预防意识和预防能力。通过强化足部护理教育与指导建立健康的足部护理行为，使患者养成每日正确洗足、检查足部、足部按摩、正确修剪趾甲、选择合适鞋袜等良好习惯。由社区护士进行监督、提醒，建议患者每年到二级医院复查一次。

（2）中危糖尿病足　由二级医院专科护士从饮食、运动、足部护理等方面对糖尿病患者进行评估，根据评估的结果制定不同的治疗目标、教育计划和随访建议。制定好目标及计划后，患者将转诊回社区医院。由社区医院护士重点管理，进行“一对一”的教育以及每周的跟踪随访。跟踪随访的结果由社区全科护士及时反馈给本科室专职护士，更新教育计划及治疗目标，并且能与社区护士交流。经半年跟踪随访后，再次对患者进行风险等级评估。若患者转变为低危患者，则转诊回社区继续进行一般的管理。若患者仍为中高危患者则转至三级医院进行进一步评估，制订治疗目标及计划，之后再转诊回社区医院进行教育。转诊回社区医院后由社区医院完成患者各个时间点的监督，确保患者建档后得到随访，以保障患者高效转诊。

（3）高危糖尿病足　由三级医院糖尿病足专科医师指导，专科护士以及足病师进行综合评估，从饮食、运动、足部护理、全身营养状态、糖尿病慢性并发症等方面对患者进行全面评估，根据评估的结果制定不同的治疗目标、教育计划和随访建议。制订好目标及计划后，将由本科专职护士和足病医师进行“一对一”的教育以及每周的跟踪随访。经半年的跟踪随访后再次对患者进行风险等级评估。若患者转变为低危患者，则转诊回社区继续进行一般的管理。若患者仍为高危患者则继续在三级医院进行进一步评估，制订治疗目标及计划，进行教育。

二、双向转诊

（一）糖尿病足的双向转诊

1. 糖尿病足双向转诊的必要性

（1）糖尿病是以高血糖为特征的终身性疾病，容易并发多种并发症，目前尚无法治愈，需要长期动态监测和管理。糖尿病足作为糖尿病最严重及最晚期的慢性并发症，具有高患病率、高致残率、高复发率及高致死率的特点，病情复杂且变化快，治疗费用高，住院时间长。因为医保政策限制，所以许多大医院不愿意收治此类患者，而小医院因缺乏收治这类患者需要的多学科合作治疗复杂疾病的能力，无法进行专业化诊治，导致目前我国糖尿病足的治疗时常出现各自为政、互相推诿的局面。规范糖尿病足的诊治路径，需要糖尿病患者和各级医务人员对糖尿病足病的危害有所了解，提高预防意识，及时转诊，形成合理且规范的分级诊疗、双向转诊的糖尿病足全病程管理模式。

（2）足病只是糖尿病并发症的一个严重的局部表现。糖尿病足病诊治既要注意治疗足溃疡和保肢，更要注意解决全身的基础病变，这不是一个专业就能完成的。严重的糖尿病足溃疡、足坏疽的治疗必须是由一个团队来完成。多学科协作、外科医生的及时介入、内外科专业医生的积极配合、诊治过程中的及时、序贯治疗才能加速患者的足溃疡愈合、缩短住院时间和节省医疗费用。而糖尿病足的多学科诊治中心主要集中在全国各中心城市，在积极收治严重糖尿病足患者的同时，也面临恢复期患者住院时间长、床位周转困难的问题。而许多基层医师对糖尿病足的认识存在明显不足，诊疗技术和理念比较落后，对于病情危重者，容易延误病情，导致截肢风险增加。但在经过规范化培训的基础上基层医师完全可以胜任轻中症或恢复期的糖尿病足的诊治、随访工作。因此，对严重的糖尿病足患者及时上转，能使要截肢（趾）的糖尿病足患者及早发现，接受合理、规范的治疗，争取更多的保肢 / 趾的机会。同时，对于恢复期的糖尿病足患者，及时下转也能缓解大医院糖尿病足患者压床的困扰，增加基层医疗机构患者来源。各级医院互利共赢，可以促进医疗资源得以高效利用，既方便糖尿病足患者就医复诊，解决了大医院人满为患、一床难求的问题，同时也减轻了个人、家庭和社会负担，在双向转诊过程中也将提高基层医院糖尿病足诊疗水平。

2. 糖尿病足双向转诊的核心是基于对患者病情的评估

对糖尿病足患者进行全面的评估，即结合患者病史、实验室检查等评估是否合并心脑血管疾病、慢性终末期肾病、视网膜病变、下肢动脉闭塞症以及焦虑、抑郁等严重并发症。

（1）糖尿病足上转标准

① 对于无缺血坏死、感染且动脉搏动良好的表浅性溃疡，即非复杂型糖尿病足，可由初级卫生保健人员（家庭医生）进行监测，包括戒烟等生活方式调整，血糖血压控制、足部减压、局部伤口基础护理等。若 2 周后溃疡没有愈合的迹象（溃疡面积减少＜ 30% 或无肉芽组织生长及再上皮化），则应转诊至中级糖尿病足诊治中心进行下一步处理进而缩短溃疡愈合时间。

② 对于出现缺血、感染（常见局部感染迹象包括局部肿胀或硬化、溃疡周围发红、局部压痛、皮温升高以及有脓性或血性分泌物产生等）、下肢动脉搏动消失以及合并心肾并发症的复杂型糖尿病足患者，应在评估后 4 天内转诊至三级糖尿病足诊治中心，待急性期缓解后可再次由初级卫生保健人员进行护理，尽可能地保全肢体并提高生活质量。

③ 糖尿病足溃疡患者一旦出现患足皮肤颜色快速改变，患足局部红肿疼痛明显加剧，溃疡局部恶化并累及深部骨组织或导致骨髓炎、播散性蜂窝织炎或高热等全身感染症状，则需要 24h 内转诊至三级治疗中心紧急入院治疗以降低死亡率以及尽可能保肢。

因此，糖尿病足溃疡上转的指征识别是对一、二级医院培训的核心内容，及时转诊至三级医疗机构能够避免有保肢希望的糖尿病足溃疡患者错过最佳的治疗时机，从而有效降低糖尿病足溃疡的截肢率。值得注意的是，复发性糖尿病足溃疡患者应立即转诊至三级糖尿病足诊治中心进行诊治及管理。

（2）糖尿病足下转的标准

① 在三级医院糖尿病足诊治中心已完成截肢（趾）手术、术后创面无明显感染、生命体征平稳、预计可按计划拆线的患者可转至初级糖尿病足诊治中心继续康复治疗，并接受糖尿病足护理指导、健康宣教、预防再发。

② 在三级医院糖尿病诊治中心完成了下肢血运重建手术，下肢血运改善，保足成功，创面经治疗后感染控制，创面干净，已经进入肉芽组织生长、爬皮的恢复期阶段，可下转至二级医院的糖尿病足诊治中心继续巩固治疗，进行全身并发症的维持治疗与调整，创面换药以及后期护理指导，促进创面愈合。

（3）构建糖尿病足的闭环管理体系　从社区医院到二、三级医院，根据患者的情况到相应医院进行有效治疗，当患者病情稳定后再转回社区医院管理，在整个过程中各级医生发挥自己所长，形成一个有效的闭环，让患者得到了全方位、全病程、延续式的治疗和管理。以社区健康管理、筛查为基础，共同构建“原发病管理-足部管理-血管重建”的多学科综合诊疗闭环管理体系，优化医疗资源联合联动，推进三级分级诊疗。其中，三级医院既要做好糖尿病足患者的血运重建和保肢治疗，更要做好下级医院的理论和技术指导，帮扶基层医院筛查和管理糖尿病患者，早期干预危险因素，预防并发症。

3. 推进糖尿病足双向转诊的关键措施

（1）互利共赢为实现区域分级诊疗提供持续动力　利益协调是糖尿病足医联体建设能否取得成功的关键，也是各利益相关者建立协同关系的基石。下级医院通过高效有序的双向转诊机制可以吸引并留住当地患者，有利于提升自身服务水平和患者信任度。糖尿病足医联体内的三级医院持续向下级医院输出先进理论和技术，帮助下级医院解决问题，以实现“小病在基层”，集中大医院优质医疗资源救治疑难危重患者。患者在医联体内有序就医，可享受便捷及时的转诊服务，并以较低的成本获得同质化医疗服务。同时，为鼓励开展远程医疗服务，邀请方与受邀方按比例分配远程会诊费用。这一模式有效兼顾了各方主体的利益和责任，也具有较强的可行性，实现了上下级医疗机构和患者之间的利益共赢，形成促进分级诊疗的合力，是双向转诊持续运作的动力保障。

（2）制度建设是规范医联体双向转诊的必要保障　以往患者进行转诊并无统一的评判标准，易造成对转诊适宜性评估不足、转诊过程中部门衔接失调等问题。基于远程医疗开展医联体内双向转诊，可以有效实现医院之间的业务流程衔接和部门之间的职责划分，各方以患者为中心进行考量，就转诊过程中的分工协作达成共识，并将环节摩擦降到最小。医联体内设专人负责安排和协调预约双向转诊工作；制订具体的转诊管理办法，确定转诊原则、转诊指征和转诊流程等，完善双向转诊的质控监督标准，确保双向转诊规范、有效运行；建立糖尿病足医联体内双向转诊优先安排制度；加强对转诊患者的追踪随访以及实施转诊激励考核等，将分级诊疗工作落到实处，最终实现对远程医疗和双向转诊的闭环管理。

（3）基层服务能力不足是双向转诊制度推进的障碍　基层医院普遍具有自身病源较少、疑难危重症识别能力不足、接诊条件有限等现实问题。通过医联体内的远程医疗服务可以有效筛选出疑难危重病例并进行精准的转诊和分诊，下级医院根据会诊意见可完成对绝大部分患者的治疗，从而提高基层医疗水平。同时，还可以通过医联体内专业人员下乡指导或者下级医院定期派人来上级医院进修学习等多种形式来提升基层医疗机构的医疗水平。

（4）双向转诊的长期良性运作需要配套医保政策联动　虽然全国各地均在积极开展和探索双向转诊实践，但还需加强医疗保障制度对双向转诊的有效引导作用。目前医联体内开展双向转诊尚未与医保形成有效对接。要最终实现分级诊疗，双向转诊和医联体建设需与医保支付方式改革相结合，在医联体内进一步探索按疾病诊断分组付费为主，按病种付费、按项目付费、按人头付费等为辅的复合型医保支付方式，通过医保资金分配实现医联体成员利益共享。

4. 糖尿病足分级诊疗以及双向转诊流程（图 2-7-1）

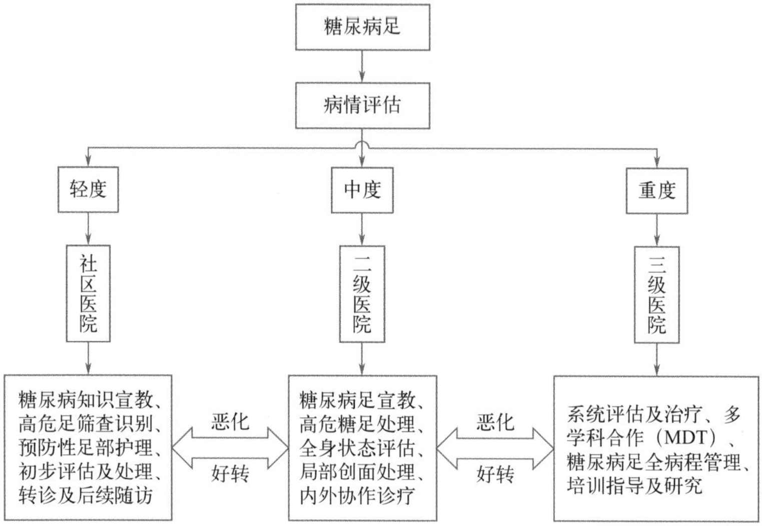

图 2-7-1　糖尿病足分级诊疗以及双向转诊流程

第八节　糖尿病足的健康教育

健康教育的干预可提高糖尿病患者足部护理的依从性，从而促进患者自我管理能力的提升，纠正可改变的危险因素，达到预防糖尿病足的目的。相关国际指南指出，通过有效的预防性措施可降低糖尿病足的发生率，降低由此引起的截肢率。除了早期识别糖尿病足发生的风险因素之外，健康教育项目在改善患者足部照护知识及自我管理能力方面也发挥了重要作用。健康教育还被推荐为所有糖尿病足患者的基本治疗措施，可以提高糖尿病患者足部自我护理知识和行为水平，并提升意识和技能以促进其保持良好的行为习惯，改善患者的依从性，降低足溃疡的发生率和截肢率。

为了阻止糖尿病足的发生、发展及复发，健康教育应尽早开始并持续进行，以提高患者自我管理行为的依从性，巩固与强化健康教育的效果，确保健康教育的有效性。安颖等研究发现，系统的健康教育可有效降低患者的血糖水平以及糖尿病足的发生率，提高患者的生活质量。研究发现，糖尿病知识及足部健康教育能有效改善糖尿病足高危患者的足部自我管理行为。系统的、持续的教育性干预对糖尿病足预防和治疗是很有必要的。

一、糖尿病足健康教育的意义

（1）提高受教育者的保健意识和自我保健能力，改善个体的不良行为和生活方式。使患者正确认识糖尿病，了解糖尿病的治疗目标和基础知识、饮食调护、药物治疗、并发症的预防、心理调节、足部护理知识等。学会自我检测血糖、尿糖、血压，掌握医学营养治疗的具体措施和运动治疗的具体要求及做法，了解使用降糖药的注意事项，学会自我注射胰岛素，在医务人员的指导下适时作出治疗调整，并养成良好的生活习惯。

（2）对糖尿病患者、家属及糖尿病足高危人群进行宣传教育；普及糖尿病知识、预防糖尿病及并发症的发生。让糖尿病足患者、家属及糖尿病高危人群尽可能地了解糖尿病足的发生机制及预见自身存在的高危风险，从而注意危险因素的筛查，做到早发现、早治疗、早诊断，提高生活质量。

（3）减少糖尿病足治疗费用开支，使社会、家庭、个人的经济情况得以改善。通过加强健康教育，不但可以增强患者对临床治疗的依从性，改善糖尿病控制现状，防止糖尿病足的发生、发展和复发，提高患者的生存质量，而且对节约治疗费用，减轻社会、家庭、个人经济负担都是非常重要的。

二、糖尿病足健康教育的模式

教育是糖尿病防治的基石。在糖尿病足的管理中，始终秉持着“防重于治”的理念。面对门诊、住院和社区患者，糖尿病健康教育的模式是多种多样的，有知信行理论模式、回授法健康教育模式、个体化教育模式、品质管理圈模式、依托互联网＋技术等。教育的方式也丰富多彩，如大课堂教育、小组教育、同伴支持、新闻媒体健康教育，也可以采用邀请糖尿病专家、组织患者参加知识讲座、进行糖尿病知识竞赛、给患者定期播放光盘、与患者一起表演情景剧等方式加深患者对糖尿病相关知识的掌握，提高健康教育的效果。根据患者的糖尿病病程、并发症、治疗方式、足病类型与严重程度及其危险因素或诱发因素、文化层次等因素综合考虑，为患者提供合适的教育方式。

（一）“知信行”理论模式

“知信行”理论模式是改变人类健康相关行为的模式之一，其中知识、态度和行为之间存在递进关系。知识是改变态度和行为的基础，而信念和态度又是改变行为的动力。医护人员应用此模式可以将认知、态度与行为三者结合起来，较为系统地对患者实施健康教育，在获取知识、产生信念以及形成行为三个连续过程中提高患者的知识掌握水平、转变患者的信念与态度，从而更好地将健康教育内容转化为足部护理行为，积极主动地进行自我管理。研究发现，在糖尿病足高危患者中开展“知信行”理论模式健康教育可使患者提高疾病相关知识知晓率，规范自我管理行为，从而有效预防糖尿病足溃疡的发生。孙金姗等采用自行设计的知信行问卷对糖尿病足患者进行调查，发现基于“知信行”理论模式的健康教育可提高糖尿病足患者的依从性，提高疾病认知水平和自我管理行为。有研究指出，采用包含健康教育的知信行护理干预可以有效控制糖尿病患者的血糖，提高自我效能水平，但其对患者依从性的影响并不明显，还有待进一步研究。

（二）回授法健康教育模式

回授法也被称作“Teach-back”法、回馈法等，即在对患者进行健康教育后，让其用自己的语言表达对教育内容的理解，如果患者尚未理解教育内容或出现理解错误，医务人员再次进行教育强调，直至患者正确掌握所有信息。有学者指出常规的健康教育模式不能及时有效地评估患者对宣教内容的理解和掌握程度，而基于回授法的健康教育恰恰弥补了这一不足。研究发现，将回授法应用到糖尿病高危足患者健康教育中，可以有效提高患者足部护理知识水平和足部自我护理行为。目前国内对回授法的研究尚处于初级阶段，很少有研究者将回授法应用于糖尿病足溃疡患者的健康教育中。同时，随着出院时间的延长，健康教育提升糖尿病患者足部自我护理行为的效果会受到不同程度的影响，仍需加强出院后的延续护理，以强化患者足部自我护理行为，预防糖尿病足的发生与进展。

（三）个体化教育模式

个体化的健康教育是针对患者的个体差异，在常规健康教育的基础上结合患者整体病情和其他实际情况，与患者充分沟通交流后共同制定的，即由糖尿病专科护士“一对一”针对性地、基于患者不同情况、尊重其个人意愿、生活习惯等实施个体化健康教育。该方法得到了患者的认同和支持。随着生物-心理-社会医学模式向着以患者为中心的方向转变，健康教育也越来越向着以患者为中心的方向发展。目前个体化的健康教育已广泛地应用于糖尿病足患者，并取得了良好的效果。有研究对糖尿病足患者实施个体化综合护理干预，发现健康教育不仅能够提高患者知识掌握水平和治疗依从性，还可提高糖尿病足治疗效果，降低糖尿病足致残率及提高患者生存质量。研究发现，接受针对性护理的糖尿病足患者在出院时及出院后 3 个月的治疗依从性、足部自护知识水平均高于对照组。

（四）同伴支持教育模式

同伴支持是指具有相似疾病或身体状况经历的人们之间在生活实践、社会和情感、心理方面的互帮互助。由一个拥有丰富糖尿病自我管理知识和经验的糖尿病患者，去教育和帮助身边的其他糖尿病患者，共享相似的人生经历，彼此聆听、讨论问题并给予支持，能分享许多医务人员没有的病患知识及经验，能够为患者在日常生活中提供长期、有效的自我管理支持。

（五）品质管理圈模式

临床上通过开展相关的品质管理圈活动，包括健康教育在内的护理质量得到持续改进，护患关系变得更加和谐紧密，糖尿病患者对健康教育的依从性得以提升。经调查发现，在糖尿病足护理实践中开展品管圈活动可以提高患者的疾病知晓率、健康教育的依从性、效果和患者满意度。研究发现，品质管理圈模式能提高糖尿病足溃疡高危患者的治疗依从性、提高血糖控制达标率、减少足部溃疡的发生率。

（六）依托互联网＋技术

互联网＋技术现广泛应用于糖尿病患者的个体化健康管理中，其依托大数据、人工智能、移动监测等技术，不受时间和空间限制，可实时、快捷、个体化地满足糖尿病患者健康管理的需要，使患者得到及时的糖尿病教育和防治指导，提高治疗依从性，有效预防糖尿病足的发生及发展。有研究显示，与借助手册进行健康教育相比，患者更愿意采用互联网式的教育干预。远程医疗还能促进专业医务人员之间的合作、能够更便捷地对患者进行教育和对初级医务人员进行培训，在糖尿病足溃疡患者中具有应用价值。研究发现，基于网络的健康教育干预更便捷、经济、有效，它能提供更多有效的教育和信息，对患者更具有吸引力，有助于提高糖尿病患者的治疗依从性和健康相关行为。研究发现，在常规护理的基础上采用延伸性护理小组联合互联网＋的方式进行干预，能够有效提高糖尿病足患者对疾病的认知水平、用药依从性和自我管理能力。微信是目前普遍使用的通信工具，基于微信的延续性护理可有效提高糖尿病足患者的依从性，进一步提升自我管理行为与自我效能，从而有效预防足溃疡的发生。对于农村的中老年糖尿病足患者，通过微信可以更好、更便捷地对患者进行健康教育，有助于提高患者的依从性，预防病情恶化。但该研究纳入研究对象时选择了会使用微信的患者，而很多农村中老年患者可能没有智能手机，或者存在不会使用微信、家中网络信号覆盖不好等问题，这些都阻碍了互联网技术在农村地区的应用。未来还需要进一步进行互联网＋技术的推广和应用研究，以造福广大患者。

（七）其他健康教育辅助工具

1. 采用足部护理箱

足部护理箱中含有足部日常检查和护理所需的基本用物，医务人员能够配合实物进行健康宣教，更加生动形象，方便患者理解和接受。研究发现，通过足部护理箱专项糖尿病足部教育，患者能够充分认识到预防糖尿病足的重要性，改变了一些不良习惯，依从性得以提升。足部护理箱形式比较新颖，箱内用物可以帮助患者把握细节，从各方面进行日常自我足部护理，患者还能根据自身情况建立自己的足部护理箱。

2. 看图对话工具

看图对话工具是由国际糖尿病联盟（IDF）推出的一种新型的、独特的、互动式糖尿病教育方式。看图对话工具生动直观、趣味性强，通过图上已有的画面和知识启发患者独立思考与讨论，患者积极交流想法，参与性强，有助于患者在互动中学习到相关知识并加深印象。该工具还规范了糖尿病健康教育内容，使其有章可循，保证了糖尿病健康教育的系统性和连贯性。看图对话工具能有效提高健康教育的质量与效果，得到了参与者与辅导员的广泛认可。研究发现，将互动式看图对话工具应用于高危糖尿病足患者的健康教育中，能有效提高患者知识水平，提升患者依从性和自我管理行为，同时也提高了患者的满意度。

三、糖尿病足健康教育的内容

健康教育要针对糖尿病足患者的个体问题而制定个体化的方案，特别是糖尿病足严重感染和坏疽的患者更需要个体化活动方案。共性内容包括糖尿病基础知识、糖尿病饮食和生活方式、运动治疗、安全保护等。

（一）糖尿病的基础知识

（1）糖尿病的定义、流行病学、分型、病因、诊断、临床表现、检查项目等。

（2）血糖自我监测及控制范围，影响血糖控制的因素，用药指导（降糖药的种类、作用原理、适应证和禁忌证、不良反应及个人选择的原则，胰岛素的种类、作用特点、保存方式、不良反应及正确使用方法等）。

（3）糖尿病并发症的危害、防治及护理，包括血糖过高 / 过低的防治、心血管病变、眼部病变、肾脏病变、神经病变等。

（4）糖尿病足的定义、分期、临床表现等。

（二）饮食治疗和生活方式

1. 饮食治疗

饮食控制的重要性、基本原则、食物选择及个人食谱的制订，如肾脏功能受损指导，低盐、低脂、优质蛋白质的糖尿病饮食，保证优质蛋白质摄入量，减少植物蛋白质摄入，以减轻对肾脏的负担。

2. 生活方式

（1）戒烟戒酒　吸烟能使血管进一步收缩，是造成下肢坏死的重要原因。

（2）日常生活的自我管理　包括自我管理的重要性，体重、尿糖、血糖、尿酮体的测定，定期体格检查等。

（三）运动治疗

了解运动的意义，运动疗法禁忌及适宜的人群，帮助患者选择个人的运动项目、运动强度、运动时间，并教给患者各项运动注意事项等。运动可改善下肢血供，增强血管内皮弹性及血管收缩功能，促进血液循环，避免血栓，提高骨骼肌质量，提高胰岛素敏感性，同时增强机体抵抗力，改善心肺功能等。

1. 运动疗法的禁忌人群

（1）有急性并发症的糖尿病患者，如酮症酸中毒、急性感染、活动性肺结核的患者不宜参加运动。

（2）伴有严重高血压和缺血性心脏病的糖尿病患者，不宜参加运动治疗，平时活动也应当注意，不要过量。

（3）心、肝、肾、肺功能衰竭的糖尿病患者。

（4）伴有较严重肾病的糖尿病患者，运动时会增加蛋白质的代谢，加重肾病的发展，不宜参加运动。

（5）伴有增生性视网膜疾病的糖尿病患者，过大的运动量会加重眼底病变，增加眼底出血的风险，不宜参加运动。

（6）严重的2型糖尿病患者和血糖波动明显的患者，运动会使血糖升高及脂肪分解增加，易使病情恶化，因此也不宜参加运动。

（7）妊娠、呕吐、腹泻、不能进食、有低血糖风险以及血糖太高、胰岛素用量太大者，慎用或不用运动疗法。

（8）对于足部破溃尚未痊愈、无感染征象的Wagner 1～4级DF患者，可适当做一些非负重运动。非负重运动是指髋、膝、踝关节不负载任何重量而进行的运动，患者主要取仰卧位或坐位，既能避免足部受到自身重量的压迫，又有利于足部破溃愈合。常见的非负重运动包括踝泵运动、毕格尔运动、空中踩单车运动。当患者为4级以上糖尿病足合并心肺肾功能不全或有严重感染情况时，也不适宜运动，应当静养。坏疽（感染）局限于前足，可以做足部踝泵运动；坏疽（感染）局限于中足，做踝关节绕环运动；坏疽（感染）涉及足跟和踝关节，踝关节固定制动以保持关节稳定性，可以做抬腿和膝关节绕环运动。

2. 运动方式

（1）负重运动，如慢跑、散步等。

（2）非负重运动，如足部踝泵运动及上肢渐进抗阻训练，踝泵运动包括主动屈伸踝关节及绕环动作（详见第二章第三节）。上肢渐进抗阻训练可利用他人、自身的肢体（如仰卧起坐）或器械（如哑铃、沙袋、橡皮筋、弹力带等）产生的阻力进行上肢抗阻运动，训练强度阻力达本人最大力量的30%～40%。抗阻运动时间初始控制在10～15min，屈伸运动20次为一个循环进行重复，中间休息3～5min。运动时间为开始3天每次5min，第4天后逐渐增加到10～30min。每天1～3次，每周3～5天，中间间隔不超过3天。自己行走后可逐渐进行低至中等强度的步行，逐步增加运动量。糖尿病足患者运动强度应以微汗、略感疲乏、无头晕、胸闷等不适，休息后可缓解，下一餐进餐前疲劳感基本消除，次日无明显乏力、肌肉酸痛为宜。为保证安全，心率控制在（170－年龄）×90%左右。

（四）安全保护

1. 运动时的安全保护

（1）热身运动和放松运动　患者在进行运动前应进行适当的热身运动，这样可以预防结缔组织被牵拉或损伤，从而防止关节损伤。

（2）防止低血糖　患者在运动时应配备少量的糖果、巧克力或饼干，以便在发生低血糖时作为应急食品。除此之外，无论血糖高低，在运动前要适当饮水以防脱水，尤其是在夏季或出汗较多时。

（3）足部保护　在运动时应选择硅胶或气垫底的平底鞋，穿混纺袜，这样有助于保持足部干燥，防止水疱和鸡眼，特别需注意的是在运动时一定要预防足部损伤，一旦发生损伤，应当及时就诊。

（4）其他运动安全　尽量避免恶劣天气，不要在寒风凛冽中或酷暑炎热的阳光下运动，以免感冒或中暑；运动时要佩戴保健卡，保健卡上应写明“我有糖尿病”等字样，并准确写上自己的姓名、住址、联系人及联系电话、每日所用药物等信息，便于发生意外时别人能帮助处理；外出活动时要告诉家人活动地点和时间，避免单独在偏远地方运动；高龄糖尿病患者参加运动时，最好有家人陪伴进行；运动时要注意自我感觉，如是否胸闷、心慌、头晕、四肢无力、呼吸困难、大汗淋漓等，若出现上述情况应立即停止运动，到适宜位置平卧休息，在下次就诊时向主治医师反映。

（5）定期评价运动效果，测量体重、体脂量、肌力，检测血糖、血脂等代谢指标。

2. 活动时的安全保护

在换药期间，因为伤口的存在会影响患者的活动。坏疽（感染）涉及趾（跖）骨及关节囊，因此清创换药期间要保持骨（关节）的功能位并妥善固定，保持关节的稳定性。指导患者在患足活动时一定要注意安全，在活动近端关节的同时保持受损关节的制动。换药期间患者行动不便，需要依靠拐杖等助行器行走时，注意保持地面清洁干燥无杂物，穿防滑鞋。行走活动时动作应缓慢，行动不便时应有人协助。急性感染期需要制动，卧床改变体位时要缓慢。正确使用轮椅，预防跌倒坠床，避免外伤。

（五）糖尿病足的预防

积极采取措施，加强足部保健，持续不断地对患者宣传足部护理知识，让患者养成良好的生活习惯，及时发现糖尿病下肢血管和神经病变。

1. 护足注意事项

具体内容见本章第四节。

2. 警惕高危足

（1）早期下肢血管病变的各种临床表现包括脚发凉、怕冷，皮肤苍白或青紫、水肿等症状；小腿抽筋、疼痛，疼痛在行走时加重；出现伤口时，经久难愈等。患者平时可自行监测动脉血管的搏动，局部皮肤湿度、温度的变化，必要时到医院进行足部多普勒血管检查。

（2）周围神经病变可使足部出现疼痛、麻木、灼热、针刺等异常的感觉。当神经受到损害时，它将不能正确地传导信号，此时足部对烧伤、碰伤、磨破、水疱等情况毫无感觉，大大提高了严重足病发生的风险。

（3）严重的足畸形或关节活动受限。

四、糖尿病足患者的分级教育

在糖尿病分级诊疗不断推进的过程中，如何充分发挥各类医疗机构的优势，整合各级医疗机构的资源，让糖尿病患者在各级医疗机构中获得相应的教育管理支持，是有效管理糖尿病患者，延缓及治疗糖尿病并发症的关键。

社区是糖尿病足预防的重要场所，在社区卫生服务中加强对糖尿病患者的基础治疗，筛查糖尿病足危险因素，对糖尿病足高危人群进行管理和健康教育，做到糖尿病足早期发现、早期转诊。

（一）基础健康教育

1. 调查对象

社区居民和一般糖尿病患者。

2. 方法

（1）媒体宣传　广播、电视、报纸、杂志。

（2）有小区特色的宣传　健康教育画廊、专栏、视频、张贴和发放健康教育材料等。

（3）举办健康教育讲座等。

3. 内容

主要包括糖尿病基础知识、饮食治疗和生活方式、运动治疗与安全、糖尿病足筛查、预防的核心知识和技能。

（二）分级健康教育

1. 糖尿病足低危患者的健康教育

（1）对象　经糖尿病足危险因素筛查确定糖尿病足危险分级为低危（无糖尿病足相关高危因素）的患者。

（2）方法　同基础健康教育。

（3）内容　在基础健康教育的基础上，增加糖尿病足危险评估；每年筛查感觉神经病变和周围血管病变。

2. 糖尿病足高危患者的健康教育

（1）对象　经糖尿病足危险因素筛查确定糖尿病足危险分级为高危的患者。

（2）方法　在基础健康教育的基础上，增加感觉神经病变和周围血管病变/糖尿病足筛查频度的建议；传授糖尿病足预防和日常足部护理的知识和技能；增加患者自我管理小组教育等强化健康教育。

（3）内容　糖尿病足低危患者健康教育的基础上，增加患者自我护理及家庭护理支持的内容。

3. 糖尿病足溃疡患者的健康教育

尽可能转诊至三级医院进行全面诊治。因为在糖尿病足的治疗过程中，既需要针对足部病变的局部处理，又需要对患者全身状况进行综合治疗，可能涉及内分泌代谢科、营养科、骨科、介入科、整形科、感染科等医师的配合，这样才能最大限度地保证患者生命安全，为足溃疡的处理奠定基础。对已发生足溃疡患者的教育内容如下。

（1）一级健康教育

① 对象：经伤口评估确诊为 Wagner 1、2 级的患者。

② 方法：在自我管理小组教育等强化健康教育的基础上，增加对个体及家人的支持教育。

③ 内容：主要包括基础教育、糖尿病足预防和日常足部护理知识和技能的评估与强化、足溃疡发生原因的探讨及相关预防、伤口治疗护理的健康教育、糖尿病足危险评估、感觉神经病变和周围血管病变 / 糖尿病足筛查频率的建议。

（2）二级健康教育

① 对象：经伤口评估确诊为 Wagner 3 级的患者。

② 方法：此级患者必须刻不容缓地接受治疗，尤其是外科清创，再辅以相应的健康教育。

③ 内容：在一级健康教育基础上，增加对糖尿病足合并心脑血管疾病风险进行预防的相关指导，告知伤口清创、换药的必要性。强调患者对基础治疗和患者自我护理的依从性。

（3）三级健康教育

① 对象：经伤口评估确诊为 Wagner 4 ～ 5 级的患者。

② 方法：同二级健康教育，必要时增加同伴教育或移动医疗管理以强化患者管理。

③ 内容：在一级、二级健康教育的基础上，加强心理疏导，告知血管重建、截肢（趾）等外科干预必要性及相关风险，增加截肢（趾）后康复训练指导。关注未发生溃疡的肢体或部位，做好预防护理指导，防止足溃疡新发、复发以及心脑血管等合并症的发生。

五、糖尿病足患者健康教育的效果评价

1. 糖尿病足低危人群（无糖尿病足病发生高危因素，VPT 0～ 10V、ABI 0.9 ～ 1.3、$TcPO_2$ > 40mmHg）

（1）评价内容

① 生活方式：饮食、运动、用药、吸烟等。

② 代谢指标：血糖、血脂、血压。

③ 足部筛查结果：神经感觉阈值测定、ABI。

④ 足部自我管理行为：鞋袜的选择、每日检查足部、正确修脚、修剪趾甲。

（2）评价工具

糖尿病患者自我管理行为量表（SDSCA）、糖尿病患者知识量表（ADKnow）。

（3）评价时机

① 每季度进行代谢指标评价。

② 每年进行足部全面筛查 1 次。

③ 每半年至 1 年评估患者生活方式及足部自我护理情况。

2. 糖尿病足高危人群（目前未发生足溃疡，但存在糖尿病足高危因素，VPT ＞ 10V、ABI ＜ 0.9、$TcPO_2$ ＜ 40mmHg）。

（1）评价内容　在一级健康教育的基础上增加足底压力测定、减压方式。

（2）评价工具　同上。

（3）评价时机

① 每季度进行代谢指标评价。

② 每季度进行足部全面筛查 1 次。

③ 每季度评估患者生活方式及足部自我护理情况。

3. 已发生糖尿病足溃疡患者

（1）评价内容

① 在上述教育的基础上进行营养支持、心理调适、清创换药、减压及后期康复训练等知识传授，增加足部治疗依从性的评价。

② 关注未发生溃疡的肢体或部位，做好预防护理，防止足溃疡新发、复发。

（2）评价工具同糖尿病足高危人群。

（3）评价时机同糖尿病足高危人群。

第九节　糖尿病足的全病程管理

一、糖尿病足的全病程管理模式

全病程管理模式是一种以患者为中心的新型管理模式，是指跨区域、跨团队的全病程协作管理方式，包括院前准备、出院准备、院后随访及远程健康管理等环节，并在全病程管理平台建立完整的电子患者健康档案，实现患者院前、院中、院后的持续性健康照护，形成全病程闭环式管理模式。

糖尿病足全病程管理是指针对糖尿病患者足病发生发展整个进程而实施的预防、筛查、教育、诊断、治疗及截肢后康复等个性化管理措施，最终达到减少足病的发生率及截肢率，提高截肢后生活质量的目的，涵盖糖尿病足预防、多学科合作及分级诊疗等内容。

（一）预防

目前在糖尿病足溃疡发病机制中普遍接受的观点是糖尿病足的三元学说，即糖尿病神经病变、糖尿病缺血病变和局部感染。糖尿病神经病变和下肢血管缺血是造成糖尿病足溃疡的首要因素，流行病学调查结果表明，糖尿病周围神经血管病变发病率在病程 5 年时为 30%，而到病程 20 年时则高达 90%。因此早期糖尿病足的预防应以预防糖尿病神经病变和血管病变等并发症为主要目标。研究显示，高血糖、高脂血症、高血压、血液高凝状态、高胰岛素血症以及微血管病变等是引起糖尿病神经血管病变的主要因素。因此，对已诊断的糖尿病患者，加强血糖、血脂、血压、血凝状况等的管理非常重要。此外，培训专科医护人员对糖尿病患者进行足病防护知识的宣教，增强其自我生活习惯的管理也是必不可缺的一环。

（二）筛查

IWGDF 最新的糖尿病足诊治指南指出：识别糖尿病足的危险因素，定期检查和评估具有危险因素的足是防治糖尿病足的关键要素。研究表明，大约 50% 的糖尿病患者存在一种以上可致足溃疡病的危险因素，包括截肢史、足部溃疡史、足部畸形、外周神经和（或）血管病变、糖尿病肾病、视网膜病变、吸烟、关节活动受限、教育水平低及难以获得医疗保健等。因此对危险因素的筛查和识别是预防糖尿病足的首要任务。

（三）教育

糖尿病及其并发症的知识教育贯穿糖尿病的整个过程，对于已经存在神经血管病变的糖尿病足高风险患者以及足溃疡患者，针对性地进行个体化足病知识宣教是减少溃疡发生率及复发率的首要措施，包括让患者及其家属认识到糖尿病足的危害性和可防治性，指导患者学会自我管理，通过积极的治疗改善基础疾病及减少相关危险因素，同时提醒其注意足部日常护理及相关卫生保健知识的学习。

（四）诊疗

糖尿病足的评估和诊治中需要强调的是内分泌科、骨科、血管外科、烧伤科、影像科等相关科室的协作。多学科联合模式可以有效降低患者死亡率，减少致残率，缩短溃疡愈合时间，降低治疗费用。

二、医院糖尿病足全病程管理服务模式

全病程管理服务模式是近年来深受患者喜爱的一种医疗服务模式，能为患者提供院前、院中和院后的持续性健康照护，多家医院均在互联网 + 技术的赋能下，使用全病程管理体系将医院的服务半径扩展，将患者的院内治疗与院外康复相连接，辅助医生对患者提供糖尿病管理服务，形成长期的、有效的生活干预。

湘雅医院糖尿病足多学科团队于 2016 年启动糖尿病足全病程管理服务，以跨区域、跨团队（医生、护士、个案管理师、社工、营养师、康复师、药师、管理人员）全程协作管理方式，运用互联网 + 信息技术构建全病程管理系统，通过“线上 + 线下”“院内 + 院外”的模式，从院前准备、住院诊疗、出院准备、双向转诊、出院追踪随访到远程健康管理等环节，建立贯穿院前、院中、院后的，为患者提供连续性整合照护的全程闭环管理模式，实现对患者全程医疗照护、完善分级诊疗模式、提升运行效率、建立良好的医患友好生态体系的效果（图 2-9-1）。

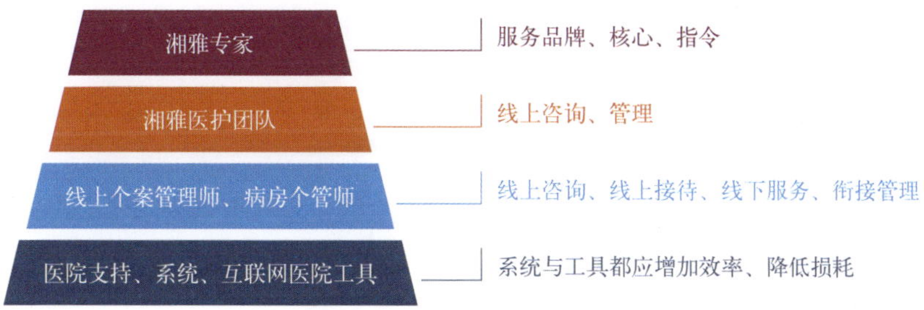

图 2-9-1　协同合作服务模式

参考文献

[1] International Working Group on the Diabetic Foot (2024). Definitions and criteria for diabetes-related foot disease (IWGDF 2023 update). Diabetes metabolism research and reviews, 2024, 40(3): e3654.

[2] Sun H, Saeedi P, Karuranga S, et al. IDF Diabetes Atlas: Global, regional and country-level diabetes prevalence estimates for 2021 and projections for 2045. Diabetes Research and Clinical Practice, 2022, 183: 109119.

[3] Magliano D J, Boyko E J. IDF Diabetes Atlas 10th edition scientific committee. IDF DIABETES ATLAS. 10th ed. Brussels: International Diabetes Federation, 2021.

[4] Rasmussen A, Lavery L A, van Netten J J. Guidelines on the prevention of foot ulcers in persons with diabetes (IWGDF 2023 update). Diabetes metabolism research and reviews, 2024, 40(3): e3651.

[5] 林楚佳，林少达，黄少薇，等 . 糖尿病足患者下肢血管病变分析 [J]. 中国临床研究，2011，24（04）：274-276, 279.

[6] 姜春艳，刘艳 . 糖尿病足危险因素分析 . 临床荟萃，2010，25（04）：336-338.

[7] Assaad-Khalil S H, Zaki A, Abdel Rehim A, et al. Prevalence of diabetic foot disorders and related risk factors among Egyptian subjects with diabetes. Prim Care Diabetes, 2015, 9(4): 297-303.

[8] 张淑华 .33 例糖尿病足致病因素探讨及护理对策 . 中国老年保健医学，2010，8（05）：117，119.

[9] 中华医学会内分泌学分会，中国内分泌代谢病专科联盟 . 糖尿病合并高血压患者管理指南 . 中华内分泌代谢杂志，2025，41（03）：179-185.

[10] Gaba P, O’Donoghue M L, Park J G, et al. Association between achieved low-density lipoprotein cholesterol levels and long-term cardiovascular and safety outcomes: An analysis of FOURIER-OLE. Circulation, 2023, 147(16): 1192-1203.

[11] 杨国庆 . 2 型糖尿病中影响血浆同型半胱氨酸水平的因素及其与血管并发症的关系 [D]. 解放军总医院，2005.

[12] 李先瑜，郑德义 . 糖尿病足清创修复的治疗进展 [J]. 血管与腔内血管外科杂志，2024，10（02）：185-190.

[13] 中华医学会糖尿病学分会，中华医学会感染病学分会，中华医学会组织修复与再生分会 . 中国糖尿病足

防治指南（2019 版）（Ⅱ）. 中华糖尿病杂志，2019，11（03）：161-189.
[14] McDonald W S, Nichter L S. Debridement of bacterial and particulate contaminated wounds. Ann Plast Surg, 1994, 33(2): 142-147.
[15] Tkachenko S S, Shapovalov V M, Rutskiĭ V V, et al. Obrabotka ul'trazvukom pri lechenii gnoĭnykh ran miagkikh tkaneĭ i kosteĭ [Ultrasound debridement in treating suppurative wounds of soft tissue and bones]. Ortop Travmatol Protez, 1980 (11): 16-20.
[16] Hong C C, Nather A, Lee J K, et al. Hydrosurgery is Effective for Debridement of Diabetic Foot Wounds. Ann Acad Med Singap, 2014, 43(8): 395-399.
[17] Perez A G, Lichy R, Lana J F, et al. Prediction and modulation of platelet recovery by discontinuous centrifugation of whole blood for the preparation of pure platelet-rich plasma. Biores Open Access, 2013, 2(4): 307-314.
[18] Chen L, Wang C, Liu H, et al. Antibacterial effect of autologous platelet-rich gel derived from subjects with diabetic dermal ulcers in vitro. J Diabetes Res, 2013: 269527.
[19] Araki J, Jona M, Eto H, et al. Optimized preparation method of platelet-concentrated plasma and noncoagulating platelet-derived factor concentrates: maximization of platelet concentration and removal of fibrinogen. Tissue Eng Part C Methods, 2012, 18(3): 176-185.
[20] 何利平，王椿，陈大伟，等 . APG 治疗糖尿病难治性皮肤溃疡对创面肉芽组织中 MMP-1、MMP-9 及 TIMP-1 水平的影响 . 四川大学学报（医学版），2012，43（05）：757-761.
[21] Pietramaggiori G, Scherer S S, Mathews J C, et al. Healing modulation induced by freeze-dried platelet-rich plasma and micronized allogenic dermis in a diabetic wound model. Wound Repair Regen, 2008, 16(2): 218-225.
[22] Li L, Chen D, Wang C, et al. Autologous platelet-rich gel for treatment of diabetic chronic refractory cutaneous ulcers: A prospective, randomized clinical trial. Wound Repair Regen, 2015, 23(4): 495-505.
[23] Driver V R, Hanft J, Fylling C P, et al. Autologel Diabetic Foot Ulcer Study Group. A prospective, randomized, controlled trial of autologous platelet-rich plasma gel for the treatment of diabetic foot ulcers. Ostomy Wound Manage, 2006, 52(6): 68-70, 72, 74.
[24] 马立人 . 干细胞治疗糖尿病足创面的研究进展 [EB/OL]. [2023/5/13]. https://jsp.365heart.com/detail/article/5B18E429-A51E-4651-BC8D-37E8070531C2.
[25] 刘源，金岩，王新文，等 . 构建含黑色素细胞组织工程皮肤的研究 . 中国修复重建外科杂志，2003（06）：501-503.
[26] 贺旭 . 组织工程皮肤低温保存后的活性研究 . 第三军医大学，2008.
[27] Chen Y, Ding X, Zhu Y, et al. Effect of tibial cortex transverse transport in patients with recalcitrant diabetic foot ulcers: A prospective multicenter cohort study. J Orthop Translat, 2022, 36: 194-204.
[28] Ilizarov G A. The tension-stress effect on the genesis and growth of tissues: Part Ⅱ. The influence of the rate and frequency of distraction. Clin Orthop Relat Res, 1989, (239): 263-285.
[29] Zhao D, Wang Y, Han D. Periosteal Distraction Osteogenesis: An Effective Method for Bone Regeneration. Biomed Res Int, 2016: 2075317.
[30] Nakahara K, Haga-Tsujimura M, Sawada K, et al. Periosteal distraction osteogenesis versus immediate periosteal elevation in a rat model: Histological and micro-CT analysis. J Craniomaxillofac Surg, 2017, 45(5): 620-627.
[31] Minematsu K, Tsuchiya H, Taki J, et al. Blood flow measurement during distraction osteogenesis. Clin Orthop Relat Res, 1998, (347): 229-235.
[32] 付繁刚，张锴 . 骨膜在牵拉成骨中的作用研究进展 . 中国修复重建外科杂志，2017，31（7）：876-879.
[33] Petrova N L, Edmonds M E. Charcot neuro-osteoarthropathy-current standards. Diabetes Metab Res Rev, 2008, 24(Suppl 1): S58-S61.
[34] Jeffcoate W J, Game F, Cavanagh P R. The role of proinflammatory cytokines in the cause of neuropathic osteoarthropathy (acute Charcot foot) in diabetes. Lancet, 2005, 366(9502): 2058-2061.

[35] 王梦蝶，吴虹，王荣慧，等 . RANKL 介导的诱导破骨细胞分化的相关经典信号通路研究进展 [J]. 中国药理学通报，2020，36（07）：898-902.

[36] Gough A, Abraha H, Li F, et al. Measurement of markers of osteoclast and osteoblast activity in patients with acute and chronic diabetic Charcot neuroarthropathy. Diabet Med, 1997, 14(7): 527-531

[37] Dardari D. An overview of Charcot's neuroarthropathy. J Clin Transl Endocrinol, 2020, 22:100239.

[38] Rosenbaum A J, DiPreta J A. Classifications in brief: Eichenholtz classification of Charcot arthropathy. Clin Orthop Relat Res, 2015, 473(3): 1168-1171.

[39] 廖旦，程庆丰，韩永良，等 . 糖尿病足的磁共振表现及相关临床分析 . 重庆医科大学学报，2017，42（03）：295-298.

[40] 中国医师协会神经内科医师分会疼痛和感觉障碍专委会 . 糖尿病性周围神经病理性疼痛诊疗专家共识 . 全科医学临床与教育，2019，17（02）：100-103，107.

[41] 刘妍，董道松，赵林，等 . 脊髓电刺激治疗下肢缺血性疼痛的临床研究 . 中国疼痛医学杂志，2020，26（02）：116-121.

[42] Smits H, van Kleef M, Holsheimer J, et al. Experimental spinal cord stimulation and neuropathic pain: mechanism of action, technical aspects, and effectiveness[J]. Pain Pract, 2013, 13(2): 154-168.

[43] Linderoth B, Herregodts P, Meyerson B A. Sympathetic mediation of peripheral vasodilation induced by spinal cord stimulation: animal studies of the role of cholinergic and adrenergic receptor subtypes. Neurosurgery, 1994, 35(4): 711-719.

[44] 张媛婧，杨阳，王稳，等 . 短时程脊髓电刺激治疗带状疱疹相关性疼痛的研究进展 [J]. 中国疼痛医学杂志，2023, 29(06): 414-419.

[45] Croom J E, Foreman R D, Chandler M J, et al. Reevaluation of the Role of the Sympathetic Nervous System in Cutaneous Vasodilation during Dorsal Spinal Cord Stimulation: Are Multiple Mechanisms Active. Neuromodulation, 1998, 1(2): 91-101.

[46] Kantha K S. Radiofrequency Percutaneous Lumbar Sympathectomy: Technique and Review of Indications. In: Racz, G.B. (eds) Techniques of Neurolysis. Current Management of Pain, 1989, (4): 171-183.

[47] 杨东霞，池海谊 . 糖尿病足的预防及治疗新进展 . 世界最新医学信息文摘，2021，21（13）：42-43.

[48] 王晓蕊 . 封闭式负压引流结合局部氧疗可有效治疗创伤性慢性伤口 . 基因组学与应用生物学，2018，37（3）：935-994.

[49] 郭正东，程飚 . 自体富血小板血浆在糖尿病足溃疡的临床应用 . 中国医疗美容，2022，12（1）：25-28.

[50] 张国平，万又平，王翼华 . 红光治疗糖尿病足临床研究 . 中国实用医药，2013，（21）：54.

[51] 韦礼永，韦仁杰，黄大波 . 创面局部氧疗在 Wagner 分级 2 ～ 3 级糖尿病足的疗效探讨 . 糖尿病新世界，2022，25（14）：182-185.

[52] 罗颖琪，李炳辉，许樟荣，等 . 国际糖尿病足工作组：糖尿病足溃疡预防指南《国际糖尿病足工作组：糖尿病足防治国际指南（2019）》的一部分 . 感染・炎症・修复，2019，20（3）：140-157.

第三章　甲病

第一节　甲生物学

第二节　指（趾）甲的解剖与生理

第三节　甲病的定义与诊断技巧

第四节　病甲的体征

第五节　常见的甲病类型

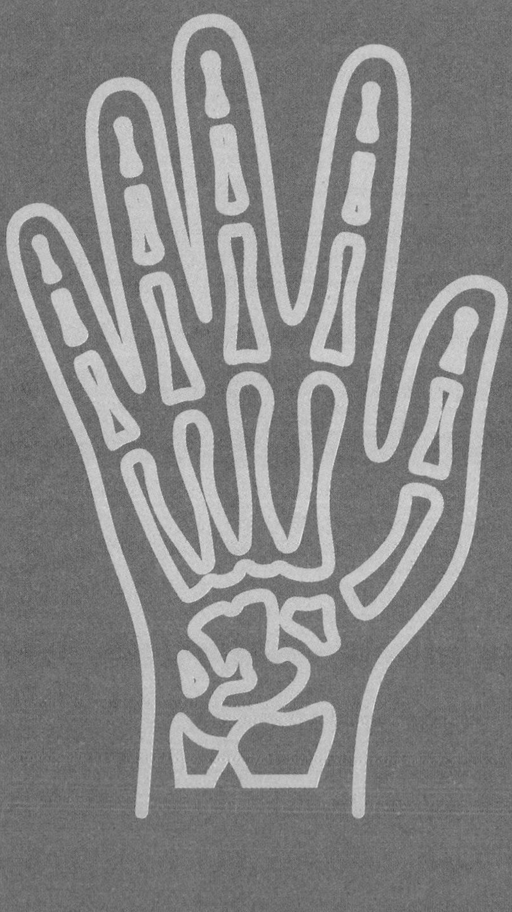

第一节 甲生物学

一、甲器官

甲器官来源于表皮向真皮内的生长。甲板由充分角化的“死”细胞（甲细胞）形成。甲器官的可见部分既用于保护远端指（趾），也提供许多额外的功能。

甲和指（趾）间的密切解剖学关系，反过来也决定了甲的形状和曲度，这导致甲疾病中常发生骨的改变，反之亦然。甲器官（包含其上皮结构）的真皮是一个缺乏皮下组织和毛囊皮脂腺单位的纤维胶原网状结构，由呈放射状进入远端指（趾）骨骨膜的胶原束构成，位于甲板和骨之间的一个极小的空间。因此，相对于机体的绝大多数其他部位，这个区域的感染，特别是伴有快速软组织扩散的细菌感染（如致病性葡萄球菌或链球菌），给其下面的骨带来了相当高的感染风险，可能导致远端指（趾）骨的骨髓炎。如果感染部位因神经病变（如糖尿病患者）导致感觉缺失会使感染风险增大。这是特别明显的，例如，在缺乏某种神经营养因子受体的鼠中，鼠患有感觉丧失综合征会导致它们的甲和周围软组织被破坏。

甲器官的上皮是高度特异化的甲母质上皮，非常薄的甲床上皮和甲下皮，连续进入掌跖的表皮，形成颗粒层。部分甲上皮与正常表皮的区别不仅在于解剖结构，而且在角蛋白的分布和表达上。与表皮角质形成细胞相比，培养的甲母质角质形成细胞更大，且有更高的增殖率。甲母质角质形成细胞同时产生软和硬的角蛋白。

在甲母质中可检测到高密度的黑素细胞，而黑素细胞在甲床中的存在仍是一个充满争议的话题。与贯穿分布于整个基底层的表皮黑素细胞不同，甲母质黑素细胞主要位于远端母质和基底层上。这就体现了调控黑素细胞和角质形成细胞相关的黏附分子表达（如 α_1 和 β_1 干扰素）的独特形式。深色皮肤中的毛母质黑素细胞含有成熟的黑素小体并合成黑色素，而那些位于浅色皮肤的则常处于“静止”阶段，与Ⅰ和Ⅱ期一样含有前黑素小体，而非成熟的黑素小体。这些黑素细胞可以通过可识别胎儿黑素细胞和黑色素瘤细胞而不是成熟的黑素细胞的 HMB45 抗体所探测到。不同的生理和病理的刺激能激活甲母质黑素细胞，但其中的机制大部分不清楚。亚洲人或非洲裔美国人中，黑素基因活性的母质黑素细胞所产生的黑色素被运输到甲板，形成弥散或带状的色素沉着（纵黑甲）。由于高加索人中甲黑素细胞通常处于静止状态，所以这些个体中甲板出现色素沉着需要通过临床表现来排除黑色素瘤。人类甲器官-基本数据见表 3-1-1。

同表皮相似，朗格汉斯细胞主要在甲母质上皮基底层的上层被发现。它们在甲母质的近端较远端多见。最近对人类婴儿中甲单位的研究使正常甲单位的免疫学机制清楚地显示出来。与甲上皮的其他区域相比，近端甲母质的角质形成细胞

表 3-1-1 人类甲器官 - 基本数据

甲厚度	趾甲通常比指甲厚 趾甲：女性为 1.38mm，男性为 1.65mm 指甲：女性为 0.5mm，男性为 0.6mm
生长速度	指甲通常比趾甲长得快 指甲：2 ～ 3mm/m 趾甲：1mm/m 甲的完全替换需要 6 个月（指甲）至 18 个月（趾甲）
甲板	紧密填充的角化细胞（甲细胞），排列成层状。最大的甲在第 1 趾（约覆盖了足趾的 50%）。指甲的纵轴长于横轴，而趾甲常表现为大的横轴
甲母质	位于远端指趾骨中部上方的增厚的上皮；角质化，没有颗粒层，并产生甲板主体，有大量主要位于基底层上的黑素细胞（非洲裔美国人中可达 300 个 /mm^2）
甲床	由角化的 2 ～ 5 层细胞构成的薄上皮，没有颗粒层。黑素细胞稀少或没有，是否有助于甲板形成（推测甲床角质形成细胞有助于大概 1/5 腹侧甲板的厚度和质量）存在争议
近端甲皱	有颗粒层的上皮。背侧部分与指趾的背侧皮肤相连，含有皮脂腺，但缺乏毛囊皮脂腺单位，密集的神经分布。腹侧部分较薄，与甲母质上皮连接
甲下皮	相当于掌跖皮肤的上皮，包含颗粒层和增厚的角质层。甲下皮的真皮-表皮交界处与正常皮肤相似
甲色素沉着	带状色素沉着（纵黑甲）在亚洲人或非洲裔美国人中常见，在高加索人中罕见

和黑素细胞上人白细胞 Ⅰ 类抗原 -A/B/C（HLA-A/B/C）的表达被显著下调。反之，HLA-G 和大量免疫抑制剂、局部产生因子的免疫活性被大幅度上调。此外，在近端甲母质内或外周的朗格汉斯细胞上的 MHC Ⅱ类的表达减少。相反，甲上皮和甲周间质的远端部分具有人类皮肤免疫系统（skin immune system，SIS）中的大部分常见免疫细胞。

因此，在近端甲母质区域，指甲免疫系统（nail immune system，NIS）和皮肤免疫系统（SIS）有明显区别。它和生长中的毛母质类似，代表了哺乳动物机体内的相对免疫赦免的少数位点之一。这个甲免疫赦免的功能关联性仍无法确定，一个可能的推测是它用于抑制易受伤的甲上皮单位近端的再生性部分的炎症 / 自身免疫性的损伤，以防止炎性环境损伤导致的甲、爪和蹄的免疫介导的缺失。在甲母质中也可发现 Merkel 细胞，并且相较于成人甲通常在胎儿甲中更常见。

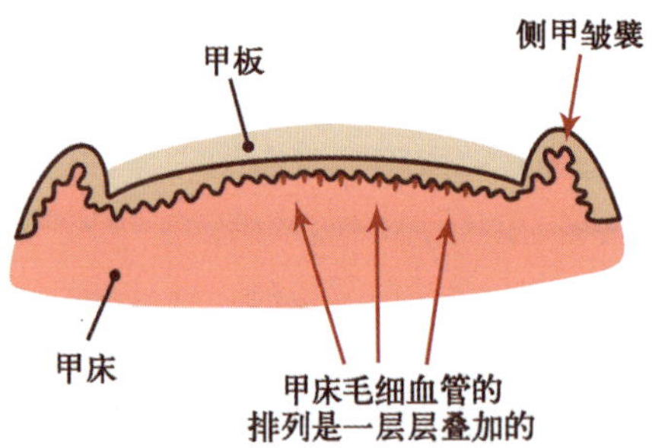

图 3-1-1 甲床的横切面

二、甲结构

甲外观虽简单，但其实是一个较复杂的结构，具有 5 个独特的解剖区域：作为充分角质化结构的甲板和 4 个高度特化的上皮组织［近端甲皱襞、甲母质、甲床（图 3-1-1）

和甲下皮]。

甲板是一个透明、稍凸起、背腹侧扁平、致密的板层状角质化细胞（甲细胞）构成的矩形板，由甲母质上皮产生。甲板特定层的甲细胞表现出明确的超微结构和组织化学的差异。甲板可被看作与表皮角质层等效，但它紧密地附着于甲床，并不会脱落。

甲板的大小、形状、厚度各异。甲板肥厚通常反映了甲床的损害。正如表皮的角质细胞和毛干的刺细胞，甲细胞也主要由角蛋白构成。这些丝状蛋白（40 ～ 60kDa）形成一个与甲表面及横轴平行的卷曲形状的α- 螺旋纤维。它们被包埋进一个由非角蛋白（10 ～ 25kDa 间的高硫蛋白、6 ～ 9kDa 的高甘氨酸 / 酪氨酸蛋白）构成的细丝间基质中。80% ～ 90% 的甲角蛋白属于硬角蛋白或“毛发型”角蛋白，剩下的是具有广泛氨基酸同源性，并能被免疫组织化学区分的软角蛋白或“皮肤型”角蛋白。

甲板的其他组分包括水、脂质和微量元素（主要是铁、锌和钙）。与脂肪含量为 10% 的表皮角质层不同，甲的总脂肪含量从 0.1% 到 5% 不等，胆固醇是主要的脂质成分。正常甲中含水量从 7% ～ 18% 不等，较表皮中低。含水量在此值之下时会导致脆甲，含水量高于 30% 时会导致不透明甲和软甲。除了它的硬度与预期的不同，甲板对水的渗透性比皮肤约强 1000 倍。因为多孔，甲板能很快被水化和脱水。

甲均匀的粉红色来自甲下纵行分布的毛细血管。有的指甲，特别是拇指，甲板近端有一个半月形的区域（甲半月）覆盖并标定出甲母质的远端部分。这里甲板的坚固连接反而相对松散，这就使它对化学和物理的改变更敏感。

正常的甲板具有一个光滑的上表面，通常表现出小的（但在老年人中更突出）、可用于法医鉴定的纵脊。它们具有完整的、与年龄相关的生理性质。在甲板的游离边缘，会出现一个狭窄的横的白带，称为甲膜带，是对抗不利环境影响的重要解剖学屏障。它的破坏可导致远端甲剥离。粉红色的甲皮带位于甲膜带近端。甲板的内侧表面表现为与甲床网状脊相关的纵脊，它们保证了甲板与甲床间的坚固连接。

甲板由三层具有不同组织学特征的组织构成：最常暴露在环境危害中的背侧甲板的外侧，中间甲板和牢固地附着于甲床的腹侧甲板。甲板以硬度、力度和弹性为特征的物理特性取决于其含水量（影响甲板的弹性）、双曲形状和甲细胞的紧密黏附、硬角蛋白和富含胱氨酸的高硫蛋白含量。

甲板的生长受许多因素的影响。甚至在验尸时，甲会暂时地继续“生长”，这主要是由于收缩的假象，与验尸时胡须“生长”相似。如同终末的头皮毛发，甲板缓慢的生长率使其成为一个极其有价值的、能够记载接受检查数日前发生的病理事件的档案。妨碍正常甲母质上皮功能的情况可在相应水平累及所有甲，导致横沟形成。这由 Beau 在 1846 年首次描述，并以他命名。重金属通常在甲和毛发中被检测出，这可作为法医和环境医学的一个重要工具。

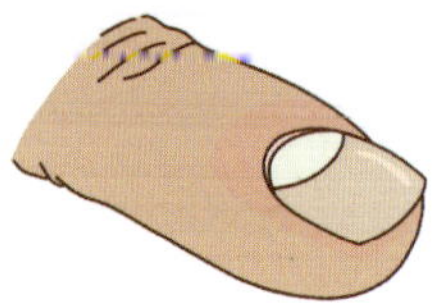

图 3-1-2　近端和两侧甲皱襞从各方向包绕着甲病板

甲板的主要部分是可见的，但是它近 1/3 被皮肤褶皱——近端甲皱所覆盖（图 3-1-2）。甲皱的角质顶端形成表皮或甲上皮，是防止近端甲皱从甲板分离的一个薄的上皮层。近端甲皱的背侧部与指（趾）背侧皮肤相连续。其下的真皮含有分布表浅并排列成典型的规律环状的毛细血管。通过简单的皮肤显微检查，这些毛细血管特别适合用于评估肢端微血管状态。这些血管的改变典型地发生在三种自身免疫性结缔组织疾病（皮肌炎、硬皮病、红斑狼疮）中，并具有很高的诊断价值。近端甲皱的腹侧部分与甲母质相连续，并附着在甲板上。

甲母质是一个高度特化的上皮的楔形部分，具有近端和连续进入甲床的远端部分。成熟和分化沿着朝向甲游离边缘的纵轴方向进行。因此，甲母质的近端部分合成甲板的背侧部分，甲母质的远端部分合成甲板的中间区和腹侧部分。当甲母质角质形成细胞的分化受到干扰时，这就形成了当我们检查患者的甲床时所需寻找的宏观征象，例如甲变薄、甲凹陷点、甲变色或脆甲症。

甲床位于甲板下，从甲半月的远端边缘到甲皮带。甲床和甲板间强有力的黏附是由甲板的纵脊和相应甲床的网状脊之间的连接所提供的。这个连接是如此牢固，以至于在甲板摘除术中甲床上皮通常残留在甲板的下表面。非特异性交叉反应抗原 CEACAM1，属于癌胚抗原（CEA）家族，位于甲床上皮层上部，在调节此牢固的连接方面起着重要作用。甲床决定了甲板生长的方向和延伸，部分有助于它的形成，但可能达不到预先设想的程度。

甲床下的真皮具有伴随纵向走行毛细血管的纵沟和脊。这些血管的损伤导致典型的裂片状出血，这反映了血细胞渗漏进入了在甲床与真皮乳头间形成的纵槽。甲下皮通常被远端甲床覆盖，沿着远端方向与甲床上皮连续。角质物质部分聚集在甲板游离缘的下方。

甲生长的分子或内分泌和酶的调控机制还没有被很好地阐明，更不用提甲器官的免疫和神经生物学。一些影响甲生长的因素已被认识到，但目前能获得的有限资料并不足以构成一幅清晰的图画。丝氨酸蛋白酶抑制剂、2 型纤维蛋白酶原激活因子抑制物（SERPINB2 或 PAI2）可能同时作为上皮组织中的鉴别标记和对抗成熟前程序性细胞死亡的主要保护，因为它不仅存在于人类表皮上层，而且也存在于甲母质分化中有丝分裂期后的细胞和鼠类的甲床中。当然，所有减弱正常肢端感觉（如糖尿病神经病变、酒精中毒性多发性神经病、麻风等）和（或）灌注（外周动脉闭塞）的因素均可导致甲器官的严重损害。

三、形态发生学

甲的发育从胚胎第 9 周开始，来自于产生毛发、汗腺和角质层的原始表皮（图 3-1-3）。甲发育的时程是相对恒定和可预测的，胎儿指甲的发育可用作评估孕龄的有用参数。用于描述毛囊发育的神经外胚层和中胚层相互作用的规则，也可能与甲形态发生有关，但目前有力的证据很少。目前已知的甲发育的分子调控线索数量有限。

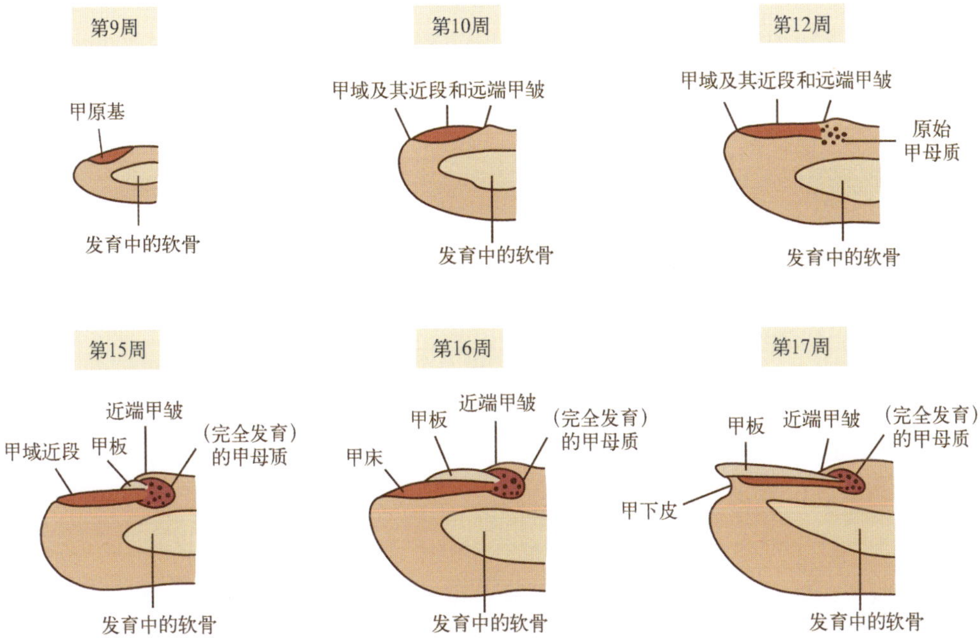

图 3-1-3 甲的发育

第二节 指（趾）甲的解剖与生理

一、指（趾）甲的解剖

甲有很重要的作用，当甲脱失或丧失功能时，会严重影响患者的生活。甲板是手部重要的装饰品，直接影响手部的美观。甲板可以保护甲床和其下末端指（趾）骨免受创伤，它对指（趾）腹的反压力作用，在行走和触觉方面都是非常重要的。另外，甲板对搔抓和精细动作，如用手指捻起和操作小的物体（如针），也非常重要。

指甲位于手指的末端，作为一个完整的部分，是一个非常重要的器官。它柔软的末端，含有极其丰富的末梢神经支配和触觉感受器，延伸到末端的骨头，是指腹和甲板的支撑结构。其远端指间关节的肌腱和韧带，还有所有的神经，特别是感觉神经、感受器和供应远端指骨的血管，共同构成了一个完整的功能单元。事实上，几乎所有的外胚层和中胚层组织都可以在指甲的结构中发现，如皮肤、结缔组织、骨骼、关节、滑膜、韧带、肌腱、肌腱鞘、动脉、静脉、淋巴管、血管球、神经、特殊神经末梢器官、脂肪等，它们之间有着独特的联系。深入了解指甲结构和末节指骨的解剖知识，是我们学习甲病科学的先决条件。

甲单位主要由甲板、甲母质、甲床、甲半月、侧面甲皱襞、近端甲皱襞、甲小皮、甲真皮带、甲下皮、远端甲沟构成（图 3-2-1）。甲板牢牢地和甲床粘连在一起，与下面的结缔组织和骨构成了一个整体，是甲周上皮的一种延续（图 3-2-2）。

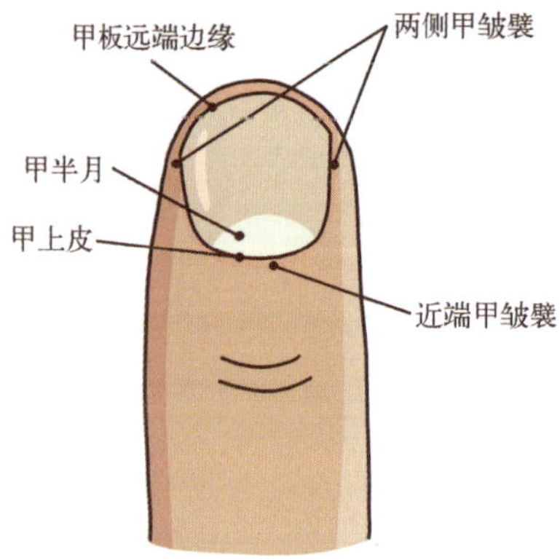

图 3-2-1 甲单位的解剖

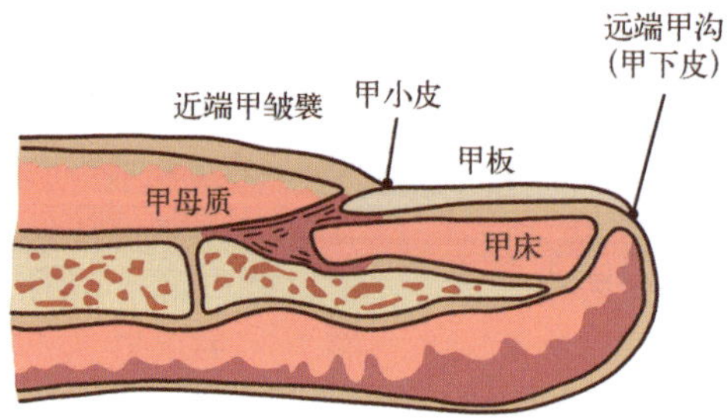

图 3-2-2 甲单位纵切面示意

（一）甲板

甲板是角质化且不含活细胞的半透明、中等硬度的椭圆形板状结构。其长轴在双手呈纵向，在双足则呈横向，几乎平行于皮肤表面。健康甲板的表面平坦且光滑。甲板从近端甲皱襞下萌出，向远端生长，被两侧的侧甲皱襞所包裹，陷入一个呈锐角的凹槽中，这个结构称为“甲袋”（像袋子一样将甲板镶嵌其中），即两侧甲沟和近端甲沟。

甲板背侧有特征性的纵脊，甲板腹侧也有相应的纵脊与纵沟与之对应，而在甲板远端这种纵脊不明显。这使甲板黏附于甲床之上，生长时向前延伸，犹如在轨道上行进一样。甲板表面的纵脊随着年龄增长会逐渐增多并变得明显。甲床提供丰富的血供，甲板和甲床贴合时，甲板呈粉红色。甲板远端游离缘无甲床组织附着，甲板下的空气使该区域呈现白色。同理，很多假性白甲也是因为甲下分离，甲板中或甲板下的空隙折射光线后造成。在多个指（趾）甲的近端可以看到白色的扇形区域即甲半月，其范围约等同于远端的甲母质。甲半月的形状决定了甲板远端游离缘的形状。在甲板的远端靠近游离缘处，甲真皮带（或称甲角膜带）颜色与甲床其他部分有明显差异。它通常表现为 1 ～ 1.5mm 的横向粉色或棕色条带，但也会因疾病或压力影响血供而发生颜色或形态的改变。甲真皮带是阻挡外来物质侵入甲床的坚固屏障，它是甲板和甲床粘连最牢固的地方。甲板的物理性质独特且有着特殊意义。甲板质地坚硬、难破裂，却又有弹性可弯曲，可以紧紧地与其下的组织附着，也可以抵抗物理和化学因素的损害，保护其下的组织。这些特点都源于高强度结合在一起的角质蛋白，角质蛋白占甲板成分的 80% ～ 90%。甲板分为 3 层：背侧甲板 0.08 ～ 0.1mm，由紧实扁平的细胞构成，细胞的角质纤维平行排列并且和生长轴垂直，这一层结构给指甲提供硬度和锐度，它主要由近端的甲母质生成；中间层甲板厚 0.3 ～ 0.5mm，由宽大、不规则的细胞组成，角蛋白排列和生长轴垂直，本层结构为指甲提供弹性和韧度；腹侧甲板厚 0.06 ～ 0.08mm，由甲床产生，主要作用是将甲板和甲床紧密附着。

（二）甲母质

甲母质是指甲生长的源头，又称“甲”生长的源头。甲母质持续地产生甲板，其上方被近端甲皱襞保护起来，其下方附着于远端的指骨之上，由韧带与远端指骨间关节连接起来（图 3-2-3）。

甲单位与远端指关节在解剖学上的紧密关系，解释了为什么甲银屑病常会与关节银屑病同时存在。甲母质的大概范围看起来像马蹄的形状（图 3-2-4）。

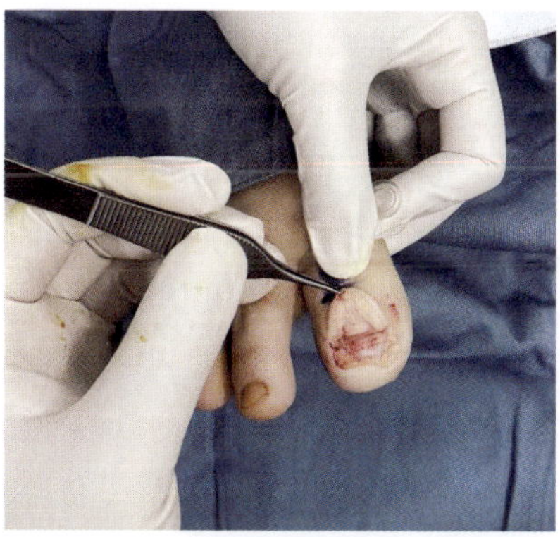

图 3-2-3　翻开远端甲皱襞，暴露出其下甲母质

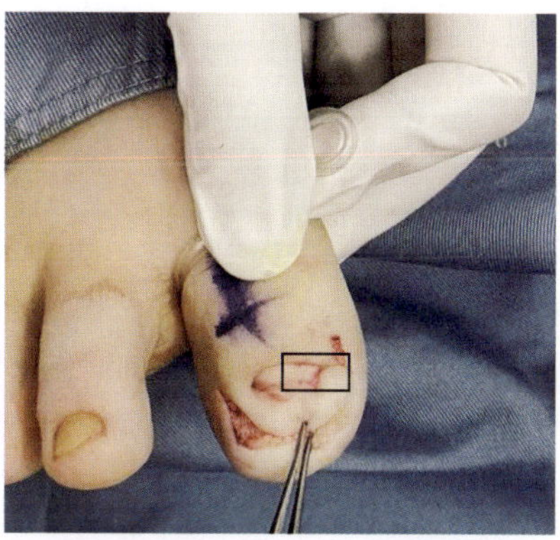

图 3-2-4　甲母质的大概范围

甲母质远端呈向外凸出的弧线（甲半月的远端弧线），而近端两侧各有一个外侧角。在嵌甲术中，如果此处清除不彻底，残留的甲母质外侧角会产生甲刺。从纵切面来看，甲母质呈“V”形。甲母质覆盖甲袋最近端的底面在最近端向上反折，覆盖近端甲皱襞腹侧的 1/4。近端甲皱襞的其余 3/4 部分则延续成为甲小皮。

甲母质近端和近端甲皱襞腹侧的上皮相连，远端和甲床相连。甲母质的角质细胞持续增殖和分化，沿斜行轴持续产生甲板。

与皮肤相比，甲母质上皮细胞向上角化的过程中，缺少颗粒层，而形成了角质生长区。甲母质细胞逐渐失去细胞核，依靠胞质中的角蛋白牢固地互相粘连在一起，最终形成半透明的、坚硬而又富有弹性的甲板。

甲母质细胞的角质化和增殖是沿斜线进行的。近端甲母质产生甲板的背侧，而远端甲母质一般形成甲板的腹侧。这一生理学特点在明确甲病变位置时非常重要，可帮助医师选择活检或治疗的区域。背侧甲板出现异常，其病因可能在近端甲母质，反之，腹侧甲板出现变化则代表远端甲母质受到损害。有人认为近端 50% 的甲母质产生了 81% 的甲板细胞。所以在手术过程中，损伤远端甲母质，更不容易形成瘢痕和永久性的甲板破坏，而在近端甲母质的手术则容易引起永久性的甲板畸形。在同样的创伤下，儿童指甲的恢复能力会更好。行甲单位的纵行活检时，如果活检切除近端甲母质的宽度超过 3mm，就容易出现永久性的甲板裂隙。

除了角质细胞外，甲母质上皮中还含有其他种类的细胞，比如黑色素细胞。甲母质上皮中黑色素细胞的数量比皮肤少，它主要分布在甲母质浅层，常由 3 ～ 5 个黑色素细胞聚集为小的集落。通常情况下，甲母质的黑色素细胞不产生黑色素颗粒，原因有二：①大多数的黑色素细胞，特别是位于近端甲母质中的黑色素细胞常处于静止状态，Dopa染色为（ −），缺少制造黑色素所需要的全部酶。②甲母质活化的黑色素细胞，Dopa 染色可以是（+），主要出现在远端的甲母质。这些黑色素细胞需要很强的刺激（比如强紫外线照射）才能开始产生黑色素颗粒。因此在通常情况下由于甲板的遮蔽作用，甲下很少出现黑色素。

甲半月呈不透明的白色，呈一个前凸的弧形边缘，构成了甲母质远端的边缘。甲半月在拇指（蹬趾）非常明显，在其他甲中可能消失或被近端甲皱襞覆盖。甲板厚度（手指为 0.5 ～ 0.75mm，足趾约 1mm）与甲母质的长度成正比，取决于生发细胞的总量。然而，甲板的厚度在体力劳动者中似乎有所增加。通常甲母质的长度减少或功能受到影响可导致甲板变薄，这种现象可局限于甲的一个节段，从而形成甲横沟。这种现象的形成的原因是甲母质细胞分化减少或停止。

（三）甲床

甲床的主要作用是支撑甲板，与甲板紧密结合，帮助甲板向远端水平生长。甲床的上皮角化形成甲板的腹层。甲床的真皮附着于指骨远端表面，与骨膜之间有结缔组织（通常是少量的皮下脂肪），有时皮下脂肪可缺失。这解释了为什么骨的疾病可以影响到甲，而甲的疾病常可以影响到骨及关节。例如，骨的肿瘤常可改变甲的形态和结构（如甲下外生骨疣），反之甲床肿瘤也常可压迫骨，使骨形成凹陷。

与皮肤不同，甲床的真皮结构没有乳头层，但却有纵向的真皮网状层，毛细血管平行分布于其中。有些学者称甲床为腹侧甲母质，因为他们认为甲床也参与了甲板的生成，但为了不混淆甲母质与甲床的概念，不建议采用这种称谓。拔甲时，可以发现拔下的甲板腹侧有多个平行的纵脊，从甲半月前端开始一直延续到甲板与甲床附着的末端，而在甲半月近端和甲板游离的部分则看不到这种结构。该结构可与甲床上纵行上皮的脊结构相互嵌合，使甲床和甲板黏附得更牢固。甲沟后侧为甲真皮带，是甲板和甲床黏附最强的部分。

（四）甲皱襞

甲皱襞包括近端甲皱襞和侧面甲皱襞（图 3-2-5）。近端甲皱襞有背侧和腹侧。背侧甲皱襞和指（趾）背侧远端的皮肤相连，腹侧甲皱襞构成了近端甲沟的顶部，覆盖了大约 0.5cm 最薄且与甲母质连接最疏松的近端甲板。近端甲皱襞和肢端背侧皮肤的区别是没有毛发和皮脂腺。它的投影在末节指骨近端 1/3。近端甲皱襞腹侧在正常情况下无法看到，它的近端和甲母质相延续。近端甲皱襞一般来说有 3 个作用：①其腹侧面和尖端甲母质的背侧相连参与产生甲板。当近端甲皱襞有炎症性病变（如湿疹、银屑病、甲沟炎等），会影响甲母质成甲作用，从而影响甲板的形态。②影响甲板生长的方向。甲板朝前生长而不是垂直向上生长，近端甲皱襞可能起到了关键作用。③甲皱襞微血管可以为甲母质提供血液滋养，并为一些病理情况提供有用的线索。

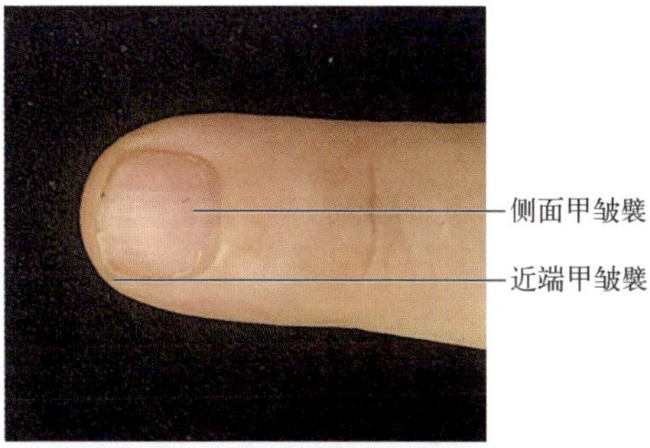

图 3-2-5　侧面甲皱襞和近端甲皱襞

背侧和腹侧近端甲皱襞的分界是甲小皮。甲小皮是一条很窄的角化条带，它将指（趾）背侧皮肤和甲板的背侧之间封闭起来，防止水、刺激物和微生物进入近端甲皱襞之下，从而保护甲母质。当甲小皮因为美甲、长时间浸泡等原因被破坏时，可出现近端甲沟炎。而其他机械的或化学创伤损害甲小皮后，导致甲板和甲皱襞之间的屏障破坏，微生物、过敏原、刺激物等可以突破屏障，造成炎症反应，形成急性甲沟炎和慢性甲沟炎。

侧面甲皱襞从两侧包裹甲板，可以起到保护和固定甲板的作用。侧面甲皱襞和近端甲皱襞相连，不少甲病会沿着这个连续的解剖学路径发展。两侧由甲皱襞形成的甲沟紧邻甲的边缘。当甲的外侧角或远端游离缘长期摩擦甚至刺入甲周皮肤组织（甲皱襞）时，可引起炎症反应和继发感染，形成局部红肿热痛、破溃、肉芽组织增生，从而造成甲嵌入更明显，进一步加重炎症的恶性循环。

（五）甲下皮

甲下皮是指甲板和其下的组织分离处，结构类似于指腹的皮肤，含有颗粒层和较厚的角质层。甲下皮处可因为受到微小损伤或者剪指甲，引起出血、疼痛，甚至形成腹侧翼状胬肉。

（六）甲的血管分布

甲单位中不同部位的毛细血管来源于不同的血管分支。近端甲皱襞的毛细血管和皮肤表面平行，在纵轴方向可以形成纵向的远端血管袢。血管袢密度在正常情况下约为每 5mm 30 个，使用放大 10 ～ 20 倍的皮肤镜可清晰地观察到。

近端甲皱襞远端的血管袢数量和形状发生改变常见于结缔组织疾病，可以帮助疾病的诊断和随访。甲母质和甲下皮处的血管和皮肤的毛细血管相似，分布在甲床的毛细血管与甲板的表面平行，并沿着甲床真皮的纵行脊向前延伸。这些血管在手工作业的人群中更容易被观察到，表现为远端甲板下的细小纵行红线。当这些血管被破坏时，可以出现小段的红色或黑色纵行线，即裂片状出血。

指的血供主要由成对的掌指动脉提供，远端指骨处两侧的血管由背侧和掌侧的血管弓吻合起来，掌侧血管弓被指腹保护。背侧甲皱襞血管弓又叫浅表血管弓，由两侧的指动脉向前延伸，在最远端指关节处形成，提供甲皱襞和伸肌肌腱附着点的血供。此处血管走行蜿蜒曲折，向甲母质发出多个分支。将甲板远端游离缘向后推或上下摇动，可以看到远端指关节前、大概在甲小皮向后 5mm 处的皮肤可能发生高低和颜色的变化。此处既是背侧甲皱襞弓的所在位置，也是甲袋的所在位置。更远端的甲下组织由远端和近端甲下弓来供血。内科疾病，如糖尿病、系统性红斑狼疮、皮肌炎等，患者都可能在近端甲皱襞处的末梢循环出现特殊性病变。

甲有充分的、来自指动脉的血供（图 3-2-6），这在手和足中是相似的。这些指（趾）动脉没有内弹力板，外覆具有特征性的内纵外环纤维结构的平滑肌。这些血管依次从充当肢端动脉间吻合的两个掌或跖的动脉弓发出。这些掌或跖的大动脉（掌指交流）为指（趾）提供了主要的血供。真皮深部充分的吻合给指（趾）尖和甲器官供血。在这个网状结构中，可划分为三个系统（浅表、近端、远端动脉弓），供血给甲器官的不同节段。这些弓保证了甲母质有两个独立的血供来源，因此在出现暂时性灌注不足时也能保证正常的甲生长。

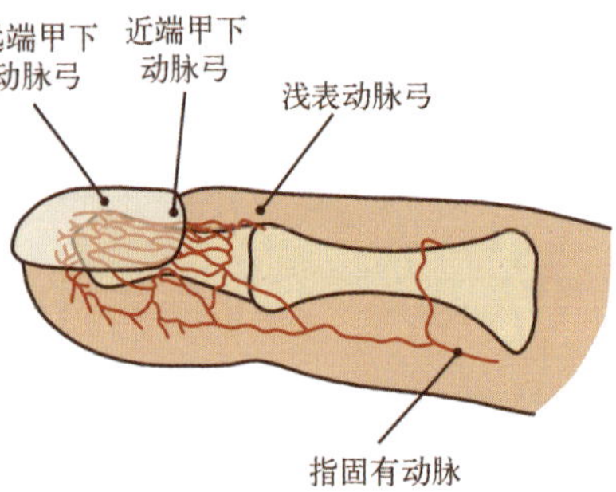

图 3-2-6 甲的血供

甲的一个独特的解剖学特征是除了近端甲皱襞以外所有甲单位区域的大动、静脉吻合。这些吻合在形态上有多种表现，从简单的未修饰的吻合到形成复杂的血管球体这种特殊结构。这些吻合主要可在甲床下的真皮中见到。血管球体是包裹成长度约为 300μm 的椭圆形结构，包含弯曲的动脉和静脉、神经支配和一个由修饰过的大胆碱能肌细胞（类似上皮样细胞）和胆碱能神经构成的荚膜。血管球体在遇冷时扩张，而微动脉收缩。因此，甚至在寒冷的环境下，血管球体通常能获得充足的血供提供给指（趾）周围（极端寒冷或伴有神经缺损是“自动扩张系统”失效的主要原因）。

（七）甲的神经分布

中间三指末节指骨背侧的感觉神经来源于掌侧支神经细小的背侧分支，而背侧支神经的纵行分支则支配拇指（跗趾）及第 5 指的远节指（趾）。

指（趾）动脉与成对的神经伴行（图 3-2-7）。在甲床和甲母质同时有它们的终末支神经分布，而它们的背侧支发出足够多的神经末梢分布在甲周组织（图 3-2-8），在甲皱襞具有非常高的密度。这就解释了甲周和甲下组织炎症或损伤时疼痛的原因。

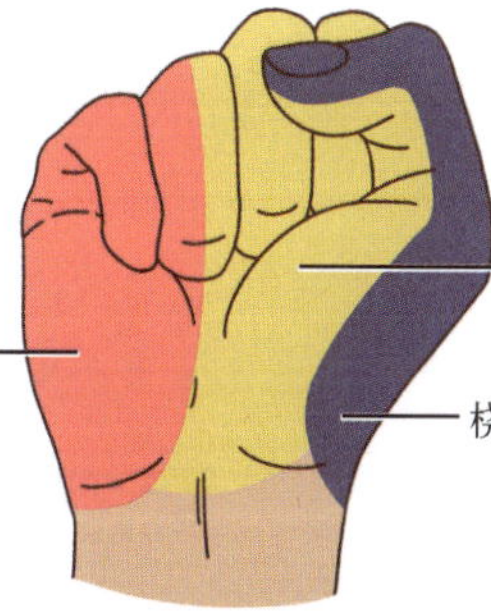

图 3-2-7 手的神经支配

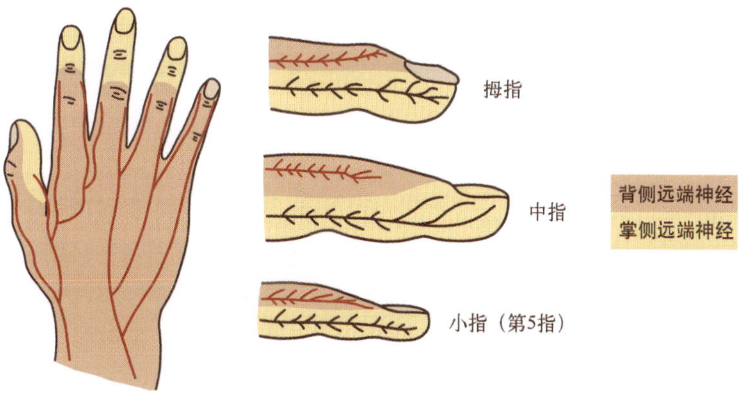

图 3-2-8 肢体末端的神经支配

（八）肌腱附着点

肌腱附着点是肌腱韧带或关节囊与骨连接的部分，包括软组织（肌腱韧带、纤维软骨）与硬组织（钙化纤维软骨、小梁网）。肌腱附着点通常不是简单的机械附着点，而是在解剖结构和功能上与滑膜密切结合形成的独特器官，被称为滑膜肌腱复合体。

二、指（趾）甲的生理

（一）甲板的硬度

甲板的硬度取决于角蛋白纤维的超微结构。角蛋白纤维是甲板主体，它垂直于甲的生长轴，并平行于甲表面。它们在偏光显微镜下呈现双折射。暴露在 X 线下的甲碎片进行的衍射研究支持了纤维排列提供甲板硬度的观点。

角蛋白纤维是通过胱氨酸分子的二硫键及甲板的纵脊来保持稳定的。双曲面能防止甲侧向翘曲：横向曲面是由于末端指（趾）骨的塑形作用和结缔组织背侧带纤维束固定在甲边缘而形成的；纵向曲面可能是由于甲板细胞间生长速度的差异即甲板上层生长速率快于下层所形成的屈曲压力造成的。硬度取决于甲板细胞之间的黏附、连接及两层细胞间典型的结构布局。甲板表层细胞较小（2.2μm），构成一种紧密压缩的细胞膜，细胞之间的间隙呈壶腹状。甲板下层由较大细胞（5.5μm）构成，细胞膜轮廓极不规则，且细胞间还有锚定点，所以甲板的表层硬度更大。一些疾病在影响甲母质后，可以明显使甲板变薄，甲板的硬度减小，如甲扁平苔藓。

（二）甲板 pH

甲床表面 pH 大约为 5，且足趾甲显著高于手指甲。洗手后，指甲表面 pH 即刻明显增高，由 5.1±0.4 上升到 5.3±0.5，然而这种状态并不会持续存在，pH 将在 20min 内恢复到洗手前水平，甲板内部的 pH 低于其表面。所以，在治疗甲层裂、甲分离等患者时，减少碱性洗涤剂的使用，可以减轻症状。

（三）渗透和屏障功能

很明显，当甲使用外用药物时，甲板的渗透和屏障功能具有重要的意义。有研究者使用一个简单的重量分析法测量水分透过离体指甲的扩散状况。观察的结果是，水分在甲的扩散速率类似于手掌和脚掌。让氮气通过甲板并测量气体所携带水分以测得活体指甲的蒸汽损失，指甲的蒸汽损失和指甲厚度之间成反比。pH 降低时，药物在载体内的溶解性增加，使其渗透能力增强。Baran 发现一些抗真菌药物非常容易穿过甲屏障，并可作为跨甲运载系统。Hemidy 等提出一个新的羊蹄仿真模型，以研究体外抗真菌产品局部渗透入硬角蛋白的情况。目前已有较多研究证实，新的药物在甲部使用能很好地分散到甲下组织。甲病使用外用药物效果欠佳，其中一个重要原因就是甲板的屏障功能阻碍药物到达靶区。

（四）指甲触觉

有学者对 30 例健康人（平均年龄 23 岁）的 300 个指腹和甲板的触觉辨别及感知阈值进行了研究。该研究排除了美甲、外伤、神经缺陷、皮肤疾病及有上肢外伤史的研究对象，寻找指腹和甲板两个部位触觉感知阈值的临床一致性。结果显示人甲的静止两点辨别距离、运动两点辨别距离及甲感知阈值分别为 6.7mm、2.4mm、0.06g，而指腹的对应值分别为 2.4mm、2.2mm 及 0.01g。甲板静止两点辨别距离和感知阈值优于指腹，而运动时两者的两点辨别距离基本一致。该研究表明，触觉辨别及感知阈值能通过甲板进行测量，且运动两点辨别距离在甲板和相应指腹基本一致。该研究强调了甲板在指感觉功能中的重要性。其中规范的研究数据有助于阐明甲外伤所造成的影响以及甲之于手功能的重要意义。

（五）甲的生长与调节

甲板的发育和生长，从胚胎期（约第 15 周）开始一直持续到去世。指甲平均生长速度每个月约为 3mm，足趾甲每个月约为 1mm。故全甲拔除后，指甲约 6 个月可恢复原来长度，而趾甲则需 12 ～ 18 个月。疾病、营养状况、环境和生活习惯的改变可影响甲的性状和生长速度。

从儿童到成年人，甲的生长速度稳步增加，以后则随年龄的增长而逐渐减慢。男性指甲生长速度快于女性。甲的生长与气温有关，在北极每日生长 114μm，相同指甲在温带气候每日生长 119μm。甲白天的生长速度是夜间的 2 倍。神经对甲有营养作用，手指神经损伤后甲的生长速度仅为正常时的一半，这是由于去神经后引起血液供应变化进而影响了甲母质的营养状况。

甲的生长还与营养有关，需要包括含硫氨基酸在内的氨基酸的不断供给，以形成角蛋白。有报道称口服明胶对治疗脆甲症有效，这可能与明胶中含有丰富的甘氨酸有关。正常甲生长需要 B 族维生素、钙和磷。维生素 A 和维生素 D 缺乏可引起脆甲症。维生素 A 与角化有关，维生素 D 可能与甲母质细胞摄取钙有关。在营养不良（如恶性营养不良病、消瘦）的条件下，甲生长会减慢。没有证据表明饮食对甲生长速率有影响。用手习惯、体重增加或减少对甲生长没有影响。

内分泌因素对甲的生长也有一定影响。其中影响最大的是甲状腺和甲状旁腺。甲状腺素是脊椎动物角化细胞增殖和生长所必需的。甲状腺功能亢进时甲增厚且有光泽，甲状腺功能减退时甲变薄、变脆。甲状旁腺的作用是维持血中钙和磷的水平，血浆中钙离子可影响甲母质细胞，甲状腺功能减退时甲变脆。人垂体功能减退时，甲变薄，拇指甲半月消失，提示甲母质萎缩。雌激素和睾酮对甲生长也有影响，如许多妇女妊娠期甲生长速率比正常情况高出 1/4 ～ 1/3。在妊娠后期，甲的生长速度将更快。此外，产后的甲生长速率有所下降。有学者发现甲的生长速率不受孕妇受孕时的体重、妊娠期孕妇体重、分娩次数、妊娠期及劳动时长的影响。性腺功能减退疾病患者，甲生长变慢。在青春期发育过程中甲的生长速率也没有变化。长手指的指甲比短手指的指甲长得更快。

银屑病患者中，点状银屑病甲的生长速度快于临床表现无异常的甲，而后者的生长速度却快于健康人的甲。此外，同一名患者，无论是特发性的还是甲银屑病引起的甲分离，其甲生长速度比未受累甲要快，而且快于正常人的指甲生长。毛发红糠疹及先天性大疱性鱼鳞病样红皮病，其甲生长速度加快。这些疾病中患者的甲母质常过度增殖。甲的状态不正常可引起甲的生长减缓或停止。例如，黄甲综合征，其特征病变是黄甲、淋巴水肿和呼吸系统疾病，指甲的生长速度明显减慢。甲纵向生长的减少往往通过甲的增厚加以弥补，以至于黄甲综合征的甲生长速度减半，而其甲厚度则变为原来的 2 倍。约 10% 扁平苔藓患者会有甲受累，并可导致甲生长减缓。甲感染也会导致甲纵向生长减缓，如甲的真菌感染。一项研究表明，当甲癣累及超过一半甲板时，甲的生长速度将慢于其他未受累的趾甲。

虽然急性轻症疾病不影响甲的生长，但多数研究资料显示，急性重症疾病会使甲的生长减慢。流行性感冒（如伴有严重呼吸道感染）、麻疹患者的甲生长变慢。此外，流行性腮腺炎患者甲的生长几乎完全停止。慢性疾病也会影响甲的生长。高流量的血管状态，如动静脉分流以及甲状腺功能亢进，都与甲生长速率加快有关。与此相反，循环功能减弱，如充血性心力衰竭及甲状腺功能减退会使甲的生长减慢。

许多药物已经被证实可以加速甲的生长，如氟康唑、特比萘芬、伊曲康唑、左旋多巴、口服磷酸盐、骨化三醇、钙剂、生物素和半胱氨酸等可以加快甲的生长速度。一些药物也可以降低甲的生长速度，如化疗药物可能会降低甲母质角质形成细胞有丝分裂的活性。甲氨蝶呤、硫唑嘌呤、补骨脂联合长波紫外线照射治疗、锂制剂、磺胺类药物、金制剂、齐多夫定、环孢素、肝素钠可减慢甲的生长。激素对银屑病患者的甲生长没有明显的影响。维A酸影响甲生长方面的研究数据却颇有争议，一些研究表明此类药物能促进甲的生长，而另一些研究则显示出相反的结论。研究显示生物力学对指甲的生长具有关键的作用。

（六）甲的生理功能

甲作为一个重要的皮肤附属器，除了具有保护支持作用外，还具有协助完成一些精细感觉和动作的功能。另外，其美容作用也越来越受到重视。

1. 保护支持作用

甲板的远端超过末节指（趾）的远端，因此对其下的甲床和指（趾）骨起一定的保护作用；起支持作用，防止指（趾）腹组织向背侧移动。

2. 协助手指完成精细动作

如捏持、解扣和搔抓等。

3. 协助感受精细触觉

指腹受压时，甲起到阻挡和反作用，增加了指腹的感觉强度。

4. 美化装饰作用

健康的指（趾）甲是人体美的重要组成部分。

此外，甲的性状有时可反映一个人的健康状况，其变化往往可提示某些疾病的存在。

第三节 甲病的定义与诊断技巧

甲病是各种原因导致的指（趾）甲表面、形态和（或）结构的异常，包括原发性甲病、皮肤病伴随的甲病以及全身性疾病导致的甲损害，可导致疼痛或压迫感，严重者可引起相邻组织的缺血感染。异常趾甲压迫相邻组织会导致糖尿病足溃疡的发生，是糖尿病足溃疡的重要危险因素之一。较小的创伤（如反复挤压）是造成足溃疡形成的主要原因之一。甲病是指各种原因造成的甲床、甲板和甲周表面、形状、颜色、结构及生长速度等异常。

一、临床检查

大多数的甲病都可以通过详细的体格检查和病史采集得出较准确的临床诊断。

体格检查应该在温度适宜、光线明亮的诊室进行，必要时可以增加一个局部光源（台灯、电筒等）以提高观察病甲的清晰度，同时也可提高拍照的成像质量（大部分诊室仅依靠房间固有照明，亮度不够，造成影像采集质量不佳）。在观察病甲时，即使只有单甲受累，也需要观察全部甲（包括指甲和趾甲）。在手指出现病变时，要求患者脱鞋检查足趾，可能会导致患者不理解，但为了不漏诊和误诊，医师仍应向患者解释原因并检查全部甲，尤其是在怀疑炎症性疾病或感染性疾病时。例如，主诉单指出现甲分离和甲下角化过度的患者，诊断可能为银屑病或甲真菌病，但如果其趾甲是健康的，那么诊断为银屑病的倾向性更大，反之如果合并趾甲受累，则更倾向于甲真菌病的诊断。大部分的患者，日常容易忽视趾甲的变化，所以在询问病史时，患者可能告知医师趾甲无异常，而检查后可能发现事实并非如此，所以强调一定要脱鞋检查趾甲。

（一）指甲检查

检查指甲时需要把双手放在一个平面上展开，双手手指稍分开（图 3-3-1）。

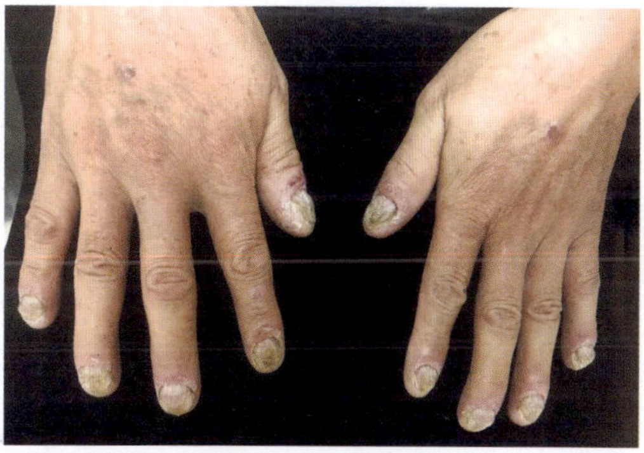

图 3-3-1　指甲检查

检查手指甲同时需对手部皮肤进行全面的检查，手部皮肤的检查可能提供很多线索。手的皮肤可能会显示皮炎或者摩擦造成的增厚，这可能提示患者的工作或者生活习惯。如出现关节炎，需要观察有无假性黏液囊肿。掌面的皮肤变薄，边界呈环状、脱屑，提示可能与银屑病和接触性皮炎相关。甲周围的皮肤出现粗糙、脱屑、皲裂则有可能提示存在甲湿疹。

观察患者手部的动作也可以提供疾病诊断的线索。比如，出现甲中线营养不良的患者被问诊时通常会否认自己有摩擦、搔刮甲板近端或近端甲皱襞的习惯，但在就诊时此类患者常会下意识做出这些动作。医师接诊这类患者时，可以分散其注意力，并注意观察是否有此类动作出现，以便提供诊断的线索。

（二）趾甲检查

检查趾甲时，应该让患者端坐，足部放松，足底平置于观察面（图 3-3-2）。

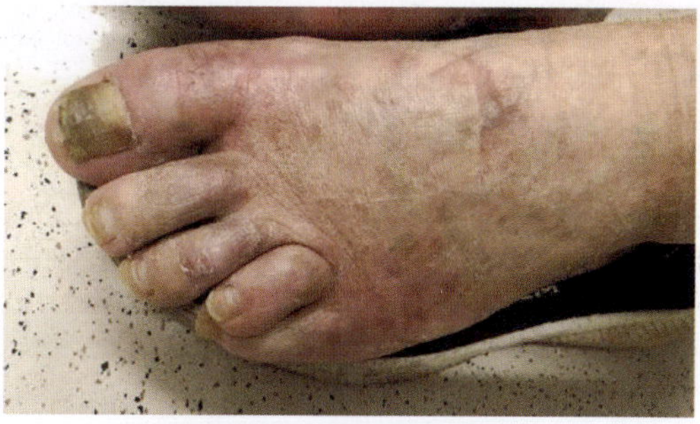

图 3-3-2　趾甲检查的体位

此体位有利于观察足踝形态，并推测其在鞋里的姿势是否正常。检查患者的鞋也非常重要，不合适足的鞋可能与足的解剖形态产生矛盾而造成甲改变。创伤性的甲改变常与创伤性的皮肤变化同时出现，如皮肤可以出现角化过度、角质剥脱、胼胝或者关节炎症的表现。趾形态异常、足趾之间排列紊乱也会造成趾间长期微小创伤，从而造成病变，如胼胝、甲沟炎。

足和踝部出现水肿的患者，常合并血管周围炎，因此更易患甲真菌病。老年人或糖尿病患者足部更易出现缺血。老年患者清洁卫生习惯和甲修剪不便常是甲弯曲的原因。足跖皮肤和趾间皮肤如有水疱、脱屑提示真菌感染可能。足部的皮肤也可以出现银屑病炎症性改变。接受化疗的患者足部可以产生甲沟炎、掌跖红斑脱屑的炎症性改变。掌跖角化症也可以导致趾甲增厚和甲下角化过度。

（三）全身皮肤检查

全身皮肤检查在辅助诊断一些特殊疾病时显得非常重要，特别是常累及甲的皮肤病。患者在有全身皮损时，常易忽视甲的改变，这时医师要有意识主动询问并检查甲的病变。甲银屑病和甲扁平苔藓，病变可能仅限于甲，但是仔细检查身体其他部位有无类似的病变，有助于做出正确的诊断，比如其他部位的银屑病样皮损，或口腔黏膜的扁平苔藓改变。

临床较为典型的案例就是甲银屑病患者。轻度的肘部或者头皮银屑病常不会引起患者的注意，患者自身也不会主动提供，甚至否认银屑病史，单纯认为自己只是头屑较多，而医师一旦留意了这些部位的银屑病皮损，甲银屑病就不难诊断。再如斑秃，常与粗面甲同时出现，儿童尤为明显。在严重的先天性或遗传性疾病中，患者往往也只注意到皮肤改变而忽略了甲的改变，如先天性厚甲症、结节性硬化症、Darier 病，在这些疾病中，患者往往不是因为甲的改变就诊。

（四）甲检查的注意事项

甲检查需要耐心和时间。因为不同疾病对不同甲的影响，可能会产生不同的体征。我们需要观察所有甲，并将所有的临床表现综合评估得出诊断。

而有些时候，不同病因可能让不同甲甚至同一个甲产生不同的临床表现。局部的体格检查，必须包括甲板和甲周围的组织，包括远端的指腹，可嘱患者翻转腕部，以便看清楚甲各面及甲周组织。触诊指（趾）部皮肤，可以感受温度。当触摸指头时，诱发患者疼痛，可能源自甲单位炎症或其他一些特殊疾病。若轻轻按压甲板的一点，产生剧烈的疼痛，甚至向近端辐射，需要考虑甲下血管球瘤的可能。压迫甲板，使甲床由粉红色变为苍白色，可使色素性疾病、肿瘤（如血管球瘤）边界更清楚，帮助判断病变范围。

对甲的临床检查，一般从甲板开始。甲板的厚度、大小、形状、弧度、颜色、透明度、表面光滑度都应该仔细观察，总结出病甲的特征，并与病因、疾病的发展联系起来。甲和指（趾）骨的解剖排列也应该在检查的范围之内。甲排列紊乱，表现为甲的纵轴偏离指（趾）骨的方向，常产生嵌甲和创伤性的畸形，如甲板的增厚和甲下角化过度，两者可共同造成厚甲症。

出现甲的异色症时，首先应判断色素来源。外源性色素造成的色素异常，其色素病变近端边缘往往呈一个弧线且和甲皱襞边缘形状一致。如果色素为内源性，则需要使用放大镜或者皮肤镜仔细观察，尤其颜色呈黑色的皮损。纵行的黑色条带，提示色素可能来源于黑色素细胞，且有色素细胞的增生。绿色的皮损可能是微生物来源的色素，如铜绿假单胞菌感染造成的绿甲，需要与内源性色素鉴别。如果发现红色或者紫色则可能是甲下血肿。

甲板有可能被其下的角化物质堆积或新生物分离、抬高，所以对甲分离的患者，尤其是在单指（趾）出现甲分离时，检查甲床非常有必要。操作时，常需要用指甲剪去部分已经分离的甲板，暴露其下的甲床。甲床上皮角化过度，鳞屑较多，应考虑甲真菌病和银屑病的可能。甲床糜烂或有渗出物，则应排除外伤、甲下化脓性肉芽肿、鳞状细胞癌、无色素黑色素瘤。

多甲甲床出现糜烂则需要考虑药物的毒性作用，如重症多形性红斑。甲下单发肿物，则需排除肿瘤。这时需要做彩色多普勒超声、X 线或者 MRI 检查，帮助明确诊断和明确肿物的大小、深度及其与周围组织的关系。对近端甲皱襞的检查则应着重观察其皮肤是否呈健康的粉红色，有无发炎、鳞屑，甲小皮是否存在。在急性和慢性的甲沟炎中甲小皮常缺失。甲板表面的改变常是因为近端甲母质的改变而造成的。甲小皮缺失而不伴明显炎症反应是指甲生长受阻的表现，如黄甲综合征，也常见于获得性甲沟炎和甲弯曲中。

侧甲皱襞出现炎症常见于嵌甲，常伴有肉芽肿的产生。

二、病史采集

充分地询问病史，对甲病诊断非常重要，尤其是对发病原因的细节询问和发病时疾病最初状态的询问。如果患者保留有疾病发展的影像记录对诊断常有帮助。询问病史中最重要的几点：发病的时间和病程，发病的形式，疾病演变过程，职业、爱好和卫生习惯，皮肤和系统性疾病史。

（一）病甲出现的时间和病程

一般来说，急性甲病改变的患者，常因为急性病变产生的疼痛和功能的缺失，迅速到医院就诊。相反，慢性甲改变的患者，常因为没有症状，可能长期忽视甲部损害。儿童期发病者，则提示先天性疾病或遗传性疾病。

病程对色素细胞来源甲色素疾病的诊断和处理方法的选择有重要的影响。从出生和儿童时代就存在的甲黑线，更可能是甲母痣或者良性的色素细胞增生。如果单发的纵行黑线出现在成年人尤其是老年患者时，需要排除甲黑色素瘤。如果长期存在的甲真菌病突然迅速进展，常提示有新的病原体感染或出现了免疫抑制。

（二）发病的形式

甲生长缓慢，因此甲板的症状从甲母质区合成到能够被肉眼观察再到成为临床证据需要 2 ～ 3 个月。因此，在甲母质受损时挖掘病因，病史往往需要追溯到体征出现的前几个月。多甲出现 Beau's 线的患者，常有系统性疾病的罹患史。儿童出现多个指（趾）脱甲症，常在数个月前出现过手足口病。急性的甲创伤常以急性甲沟炎、甲分离、甲下血肿为最初的临床表现。趾甲出现的血肿，常由慢性的创伤（如鞋不适足和行走时足鞋相互摩擦）造成，患者常不易察觉，所以在问诊时常否认外伤史。小的损伤可能引发甲银屑病的同形反应（Koebner 现象），导致疾病反复。药物引起的甲改变，常在药物使用结束后数月才出现，因此怀疑甲改变为药物引起时，需要追溯数月以前的用药史。

（三）疾病演变过程

单甲甲周、甲下反复发作的急性炎症伴发脓疱，可能是连续性肢端皮炎。多甲病变伴甲周反复发作性水疱，可能是甲湿疹。同一指反复发作急性甲沟炎，不能排除单纯疱疹感染。甲改变的病程对鉴别甲银屑病和近端甲下型甲真菌病也是非常重要的。银屑病会有自发的缓解期，甲真菌病则不会有。

（四）职业、爱好和卫生习惯

指甲易在手工作业中受到连续的机械损伤，所以患者的职业和爱好应仔细询问。在某些职业中，如家庭主妇，指甲常需要较长时间暴露在水和刺激性洗涤剂当中。对脆甲症、甲分离和慢性甲沟炎的患者，应该问清楚患者与这类刺激物接触的频次和种类。

咬甲癖和剔甲癖的患者，常不会意识到或承认他们咬甲或剔甲的强迫行为，但是进一步深入询问患者及家属则常可得到其过度修剪、撕扯甲板和甲周组织的病史。对于甲沟炎的患者，应该询问有无美甲，特别是剔除甲小皮的行为习惯。嵌甲常因为剪趾甲不当造成。有些职业和爱好可以增加鞋与趾甲摩擦造成甲的创伤，比如马拉松运动员和足球运动员、舞蹈演员以及长时间穿高跟鞋的模特。

（五）皮肤和系统性疾病史

对杵状指的患者应该询问其心肺及恶性肿瘤的病史。怀疑黄甲综合征应该询问患者呼吸系统和恶性肿瘤的病史。多甲的甲黑线应该询问艾迪生病、艾滋病（AIDS）、脑垂体腺瘤的病史。Mee's 线应该询问有无砷剂接触可能。Muehrcke's 线和 Terry's 线需要排除肝硬化。对半甲（half and half nails）常需要排除肾衰竭。

三、甲病临床照片的拍摄

临床的诊断技术，包括非侵入性和侵入性的检查，这些技术需要易于实施、利于诊断。照片的拍摄是非侵入性手段中重要的一种。在皮肤科诊室里需要配备一些易于使用的工具，比如指甲剪、皮肤镜、刮勺、拍照时的背景布。拍照时需保证每次拍摄的角度、背景、光线等条件尽量保持一致。一般先拍一张全部十个指（趾）甲的照片，再拍摄病甲的细节，拍摄病甲时可以使用皮肤镜。

拍摄甲病照片是医学记录的一部分，一张清晰、突出重点的照片比大量文字的描述更能清楚地阐明问题。拍摄时需要建立标准条件，包括灯光、位置、背景和距离。目前采用的拍摄工具包括单反相机，基本都能直接产生数码照片，这使反复拍照再筛选最高质量的照片成为可能。

数码照片较传统照片更加易于储存、传播、分享。在拍摄甲的照片时，有很多不同于拍摄其他部位和疾病的特殊要求。需要注意的是，为患者拍照需要取得患者的同意，并签署知情同意书。

四、皮肤镜

皮肤科医生在日常诊疗工作中常借助皮肤镜检查对甲病做出诊断。色素类疾病是皮肤镜的最佳适应证。应用皮肤镜检查甲病时，应首先掌握标准的疾病模式图形，其次应掌握常见甲病在皮肤镜下的特点，这样才能有助于做出准确的诊断。

皮肤镜检查，首先需分辨病变是否为甲异色类疾病，如果确为甲异色，则需排除病变为黑色素细胞来源。如果为黑色素细胞来源，还需进一步区分是色素细胞增生性病变还是色素细胞活化性病变。色素细胞增生性病变中，需要分辨甲母痣或雀斑样痣。不规则的黑色纵线，则需排除甲下黑色素瘤。

通过皮肤镜辨别原位黑色素瘤和侵袭性黑色素瘤是很困难的，但从不同的皮肤镜表现形式可以得到一些诊断线索，帮助确定是否需要活检，或采用的手术方式。如果为非黑色素细胞来源，则要分辨是否为外来色素，如染甲等。感染也可以引起色甲，最常见的是铜绿假单胞菌感染。非感染的原因，如甲下出血、原位或侵袭性鳞状细胞癌都可以导致甲颜色的改变。在甲单位形态的改变中甲板形态改变最常见。甲母质受累的炎性甲病和甲母质外伤均可引起甲板形态的改变。甲床的形态改变最常见的原因则是肿瘤和外伤。如果甲病变表现为甲板增厚和甲下角化过度，需使用皮肤镜观察甲床游离缘，明确甲床与甲板之间的变化。如果病变累及甲周组织，则需要观察甲周有无红斑脱屑（接触性皮炎）、粗糙隆起并伴有簇状出血点（疣），或甲皱襞的慢性炎症（湿疹、剔甲癖）。

五、活体组织病理检查

甲病表现多样，而不同甲病也可以有相近的临床表现。仅凭临床特点和皮肤镜检查无法得出正确诊断时，因此，甲的病理检查就显得尤为重要。

甲活检应该在最大限度保留甲的功能和外形的同时，获得足够的、适宜的组织。甲活检和皮肤活检最大的区别是坚硬的甲板对手术造成的困难，在一些伴有甲板增厚的疾病中尤其明显。手术前夜用 10% 的尿素软膏封包软化甲板，或者让患者在术前用温水浸泡 30min 软化甲板，可以使甲板易于切割。活检目的不同，需要切开的甲板范围也不相同。尽量只掀开部分甲板，保留甲板，有利于减少创伤，缩短恢复时间，减少甲变形可能。

第四节 病甲的体征

一、甲单位外形的变化

（一）杵状指

杵状指形态学的改变包括：指甲横向和纵向的曲度均增加；指尖软组织增生，近端甲皱襞与甲板的角度＞180°。指甲曲度的改变最常见于前三指，弯曲度多变，可以呈纺锤形或棒球棒形，可伴有发绀（图 3-4-1）。杵状指的成因与缺氧造成的甲板周围软组织增生有关，多见于呼吸系统和心血管系统疾病。

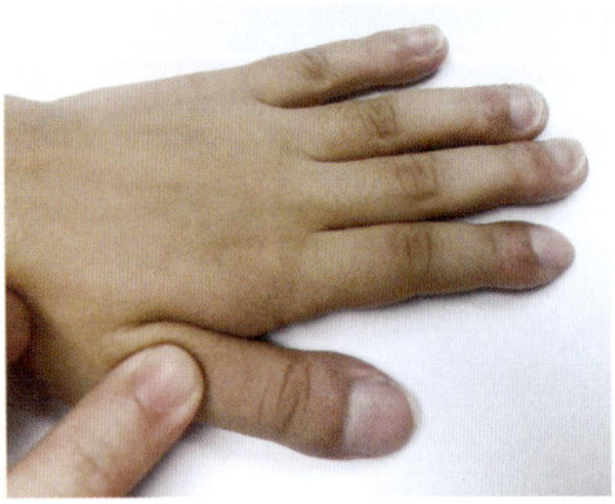

图 3-4-1 杵状指（第 1、2 指）

（二）匙状甲

匙状甲（koilonychia），又称凹甲。和杵状甲表现相反，匙状甲甲板两侧缘升高，中间呈凹面，形似汤匙，故又名匙状甲。病变从侧面观察时更为明显，常见于拇指，但可累及多指甚至全部指甲，趾甲少见，但婴儿期可有踇趾受累，甲下组织无明显异常。远端游离缘甲下角化过度时，需要排除甲银屑病、职业原因或习惯性损伤。职业原因造成的匙状甲常累及前三指，甲板质地可正常，也可以变薄或增厚，有时变软。先天性匙状甲表面可光滑。线状苔藓伴发的匙状甲，甲板可伴有纵行裂纹。

一些疾病伴发的匙状甲，甲板可被中间一条纵脊分为左右两部分。这两部分分别下凹，形成左右两个匙状甲的症状，常见于甲湿疹、甲扁平苔藓、外胚层发育不全。

锯齿状匙状甲综合征中可见所有的指甲呈匙状甲表现并伴发横沟。在近端甲皱襞下注射糖皮质激素可暂时缓解该症状。花瓣形甲，是早期匙状甲的变形，表现为甲的弧度变平。

引起匙状甲的原因有很多，包括贫血、皮肤病影响到甲单位、内分泌疾病、营养缺乏（比如末梢毛细血管血流不足）等。指甲疾病中匙状甲最常见于扁平苔藓、甲银屑病、甲湿疹和粗面甲。

（三）甲横向曲度过大

1. 根据形态的不同分类

甲横向曲度过大（transverse overcurvature of the nail）根据形态的不同分为 3 种类型：钳状甲、瓦状甲、折叠甲（图 3-4-2）。

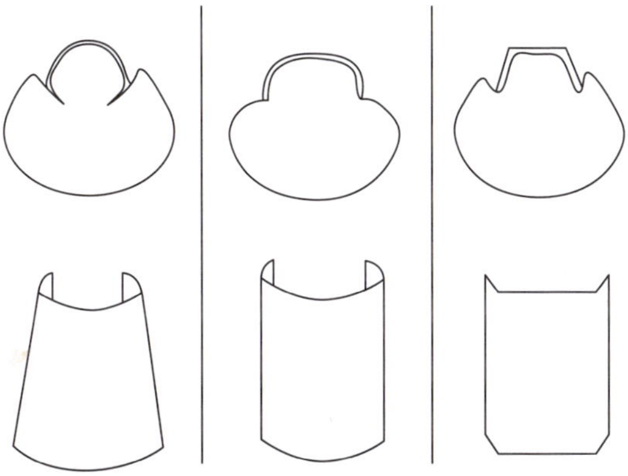

图 3-4-2 甲横向曲度过大分类

(1) 钳状甲(pincer nail, 图 3-4-3)是一种横向曲度过大,甲板弯曲度沿纵轴从近端到远端逐渐增加,远端游离缘弯曲度达到最大为特点的病变。由于横向弯曲度变大,甲板两侧缘会逐渐向内收缩,将其下方软组织钳住,但不一定会刺破表皮。在一些极端的病例中,甲板的两侧缘会闭合在一起形成隧道,甚至继续向内卷曲形成号角样,被称为号角状甲。这类患者的甲下软组织在一段时间以后可以完全消失,如果伴发其下骨质的吸收,可形成贝壳甲综合征。

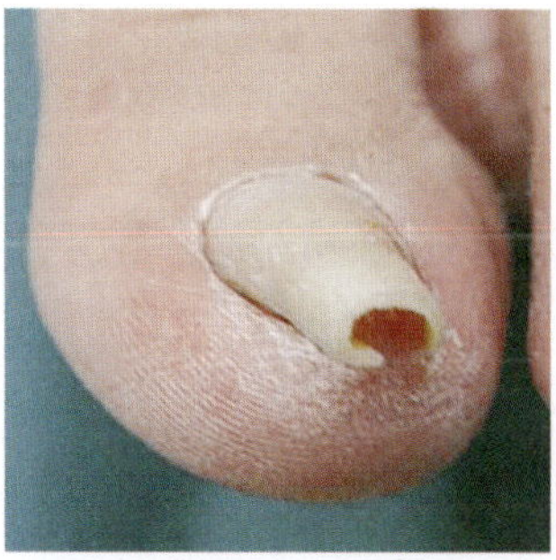

图 3-4-3 钳状甲

钳状甲形成的原因,可能与两侧的甲母质近端外侧角向外侧延展,甲母质横向弧线逐渐变平有关。远端甲床既可没有变化,也可因为外伤、结缔组织病、甲真菌病等造成甲床瘢痕样缩窄,从而造成甲板横向曲度增大,最后变形的甲板高于原平面,并形成圆锥形。

由于甲和远端的趾骨连接非常紧密,长时间升高的甲板和甲床会持续牵引远端指骨背侧,形成骨疣。

早期钳状甲形态学上的变化不明显,且无不适,患者前来就诊往往是因为病变中后期甲受到轻度触碰即可引起疼痛。钳状甲可以因为后天引发,也可与先天性的疾病相关。长期鞋不适足、潜在的疾病,比如趾的甲下骨疣和骨关节炎,都可能是钳状甲形成的原因。甲真菌病也可以引起钳状甲,抗真菌治疗后症状可以得到缓解。β 受体阻滞剂引起的钳状甲非常少见且可逆。胃肠道恶性肿瘤也可以伴发钳状甲。另外,系统性红斑狼疮、动静脉瘘和肌萎缩性延髓侧索硬化症,都可以伴发钳状甲。

(2) 瓦状甲 其横向曲度增加,但是指甲两侧的边缘保持平行,形似瓦片。

(3) 折叠甲 在折叠甲中,指甲的表面几乎保持扁平,但在两侧或者是单侧,会出现指甲边缘呈直角的折叠。如甲板两侧同时折叠,一般会保持相互平行。

这类甲板变化需与嵌甲鉴别，单纯的甲横向曲度增加一般不伴有甲周软组织炎症性水肿。

2. 根据病因和发病原理的不同分类

甲横向曲度过大根据不同的病因和发病机制，可分为 3 类：

（1）对称发病　常见于遗传因素，可以在一个家系中数代有发病，也可以在同代的多个家庭成员中发病。最常累及踇趾，其余趾甲也可发病。这种病变常常和趾骨排列紊乱有关（图 3-4-4）。

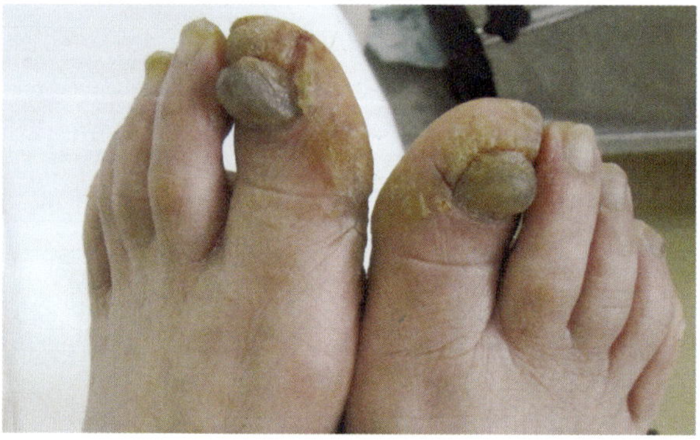

图 3-4-4　趾骨排列紊乱与甲异常

如踇趾长轴偏斜，而其他的趾偏斜不明显。X 线检查可显示踇趾远端骨关节向外稍移位，趾骨的近端变宽。远端趾骨的尖端背侧可能会形成一个因为牵引形成的骨疣。组织病理检查可见疣体为无定形、高密度骨组织，甲床上皮由近及远进行性的角化过度，乳头瘤样增生。

（2）不对称发病　常为获得性。可能是源于创伤、手术或者其他的皮肤病，特别是远端骨关节退行性变相关疾病。此类型最常见于老年女性。X 线显示踇趾远端骨关节的基底变宽。由于末端趾骨基底的变宽，与其附着在一起的甲母质近端部分同时曲度降低、外展，近端曲度减少，而甲板远端曲度增加。曲度逐渐增大的远端甲板逐渐牵引甲床，并通过甲床对其下的末端趾骨背侧持续牵拉，形成骨疣。钳状甲的治疗需减少甲母质向外的张力，必要时可以选择性地切除部分近端甲母质，并铺平甲床，伴骨疣形成者需将骨疣去除。

（3）反复地拔甲、损伤远端趾骨和甲组织造成的钳状甲　一些皮肤疾病，如甲银屑病和甲真菌病可引起甲床萎缩，进而造成甲板横向曲度增加。

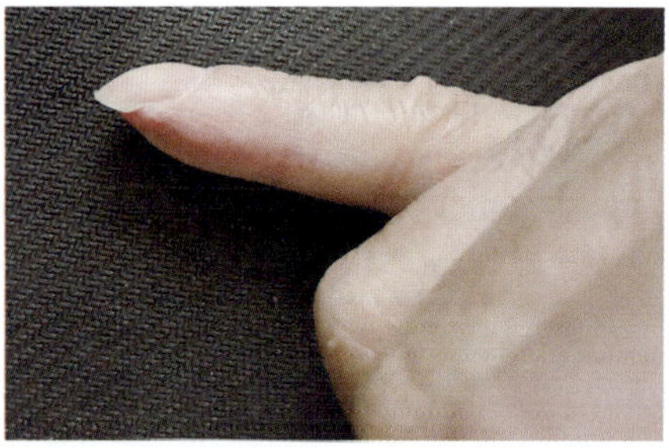

图 3-4-5　鹦鹉喙甲

（四）鹦鹉喙甲

鹦鹉喙甲（parrot beak nails）因指甲游离缘过曲，形似鹦鹉嘴而得名（图 3-4-5）。

甲的弯曲从甲板和甲床（远端甲沟）分开处开始，一般无临床症状。指甲在温水中浸泡 30min 可以暂时性地使曲度减小甚至消失。迟发性皮肤卟啉病中出现的远端甲板的扭转，可能也是鹦鹉喙甲的一种表现。指尖端的外伤后，指骨缺失，导致甲床缺乏指骨的支持和瘢痕挛缩，也可导致鹦鹉喙甲。指尖端的截指术后缝合过紧也可引起该体征。部分报道显示滥用毒品，如可卡因，可以引起鹦鹉喙甲和远端指腹的萎缩，最常累及拇指和示指，可伴甲小皮的缺失。可能是由于可卡因导致血管收缩进而使指端相对缺血萎缩，甲板继而过度卷曲生长。鹦鹉喙甲可以造成指甲的功能障碍，最简单的治疗方法是将过度卷曲的甲剪短。

（五）球面甲

球面甲（curved nail of the toe）常为先天性，对称出现，表现为趾甲板横向和纵向弯曲度增加，背侧呈球面样，以第 4 趾多见，可伴或不伴末端趾骨的异常（图 3-4-6）。这种甲改变与创伤后的指甲改变相似，甲板缺少组织支撑导致了甲相对过度地生长，导致甲的过度弯曲。先天性的第 4 趾球面甲首先出现先天性的末端指骨变短，过度弯曲的甲板是继发的现象。部分婴幼儿或儿童趾甲生长较周围支撑组织快，可形成多趾类似球面甲的甲改变，但不伴甲增厚和甲下角化过度，区别于甲弯曲（onychogryphosis）。

（六）爪形甲

爪形甲（claw-like nail）是一趾或多趾，尤其是第 5 趾形成圆锥形甲，类似动物的爪（图 3-4-7）。多见于女性长期穿高跟鞋或太窄的鞋。常因为摩擦造成角化过度，类似于脚的胼胝。先天性的爪形指（趾）甲也有报道。部分病例爪形甲可以向背侧弯曲呈现一个向上的凹面。

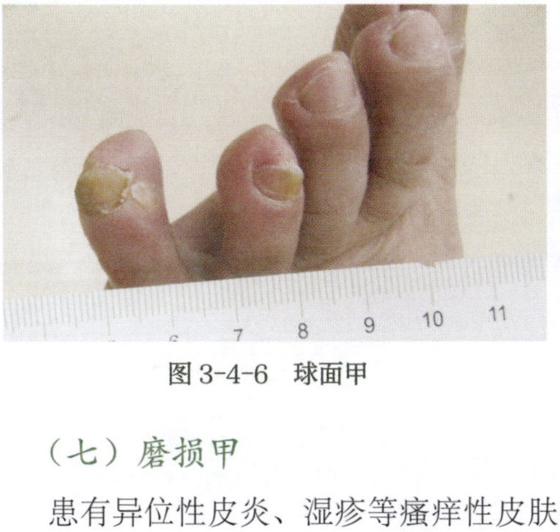

图 3-4-6 球面甲

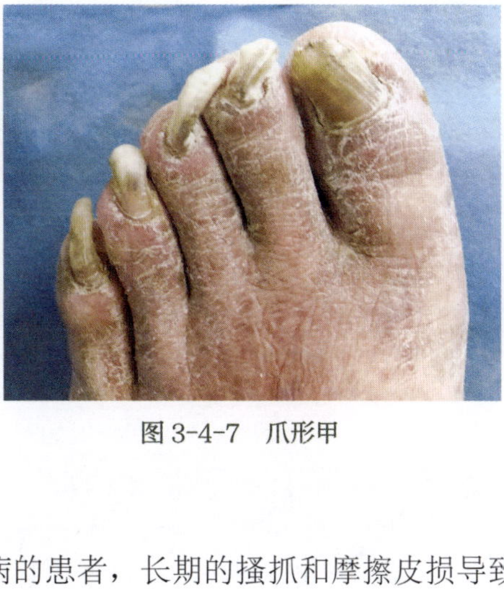

图 3-4-7 爪形甲

（七）磨损甲

患有异位性皮炎、湿疹等瘙痒性皮肤病的患者，长期的搔抓和摩擦皮损导致甲板表面反光和异常光滑，游离缘磨损，形成磨损甲（macronychia/micronychia）

（图3-4-8）。这种表现也可见于以下情况：需手长期持重物（如拾荒者长期提拉较重袋子的动作）；需要用指甲反复去摩擦和搔抓某个地方（如用指甲去剥离东西的动作）；有洁癖的患者；反复清洗手与指甲的患者。病变最常见于惯用手的中间三指，甲板的远端游离缘常出现一个三角形的超薄区域，三角形的底在甲板游离缘，顶点指向近端。

指甲游离缘处是甲板最薄弱的地方。有部分心理障碍患者用指甲抓墙壁或家具表面可造成磨损甲。皮肤镜下可见病甲甲床变红，毛细血管增多，甲板变薄区域出现点状出血。经常美甲的人群，由于反复使用指甲锉打磨指甲表面、使用丙酮卸除甲油，都可能使指甲产生磨损甲症状。

（八）甲萎缩

甲萎缩（onychatrophy）可以分为获得性和先天性。获得性甲萎缩多见于扁平苔藓，临床表现主要为甲板变薄、变小，同时伴发甲层裂和甲纵裂（图3-4-9），症状可进行性加重，最终瘢痕组织可能代替萎缩的甲板。

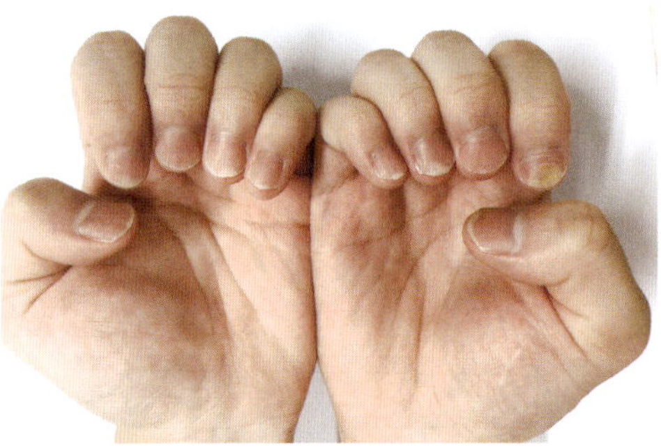

图3-4-8 磨损甲

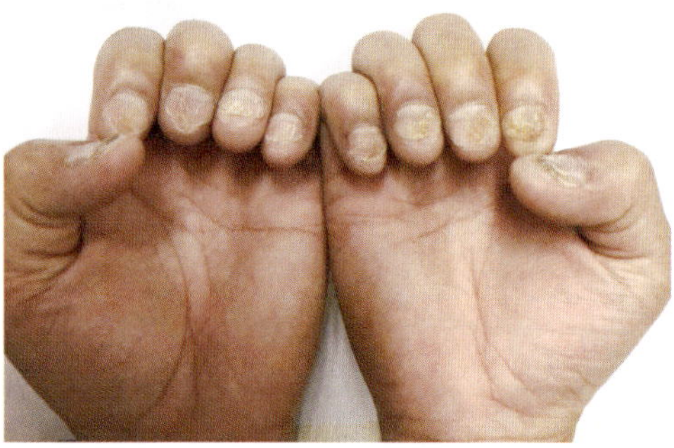

图3-4-9 甲萎缩

（九）无甲

无甲是指部分或全部甲缺失（图3-4-10）。甲母质和甲床失去了产生角质的功能。一些先天性无甲，可能与骨异常有关。因为指甲的产生不仅与指甲下方的末端指

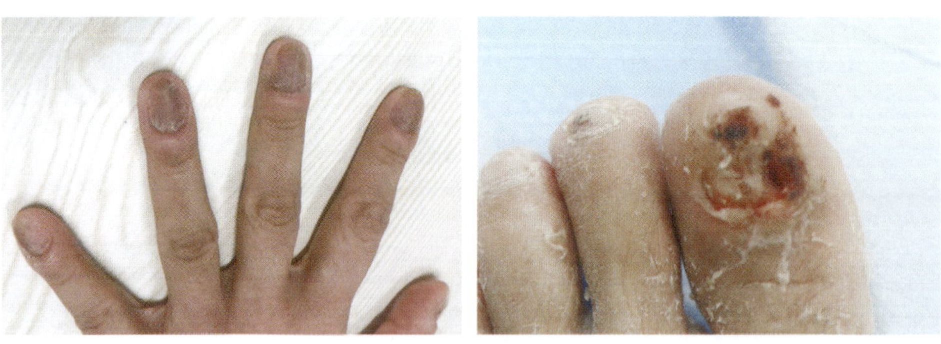

图3-4-10 无甲

（趾）骨相关，也与近端指（趾）骨有关。当指（趾）骨发育不全或者缺失时，甲板形成可能会受影响造成无甲。对于一些先天性疾病，如甲髌综合征（nail-patella syndrome)，无甲是其特征性表现之一。在症状不明显的病例中，拇指甲半月常消失。在先天性无甲相关的综合征中，常伴有身体其他部位的临床症状。在获得性甲萎缩中，甲母质损害造成甲板角质形成减少，瘢痕逐渐形成并取代产生甲板的甲母质。有报道称，皮肤T淋巴细胞瘤会造成获得性无甲。无甲和甲萎缩并不能明确地区分。一些局部或者系统性的因素可以造成暂时性无甲，比如使用维A酸治疗后。

（十）厚甲症

厚甲症（pachyonychia）以甲板增厚为特点（图3-4-11）。甲母质功能亢进造成甲板规则的增厚，且病变只限于甲板，称为甲肥厚（onychauxis）。

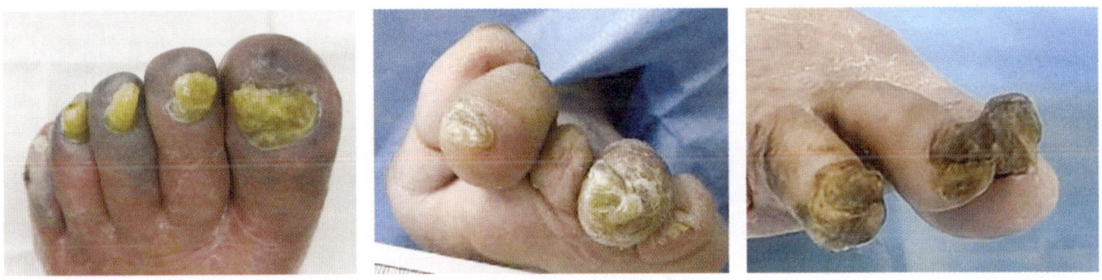

图3-4-11　厚甲症

甲下组织的增厚，特别是甲下皮的增厚，也可以改变甲板的质地和密度，如在甲银屑病、慢性湿疹、甲真菌病、毛发红糠疹中指甲可变软。在先天性的厚甲症中，甲板变黄、变硬。有时甲横向曲度会逐渐增加，最后甲板的游离缘形成马掌样或者管状，所有的指甲都可能受累，但拇指受累症状一般不严重，反复的厚甲症可以造成指甲反复的脱落。组织病理检查显示：近端甲皱襞和甲母质无异常；甲板正常或者中度的增厚，但结构正常；甲床棘层增厚，乳头瘤样改变，伴明显角化过度。

（十一）甲弯曲

甲弯曲（onychogryphosis）是一种少见的病变，常常为获得性。最常累及蹈趾或其他脚趾，表现为不对称的甲板、甲床增厚，甲板透明度降低；甲板变脆，形状似羊角，常呈褐色，表面不规则，常出现横行的条纹（图3-4-12）。

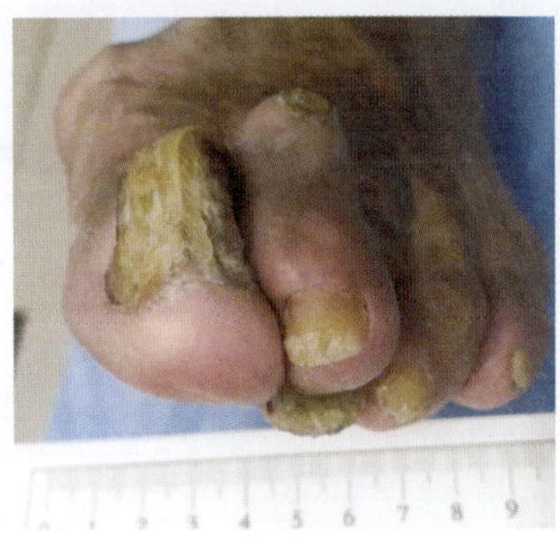

图3-4-12　甲弯曲（向上弯曲）

不同区域的甲母质产生甲板的速度有差异，速度较快的区域决定了甲板生长的方向。甲弯曲的游离部分可以持续生长，甲的尖端甚至可以反卷刺入近端甲皱襞，形成肉芽肿和溃疡。甲弯曲较易辨识，但是在疾病的早期，可能只表现为轻度的甲板增厚，这时诊断较困难。老年患者出现的甲弯曲常与穿鞋的压力有关，鞋会将所有的趾甲向中间方向挤压，若伴发甲床的角化过度，甲弯曲就会加剧。另外，足部解剖异常，比如趾外翻，可以加剧这种症状。

甲弯曲也与趾的承重功能有关，特别是在行走时的足趾离地期（行走时，足的动作可以分为足跟着地期、前脚掌着地期 / 全足用力期、足跟离地期、足趾离地期）。

如果趾甲的游离缘显著短于趾远端软组织，则远端膨出的组织可造成甲弯曲，这种情况常见于过度剪短甲板。因此，有学者认为可尝试通过治疗远端嵌甲的术式来解决这类甲弯曲。

甲弯曲常提示患者可能长时间疏于足部护理。生活无法自理的人群，如流浪者和瘫痪者常出现甲弯曲。真菌感染造成的甲弯曲并不少见，这时病变常累及单趾。甲弯曲常不伴自觉症状，但有时（如穿鞋走路时）可出现疼痛。伴有症状的甲弯曲常出现在鱼鳞病、银屑病等疾病。天疱疮、梅毒和天花也是导致甲弯曲少见的原因。在缺少末端指（趾）骨时，甲板可异常生长，形态与出现在皮肤上的皮角很相似。

外周循环障碍也可以造成甲弯曲，多见于老年患者。甲弯曲因甲板增厚对甲床的压力增大，易导致甲下坏疽。甲弯曲也可以发生在高尿酸血症、甲母质外伤、甲床瘢痕、中枢或外周神经系统疾病中。外伤引起的甲弯曲常见于年轻人。先天性的甲弯曲是常染色体显性遗传疾病，20 个甲可以全部受累，出生即有临床表现，1 岁内临床症状明显，可与先天性趾甲排列紊乱有关，通过手术纠正趾甲排列紊乱后可得到缓解。

二、甲表面的病变

（一）甲纵沟

甲板表面的纵沟，通常提示病变已存在较长时间。甲纵沟（longitudinal grooves）可以出现在以下几种情况：

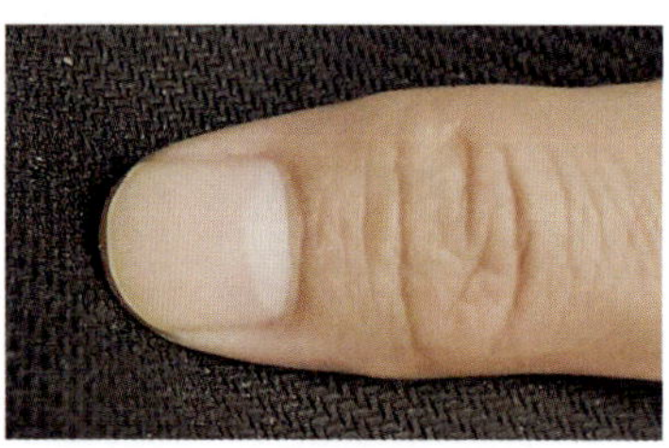

图 3-4-13　生理性甲纵沟与甲纵脊

1. 生理性甲纵沟

可以表现为多条浅淡的平行浅沟。这些沟可以被浅的脊分隔开。这种沟与脊（图 3-4-13）随着年龄的增大会越来越明显。如果伴有其他的疾病，如扁平苔藓、类风湿关节炎、外周循环障碍、Darier 病和其他遗传性疾病，则甲纵沟表现得更明显。

2. 脆甲症的甲纵沟

脆甲症（onychorrhexis）可以出现一系列窄的平行纵沟，可能是碎裂的表层甲板脱落后形成的（图 3-4-14）。有时灰尘杂质进入甲板表面的裂隙中造成染色。脆甲症的甲纵沟常伴发甲板游离缘的开裂。

3. 甲中线毁损中的甲纵沟

甲中线毁损（median nail dystrophy）或 Heller 毁损不常见，常表现为拇指甲板中线或者稍偏的纵行开裂（图 3-4-15）。

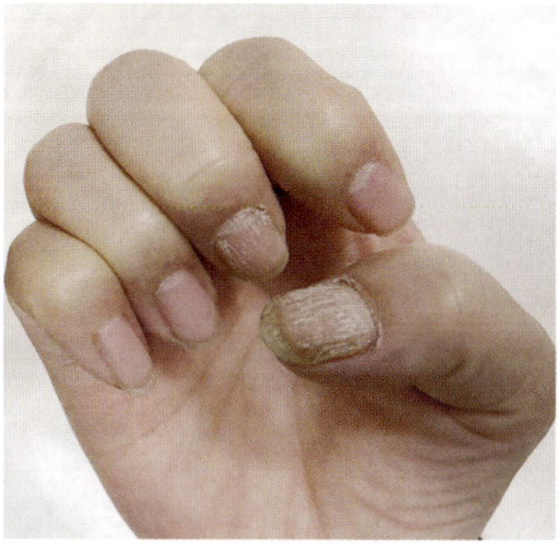

图 3-4-14 脆甲症的甲纵沟

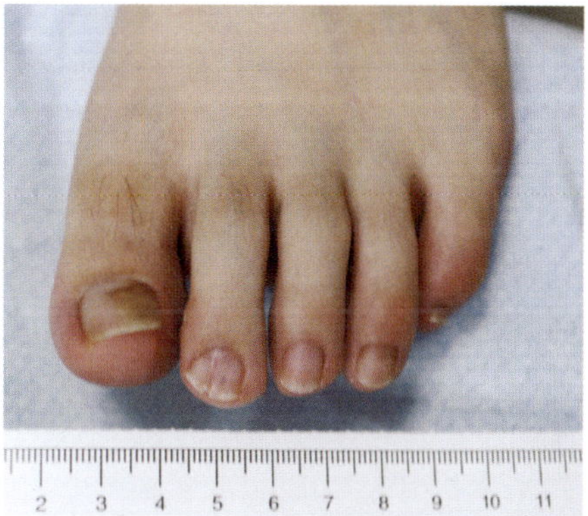

图 3-4-15 甲中线毁损（第 2 趾）

甲中线毁损一般开始于甲半月，向远端延伸至甲板的游离缘。该现象可能与甲半月扩大有关。典型的表现是 2 ～ 5mm 宽的纵沟，有陡峭的边缘。周围有较多短的横行沟，常常可以看到很多小的裂缝从正中的纵沟向外伸展呈“羽毛”状或“圣诞树”样。甲中线毁损常由甲中线营养不良引发，多对称发病，累及双侧拇指，也可累及其他指，较少累及足趾。在数月至数年以后，可自行好转，但可能复发。病因常不明确，可能与自行习惯性反复损伤甲小皮和近端甲皱襞造成甲母质炎症有关，可解释其特殊的外观和增大的红色甲半月。药物引起的甲中线毁损很少，如异维 A 酸和利托那韦。此外，存在家族发病的可能。

① 与甲中线营养不良的鉴别诊断：甲中线毁损与甲中线营养不良外观易混淆，此处做一简单梳理。甲中线营养不良与习惯性刺激变形、搓衣板甲为一个概念。它们共同表现为甲板中央多发短横沟排列形成的纵行压迹，形态类似搓衣板。主要是因为慢性、习惯性、机械性损伤造成的，临床最常见于剔甲癖。在剔甲癖中，甲小皮被推后，近端甲皱襞周围组织可能出现炎症、红肿，在损伤严重时可出现甲中线的裂隙，形成甲中线毁损。所以，甲中线毁损与甲中线营养不良可能为同一病因产生不同严重程度的临床表现。甲中线毁损可因药物导致，而甲中线营养不良（习惯性刺激变形）多为外力反复刺激造成，可能与反复的推、摩擦甲小皮有关。患者的拇指近端甲皱襞，常可以被同手的食指反复摩擦而损伤，从而表现出红肿、脱屑等症状。

创伤、甲髌综合征和翼状胬肉造成的甲中线毁损非常明显，而另外甲中线毁损也可由雷诺氏病、线状苔藓、粗面甲所致。

② 治疗：包扎指甲可减少因甲板裂缝带来的行动不便。甲中线毁损伴近端甲皱襞的微小创伤造成的脆甲症，可于甲皱襞外用激素软膏。

（二）甲纵脊

甲纵脊（longitudinal ridges）与甲纵沟相反，常表现为纵行隆起的脊，可从近端甲皱襞延续到指甲的游离缘，也可以表现为短脊。甲纵脊也可被间歇性打断，形成香肠样或者串珠样外观，银屑病甲常见到这种现象

有时甲板可出现一条较宽的纵脊，常见于创伤后。拇指最为常见，其他手指也可出现，常累及双手。

（三）甲斜行脊

甲斜行脊（oblique lines）常出现于婴幼儿及年龄较小的儿童，表现为甲板出现斜行隆起的脊，脊一般朝内、远端偏斜，有时可表现为一半甲板出现斜行脊，另一半甲板呈纵行脊。大部分甲板斜行脊到成年人阶段逐渐消失。甲斜行脊也常被称为V形甲或者鱼骨样甲。

“鱼骨样甲”这个术语提示病变是对称的，而事实却常常并非如此。所以，一般认为“V 形甲”这个名称更准确。由于该甲改变中甲单位各部分都没有明确病理变化，所以难以解释甲斜行脊是如何产生的。目前普遍认为指甲生长时，除了沿纵轴向远端生长，也有有限的横向生长，两个方向的共同作用是产生斜行脊的基础。猩猩的甲板表面终生存在斜行脊，而猩猩的甲母质分布与人有差异，可能提示甲母质的病变导致斜行脊的产生。观察斜行脊最好使用斜的光线，增加层次感，利于观察。斜行脊的临床意义目前还有争议。

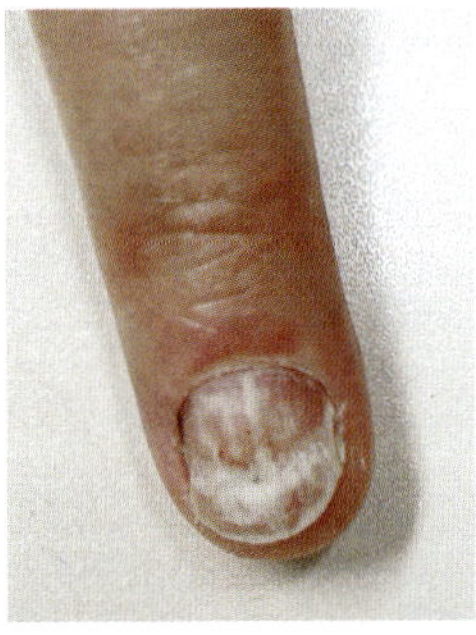

图 3-4-16 甲横行凹陷

（四）甲横沟

甲横沟（transverse grooves），即 Beau’s 线，是指甲板表面形成的横行凹陷，凹陷的边缘可以略微抬起（图 3-4-16）。

甲板表面病变程度常和疾病的发展程度有关，因此有学者把它称为疾病的回顾指示器。甲横沟常常只局限于拇指甲或趾甲，形成的沟常浅表，但出现在甲板中央的凹陷更明显。甲横沟有时可累及甲板的整个深度，在疾病的数周后出现。根据甲板大致的生长速度和横线与甲母质的距离，可以大致估算出疾病发生的时间，对追溯疾病有意义。拇指甲可以提供在横沟生成前 5 ～ 6 个月内造成甲横沟疾病的信息，而对于趾甲，则可以提供长达 2 年的信息。

甲横沟反映甲母质活性的暂时性降低，其宽度反映本次甲母质活性受影响的时间长度。如果整个甲母质的活性都被抑制，并且时间超过 1 ～ 2 周，甲横沟达到其宽度的极限后，会造成整个甲板横向裂开，只有少量角化物填充在新旧甲之间的沟中，形成脱甲症。

生理性甲横沟可见于 4 ～ 5 周的婴儿，是婴儿从宫内到分娩后对环境变化的反应。部分女性在每个月经周期都可出现甲横沟。甲横沟可以与某些特定的疾病联系起

来，如儿童时期的麻疹、锌缺乏、手足口病及川崎病等，严重者可以出现脱甲症。

使用抗有丝分裂类药物时，如部分化疗药物，也可以因暂时性地抑制甲母质活性导致甲横沟的出现。在两次化疗的间隔期间，指甲也可以是正常的。其他药物，如硫唑嘌呤、伊曲康唑、奥曲肽等也可形成甲横沟。

甲横沟也可见于高海拔地区生活的人，到低海拔地区时甲横沟可消失，因此甲横沟又有“珠穆朗玛峰甲”的称呼，可能与低压低氧影响甲母质的活性有关。从事深潜的潜水员也可出现甲横沟。

甲横沟如果只局限于一两个指（趾），尤其只出现在第 1 指（趾），提示病因可能是外伤、腕管综合征或雷诺氏病。手的外伤，如神经和屈肌腱的损伤、腕关节或者鹰嘴的断裂和强直，可以出现单侧甲横沟。有患者在拇指损伤手术修复后，同侧手的 5 根手指同时出现甲横沟，可能是手术过程中使用止血带造成低灌注和术后制动引起的生理反应。

在慢性甲沟炎中，单侧甲板可出现宽几毫米的细小甲横沟，可从甲板近端一直延续到远端游离缘，可为黑色或淡绿色。甲横沟也可提示慢性炎症的结果，如湿疹。如果连续的甲横沟呈平行排列，从近端甲皱襞开始且其弧线与近端甲皱襞的远端弧线一致，而非与甲半月的远端弧线一致，那么它的病因更可能是过于频繁修甲、美甲造成的反复甲母质损伤。经常有报道称，甲横沟和甲沟炎有关。

习惯性刺激变形也表现为一个或多个指甲从近端到远端连续平行排列的短浅甲横沟，形成搓衣板样的外观。

甲板合成的总量减少产生甲横沟可伴发横行带状白甲，这种表现可能提示服用药物引起了角质形成不足。如果产生更严重的甲母质抑制则可产生脱甲症。药物引起的红皮病常常可导致海岸线甲。

甲横沟或甲横脊的产生是甲生长时三个方向作用力共同作用的结果，分别是由甲母质产生的向上生长的力，由近端甲皱襞形成的向下力和由甲袋形成的向外的力。一般甲母质产生向上的力不会变，因为甲母质的长度是一定的，而向下的力可能会因为近端甲皱襞的退后和伸长而改变，向外的力也可因为甲袋长度的变化而变化。如果近端甲皱襞后退，向下的力减少，可导致甲板增厚。相反，如果近端甲皱襞向前延伸，导致向下的力增加，可以导致甲板变薄。所以，近端甲皱襞的远端可以影响甲板产生脊还是沟。近端甲皱襞上局部使用外用激素软膏可以起到治疗作用。

（五）甲凹点

甲凹点（pitting）是在指甲形成中，近端的甲母质受到损伤造成的甲板表面点状凹陷的病变（图 3-4-17）。

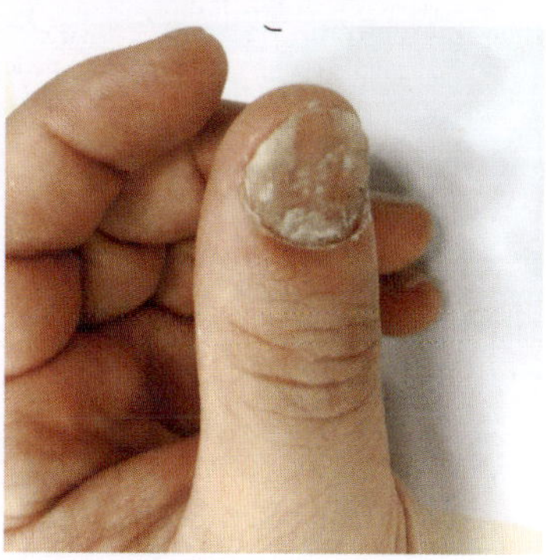

图 3-4-17 甲凹点

甲凹点数目、大小、深浅和形状均可不同。凹点的深度和宽度取决于甲母质受损的范围，长度取决于甲母质受损的时间长短。凹点可以是随机排列的，也可以是规则地按照一根或多根纵行线排列，有时排列纵横交错，有时排列像顶针的外观。有规律的凹点也可排列形成波浪形或与纵行沟间断出现。

有凹点表现的指甲生长速度一般比正常指甲快。在偶然产生的甲凹点中，深的凹点可能提示银屑病，浅的凹点需要排除斑秃、湿疹样皮炎、光泽苔藓或者偶然的创伤。遗传性因素也可以造成甲凹点。在Ⅱ期梅毒和玫瑰糠疹中可以出现甲凹点，但非常少见。玫瑰糠疹伴发的甲凹点，常累及所有的指甲，并且可能伴发甲横沟。

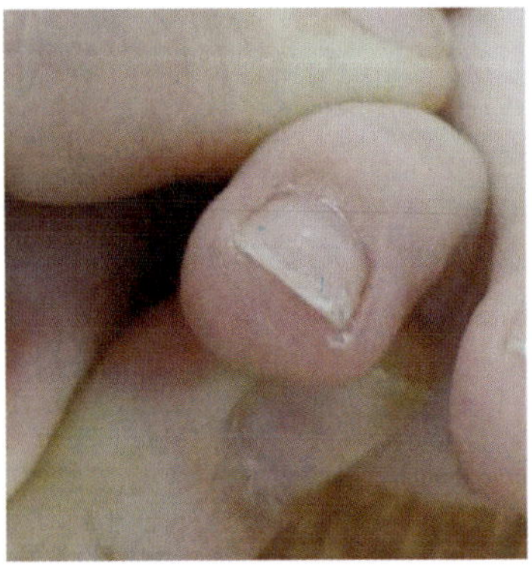

图 3-4-18　甲层裂

（六）甲层裂

甲层裂（lamellar nail splitting）常发生于成年女性，表现为指甲的远端呈水平方向的层状开裂和剥离（图 3-4-18）。

剥离的甲板与皮肤鳞屑类似，可以脱落，常由外来因素导致。手部长期接触水、洗涤剂后，再干燥脱水，指甲容易出现甲层裂。使用维 A 酸治疗银屑病时，甲层裂可以出现在甲板的近端。扫描电镜观察，分层剥离的甲板远端表面可见单层细胞水平层状分离，而不是细胞坏死，所以外部因素造成细胞层之间的连接减少或因为洗涤剂、美甲的溶剂使细胞间黏合物质溶解流失而导致甲层裂。

将剪下的指甲分别置于几种有机溶剂、洗涤剂、其他极性材料、酸碱溶剂中均可引起甲层裂。即使只在水中浸泡再脱水，连续 21 天后正常的指甲也可引起甲层裂。这些体外试验所发现的湿润和干燥反复作用于甲板导致甲层裂的现象，提示使用外用药物局部封包，保持局部水分的办法可改善甲层裂。凡士林作为指甲的外用霜剂，保持指甲相对的湿润，可以起到保护指甲的作用，减少甲层裂的发生。外用护甲霜、护手霜、身体乳都可以起到类似的保护作用。我国曾有报道，采茶者在采茶季节出现右手的拇指和示指（采茶时常用指）甲层裂，在采茶工作停止以后逐渐得到完全恢复，提示甲层裂可能与接触儿茶酸有关。

（七）钻孔样甲毁损（甲溃疡）

钻孔样甲毁损（elkonyxis），又称为甲溃疡，最开始在甲半月处出现甲板的钻孔样破损，该破损会随着甲板的生长向前移动（图 3-4-19）。这种甲毁损可以是梅毒、银屑病、赖特综合征和创伤后形成的继发损害，也可以是使用阿维 A 或异维 A 酸所致。钻孔样甲毁损也可以出现在习惯性刺激导致的甲变形中。

钻孔样甲毁损一般出现在甲半月，周围及前方可见纵向排列的横沟，与甲中线毁损及习惯性刺激导致的甲变形可能为一种损伤的不同程度的表现。

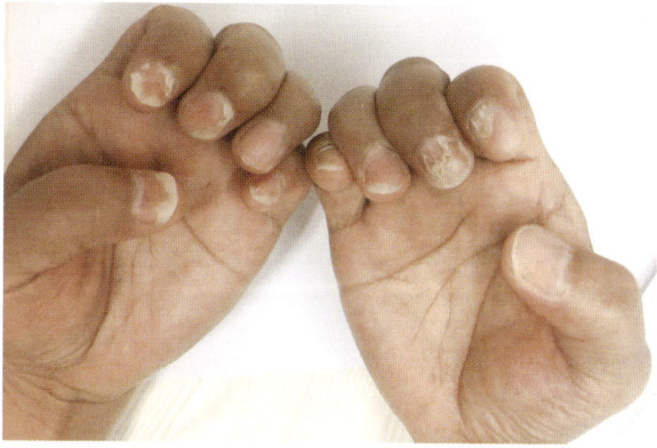

图 3-4-19 钻孔样甲毁损（右手第 2、3 指）

三、甲板和软组织连接处的病变

近端甲皱襞与甲板背侧相连。在近端甲皱襞的游离缘，甲小皮黏附于甲板背侧，并且封闭甲袋。近端甲皱襞发生炎症时甲小皮可消失、甲板背侧和甲皱襞腹侧之间的粘连被破坏、松开，甲袋被“打开”。

（一）翼状胬肉

翼状胬肉（pterygium）可以发生在甲板的背侧或者腹侧。虽然有“翼状”二字，但实际上只有背侧翼状胬肉才有像翅膀一样的外观。背侧翼状胬肉的近端甲皱襞向前生长并与其下的甲母质粘连，继而向前生长粘连甲床，并将甲板分成了左右两块（像一对翅膀）。腹侧的翼状胬肉的生长过程与背侧翼状胬肉一样，甲下皮和甲板的下方粘连，并向前生长，封闭远端的甲沟。这两种病变都没有特异性。

背侧翼状胬肉有的近端甲皱襞和甲袋萎缩，并与其下方甲母质、甲床粘连，甲板逐渐变薄并出现裂隙（图 3-4-20）。胬肉将甲板和甲床分割为两块，且胬肉逐渐变宽，甲板和甲床则逐渐减小，直至甲母质完全消失、甲板完全消失和甲单位永久性萎缩。

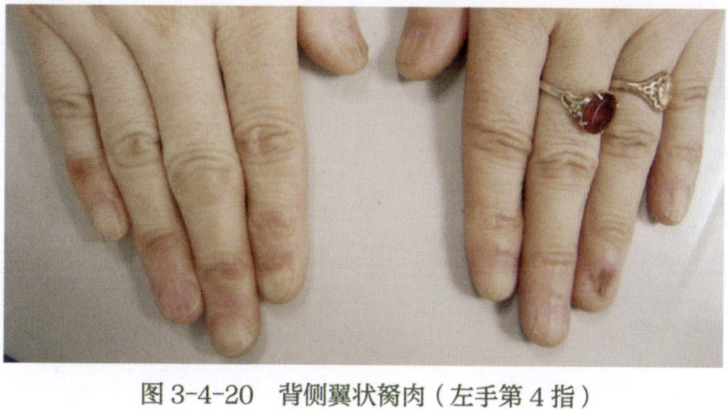

图 3-4-20 背侧翼状胬肉（左手第 4 指）

背侧翼状胬肉指甲发病多于趾甲，20 个甲完全受累较少见，但可以出现在移植物抗宿主疾病。

甲扁平苔藓是翼状胬肉的主要病因之一，但是背侧翼状胬肉还有多种病因。如造成近端甲皱襞损伤的疾病；物理因素，如创伤、烧伤、放射性皮炎；易造成组织粘连的疾病，如瘢痕性类天疱疮、移植物抗宿主疾病、中毒性表皮坏死松解症、天疱疮等；血管性疾病，比如外周循环的缺血，有些可以是间断的（雷诺现象），也可以是永久性的（动脉硬化、糖尿病引起的血管病变等）。先天性甲萎缩也可出现背侧翼状胬肉，部分学者认为它是扁平苔藓的变形，这一点尚有争议。系统性红斑狼疮、甲母质瘤都可引发翼状胬肉。除了创伤性和先天性的翼状胬肉外，胬肉中均可见扩张的、卷曲的甲周毛细血管袢。外伤引起的翼状胬肉，可能受外伤的程度并不严重，甚至可以是对近端甲皱襞反复的慢性刺激，比如剔甲癖。翼状胬肉的治疗非常困难，常需要手术。手术方式是将甲板掀起，在甲床背侧放置硅胶片或者其他不易粘连的材质，以利于甲皱襞的腹侧上皮化。如果失败，可以将近端甲皱襞掀起，进行刃厚皮植皮再造近端甲皱襞的腹侧。拒绝手术的患者，局部注射糖皮质激素可以阻止翼状胬肉的继续发展，但无法恢复到病变前正常角化结构。

腹侧翼状胬肉描述的是甲下皮向前延伸，粘连甲板的腹侧，导致甲板远端的甲沟消失，然而腹侧翼状胬肉并不会将甲板分成两部分，无翅膀样外观。腹侧翼状胬肉既可以是先天性的，也可以是获得性的。先天性的腹侧翼状胬肉出生即发病，常伴有疼痛，可有家族性，女性罹患概率更高，大部分患者出现在手指，主诉指甲疼痛，并且在剪指甲时出血。大部分腹侧翼状胬肉是获得性的，系统性结缔组织疾病为常见病因，尤其是进行性的系统性硬化症和系统性红斑狼疮。在该类疾病中，腹侧翼状胬肉的发生率为 16%。腹侧翼状胬肉的具体发病机制，目前并不清楚。

（二）脱甲症

甲板自发与甲母质区域分离，而与远端的甲床仍保持连接的现象称为脱甲症（onychomycosis）。脱甲症首先出现一个裂隙，继而近端甲板下方分离，甲母质成甲功能停滞，造成甲板缺损，但通常不会累及下层次，说明近端甲母质功能没有完全丧失（图 3-4-21）。有的脱甲症可以表现为甲板横向完全裂开，这是甲母质受损导致甲板完全停止生长至少 1 ～ 2 周的结果。这种现象可视为 Beau’s 线极端的情况。当甲板和甲床的连接并没有受到损害时甲板可继续生长，但当甲板和甲床失去连接后，甲板的生长可停止。

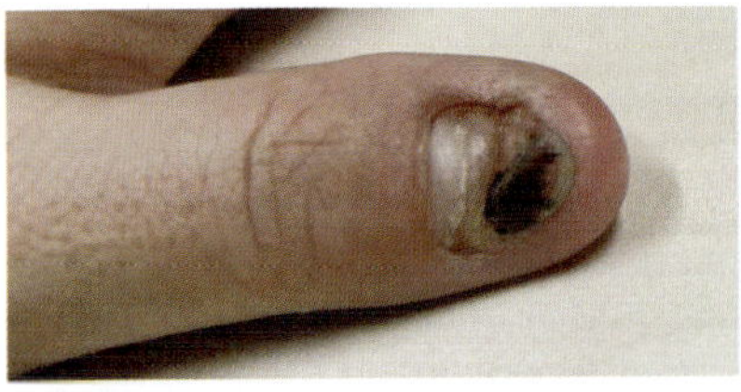

图 3-4-21　甲下出血所致甲下甲板脱层

阻生层叠甲（retronychia）是指受累甲有 3 ～ 6 个月的炎症病史，并形成近端甲板下陷合并脱甲症。保守治疗常无效，多需要拔甲。在拔甲时可以看到多个时期的甲板在远端分别与上一层甲板融合在一起，而在近端互相分离，最上层为最早生成的甲板，病变的甲板向后嵌入近端甲皱襞，造成炎症。拇指发生近端甲沟炎患者常在其他指甲上同时出现 Beau's 线。所有的病例几乎都可以追溯出改变指甲生长的原因。新生的指甲不是向前直线生长，而是在近端甲皱襞处像楔子一样长入前面甲板的下方，形成类似瓦片堆叠在一起的形状。

英文中“nail shedding，onychoptosis defluvium，alopecia unguium”代表的脱甲症多指非损伤性的甲脱落。脱套“degloving”则指因为表皮真皮连接的变弱导致的甲板连同周围甲单位组织一起脱离，在创伤、皮肤疾病、药物反应中都可出现。

脱甲症常与严重的系统性疾病相关，如大疱类皮肤病、川崎病、手足口病、大剂量的放射治疗、急性甲沟炎、严重的心理压力等。脱甲症还与丙戊酸、阿奇霉素等药物相关。如果甲板同时出现纵行裂隙、反复发生的脱甲症和甲弯曲，需要排除中度的点状角化病。在足趾上出现的脱甲症可能与轻微的、周期性创伤有关，如运动员的足趾。

（三）甲分离

甲分离（onycholysis）指甲板从远端及两侧开始与其下甲床脱离，甲板从甲床上脱离的形式多样，有时看起来更像甲板下的裂隙，单纯甲分离远端的边界线常呈和甲半月一致的弧线（图 3-4-22）。

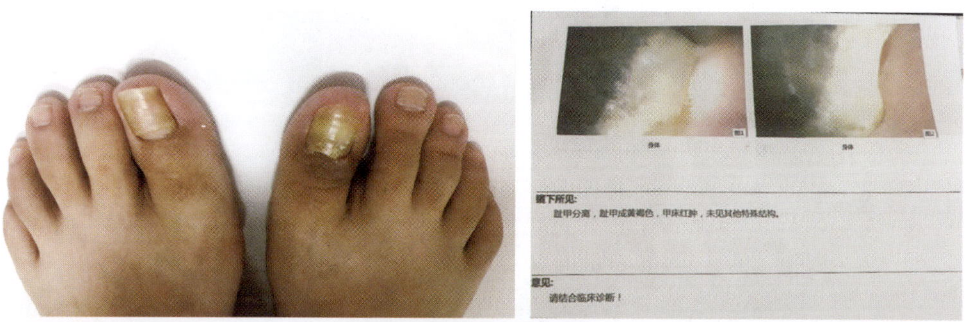

图 3-4-22 趾甲分离

当分离向近端延伸一直达到甲母质时称为完全甲分离。只累及甲板两侧的甲分离不常见（图 3-4-23）。某些情况下，甲分离的游离缘会抬起，像一个兜帽或者卷起的纸片（图 3-4-24）。甲分离在甲板和甲床之间产生的空隙可蓄积水、灰尘和角质碎片，易继发细菌和酵母菌感染。空气进入甲板下的空间后，甲板会呈现灰白色，其他原因作用下也可以呈黄色或褐色。甲分离有时会伴有恶臭。长期的甲分离会导致甲床退化的现象，即甲床角化，出现颗粒层，最后形成像指端一样的皮肤。由于甲板部分来源于甲床，所以在甲床消失区域的甲板腹侧较软，甲板无法与其下甲床很好地贴合。甲分离可以根据分离的严重程度进行分级，见表 3-4-1。Ⅰ级是指早期的分离，从分离线到甲下皮有 1 ～ 2mm；最严重的Ⅴ级则是甲床全部消失。

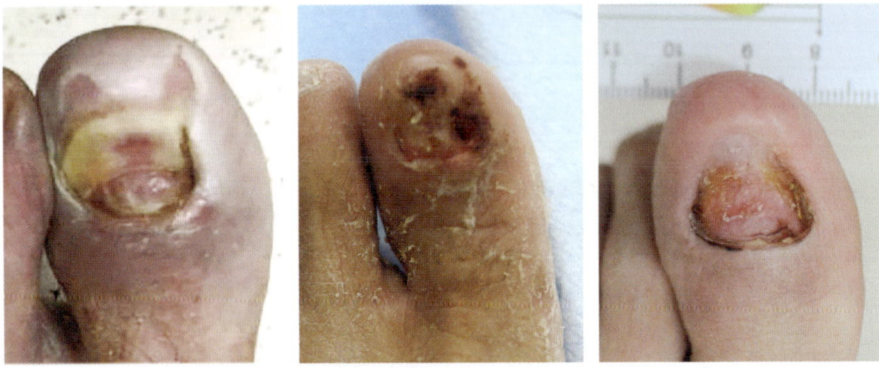

图 3-4-23 全甲分离后脱落

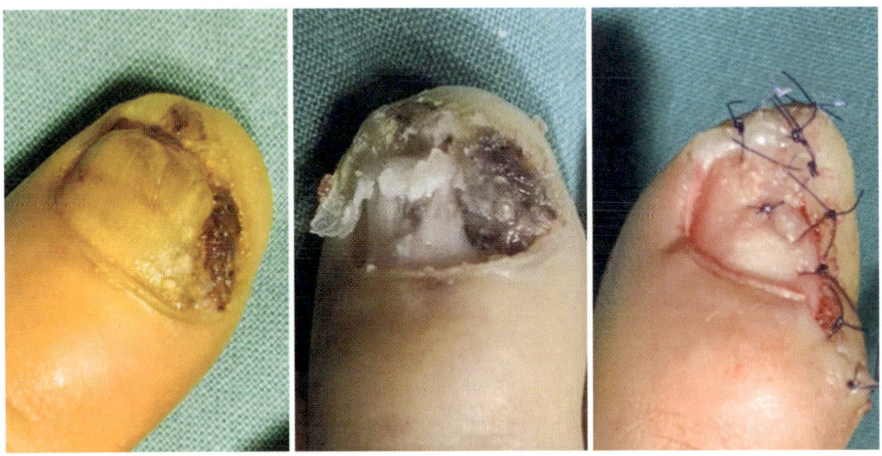

图 3-4-24 甲皱襞与甲板剥离

表 3-4-1 甲分离的严重程度分级

级别	临床特点
Ⅰ级	早期，远端甲板从甲下皮开始分离 1 ～ 2mm
Ⅱ级	甲板前 1/3 分离
Ⅲ级	甲板前 1/3 ～ 2/3 分离
Ⅳ级	分离达到近端甲皱襞处及全甲分离
Ⅴ级	甲床及甲下皮角化，甲床消失

甲银屑病中经常可以看到白色的甲分离区域和正常的粉红色区域之间有一个黄色的区域，即油滴征。甲银屑病出现油滴征时，甲分离可以从指甲的中央开始。这种分离周围常出现黄色的边界，一般认为是大量血清渗出物中的糖蛋白沉积。糖蛋白沉积物出现炎症性或者湿疹样的疾病累及甲床时，这类甲分离常伴有甲周皮肤的炎症或血管变化。相反，原发性甲分离则大多只表现为甲板和甲床的分开，无甲周组织异常。油滴征也可见于系统性红斑狼疮的甲改变。

甲分离常不伴自觉症状，患者常因指甲颜色改变就诊，偶有早期甲分离患者感到轻微疼痛不适。甲分离的边界可以逐渐扩大，分离的区域越多，甲分离越严重。

甲分离可以突然发生，如在光毒性甲分离中，甲分离常伴发光敏感和皮肤颜色变化，构成三联征（甲分离、光敏感、皮肤颜色变化）。接触化学刺激物（如氢氟酸或除锈剂）也可引起。剔甲造成的甲分离是一种自身诱导性甲病变，一般是由于患者使用尖锐器具（如牙签、小刀、纸片折成尖角）清除甲下污垢或角化物质，损伤甲真皮带，导致甲分离。

甲分离的治疗首先需要将分离的甲板剪短并小心地保护暴露的甲床免受损伤。使用广谱抗真菌药物，有报道外用环匹罗司 0.77% 混悬剂，每天 2 次，注意避免局部刺激，6 ～ 12 周后，85% 的患者得到了缓解，81.5% 的患者甲分离完全消失。对于使用紫杉醇引起的甲分离可以使用冷冻的手套来减少紫杉醇对指甲的影响。有部分慢性甲分离患者在摄入富含维生素 A 食物后得到缓解。

趾甲分离与手指产生的甲分离情况略有不同。最主要的区别在于足趾一般不会有职业性和化妆品损害。鞋的保护使光毒性甲分离发生概率也减小。趾甲分离最主要的两个原因是甲真菌病和反复的轻微创伤。趾甲原发性念珠菌感染造成的甲分离，在甲上几乎很难见到。损伤性的甲分离有不同的临床表现：剧烈的运动或鞋不适足（不一定是高跟鞋）可使趾甲下产生水疱或血疱。水疱或血疱破裂后，留下有分泌物的甲床，也可只表现为有颜色的蹋趾甲或者蹋趾甲远端有明显的磨损。有时缺乏明确的线索诊断损伤性甲分离，需要仔细寻找甲下有无色素沉着或者出血等创伤的信号。在远端甲下型甲真菌病中，蹋趾甲下角化过度、角化物质增厚，将甲板远端拾起造成甲分离。

目前，蹋趾甲分离伴发的甲真菌病是原发性还是继发性尚有争议。甲真菌病应常规检查足部结构是否异常，比如增加蹋趾压力的因素（如相邻趾重叠挤压）。

成年人穿高跟鞋或坡度大的鞋、异常的步态也可能造成蹋趾甲的损伤。该类患者的治疗常需要去除对足趾异常的压力，使足恢复行走时受力平衡，如穿适足的鞋，并使用护垫或者保护套。

（四）甲下角化过度

除先天性甲床肥厚外，甲下角化过度（subungual hyperkeratosis）多表现为甲下组织的上皮增厚，多见于渗出性的皮肤病或者慢性炎症性疾病，最常见于银屑病、毛发红糠疹、慢性湿疹和甲真菌病。各种甲下角化过度的临床表现见图 3-4-25。

甲下角化过度也可以出现在其他疾病中，比如疣，需要鉴别。

甲下角化过度也可以在甲下鳞状细胞癌、扁平苔藓、线状苔藓、反应性关节炎、系统性红斑狼疮、朗格汉斯细胞组织细胞增生症、毛囊角化病等疾病中出现。疼痛性的甲下角化过度伴颜色改变可见于角化棘皮瘤。皮角样物质可以从甲床伸出，但不明显，剪除远端甲板可以看到明显的脊状结构。

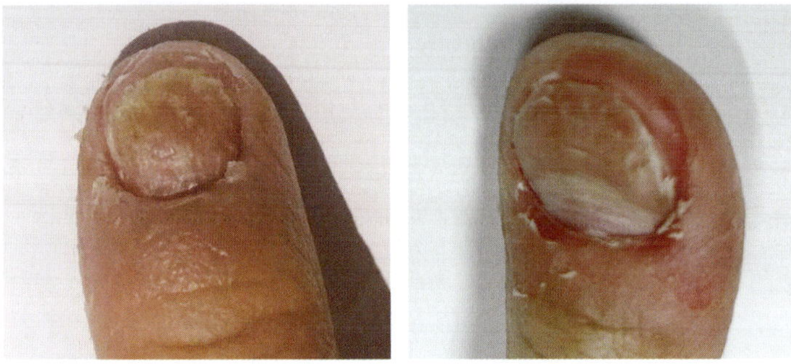

图 3-4-25　甲下角化过度

甲板远端的多中心角化过度可以表现为小的角化性皮损，一般从甲床的近端或者远端产生，这种情况常与甲乳头状瘤相关。

四、甲周组织的病变

甲沟炎、嵌甲、甲周肿瘤和甲周的毛细血管扩张都属于甲周组织的病变。近端甲皱襞的远端和其下的甲板通过甲小皮黏附在一起。在慢性甲沟炎中，甲小皮消失，在近端甲皱襞腹侧和甲板背侧之间形成了一个空隙，为刺激性物质和水的堆积创造了条件。另外，甲沟炎是各种原因造成的甲沟及其周围组织炎症。嵌甲是形成侧面甲沟炎最常见的原因之一，但临床上将嵌甲等同于甲沟炎是不妥的。

皮肌炎患者可出现增厚的、角化过度、不整齐的甲小皮。把甲小皮习惯性地向后推，易导致近端甲皱襞形成炎症，甲母质受炎症影响而产生习惯性刺激甲变形，甲周的炎症也见于缺少个人护理的病例中。甲小皮可因人为摩擦而增厚并分层，类似洋葱样外观。甲周的组织（如踇趾近端甲皱襞）容易受外伤，比如被鞋的顶部反复摩擦。有精神障碍的患者可能会自行机械性地摩擦、撕扯甲，造成甲皱襞的破损渗出。甲的尺侧更容易受累。

甲周组织干燥、创伤可造成甲皱襞形成小的三角形表皮剥脱，远端为游离端，近端连接皮肤，称为逆剥（hangnail）。逆剥常有痛感，而且容易继发感染，形成急性甲沟炎。患者常因为撕扯、逆剥产生外伤，部分患者形成习惯性撕扯或撕咬逆剥形成撕甲周癖。频繁的湿润和脱水及冬季寒冷干燥可以造成侧甲沟远端皮肤组织产生裂隙，常感疼痛。有时这些裂隙可以一直延伸到顶部并汇合在一起。这种情况在异位性皮炎和银屑病患者中都可能出现，另外在水泥工、修车工、园丁中也可出现职业因素造成的裂隙。

五、甲质的改变

甲板是强度和弹性的有机组合。甲板可以表现为硬、软、脆。甲板的强度是指甲板抵抗破坏的能力；甲板的硬度是指甲板被划破的难易程度；甲板的弹性是指甲板能够被弯曲的程度，由甲板含水量决定；甲板的脆性是指甲板裂开的难易程度；甲板韧性则是强度和弹性的结合。

（一）硬甲

硬甲（hard nails）可以见于先天性厚甲症（pachyonychia congenita）。这种硬甲常需要在剪指甲之前将甲板浸泡足够长的时间，并使用专用的指甲刀才能剪除多余甲板。

（二）软甲

过于柔软的甲板，被称为软甲（hapalonychia）。软甲通常很薄，常小于 0.5mm，易弯曲，远端游离缘易开裂。软甲甲板常呈半透明，青白色，又被称为蛋壳样甲。软甲常见于慢性关节炎、麻风、黏液性水肿、肢端缺氧症、末梢神经炎、瘫痪、恶病质和一些其他病理情况。职业性化学物质接触也是最常见的病因之一。软甲病是一种不常见的先天性甲损害，可能与甲母质解剖和功能的异常有关。

（三）脆甲综合征

1. 脆甲综合征（nail fragility syndrome）的临床表现

脆甲综合征表现为甲的脆性增加，有 6 种分型。几种形态常同时存在，可互相演变，所以分型的意义不大。其中甲层裂、甲纵裂等已在甲板表面体征中描述。

（1）脆甲症（onychorhexis）指在甲板浅层出现浅的平行纵沟，它可能造成指甲远端游离缘裂开，有时这种裂开可以在甲板内向近端延展。

（2）单独的纵行的裂隙将整个甲板分裂开，一般由局灶性的甲母质扁平苔藓引起。

（3）多发性的、锯齿状的裂隙、形似城堡的城垛。三角形的指甲薄片可以从游离缘轻易地剥离。

（4）甲层裂（lamellar splitting）在指甲的游离缘裂开成为完整的薄薄一层。它可以单独出现也可以和其他类型一起出现。近端的甲层裂偶尔会在扁平苔藓和使用维 A 酸的患者中出现。

（5）横行脆裂常出现在指甲的两侧远端。

（6）易脆甲（brittle friable nails）常局限于指甲甲板的表面，常发生在白色浅表甲真菌病和美甲后。在进行性的银屑病和真菌感染中，整个指甲都可能变得易碎。

甲质的改变可能是由于维持甲健康的各因素产生了异常，如甲含水量的变化、角质成分的变化、细胞之间结构的变化、细胞膜的变化、细胞间角蛋白纤维排列的变化等。正常的指甲大约含 15% 的水分，长期浸泡在水中甲含水量会增加，让指甲变得柔软易修剪。如果水的含量显著减少，甲板的脆性会增加，易出现甲脆裂，所以指甲脆裂最常见的原因就是反复在水中浸泡再脱水。甲板中脂含量降低可以减少甲板的防水能力。

指甲中角蛋白的含量容易被化学性质和物理性质的因素改变，特别是职业性的甲病中。碱性制剂、氧化剂、硫基乙酸制剂（比如在烫发中使用的化学药物）可通过破坏多处蛋白的双硫键来破坏角蛋白纤维的蛋白链。角蛋白结构异常也可以出现在先天性疾病中，如先天性角化不良，导致甲板变薄或完全缺失。

一些元素的含量异常也会造成甲质的改变。含硫较高的胱氨酸通过二硫键的形式给指甲的纤维蛋白提供结构稳定性，所以缺硫可能造成甲质的改变。缺铁时可能会导致甲板变软和甲沟炎。相反，钙质主要分布在指甲表面，其含量在甲中减少时很少出现甲硬度的改变。

2. 脆甲的形成原因

脆甲的形成原因主要有局部原因和全身原因。局部原因主要包括甲板的病变和甲母质的病变，甲板可以被创伤或者化学制剂（如洗涤剂、碱、有机溶剂）及热水变脆（图 3-4-26）。全身原因是由一些全身性疾病所致。

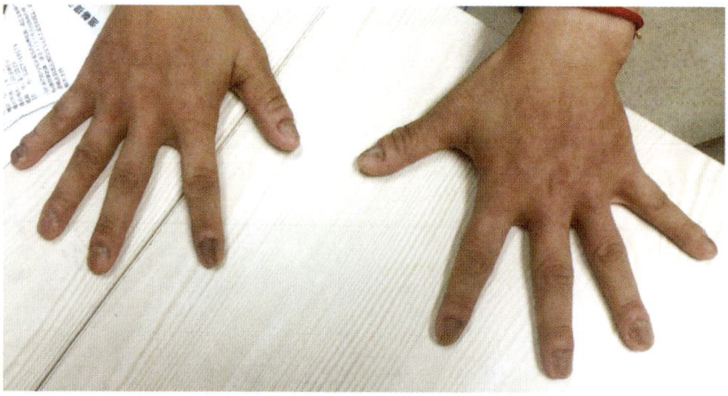

图 3-4-26 被化学物质所伤后脆甲

甲板由甲母质产生到长至远端游离缘，需要 5 ～ 6 个月，所以日常的损伤都可以造成甲板生长异常。承担大量家务工作的人易受累，特别是惯用手的前三指。任何减慢指甲生长的因素都可能增加甲脆性。随着美甲的流行，美甲造成的甲脆性增加也逐渐受到重视。甲油会破坏甲板的表层，卸除甲油的制剂（如丙酮等有机溶剂）会引起甲板水分减少。浸泡手指后剪去或后推甲小皮是在美甲时常见的操作步骤，操作不当会对甲健康产生不利影响。此外天气和季节的因素也会影响甲板的含水量，从而增加甲板的脆性。

甲板变薄造成的脆甲可能是由于甲母质的长度减少或成甲能力的改变导致甲板生成减少或停止，常由多种皮肤病（如湿疹、扁平苔藓、银屑病和甲周循环病变）导致。斑秃常伴有甲的脆性增加，这也验证了甲和毛发病变具有相关性的观点。女性甲角质细胞之间的连接比男性更弱，频繁地浸水和脱水，更易导致甲脆性增加。

可以导致甲脆性增加的全身疾病包括：缺铁性贫血，砷中毒，感染，导致关节变形的远端指关节炎，维生素 A、维生素 C 和维生素 B_6 的缺乏，骨质疏松症，软骨病，一些与指甲的萎缩相关的先天性疾病。在遗传性疾病中，导致形成角蛋白的酶异常的疾病也可以造成脆甲。

3. 脆甲综合征的治疗

治疗的基础是避免甲板过于潮湿和创伤。日常的家务劳动对甲板的损伤是不可忽视的，可佩戴棉质内衬的橡胶手套来保护指甲，避免反复直接接触洗涤剂和水。温暖和血供充足可以使甲板生长更快。目前没有公认的甲保护剂来防止水和洗涤剂对指甲的软化。在清洁以后，甲板可以用矿物油或者保湿霜进行按摩，避免指甲过于干燥。

指甲的抛光剂成分包括尼龙纤维、丙烯酸酯、树脂和水解蛋白质，这类产品可以在甲板表面形成保护层而不改变甲板本身的结构，因此可以作为美甲时的底层用剂或者作为独立的治疗方式。指甲的硬化剂一般含有 5% 的甲醛，甲醛可以造成角蛋白网状的连接，从而改变甲板的结构。因此使用这类产品一定要适量，使用不当可能造成甲沟炎、甲分离、甲下角化过度、指间的干燥和腹侧翼状胬肉。2- 甲基尿素也是一种指甲的硬化剂成分，但是比起甲醛它的优点是无刺激性和致敏性，不会造成甲板深部的结构改变。它形成的角蛋白交叉连接有自限性，减少了过度硬化后甲脆性反而增加的潜在危险。

部分系统治疗是有效的。对没有明显的血清铁降低的患者口服铁剂 6 个月，甲脆性可以得到改善。也有报道称，血清铁蛋白的浓度＜ 10ng/mL 时服铁剂有效。月见草油、维生素 B_6、维生素 C、明胶、生物素都被用于治疗脆甲症，并显示有效。生物素是一种水溶性维生素 B 复合物，推荐每天口服 2.5mg，连续 3 ～ 6 个月，一般在服用 2 个月后临床症状可得到改善，表现为指甲厚度的增加、甲板背侧不规则纹路和纵行甲裂减少。

六、甲的颜色改变

甲的颜色改变（modification in color）包括甲板本身颜色异常和（或）甲下组织的颜色异常。外源性染色导致的甲板颜色异常，其边界可能与近端甲皱襞形态大致相同。如果颜色变化的形状和甲半月弧度吻合，则内源性因素的可能性更大。

一般来说，指甲颜色的变化，取决于指甲的透明度、甲板与甲床的黏附（如甲下角化过度或甲分离）、皮下组织的特点（比如皮肤血管的情况）、血液的情况（比如贫血、一氧化碳中毒、高铁血红蛋白血症、硫化血红蛋白血症）。一过性的皮肤色素异常也许不会被注意到，但在指甲上存留较久的色变则易于发现。皮肤色素的来源可能是色素产生过多（比如黑色素）、有色物质的堆积（比如铜和多种药物）或者是色素在甲板表面的沉积。甲下血肿的积血处于旧甲板与新生甲板之间的空隙里，不能被降解为含铁血黄素，也不被吞噬，从而使甲外观呈黑色、紫红色或褐色斑片。在检查甲单位颜色的时候需让整个指头放松，不要施加压力，因为压力会驱离指部血液使指头苍白。在观察甲板色素性疾病时则可以下压甲板，驱离血液，减少背景颜色干扰，利于判断颜色来源于甲板或甲床血管，并明确色素性皮损的边界。为了明确颜色是否在甲板中也可以剪取远端甲板浸入水中做观察。当甲板样本干燥时，其真实的颜色可能因为光散射而失真，因此，用水湿润后颜色更接近正常颜色。如怀疑染色剂造成的外源性颜色变化，可以试用有脱色作用的溶剂（如丙酮）清洁甲板表面。区分颜色变化出现在甲板表面还是甲板内，可以用刀片轻轻刮拭甲板表面。如颜色在甲板表面，经搔刮后颜色会减退；但若颜色染料进入甲板较深，使用有机溶剂和搔刮都无法完全去除色素，颜色浸润了整个甲板甚至甲下则需要进行病理检查。伍德灯检查有时也可用于辅助检查，比如服用四环素导致的色素沉着，在伍德灯下可以看到甲半月呈现黄色的荧光。当颜色的变化累及所有甲时，如果色变外形和甲半月一致，常为系统性吸收化学物质所致。系统性吸收包括从肺部、胃肠道和皮肤吸收。

甲颜色变化的原因：外来因素包括接触染色剂，局部使用外用药、烟草、化妆品，创伤，抗精神病药物，真菌和细菌的感染；系统使用药物和化学品；纵行黑甲；先天性或遗传性疾病；肢端色素沉着。

（一）白甲

白甲（leukonychia）是指甲颜色异常中最常见的病变，主要分为几类：真性白甲、表象性白甲和假性白甲。

1. 真性白甲

真性白甲（true leukonychia）产生的主要原因有：甲母质受损导致的甲板中角蛋白纤维结构发生变化，使甲板变得不透明，角化不良细胞对光的衍射产生了异常，导致出现大小、范围不一的白色甲板，甲板的角蛋白纤维排列紊乱。真性白甲可以是完全性或部分性，可以是暂时性的或者永久性的，这取决于产生白甲的原因。部分性白甲又可以分为常见的亚完全性白甲、横行白甲、点状白甲和纵行白甲，远端白甲较少见。

（1）完全性真性白甲（total leukonychia）指全甲板呈牛奶、白粉笔、象牙或陶瓷样颜色，但这种白色的透明度可以各有不同。不同甲板，甚至同一甲板的不同区域，白甲的程度也可以不同。全白甲甲板的生长速度较正常甲板快。先天性白甲可以家族多发。Bart-Pumphrey 综合征是一种常染色体显性遗传性疾病，主要表现为白甲、凹面甲、掌跖角化症、神经性聋，病因为基因编码的结合素 26 缺乏。染色体 12q13 缺陷也会造成先天性白甲。获得性全白甲的病因既可以是外源性的，也可以是内源性的。获得性全白甲可以与反射交感性营养不良有关，且多数与其他系统性疾病有关。排除了周围环境和疾病因素的白甲被称为自发性获得性全白甲，可能和冷而多汗的手以及缺少血供导致手指苍白相关。

（2）亚完全性白甲（subtotal leukonychia）可以观察到在白甲的远端有一宽 2 ～ 4mm 的粉红色弧线。这是因为白甲的远端会出现一个相对成熟的有核细胞区域，这些有核细胞没有角质透明蛋白颗粒，该区域形成后数周会产生正常的角蛋白。亚完全性白甲和横行白甲一样，可能是全白甲的一个阶段。一个家族里不同的成员或者同一个人可因影响因素的不同导致产生不同形状和范围的白甲。此外，每一种类型的部分白甲都可以在同一个人的不同时间出现。出生即有的白甲一部分可以随着时间逐渐缓解。

（3）横行白甲（transverse leukonychia）　是指一个或多个指甲出现横行的白色条带，宽 1 ～ 2mm，且常出现在不同指甲的同一水平。这种白甲可出现在急性砷中毒（Mee's 线）、创伤、行走时与鞋的反复撞击造成的微小损伤、急性移植物抗宿主反应、化疗、系统性感染、严重的低钙血症和脓胸的患者。横行白甲也有可能是遗传性的。珠穆朗玛峰甲是描述患者攀登珠穆朗玛峰后，甲板出现的横行白色条带及甲横沟，这些白色条带可见于所有手指和足趾的甲板上，条带的宽度取决于患者在高海拔地区逗留时间的长短。目前认为这些白色条带可能与处于高海拔地区时的代谢异常有关。由于情绪紧张咬甲和在桌面上弹指甲都可能形成横行白甲，病因去除后白甲即消失。乙酰唑胺、萘普生、电子束放射治疗也有可能造成横行白甲。

（4）点状白甲（punctate leukonychia）　指在单指或者多指上出现一直径 1 ～ 3mm 的白点。单发足趾甲少见。最常见的病因是甲母质反复受到微小的损伤。这些白点的演化常常多变，一般来说是从甲小皮开始出现，逐渐随甲板向远端移动，但是大约有一半会在逐渐向远端游离缘移动的过程中消失。消失的原因可能是角化不全细胞在移动的过程中还有继续角化的能力，在此过程中逐渐丢失制造角蛋白的角质透明蛋白颗粒。一些白点则可能会逐渐增大。有些白点在甲半月远端才开始出现，这表示甲床也可能参与了甲板的形成。

（5）纵行白甲（longitudinal leukonychia）　是一种典型的局部化生。其特点是在甲板之下形成一个宽约 1mm 的永久性灰白色的纵行条纹，组织学检查可以发现该条纹由角质细胞堆积而成。纵行白甲形成的主要原因是甲板的透明度降低。早期的甲裂或者甲纵脊常表现为白色条纹。同一个指甲可以出现两条纵行白甲，偶尔会出现同一患者同时有 2 ～ 3 个指甲出现纵行白甲。纵行白甲可出现在 Darier 病、Hailey-Hailey 病、结节性硬化症当中，甲下乳头状瘤和鲍温病也可以表现为纵行白甲。

2. 表象性白甲

表象性白甲（apparent leukonychia）是指甲板的透明度降低造成的甲板变白，与甲分离、甲下角化过度、甲下组织的病变（如甲半月增大）等原因有关。分类如下：

（1）Terry's 甲　表现为甲板呈不透明的白色，最初在肝硬化的患者中发现。在大部分的病例中近端甲板变得不透明，甲半月不易看清。这种颜色的变化一般在距指甲游离缘 1 ～ 2mm 时消失，形成一个宽 0.5 ～ 3.0mm 的粉红色或褐色区域，该区域界限清楚，主要是静脉瘀滞和甲真皮带所在处。白甲的边缘与甲床远端平行但欠规整。Terry's 甲可以累及所有的指甲。最新的研究发现远端褐色条带出现的概率是粉红色条带的 4 倍。而大概有 1/4 的患者近端甲床呈淡粉红色而非白色。Terry's 甲主要和肝硬化相关，也和慢性充血性心力衰竭、成年人发病的糖尿病和衰老等全身基础疾病相关。病理上，Terry's 甲主要表现为指甲血管的病变，甲真皮带中毛细血管扩张。Morey and Burke's 甲是 Terry's 甲的变形，表现为甲变白区域由中央向远端延伸，并在远端形成一个弧线边缘。部分病例足趾可以出现相同的变化。

（2）对半甲（half-and-half nail） 表现为甲横向地分为前后 2 个部分，分界清楚。近端的一半常为白色毛玻璃样，甲半月不易看清；远端的区域是粉红色、红色或者褐色。白、红区域比例不定。远端部分的长度占 20% ～ 60%，平均为 33%。根据临床表现，诊断不难，但当 Terry's 甲粉红色的远端部分超过整个甲板的 50% 时，这两种指甲的病变容易混淆。对半甲可以表现为近端一半的指甲为正常的透明度，远端的甲床呈褐色弧形。有时远端部分的甲下真皮带可能会扩展 20% ～ 25%，形成远端的色素新月形条带。约 40% 慢性肾病的患者中可出现对半甲，特别是在尿毒症期比较有特异性。对半甲也可以出现在川崎病、肝硬化、锌缺乏症、糙皮病和 HIV 感染中。

（3）Muehrcke's 成对白色条带 一般平行于甲半月的弧线。从近端甲皱襞开始，白色的条带和粉红色正常甲床的颜色相间。这种条带在血清白蛋白水平恢复正常以后消失，待血清白蛋白含量下降的时候再次出现，可能是低蛋白血症造成甲半月前的甲床表皮下结缔组织水肿，改变了这部分胶原的排列方式，使其更为疏松，造成其结构类似于甲半月，从而出现白色。这些条带的出现、消失与血清白蛋白含量变化相符。此外，服用细胞毒性药物后可以出现成对白色条带，而不对称的成对白色条带可以在创伤后出现。

（4）那不勒斯甲（neapolitan nail） 有可能与年龄相关，该种表象性白甲可以表现为多个横行的白色条带。如果按压甲板造成指甲发白，条带可以消失，部分病例与血管病变相关。白色的条带在冬天可以逐渐增宽至全甲，成为表象性白甲，夏天逐渐恢复。

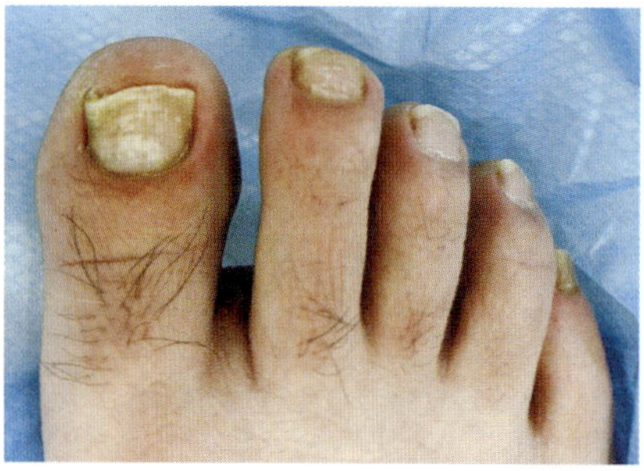

图 3-4-27 甲真菌引起的云絮状白甲

3. 假性白甲

假性白甲（pseudoleukonychia）是指甲母质没有病变而甲板因为别的原因变白，如甲真菌病（图 3-4-27）。甲下的角质呈粉末状，甲板表面不光滑也可以使甲板看起来呈白色，如银屑病。贫血也可以使甲床苍白。

假性白甲指甲因为外来因素造成甲板表面的破坏，出现白色的改变。白色浅表型甲真菌病定植在甲板的表面，消化甲板角蛋白造成白色不透明的碎片，易于刮除。长时间的美甲造成的脆甲症，甲板的上层变得易脆、发白。甲板裂隙中的空气可使甲板看起来呈白色。另外，甲脆性增加，甲表面形成大量薄的鳞屑也是造成假性白甲的原因之一。

（二）纵行红甲

甲板出现红色的纵行条带被称为纵行红甲。纵行红甲主要分为只累及单指的单发纵行红甲和累及多指的多发纵行红甲。单发纵行红甲最常见于甲乳头状瘤，其他良性单发纵行红甲的原因包括疣、疣状角化不良瘤、血管球瘤等。恶性单发纵行红甲的病因包括原位鳞状细胞癌、原位黑色素瘤、基底细胞癌。多发性纵行红甲见于多种系统性、炎症性疾病，包括 Darier 病、扁平苔藓、系统性淀粉样变性、移植物抗宿主病、乳糜泻病。纵行红甲形成的原因可能是甲母质功能障碍导致甲板深层形成纵沟，而纵沟处变薄的甲板更容易看到其下甲床的血管。特发性的多发纵行红甲指无法与系统性疾病或者皮肤疾病联系起来的病例，其表现可能会伴有疼痛和脆甲。

（三）红色甲半月

红色甲半月（red lunula）主要见于结缔组织和系统性疾病，也可以是特发性的，表现为指甲出现边界清楚的红色甲半月，手足都可出现，甚至 20 个甲同时受累。拇指容易受累，出现深红色的甲半月，甲半月的颜色可能与近端粉红色的甲床边界不清。红色甲半月的前端也可以出现一条窄的白色条带。一些严重的斑秃患者可发现红色的甲半月向远端延伸。甲半月的红色可以在给甲板施压时消失。红色甲半月常逐渐自行消退。红色甲半月病变部位的活检标本显示该部位毛细血管既没有数量上的增加也没有大小上的改变。

（四）肢端色素沉着

肢端色素沉着（acral pigmentation）既可能是一类疾病，也可能是一些不常见疾病的临床特点之一。如肢端黑变病，是以肢端手指、足趾末端色素增加为特点的疾病，甲同时表现为黑甲，最常见于新生儿和 1 岁以下的幼儿。甲周色素增加，是一种在出生数月内发病的生理性黑色素沉积。炎症性疾病可激活甲单位的色素细胞，造成色素增加进而形成肢端的黑变。

（五）甲下出血

甲下出血（subungual hemorrhage）是甲下小血管破裂出血，在甲板与甲床之间形成血肿或血痂（图 3-4-28）。

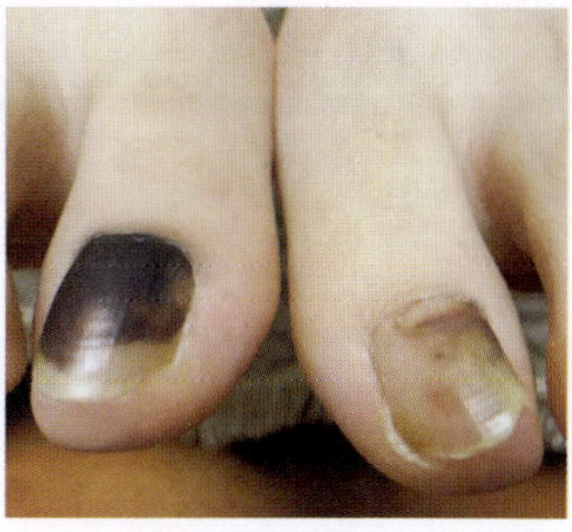
图 3-4-28　外伤后的甲下出血

甲下出血常呈紫红色到黑色，是最常见的甲异色。一般无须治疗，皮损可能自行消退或随甲板生长向远端移动，最后被剪除。裂片状出血是数量不定的短纵行线条，颜色呈红色、紫色或褐色。甲床毛细血管破裂后，外漏血液沿甲床和甲板之间纵行裂隙扩展，形成短纵线的表现，在皮肤镜下观察更清楚。裂片状出血多见于创伤，尤其是轻微反复的小创伤。另外，甲银屑病、甲真菌病等伴有甲下角化过度的疾病，可因为增厚的角质损伤甲床造成裂片状出血。

出血量大时可形成甲下血肿，常因运动、工作、创伤或鞋不适足造成。甲板常呈黑色或紫色。色斑周围常有裂片状出血或紫色、淡红色瘀斑。出血量较多时，由于局部压力增高可引起疼痛，使用刀片、激光或烧红的针尖刺破甲板，引流血液可迅速缓解疼痛。对需要去除甲下斑片或要求活检的患者，可用二氧化碳激光按斑片形状对甲板开窗，将开窗获得的甲板组织进行病理检查，刮除甲床上的血痂。此方法不会对甲板形态产生影响。

如积血不能自行吸收而干涸形成血痂，长期存在于甲板和甲床间可形成甲分离。甲外伤后，甲板可能变形，合并甲下出血造成甲异色，这时需要与甲真菌病相鉴别。甲真菌病甲板污秽、不透明，可出现黄色到黄绿色甲异色、甲分离等症状，甲分离的边缘呈锯齿状，真菌镜检及培养阳性。

（六）色素来源性纵行黑甲

色素来源性纵行黑甲可以分为良性和恶性两类。具体内容在本章第六节具体阐述，需与纵行黑甲鉴别的疾病有原位鳞状细胞癌、甲乳头状瘤等。

第五节 常见的甲病类型

一、甲真菌病

（一）定义

甲真菌病是指由皮肤癣菌、酵母菌和非皮肤癣菌性真菌（简称其他真菌）侵犯甲板和（或）甲床所致的疾病（图 3-5-1）。皮肤癣菌引起的甲真菌病通常称为甲癣。

（二）流行病学

甲真菌病的发病率占自然人群的 2% ～ 18%，全球的发病率差异较大。甲真菌病的全球患病率约为 5.5%。在 2 型糖尿病患者中，甲真菌病的患病率显著增高，比非糖尿病患者高出 2.5 ～ 2.8 倍。2022 年一项全球范围内 2 型糖尿病合并甲真菌病研究显示，甲真菌病的患病率为 35.3%（1527/4321）。该病好发于老年人，男性患病率高于女性，趾甲发病率高于指甲，足踇趾甲罹患率高于其他甲。

糖尿病、外周血管病变、神经病变、肥胖、吸烟、足部潮湿多汗等都是甲真菌病的危险因素。手足癣患者更易出现甲真菌病。罹患甲银屑病可能会增加甲真菌感染风险，国外系统综述显示在甲银屑病患者中甲真菌病发生率为 18%，高于同期对照组及多数一般人群甲真菌病的发病率。甲外伤后也易继发真菌感染。天然免疫缺陷（如 CARD9 基因突变）或免疫受损［艾滋病、系统性应用糖皮质激素和（或）免疫抑制剂等］人群易患甲真菌病，且病情较重。

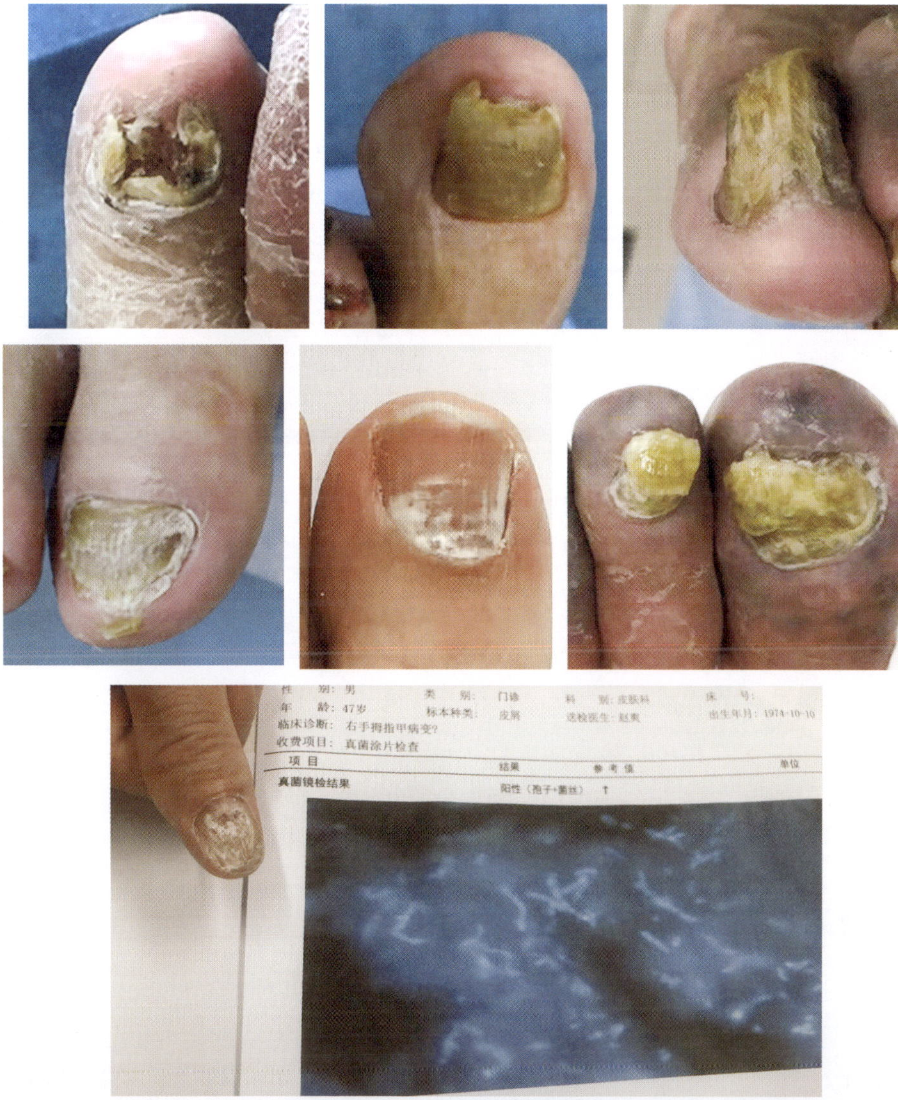

图 3-5-1 各类甲真菌病

甲真菌病的病原菌主要来自患者自身，甲癣多由患者本人所患手足癣传播而来。存在皮肤癣菌感染的患者可以作为传染源，直接或间接（污染的家庭内部或公共区域环境）传播给密切接触者。有些其他真菌导致的甲真菌病与患者所处的特殊地理环境相关。例如，有研究发现泰国甲真菌病中的对半新柱顶孢是重要的病原真菌。

（三）病因学与发病机制

甲真菌病的病原菌包括皮肤癣菌、酵母菌和非皮肤癣菌性真菌。

流行病学资料显示，甲真菌病病原菌种类可能存在地域（地理气候）或人群间的差异。全球大部分地区，皮肤癣菌仍然是甲真菌病最主要的病原菌。我国甲真菌病病原学综合调查显示皮肤癣菌约占甲真菌病病原菌的 65% ～ 70%，酵母菌占 10% ～ 30%，其他真菌所致感染占 3% ～ 12%；还存在两种或两种以上的病原真菌混合感染。2015 年国内一项多中心甲真菌病病原菌流行病学调查结果表明，病原菌中皮肤癣菌占 84.0%，以红色毛癣菌为主（80.9%），其次为趾间毛癣菌；酵母菌占 11.4%，以念珠菌属为主；其他真菌占 4.6%。

皮肤癣菌嗜角蛋白，可侵犯人或动物的皮肤、毛发和甲板，在侵入甲板过程中释放各种酶，包括蛋白水解酶和酯酶。皮肤癣菌感染甲时也可以形成生物膜，生物膜中的真菌往往毒力更强，而且存在治疗抵抗。

慢性皮肤黏膜念珠菌病是一种慢性反复性皮肤、甲及黏膜的念珠菌感染。目前证实此类患者存在 Th17 细胞功能相关的免疫缺陷，对念珠菌易感，甲是其重要累及部位。艾滋病（AIDS）患者存在获得性免疫缺陷，易出现念珠菌性甲真菌病等多种感染。念珠菌导致的慢性甲沟炎可以累及甲板。

尽管可以从甲中分离到其他真菌，但其对甲的致病性一直存在争议。近期研究发现病甲甲板上存在其他真菌形成的生物膜。我国学者体外实验证实，在一定条件下，其他真菌也能直接侵犯甲板。这些研究提示其他真菌能够侵袭甲板，导致甲板感染。

甲对来自外界的破坏因素具有一定防御能力，可以通过近端甲皱襞以及远端甲板与甲床的紧密连接形成机械屏障防止微生物侵入。甲外伤、甲小皮受损或者其他甲病导致甲机械屏障破坏，易出现继发真菌感染。甲具备一定的天然免疫功能，通过产生抗菌肽对入侵微生物进行杀伤。但总体来说，甲缺乏细胞免疫功能，对真菌易感，甲板适宜真菌长期生存。

（四）临床表现及分型

甲真菌病累及甲板和甲床时，可以出现甲下角化过度、甲下碎屑、甲分离及甲纵行条带等；病变累及甲母质时，可以出现近端甲变色、甲生长缓慢等。皮肤癣菌感染一般不伴有甲沟炎，念珠菌感染时甲沟炎常见。目前甲真菌病的主要临床类型如下。

1. 浅表白斑型甲真菌病（superficial white onychomycosis，SWO）

真菌从甲板表面直接侵入。病变位于甲板表浅层。甲板出现白色、边缘清楚的斑或横沟，质地较松脆、易碎。

2. 远端侧位甲下型甲真菌病（distal and lateral subungual onychomycosis，DLSO）

甲远端和（或）侧缘邻近皮肤感染的真菌，逐渐蔓延至甲（图 3-5-2）。出现甲下角质过度增生、甲分离、甲板污浊、甲脆性增加，极易破损或呈虫蛀状。此型临床最常见，致病真菌多为红色毛癣菌。甲板出现黄色纵行条纹或圆形白斑时提示形成皮肤癣菌病（是甲真菌感染时真菌成分聚集在一起形成的坚实团块，是一种真菌球）。

3. 近端甲下型甲真菌病（proximal subungual onychomycosis，PSO）

真菌由近端甲边缘的甲小皮角质层入侵（图 3-5-3）。甲板近端白斑起始于甲半月及周围，随甲板生长可逐渐向远端推移扩大，受累甲板多数无增厚。

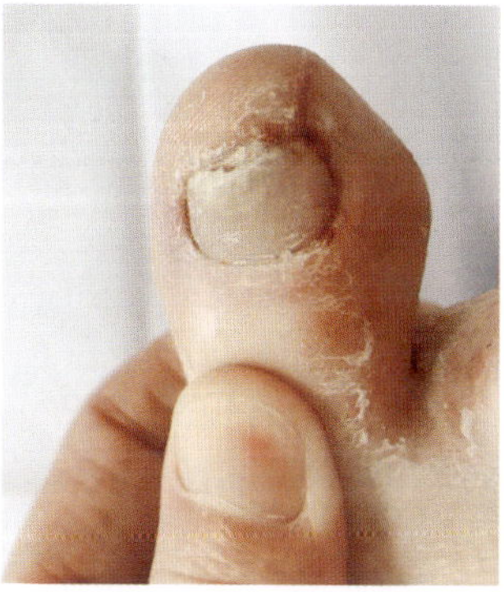

图 3-5-2　远端侧位甲下型甲真菌病

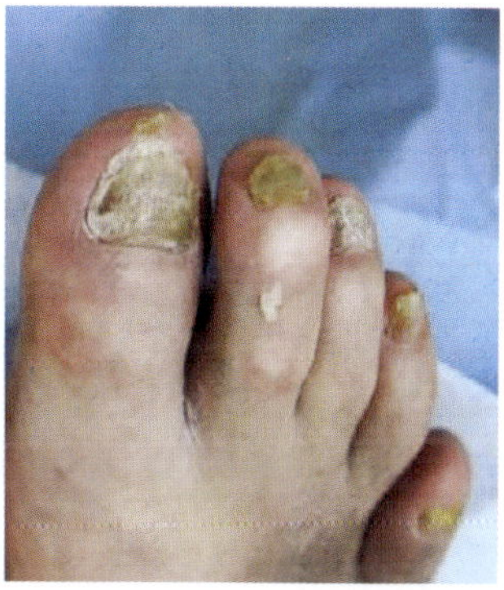

图 3-5-3　近端甲下型甲真菌病

4. 甲板内型甲真菌病（endonyx onychomycosis，EO）

损害仅局限在甲板，不侵犯甲下。甲板呈白色或灰白色，无明显增厚或萎缩，无明显炎症（图 3-5-4）。此型临床少见。

5. 全甲毁损型甲真菌病（total dystrophic onychomycosis，TDO）

上述各类型继续加重累及全甲。全甲板受到侵蚀、破坏、脱落，甲床异常增厚（图 3-5-5）。同一患者不同甲可以出现不同类型的损害。

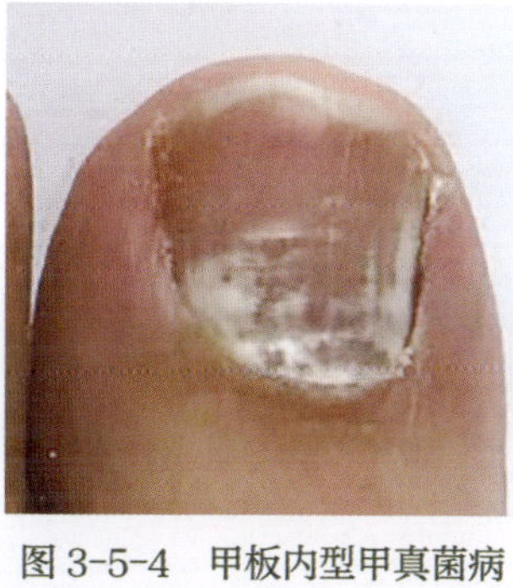

图 3-5-4　甲板内型甲真菌病

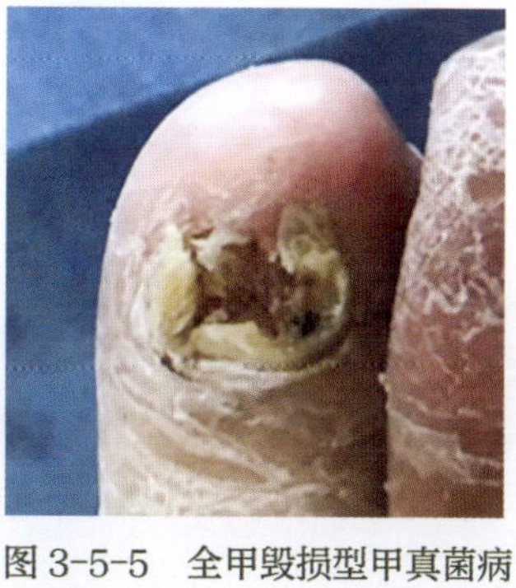

图 3-5-5　全甲毁损型甲真菌病

6. 其他类型

念珠菌性甲真菌病（onychomycosis caused by candida），念珠菌导致近端和侧位甲皱襞慢性炎症，进而累及甲，引起甲改变。表现为甲增厚、变色、变形，常伴有甲沟炎及甲小皮缺失。甲皱襞的炎症呈轻度暗红色慢性肿胀，一般无化脓。慢性黏膜皮肤念珠菌病的患者可为 20 个甲的全甲甲板增厚变色，伴有黏膜和皮肤损害。

继发性甲真菌病（secondary onychomycosis）指在非真菌性甲病基础上继发真菌感染，真菌侵入甲板及周围组织。常见于银屑病和外伤性甲疾病，一般可见到原发病的特征。继发性甲真菌病的确诊需要真菌学检查证据。

（五）病原学检查

甲真菌病的病原学检查主要包括真菌镜检、真菌培养和组织病理检查。分子生物学检测可以作为辅助检查手段。

1. 真菌学检查

（1）取材　甲屑标本的采集非常关键。合格的标本是获得正确检验结果的前提。甲标本应尽可能从甲板病变区与正常区的交界部位取材。甲板增厚时，取材应达到一定深度，尽可能多刮取甲下角质碎屑。

（2）真菌镜检　刮取足量甲屑，经 10% ～ 20% 氢氧化钾（KOH）溶液制片后镜检。荧光染色方法可以使真菌菌丝和孢子发出浅蓝色或绿色荧光，更易辨认，提高了甲标本直接镜检的阳性率。真菌镜检出现可疑酵母菌或其他真菌的形态表现时，应进一步做甲真菌培养或甲病理检查，综合判断是否为致病菌。

2. 真菌培养

真菌培养可以辅助诊断甲真菌病，并且明确致病真菌种类。真菌培养可以采用试管法。为了有助于皮肤癣菌菌落生长，培养基中添加抗生素（氯霉素或庆大霉素）用以抑制细菌生长；添加放线菌酮可以抑制非致病性真菌和酵母菌生长。如果怀疑非皮肤癣菌感染，建议应用多点平皿培养方法，培养基中不加放线菌酮。如果无法预判致病真菌种类，可以同时采用添加和不添加放线菌酮的两种培养基进行培养。将培养基置 25 ～ 28℃培养 2 ～ 3 周。培养结果如为皮肤癣菌，则甲真菌病的诊断确立。如培养结果为酵母菌或其他真菌，且菌落数较多（4 ～ 6 个接种点均为同一种真菌），需要结合临床表现、真菌镜检和甲病理检查结果综合判断是否为致病菌。

我国皮肤癣菌耐药罕见，尚未发现印度报告的对特比萘芬耐药的印度毛癣菌，所以目前不需要对导致甲真菌病的皮肤癣菌常规做体外药敏试验，对于治疗失败病例可酌情进行检测。对于确认为甲真菌病致病真菌的酵母菌和其他真菌，可根据菌种选用适当的抗真菌药物，必要时做体外药敏试验。

3. 甲组织病理

对于怀疑非皮肤癣菌感染或临床表现不典型的疑难特殊病例，可以做甲病理检查。病理检查样本可以是剪除的远端病甲或者术中获取的甲及甲周组织。甲病理检查需要同时进行苏木精-伊红染色和针对真菌的特殊染色（过碘酸希夫染色、六胺银染色或荧光染色）。

病甲组织标本中发现真菌菌丝和（或）孢子，则甲真菌病的诊断确立。当真菌培养结果为酵母菌或其他真菌时，甲病理检查可见到相应的真菌结构，也可确认其为病原菌。

4. 分子生物学诊断

目前多用于临床科研中。这些技术方法快速灵敏、特异性强，但仍存在一定的假阳性与假阴性。基质辅助激光解析飞行时间质谱可用于对培养出的致病真菌进行鉴定。

5. 其他辅助检查

皮肤镜是辅助甲真菌病诊断和鉴别诊断的良好工具。甲真菌病皮肤镜特征性表现包括：远端甲边缘不整齐、甲颜色改变常出现污黄色或暗褐色、甲下角化过度伴甲下碎屑，云雾状白色浑浊区。特征性模式有短刺状模式、纵向条纹模式、近端甲参差不齐锯齿样边缘、远端不规则终止模式。

皮肤超声、反射式共聚焦激光扫描显微镜、X 线检查也可以用于甲真菌病的鉴别诊断。

（六）诊断与鉴别诊断

1. 诊断

甲真菌病的诊断依靠典型临床表现、真菌学检查（真菌镜检和真菌培养）以及甲病理检查。皮肤癣菌导致的甲癣依据临床表现，结合真菌镜检、真菌培养和甲病理检查中任一检查阳性，可以诊断。酵母菌和其他真菌导致的甲真菌病，以及混合感染导致的甲真菌病，在诊断时需要综合临床表现、真菌镜检、真菌培养，以及必要时的甲病理检查结果进行判断。

需要注意的是，由于真菌镜检采用荧光染色技术后，大大提高了真菌成分的检出率，有时样本中可以发现单个或少数孢子，这些少量孢子很可能是局部定植的酵母类真菌，无致病意义。

2. 鉴别诊断

甲真菌病鉴别诊断的主要依据应以真菌学检查为主，同时参考其临床表现、皮肤镜表现以及其他辅助检查方法。需要鉴别的甲病包括银屑病、扁平苔藓、湿疹、斑秃、毛发红糠疹等疾病引起的甲改变，绿甲综合征，甲下疣，外伤甲，甲肿瘤等。

此外，甲真菌病可继发于其他甲病。例如，甲银屑病继发甲真菌病、甲外伤继发甲真菌病。病原学相关检查可有助于诊断。

（七）治疗方法

甲真菌病治疗包括口服药物治疗、外用药物治疗和其他辅助治疗。口服药物治疗中特比萘芬和伊曲康唑为一线药物，氟康唑为二线药物。外用治疗药物有阿莫罗芬搽剂等。其他辅助治疗方法包括外科拔甲、封包联合修甲、激光或光动力治疗等。

1. 口服药物

（1）特比萘芬　对皮肤癣菌的最小抑菌浓度（MIC）值低，抗菌活性高。对酵母菌和部分其他真菌也有抗菌活性。口服特比萘芬吸收良好（＞ 70%），食物不影响其吸收。口服 12 周后，药物在甲板中可存留 6 ～ 9 个月。

推荐连续疗法治疗甲真菌病。成人剂量 250mg，1 次 /d。疗程一般指甲真菌病为 6 ～ 8 周，趾甲真菌病为 12 ～ 16 周。

不良反应发生率低，症状性肝损伤罕见。

特比萘芬经由多种细胞色素 P450 酶代谢，包括 1A2、3A4、2C8、2C9、2C19、2D6。药物相互作用较小。有合并用药时，可参考药品说明书。

（2）伊曲康唑　具有广谱抗真菌活性，对于皮肤癣菌、酵母菌、其他真菌均有抗菌作用。伊曲康唑胶囊在脂餐后即服或餐时服用，须整个吞服。伊曲康唑连续或冲击时，停药后药物在甲中可保留 6 ～ 9 个月。

推荐间歇冲击疗法治疗甲真菌病。成人剂量 200mg/ 次，2 次 /d，连续服用 1 周后停药 3 周为 1 个疗程。总疗程一般指甲为 2 ～ 3 个疗程，趾甲为 3 ～ 4 个疗程。

不良反应发生率低，症状性肝酶升高罕见。

伊曲康唑由肝脏细胞色素 P450 酶的同工酶 3A4 代谢，可竞争性抑制细胞色素 3A4、2C9、2C19 酶。与许多经由细胞色素 3A4 酶催化的药物有相互影响，建议用药前参考药物说明书。

（3）氟康唑　对于皮肤癣菌、念珠菌有抗菌活性，其他真菌对氟康唑不敏感。口服吸收良好，不受食物影响。终止治疗后氟康唑可在指甲甲板中存在 4 个月，在趾甲中存在 6 个月。

推荐治疗方案：每周 1 次，剂量为每次 150 ～ 300mg，疗程为 12 ～ 48 周。

不良反应发生率低，症状性肝酶升高罕见。

氟康唑是细胞色素 2C9 酶的抑制剂，并有轻微抑制细胞色素 3A4 酶的作用。与一些药物存在配伍禁忌，存在合并用药时，需参考药物说明书。

（4）其他　用于甲真菌病治疗的口服新药有泊沙康唑、阿巴康唑及奥特康唑（oteseconazole VT-1161）等。新型抗真菌药物对甲真菌病显示出良好的疗效和安全性，有望未来进入国内市场，成为甲真菌病治疗的新选择。

2. 外用药物

（1）5% 阿莫罗芬搽剂　具有广谱抗真菌活性，对皮肤癣菌抑制作用强，念珠菌属对其敏感性存在明显的种间差异，对其他真菌的抑菌活性亦不一致。5% 阿莫罗芬搽剂能在甲板上形成一层非水溶性的膜，膜中含有高浓度的阿莫罗芬，能快速渗透进甲床，并可在甲上停留 1 周，形成一个药物池，使之易于被释放并渗入甲板。在甲真菌病终止治疗 14 天后，甲板中存留的阿莫罗芬水平仍远高于药物对皮肤癣菌和酵母菌的 MIC。

5% 阿莫罗芬搽剂每周应用 1 ～ 2 次，疗程 48 周。该药不良反应少，基本无系统不良反应，局部不良反应主要为用药区域皮肤刺激症状。

（2）其他外用药物　包括 8% 环吡酮甲涂剂、10% 艾氟康唑溶液、5% Tavaborole 溶液等，这些药物均在国外上市。

3. 其他辅助方法

外科拔甲或病甲清除术可以治疗部分甲真菌病，例如纵行黄色条纹甲（可能存在皮肤癣菌病）、甲板厚度＞ 2mm 以及伴有嵌甲时，去除病甲是必要的。病甲清除术可先用 20% ～ 40% 尿素或 20% 尿素加 10% 水杨酸软膏封包，待甲板软化后再予刮除。外科拔甲和病甲清除术单独应用效果不佳，通常与外用药物、口服药物或激光等联合治疗。

（1）激光　可用于改善甲真菌病病甲外观，但缺少系统的临床与实验研究。目前用于甲真菌病辅助治疗的激光包括长脉冲 1064nm 激光、二氧化碳超脉冲激光和近红外或双波长半导体激光。

（2）电动打磨　病甲为直视下操作，简便易行，可去除部分病甲及病菌，打磨程度可根据病甲的情况灵活掌握，克服了对近端甲下型、严重变形、特别厚的病甲等通常采用的刀削、手搓等方法，难以达到理想要求以及存在速度慢的缺点。同时，电动打磨可以保证足够的深度及有效面积，消除了病甲增厚、表面不平整、隐蔽病灶遗漏等不利影响，从而提高治疗的效果（图 3-5-6 ～图 3-5-8）。

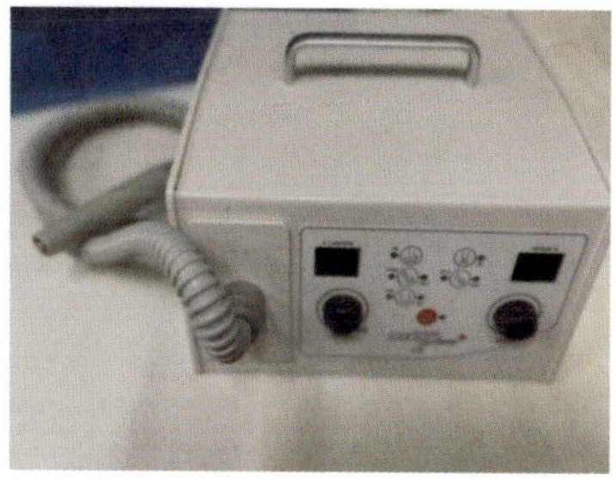

图 3-5-6　电动打磨病甲

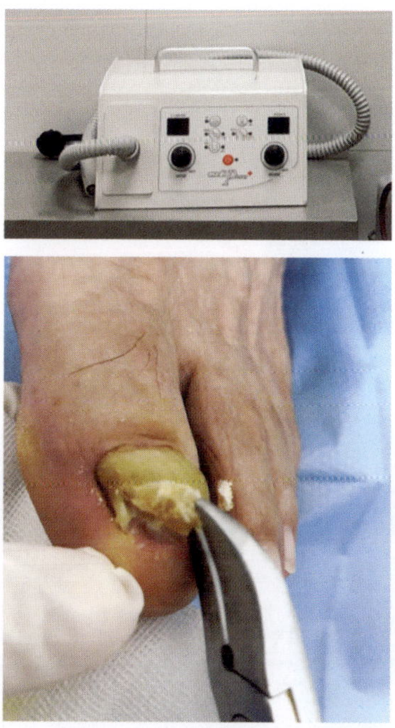

图 3-5-7　专用趾甲剪修剪后电动打磨仪进行打磨

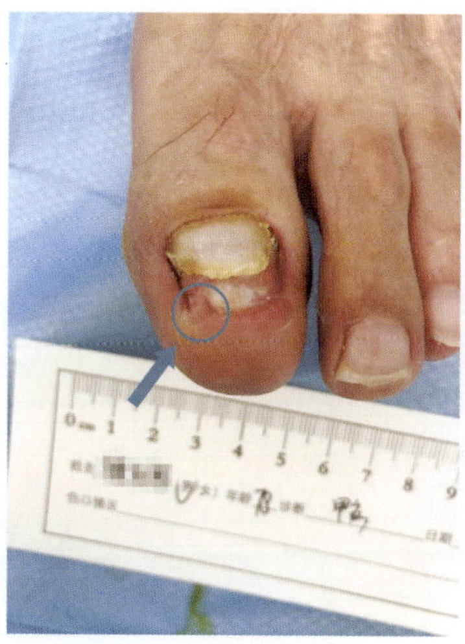

图 3-5-8　护理后的趾甲

（3）其他治疗　包括光动力治疗、等离子治疗等，可作为辅助方法用于特殊或疑难病例的治疗。

上述辅助疗法就目前的临床效果来看，尚不及口服抗真菌药物的疗效，因此建议仅作为辅助治疗或替代治疗的选择。

（八）甲真菌病治疗原则

甲真菌病以药物治疗为主。口服药物治愈率高于外用药物。外用药物不良反应少，与其他药物无相互作用。

口服首选药物为特比萘芬和伊曲康唑，二线药物为氟康唑。确诊甲真菌病，无口服药物应用禁忌证均可采用口服药物治疗。

局部外用药物治疗是甲真菌病重要的治疗手段，目前国内推荐药物为5%阿莫罗芬搽剂。应用指征为：无甲母受累的远端侧位甲下型或浅表白斑型甲真菌病，50%受损甲，受累指趾甲数目＜4个，不能耐受口服药物治疗者。局部外用药物还可与口服药物联合，有研究显示相较于单用口服药物，联合用药在提高疗效和降低复发率方面显示出优势。外用药物还可以作为口服药物停药后维持治疗手段，单中心小样本研究显示，在甲真菌病治愈3年内应用5%阿莫罗芬搽剂组甲真菌病复发率显著低于未用药组。

其他辅助治疗方法包括外科拔甲或病甲清除术、激光治疗等，一般不单独应用，可根据病情需要，与口服药物或外用药物联合使用。

甲真菌病不同临床类型的治疗选择见表3-5-1。

表3-5-1 甲真菌病不同临床类型的治疗选择

甲真菌病的临床类型	治疗选择
浅表白斑型甲真菌病	近端甲板受累：口服药物或口服药物与外用药物联合 无近端甲板受累：口服药物或外用药物
远端侧位甲下型甲真菌病	受累甲板＞50%：口服药物或口服药物与外用药物联合 受累甲板＜50%：口服药物或外用药物 甲板增厚＞2mm或存在皮肤癣菌病：口服药物联合外用药物及病甲清除术
近端甲下型甲真菌病	口服药物或口服药物与外用药物联合
甲板内型甲真菌病	近端甲板受累：口服药物或口服药物与外用药物联合 远端甲板受累：口服药物或外用药物
全甲毁损型甲真菌病	口服药物或口服药物与外用药物联合

（九）特殊人群甲真菌病的治疗

儿童、老年人、妊娠及哺乳期妇女、免疫功能低下者以及肝肾功能异常者作为特殊人群，由于其生理及病理的特殊性，其甲真菌病的治疗方案应特别关注。

1. 儿童

儿童甲生长速度较快，局部外用药物治疗可取得较好疗效。外用药物可选择5%阿莫罗芬搽剂。必要时可以选择口服药物，包括特比萘芬、伊曲康唑和氟康唑。特比萘芬可用于2岁以上儿童患者，根据体重选用合适剂量，一般为体重＜20kg，62.5mg/d；体重20～40kg，125mg/d；体重＞40kg，250mg/d。伊曲康唑剂量为5mg/（kg·d），氟康唑剂量为3～6mg/（kg·g）。

口服药物对于儿童应用缺乏足够研究，应权衡利弊，与患儿家属充分沟通并获知情同意后使用。

2. 老年人

老年人甲生长速度缓慢，病甲程度较重，同时常合并其他系统性疾病，这些特点决定了对老年人的治疗更为困难，需要慎重选择合适药物或方案，定期监测疗效和不良反应，疗程足够长以达到治愈目的。外用和（或）口服的药物、剂量及方法与前述相同；但需更加强调综合治疗、基本疗程与个体化相结合。口服药物需要注意与降压、降脂和降糖药物间的相互作用。老年人使用特比萘芬不需要调整剂量，且药物相互作用相对较少，对合并口服药物较多的老年人宜优先选择特比萘芬。

3. 孕妇及哺乳期女性

不推荐使用口服治疗，特殊情况时需权衡利弊。

4. 免疫受损者

由于存在一定的免疫受损状态，合并甲真菌病时甲感染更加严重。其治疗局部外用和（或）口服药物治疗的药物、剂量及方法与前述相同，但需更加强调综合治疗、基本疗程与个体化相结合，可适当延长疗程。还需要考虑合并用药的相互作用问题。

5. 肝肾功能不全者

肝肾功能不全者，外用药物均可选用。肝功能不全者，可进行保肝治疗。肝功能恢复正常，无活动性肝病，权衡利弊后可口服药物治疗甲真菌病，应用期间定期监测肝功能。肾功能不全者，选择口服药物也需权衡利弊，必要时可根据肌酐清除率调整剂量，严重肾功能不全者不推荐应用。

（十）疗效判定

甲真菌病疗效判定终点包括临床治愈、真菌学治愈和完全治愈三方面。临床治愈为甲板外观完全恢复正常；真菌学治愈为甲真菌镜检和培养均阴转；完全治愈为同时具备临床治愈和真菌学治愈。

影响甲真菌病治疗疗效的因素包括：诊断是否正确、甲生长速度、患者依从性、甲板内药物浓度（是否存在甲板过厚或皮肤癣菌病）等。

甲真菌病治疗有效者随着甲从近端不断生长会出现正常的新生甲，将原有病变部分逐渐向远端推移。口服药物疗程有限，部分患者在疗程结束时甲外观不能完全恢复正常。由于口服药物在甲中可保留数月，所以停药后甲外观会继续改善，需持续观察至甲完全恢复正常。也有患者口服药物服药期间甲逐渐好转，但疗程结束后，甲病变未持续改善或病变进展，这时可根据情况外用药物或再追加口服药物治疗。

甲真菌病治愈患者存在一定复发或再感染概率，推荐对完成口服药物治疗的患者持续应用外用药物，以降低复发或再感染概率。

（十一）预防

1. 减少与传染源的接触

积极治疗手足癣、体股癣，避免自身传播。注意个人卫生，减少与手足癣、体股癣、甲癣和头癣患者的直接接触。避免共用拖鞋、浴巾、寝具等物品，防止间接传播。

2. 控制传播途径

通过健康教育，提高个人卫生习惯，增强自我保健意识。加强公共环境如浴场、游泳池的消毒抑菌，也是做好甲真菌病预防的重要环节。

3. 去除易感因素

创造不适合真菌生长的局部条件。平时穿鞋不要过紧，保持手足清洁、干燥，避免甲外伤。

二、嵌甲

嵌甲也称甲内嵌、倒甲，是由于甲板外侧缘陷入甲沟的软组织内而形成（图 3-5-9）。当甲缘突破皮肤时细菌侵入可导致甲沟炎。反复刺激可造成甲皱襞肿大形成化脓性肉芽肿，更有甚者出现骨髓炎。临床表现为甲皱襞近端和两侧皮肤红肿、疼痛，通常单个指（趾）甲发病，是一种常见且痛苦的甲病。

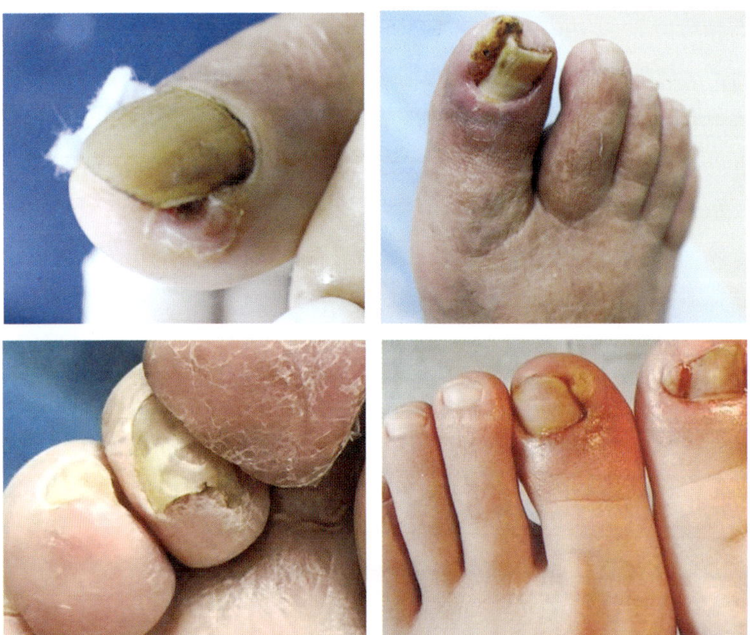

图 3-5-9　嵌甲

嵌甲是引起疼痛尤其是继发感染最常见的甲病，严重影响患者的生活质量。当嵌甲刺破了甲周软组织就容易继发甲沟炎，若忽视治疗很容易导致甲永久性畸形，影响美观。除此之外还可引起甲周围炎、甲旁肉芽肿、慢性骨髓炎、真菌感染等。因此，对于病程较长或肿痛比较剧烈的患者，最好做 X 线检查，以排除甲的慢性骨髓炎。

嵌甲是一种可以预防的疾病。修甲不宜过短或过深，但也不能留得太长，以防滋生细菌。穿鞋不宜过紧，如果局部出现红肿、疼痛，应尽早处理，以免延误最佳治疗时机。若是甲真菌病引起的嵌甲，则应首先积极控制真菌感染，注意局部卫生。一旦患病，治疗期间应避免长时间行走及剧烈运动。

目前治疗嵌甲的治疗方法主要包括：保守治疗、手术治疗、替代治疗和联合治疗。治疗方法的选择主要取决于内嵌指（趾）甲的严重程度和分级。手术有明显的疼痛，伤口恢复期长，术后甲生成较小，影响美观，适用于中重度嵌甲。B/S 贴片矫正和 3TO 等指（趾）甲矫正技术由于恢复期短、无创伤，适用于糖尿病患者及轻中度嵌甲患者，临床应用值得期待。

（一）嵌甲的病因

嵌甲的病因包括先天性因素和后天性因素。先天性因素包括天生甲面过宽、指（趾）骨生长异常。后天性因素包括：

① 修剪指（趾）甲不当，指（趾）甲剪得太短，旁边的软组织因为没有指（趾）甲覆盖而向上生长，结果指（趾）甲长出来后就陷入软组织内。

② 经常穿不合适的鞋，如尖头鞋，嵌甲在不穿鞋的人群中极为罕见，最可能的解释是因为趾甲不受外来的压力。在穿鞋时受鞋帮的限制，踇趾被挤向第 2 趾方向，在趾甲的外侧形成压力，而鞋本身则压迫趾甲的内侧。这一外在压力将甲皱襞压向不恰当修剪后形成的趾甲锐利缘，造成局部皮肤破溃，皮肤表面的细菌、真菌进入开放性伤口，导致嵌甲-甲沟炎。

③ 生物力学的失衡，如踇外翻、运动造成趾的挤压、穿着弹力袜等。

④ 皮肤相关性疾病，如甲真菌病继发嵌甲、银屑病、扁平苔藓累及甲病变等，因各种原因致甲床向甲基质的上皮移行中断，导致甲床与甲沟的正常解剖结构连续性发生改变、畸形，最终形成嵌甲。

（二）各类嵌甲与钳状甲的特点

1. 梯形甲

梯形甲（trapezoidal nail）的甲板变化多为先天性，表现为甲板远端比近端更宽，且在远端摩擦侧面甲皱襞，形成炎症或破溃，可继发感染，形成肉芽肿。甲板远端看似比甲床更宽，实际主要的病变是侧面甲皱襞的近端过于靠内。双侧趾甲常对称发病，趾骨无病变。一般远端甲板外侧角插入侧面甲皱襞引起症状后患者才会就诊。如甲板过宽，可以去除部分甲母质外侧角，缩窄甲板宽度。若伴有侧面甲皱襞增生变厚，可以切除部分侧面甲皱襞。

2. 鱼叉甲

鱼叉甲（harpoon nail），指修剪指甲时过度剪去甲板远端两侧角。如将甲板远端修剪为椭圆形时，常不能剪除埋入侧面甲皱襞内的甲外侧缘而形成甲刺。周围软组织失去甲板的支撑后向内生长靠拢。当甲刺向外生长时刺入增生向内挤压的甲皱襞中，造成疼痛、红肿、分泌物渗出、肉芽组织增生，形成甲沟炎。

两侧的甲刺持续生长可穿出甲皱襞。发生于青少年者，称为青少年嵌甲。除了不恰当地修剪趾甲外，青少年足部出汗多、运动量大，鞋内常潮湿，可使甲的侧缘形成锯齿状，运动时可像锯子一样损伤侧面甲皱襞。单纯拔甲基本无效，慢性疾病患者甲皱襞可增生、肥厚、纤维化，治疗时需要去除增生的肉芽组织，必要时可通过去除部分甲母质外侧角，缩窄甲板。

3. 软组织增生的嵌甲

软组织增生的嵌甲指嵌甲迁延不愈，侧面甲皱襞会增生变厚，增生甲皱襞可以向内侧覆盖较大面积的甲板。增生的软组织成分多为纤维组织，虽然组织增生明显，常有脓性分泌物且发臭，但常无疼痛。在手术时需要去除多余的增生组织。

4. 远端嵌甲

远端嵌甲（distal ingrowing）发生在甲单位远端，趾远端组织肥厚增生，形成“组织墙”（图 3-5-10）。甲板远端向外生长时插入此墙内，形成远端嵌甲。常因甲板修剪过短或拔全甲而产生。

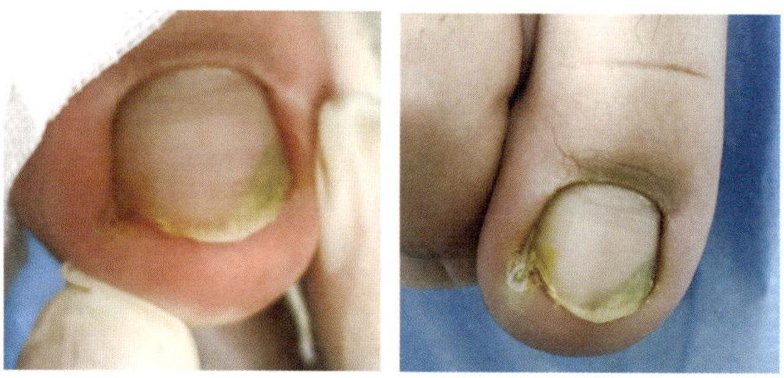

图 3-5-10　远端嵌甲

甲板对甲下组织有压迫的作用，失去这种反向作用力（如全拔甲后），甲床及趾远端的组织会向上生长，阻挡甲板向外生长。远端组织角化过度后会加剧远端嵌甲。因为远端组织向上抬起，将其下的组织向上牵拉，从而形成牵拉性的骨疣。远端嵌甲可以预防，在甲的手术中减少全拔甲、提倡部分拔甲，术后尽量回植甲板可以减少远端嵌甲的出现。治疗上对远端隆起的组织进行切除（Super U 切除法是从近、侧甲皱襞结合处开始到趾远端，高于甲平面的组织全部切除，再予二期愈合的术式），或者鱼嘴式的切除缝合，都可以起到治疗的作用，具体方法见治疗部分。

5. 近端嵌甲

近端嵌甲（retronychia，proximal ingrowing）常有 3 个典型表现：甲板生长抑

制、近端甲沟炎、黄甲（图 3-5-11）。最常见的病因是行走时鞋撞击趾端向后推甲板，损伤甲母质。近端嵌甲可以发生在任何年龄阶段，常见于女性踇趾，可能与女性穿着尖头鞋、高跟鞋或不合适的鞋子有关。运动也可能造成近端嵌甲。治疗时可以拔甲，减少甲板向后对甲母质的损伤。

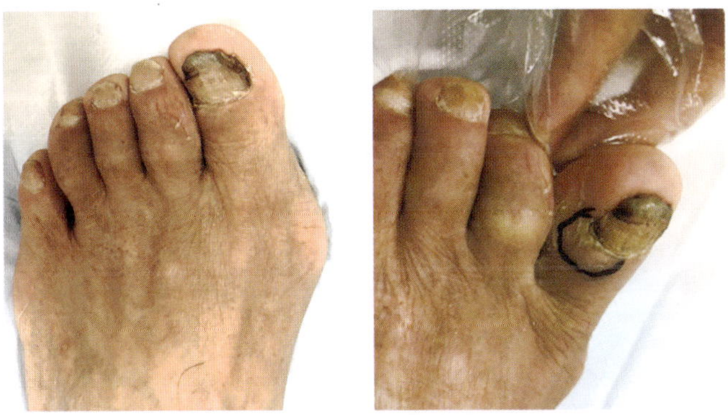

图 3-5-11　挤压导致的近端嵌甲

（三）治疗

1. 分级

对嵌甲的外科治疗应根据不同的分级并结合患者实际情况和医师的经验，采取不同的治疗方法。

嵌甲的分级方法有很多，包括 Frost 法、Mozena 法、Kline 法、Heifitz 法等。其中 Heifitz 法将嵌甲分为 3 级，简单直观，对临床有指导意义，受到大部分医师推荐（图 3-5-12 ～图 3-5-14）。

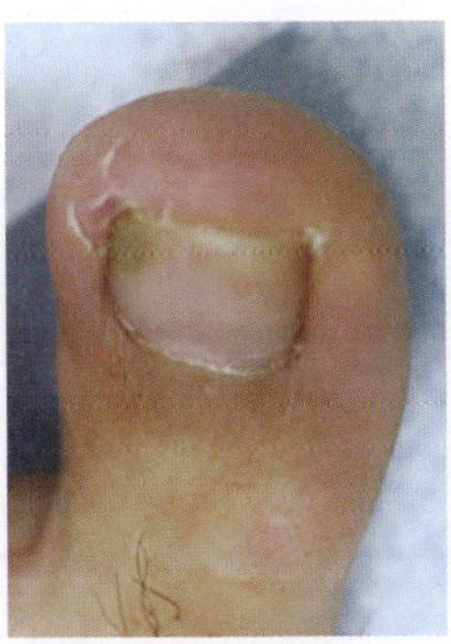

图 3-5-12　Heifitz 1 级

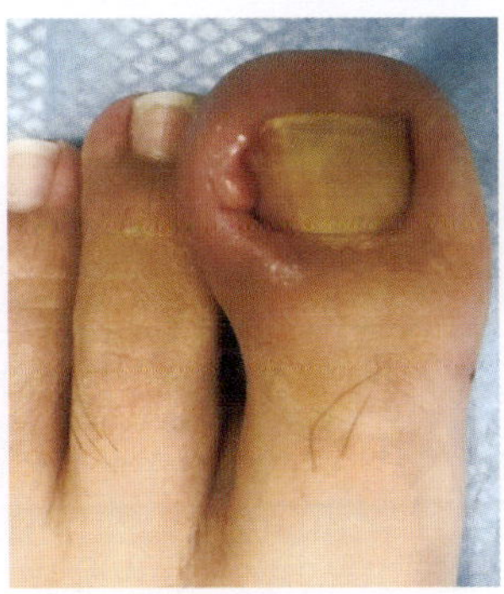

图 3-5-13 Heifitz 2 级

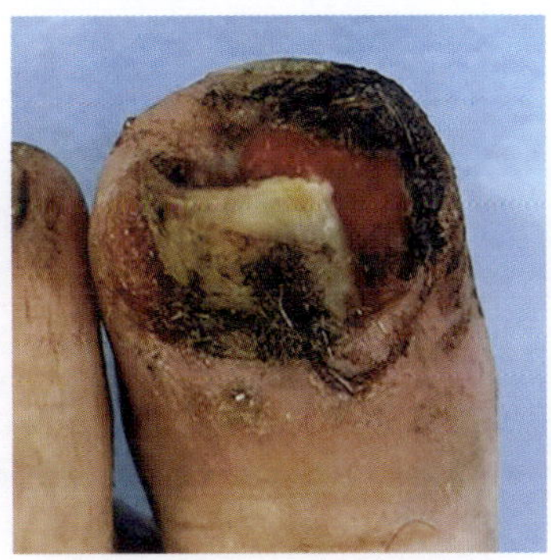

图 3-5-14 Heifitz 3 级

（1）Heifitz 分级法具体为：1 级，甲周红肿，轻度水肿，有挤压痛；2 级，有感染和渗出；3 级，被嵌入处增生变厚，肉芽组织增生。对临床的指导意义大致为：1 级，保守治疗为主，保守治疗无效可对甲周组织进行手术，但不切除甲母质；2 级，切除部分甲周组织，如无效则切除部分甲母质以缩窄甲板；3 级，切除增生肉芽或纤维组织后，决定是否切除部分甲母质。

（2）Mozena 将嵌甲分为 4 个阶段。

① 第一阶段（炎症阶段）：该阶段的特征在于当向侧向甲褶施加压力时存在红肿、轻微水肿和疼痛，甲褶不超过甲板的边缘。

② 第二阶段（脓肿阶段）：这个阶段分为两个阶段，即Ⅱa 期和Ⅱb 期。Ⅱa 期疼痛增加、水肿、红肿和感觉过敏，浆性分泌物，伴或不伴感染；甲皱软组织增生超过甲板＜ 3mm。当甲皱软组织增生超过甲板＞ 3mm 时，则为Ⅱb 期。

③ 第三阶段：症状加重，甲皱软组织慢性过度增生、肉芽形成，肉芽肿或肥大，组织大部分覆盖在指（趾）甲板上。

④ 第四阶段：Ⅲ期进展的结果，指（趾）甲皱襞和远端皱褶严重慢性畸形，增生的组织完全覆盖甲板侧缘、中部及末端。

2. 治疗

目前治疗嵌甲的方法有很多，治疗方法的选择主要取决于病情的分期和严重程度。轻度至中度病变伴轻度至中度疼痛，少量红肿，无脓性分泌物，可采用保守治疗；中重度病变伴有剧烈疼痛、大量红肿和脓性分泌物时需要手术干预。

（1）保守治疗　旨在缓解症状，防止向内生长的甲恶化，并防止复发，适用于轻中度的嵌甲。

① 沟槽夹板法：沟槽治疗（又称为沟槽移除或夹板技术）是指从上到下以对角切割的乙烯基静脉滴注输液管来制备沟槽夹板并放置在趾甲侧缘，在局部麻醉下，用这种纵向切开的柔性塑料管夹板从趾甲的侧缘刺入。将夹板向近侧推动，直到甲沟完全被分体塑料管覆盖，将趾甲与甲皱襞分离，防止其进一步进入皮肤。然后用胶带、氰基丙烯酸酯黏合剂或伤口封闭条连接塑料管夹板。

② SE 线治疗：是指在趾甲的远端自由边缘处用 23G 针制造两个孔，插入弹性线直到趾甲的角度＜ 60°。导线向前弯曲，用剪刀切割，使它不会从趾甲末端突出，并且由针头制成的小孔填充 2- 氰基丙烯酸乙酯黏合剂。线的弹性有助于治愈嵌入的趾甲的畸形。SE 线治疗对轻度至中度成年嵌甲患者来说是一种方便、低成本、有效的治疗方法。

③ 角度校正技术：原理是通过整理甲的整个表面来修正甲的凸起，使其厚度减少 50% ～ 75%，使甲变薄和变软。该方法实施简单且无需药物辅助。

④ 塞棉花治疗：适宜早、中期的嵌甲的患者，特别是对儿童嵌甲（新生儿和 1 岁左右开始学习走路的幼儿容易出现嵌甲）。可在医师的指导下，用棉片适度垫入趾甲侧缘与皮肤相邻之处，通过物理学的作用改变趾甲的生长方向，使其边缘不会弯向内部，当趾甲长长时不再刺激相邻皮肤。日后在修剪趾甲的时候注意不要用力向两边“扣挖”，可以预防再复发。需要注意的是，使用棉片时注意清洁卫生，避免感染。具体的作用和方法如下：

a. 棉片的塞入能将嵌入的甲缘与皮肤软组织分开。当在甲缘与皮肤软组织之间垫入棉片时，能有效减少甲与皮肤组织的接触，削弱或缓冲甲对皮肤组织的挤压与刺激，从而缓解嵌甲或嵌入的程度。

b. 棉片的塞入对嵌甲周围的皮肤软组织产生一定的挤压作用，可使皮肤与甲缘之间形成一个腔隙，使皮肤组织有效地脱离甲的嵌入。

c. 棉片塞入的量要适度，位置要准确。刚开始塞棉片时会有一定的不适感。

d. 嵌甲解除了，没有疼痛感或相邻皮肤组织恢复正常，塞棉片还要继续完成，直到趾甲完全生长出，能将甲前缘平头剪齐时，就可以不用再垫塞棉片，否则容易复发。当棉片垫塞时，趾甲的生长就不会嵌入甲沟的皮肤组织，趾甲从甲根处生长，这个过程很缓慢，甲板和甲床一起向前推进，需注意后期垫塞棉片的量（因垫塞棉片形成的软组织压迹不要过大），防止因垫塞棉片使甲板与甲床分离生长。

塞棉花治疗操作的用物准备见图 3-5-15。

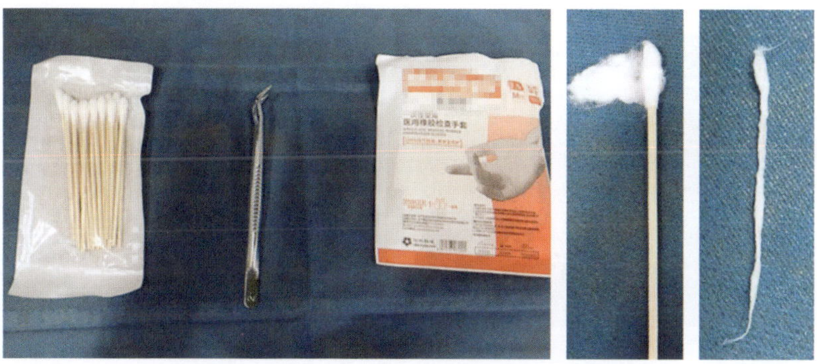

图 3-5-15 塞棉花治疗操作的用物准备

⑤ OB 贴片治疗：利用杠杆原理，通过指（趾）甲局部微静力矫正，改善嵌甲，其操作流程见图 3-5-16 ～图 3-6-20。

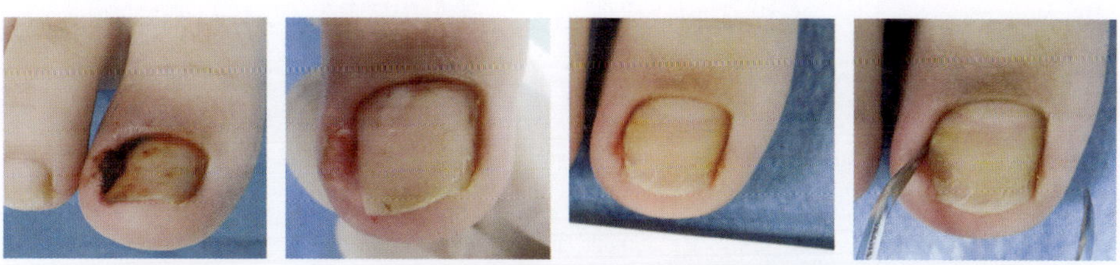

图 3-5-16 贴片治疗前期准备

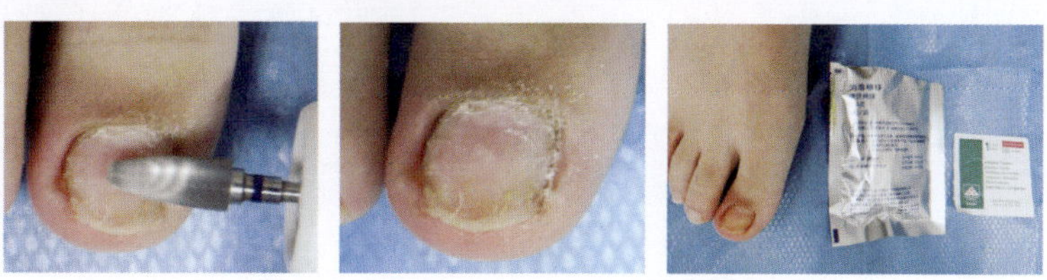

图 3-5-17 趾甲进行打磨增加黏性

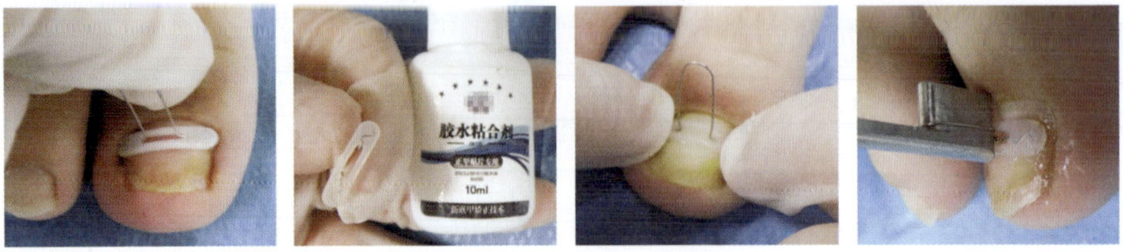

图 3-5-18 选择合适大小贴片，涂上胶水，固定 3 ~ 5min 后进行微调

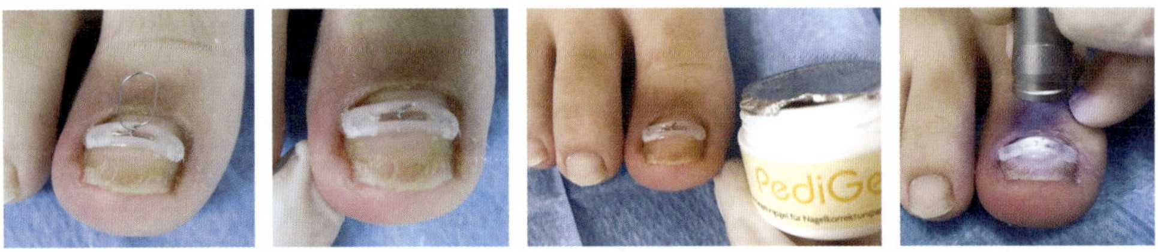

图 3-5-19 正常 1 ~ 1.5 圈，修剪突出钢丝，最后进行密封，防止勾袜

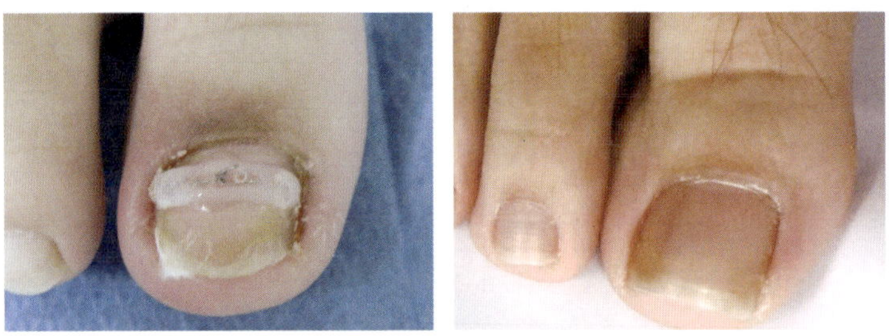

图 3-5-20 嵌甲治疗 1 年前后对比

⑥ 其他保守治疗：有棉花芯插入法、牙线技术、改良创可贴法、支具治疗等。

（2）外科技术 手术治疗的目的是消除甲中的嵌甲部分（与基质破坏相结合），从而减轻症状，防止复发。手术减少复发的关键包括切除甲板边缘的同时，一定要切除相对应的甲基质和甲床；若伴有甲旁皮肤肿大，应同时将肥大的甲旁皮肤梭形切除；切除甲基质要深达指（趾）骨，因指（趾）骨生发基质层呈环形围绕甲根，甲根水平的深浅层均有生发细胞存在。外科治疗适用于中重度的嵌甲。

① 挂线法：对甲远端侧缘增生皮肤组织进行适量切除。按标记线楔形切除患指（趾）患侧增生的软组织，缝合切口。紧邻甲板外侧角的一针，在缝合皮肤后，连续打 8 ～ 10 个结，不剪断缝线，将结塞入甲远端外侧角下，针由甲板穿出，另一头线从甲板外侧绕到甲板上，两端打结。线结抬高甲板，可有效防止甲板再次嵌入。

对于 3 级嵌甲，需视甲皱襞和甲板的冲突程度来决定是否单纯切除增生甲皱襞，或合并甲母质角的切除以缩窄甲板。最终目的是缓解甲板和甲皱襞在解剖关系上的冲突。

如需切除外侧甲母质时，注意一定要将甲母质角清除干净，否则残留的甲母质可能继续产生甲板、形成甲刺。所以，在切除甲母质时如有残留可疑的白色致密组织应一并切除。术后抬高患肢，减少肿胀，疼痛严重时可以服用镇痛药。术后 72h

尽量减少运动。去除甲母质也可使用化学法和电切除法。

② 鱼嘴切除（howard dubois procedure）：主要用于远端嵌甲。方法是在远端嵌甲前 5mm 处，切除 1 个宽 5mm 的月牙形缺损，并向两侧延续，直到侧面甲皱襞外 5mm 处。

切除可以从一侧近端甲皱襞外侧 5mm 处开始向远端运刀，距甲板远端 5 mm，再向另一端侧面甲皱襞运刀。第二刀在第一刀远端以下 5mm，两侧逐渐缩窄，在侧面甲皱襞 5mm 处合并，形成鱼嘴样切口。可用止血钳将上下创缘对合，以判断去除的组织是否足够，再进行缝合。如果发现切除 5mm 宽的皮条不够，可以在下侧的切口下方加切最多 3mm 的皮条，再尝试将切口进行缝合。切除后组织量减少，远端增生升高的组织墙可变低或消失，利于甲板长出。

③ U 形切除（super U）：主要是将甲周肥厚组织全部切除。该治疗避免了切除甲母质和甲床，易于操作，但术后创面恢复时间较长。主要适用于侧面甲皱襞和远端甲皱襞明显肥厚，但甲板无明显横向弯曲的嵌甲。手术的方式是将侧面甲皱襞和远端甲皱襞切除一个 U 形的组织缺损，再予以二期愈合。

④ 钳状甲（piner nail）：治疗原则是缓解甲板的横向过度弯曲，手术步骤包括全拔甲，去除甲母质外侧角，如存在骨疣者去除骨疣，将甲床从趾骨上分离，将甲床分为两个皮瓣，去除部分侧面甲皱襞等。文献报道的方法较多，包括 Haneke 法、Suzuki 法、Fanti 法、Kosaka 法、Shin 法、Atun 法等，每种方法都是上述各操作步骤的不同取舍和排列组合。

糖尿病患者由于神经末梢以及血液循环障碍，不推荐手术治疗。

（3）替代治疗　包括二氧化碳激光器、射频、电烙器、减压技术、指（趾）甲矫正术、B/S 贴片矫正、3TO 治疗方法等。

指（趾）甲矫正术是指使用弹性钢丝或塑料使变形卷曲的甲板得以舒展。1987 年德国 Bernd Stolz 在安贝格发明了一种无痛感的力学矫正技术，即 B/S 贴片矫正。B/S 贴片采用特殊的合成玻璃纤维材料制成。根据作用力与反作用力的物理学原理，B/S 贴片就像一个片簧，片簧末端的复位力可将甲侧缘从甲沟中拉起，这种复位力使 B/S 贴片可以根据个人指（趾）甲的形状实现完美的自我矫正，即贴片保持在甲面的最高点。1988 年，由 Ms.Osthold 研究用于替代手术治疗严重嵌甲的方法 Virtuoso Human Orthonyxie（即 VHO），在 2002 年后发展为 VHO-Osthold-Spange 和 3TO-Spange。指（趾）甲矫正术相对于外科手术几乎没有恢复期时间的问题，治疗后即刻恢复正常生活作息，不会造成皮肤与甲组织伤害，无痛苦，矫正后恢复甲自然、健康的形状外观，因此是一种较好的治疗老年糖尿病患者嵌甲的办法。

（4）矫正步态　趾甲的畸形生长与患者的步态异常有着密切的关系，足部异常组织成分和功能发生变异，出现关节活动受限、蹬地力量减弱。上述诸多因素会导致患者的步态发生改变，其中以老年糖尿病患者为主。老年糖尿病患者随着年龄增加、周围神经病变及周围血管病变，下肢肌肉组织激活延迟，出现下肢运动能力减退。一方面导致足底压力加大，增加了足溃疡发生的风险，另一方面使趾甲在力的牵引下出现异常生长。常用的针对老年糖尿病患者步态训练方法为缓慢步态训练，借助步态训练辅助工具完成。

三、甲沟炎

甲沟炎分为急性和慢性甲沟炎。

（一）急性甲沟炎

1. 发生原因

引起急性甲沟炎最常见的原因是甲小皮或甲皱襞的直接或间接损伤。损伤多因倒刺逆剥、微小刺伤、挫伤或剪指（趾）甲过深等所致。致病菌多为金黄色葡萄球菌，化脓性链球菌、铜绿假单胞菌、普通变形杆菌也可以导致甲沟炎。

急性甲沟炎可能是慢性甲沟炎的并发症，也可由其他影响肢端的疾病导致，包括寻常型天疱疮、扁平苔藓、银屑病、糖尿病等。

2. 临床表现

红斑、疼痛、有脓头、有脓液分泌。通常于创伤后 2 ～ 5 天出现近端甲皱襞及甲侧襞红斑。如果感染未治疗，可发展至甲下脓肿，伴发疼痛及甲母质炎症。最终可能导致暂时或永久性的甲板萎缩。脓形成后，可以从近端将甲板与其下面的附着部分分开，导致甲板翘起（图 3-5-21）。

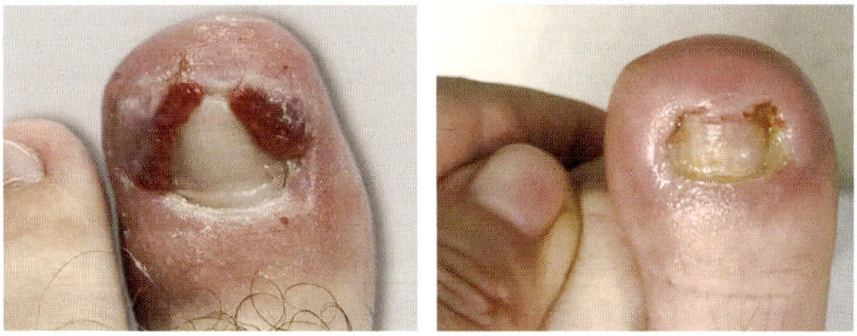

图 3-5-21 急性甲沟炎

3. 诊断

根据轻微创伤病史和甲皱襞的查体表现可诊断急性甲沟炎。在感染早期疑似有脓肿并需对脓肿程度进行判断时，可采用手指压力试验。试验时让患者将拇指和受累手指相对，然后对受累手指的指腹施加轻度压力。甲皱襞（尤其是脓腔）内压力增加会导致皮肤发白并显现脓肿的边界。严重感染或者有脓肿的患者应留取标本以确定病原体，并排除耐甲氧西林金黄色葡萄球菌（MRSA）感染。

4. 治疗

急性甲沟炎的治疗选择取决于炎症的程度。

（1）系统治疗 如果没有形成脓肿，热敷或 Buow 溶液（即乙酸铝）或醋浸泡可能有效。对乙酰氨基酚或其他非甾体抗炎药可用于缓解症状。轻症患者可以单独使用抗生素乳膏（如莫匹罗星、庆大霉素等）或者联合外用糖皮质激素。联合外用抗生素和糖皮质激素如倍他米松，对于单纯性急性甲沟炎来说是安全有效的，与单独外用抗生素相比具有优势。对于持续性损害，在热敷的基础上应口服抗葡萄球菌的抗生素。对于因吸吮手指或咬倒刺而暴露于口腔菌落的患者，应该采用针对厌氧菌的广谱口服抗生素（如阿莫西林 / 克拉维酸、克林霉素），因为金黄色葡萄球菌和拟杆菌可能对青霉素和氨苄西林耐药。

（2）外科治疗　对于已形成脓肿的甲沟炎可引流脓液，将涂有脓液的拭子进行显微镜检查和培养，并应用适当的抗生素。浅表感染可以简单地用 11 号刀片或者粉刺挤压器进行引流。引流后疼痛很快缓解。另一种引流甲沟炎脓肿的简单技术是利用 21 号或 23 号针头掀起甲皱襞，甲床的脓液会立刻自动流出，这种技术不需要麻醉或者每日换药。如果 2 天内没有明显的治疗效果，就需要在局部麻醉下进行深部手术，切开引流。去除甲板的近端 1/3 后可不进行初期的切开引流。这种技术可以更快地缓解症状，引流更持久，尤其是对于嵌甲导致的甲沟炎患者。复杂感染常发生于免疫抑制和糖尿病的患者或未及时治疗的感染患者中。

（二）慢性甲沟炎

1. 定义

慢性甲沟炎是近端甲皱襞对刺激物和变应原产生的多因素炎症反应。女性较男性好发，通常累及手指。

2. 发生原因

疾病的诱因很多，包括洗碗、吸吮手指、过度修剪甲小皮、频繁接触化学试剂。鉴于该病发病率在洗衣工人、保洁员、厨师等人群中有所升高，认为变应原和刺激物是该病的主要发病因素。在斑贴试验中，慢性甲沟炎的患者出现敏感的比例较高。慢性甲沟炎患者因甲小皮与甲板之间分离，近端甲皱襞和甲板之间出现空隙，易造成细菌和真菌病原体感染。

对于念珠菌在慢性甲沟炎发病中的作用和重要性，存在一些不同看法。在慢性甲沟炎患者中经常能分离出念珠菌。一些研究使用外用或系统抗真菌药物治疗慢性甲沟炎，获得了令人鼓舞的结果。然而研究者同时指出，抗真菌药的治疗作用可能归因于该药抗真菌和抗炎的共同作用。甚至在一些显示疗效良好的研究中部分患者也曾采用抗真菌治疗无效。而且在这些研究中，50% 的患者皮内试验显示念珠菌抗原的速发型过敏反应阳性，而对照组为阴性。但是念珠菌与慢性甲沟炎的发病机制及病程的相关联系并没有被充分证实。Tosti 等证明了念珠菌与疾病活动性无关，而外用糖皮质激素在治疗慢性甲沟炎方面优于抗真菌药物。

急性甲沟炎未接受适当治疗可发展成慢性甲沟炎。慢性甲沟炎经常发生于糖尿病患者。系统应用维 A 酸类和蛋白酶抑制剂（如茚地那韦和拉米夫定）等药物可能导致慢性甲沟炎。

茚地那韦是人类免疫缺陷病毒（HIV）感染者手指或足趾发生慢性或复发性甲沟炎的最常见原因。茚地那韦诱发维 A 酸样效应的具体机制不明。在使用西妥昔单抗（一种抗表皮生长因子受体的抗体）治疗实体肿瘤的患者中也发现了甲沟炎。甲板会增厚并变色，伴明显的被称为 Beau 线（由甲母质炎症导致）的横脊以及甲缺失。

3. 临床表现

甲周组织红肿或水肿，感染扩展到甲板，使之变为黄绿色或黄棕色的色素沉着。分级如下：

（1）Ⅰ期　甲小皮 / 近端甲皱襞红斑和轻度肿胀，可伴或不伴甲小皮封闭状态的破坏。

（2）Ⅱ期　近端甲皱襞红斑和明显肿胀，伴甲小皮封闭状态的破坏。

（3）Ⅲ期　近端甲皱襞红斑和肿胀，甲小皮缺失，轻度不适感，早期水肿，轻度甲板改变。

（4）Ⅳ期　近端甲皱襞红斑和肿胀，甲小皮缺失，有触痛 / 疼痛，水肿，有显著的甲板改变。

（5）Ⅴ期　Ⅳ期表现加慢性甲沟炎急性发作（急性甲沟炎）。

4. 治疗

患者在剥或挤柑橘类水果、处理西红柿（番茄）、剥土豆或其他食材时应该戴棉手套和乙烯手套。患者也应该避免直接接触涂料、金属抛光剂、涂料稀释剂、溶剂和抛光剂，并在使用上述材料时戴棉手套和乙烯手套。患者应使用温水和非常温和的肥皂洗手，确保肥皂泡沫被冲洗净并轻柔地擦干手。

外用广谱抗真菌药物可用于治疗该病并预防复发。使用润肤乳液滋润新生的甲小皮和手部皮肤通常是有益的。一个随机对照研究中，45 例慢性甲沟炎患者分别用系统抗真菌药物（伊曲康唑或特比萘芬）或外用糖皮质激素乳膏（甲泼尼龙醋丙酯）持续治疗 3 周。9 周后，更多的外用激素组患者病情改善或治愈。念珠菌存在与否不影响治疗的有效性。

与系统抗真菌治疗相比，外用糖皮质激素具有更低的风险和成本，所以应作为慢性甲沟炎患者的一线治疗。另外，联合外用糖皮质激素和抗真菌药物也可以用于治疗单纯的慢性甲沟炎，尽管尚缺乏证据说明其疗效优于单独外用糖皮质激素。

表皮生长因子受体（epidermal growth factor receptor，EGFR）抑制剂西妥昔单抗诱发的甲沟炎可以使用多西环素等抗生素进行治疗。由茚地那韦诱发的甲沟炎可以使用其他抗反转录病毒方案进行替代，其中保留了拉米夫定和其他蛋白酶抑制剂，从而缓解维 A 酸类药物表现且无复发。

在一个非盲法随机试验中，对 0.1% 他克莫司软膏治疗慢性甲沟炎的疗效和 0.1%17-戊酸倍他米松或安慰剂的疗效进行比较。结果显示，与倍他米松或安慰剂相比，他克莫司软膏是治疗慢性甲沟炎更为有效的药物。

系统治疗：皮损内注射糖皮质激素（曲安奈德）可用于治疗难治性病例。对于多个甲受累的严重甲沟炎患者，系统应用糖皮质激素可短期缓解炎症和疼痛。如果慢性甲沟炎患者进行外用药物治疗并避免接触水和刺激物时仍无疗效，可在尝试侵入性治疗前试验性使用抗真菌药物。

外科治疗：对于难治性慢性甲沟炎患者，切除 4 ～ 5mm 近端甲皱襞（PNF）是有效的（图 3-5-22 ～图 3-5-24）。同时撕脱甲板（全部或者部分，局限于甲板根部及侧缘）可以提高手术效果。另外，也可做新月形切除。这种技术包括半圆形切除甲皱襞近侧及平行于甲上皮的皮肤，并向两侧延伸甲皱襞的边缘（PNF 的垂直部分保持暴露，可能被感染）。

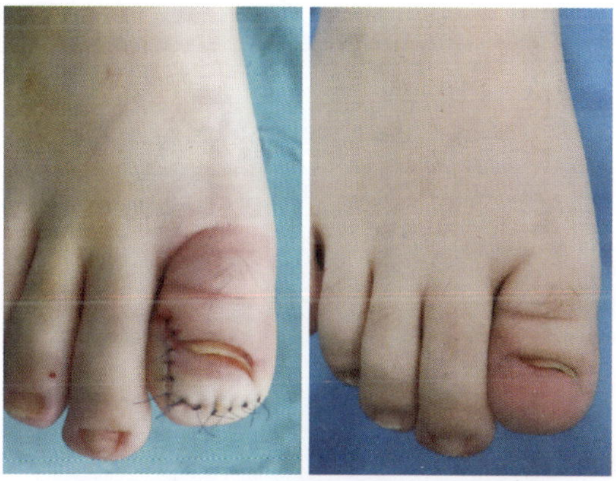

图 3-5-22 切除外侧甲皱襞及远端组织

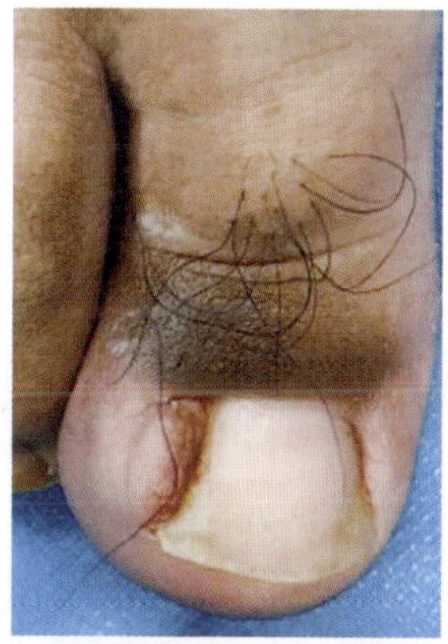

图 3-5-23 两侧甲板外侧角嵌顿

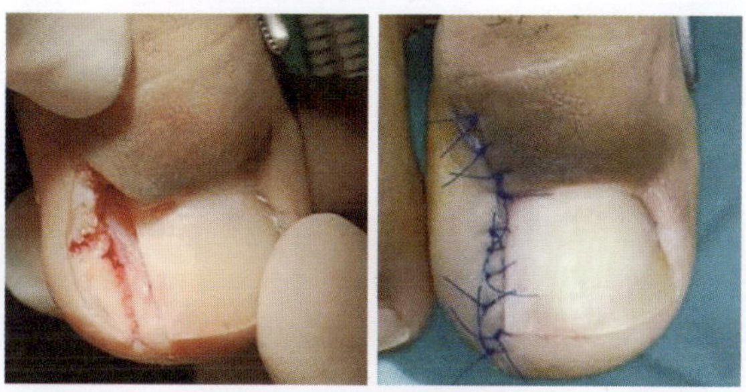

图 3-5-24 切除双侧甲皱襞

四、牡蛎甲

牡蛎甲，即甲排列不齐，是指一种以甲板生长方向与末节指（趾）骨长轴偏离为特点的甲畸形，多发生于踇趾。可伴发其他甲板异常，包括指（趾）甲变形、甲板变色、甲板增厚、甲分离、嵌甲、甲沟炎、甲营养不良等。甲排列不齐主要分为三种类型，即先天性甲排列不齐、医源性甲排列不齐和创伤后甲排列不齐，少数也可由足畸形引起。其中，先天性甲排列不齐最为常见，其余几种均为后天获得，其临床表现与先天性甲排列不齐类似。

（一）病因

目前研究认为先天性甲排列不齐可能是常染色体显性遗传病，具体发病机制尚不清楚。

猜测可能与甲母质侧向旋转、连接末节指骨与基质的韧带异常、踇趾伸肌腱张力增强以及环境因素（胎儿生长期宫内或血管损伤等）有关，也可能是由于甲板和踇趾末端趾骨之间的生长不同步，甲板相对较大，横向生长从而插入侧甲皱襞与趾骨之间的间隙。

（二）临床表现

多为双侧发病，主要表现为甲板侧向偏离，病甲可短小，伴有角化过度、横沟或隆起，这种偏离通常发生在外侧，而内侧甲板生长得更快，更加重了外侧甲板的偏离。甲床与甲板分离，两者之间的压力消失，解剖结构不稳定，使甲板有弯曲断裂的倾向，导致旧的甲板与新生的甲板相邻或重叠，甲板两侧缘外观呈梯状。反复的损伤亦使甲板表面形成横向沟槽、脊状突起等，最终形成典型“牡蛎甲”。排列不齐的指甲嵌入外侧甲皱襞，常引起炎症及疼痛，容易并发甲沟炎（图 3-5-25、图 3-5-26）。当指甲出血、继发细菌或真菌感染时，甲板也可表现为不同的颜色。

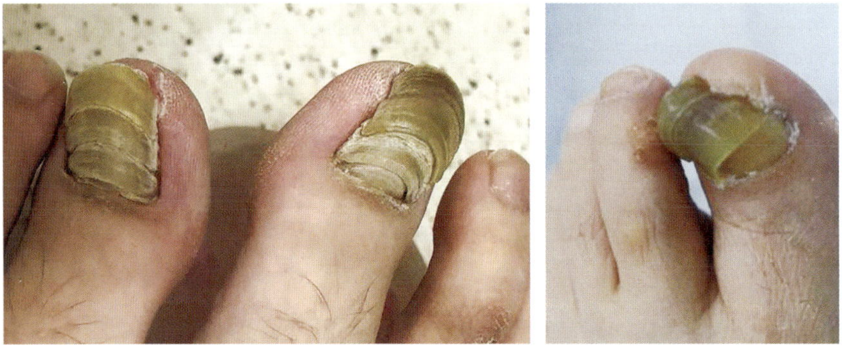

图 3-5-25　甲排列不齐重型

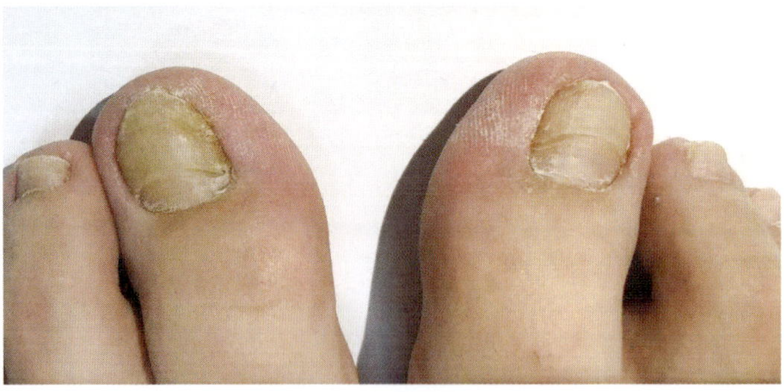

图 3-5-26　甲排列不齐轻型

（三）治疗

根据病情的严重程度及并发症的不同，治疗方案的选择也不同。病情较轻或初期建议以保守治疗、预防并发症为主，建议选择宽松舒适的鞋袜，避免剧烈运动，以减少反复受伤的风险。2 岁以内的小儿可暂时观察，不予特殊处理。并发感染但不严重时，可考虑使用抗菌药外涂或内服以缓解局部症状。

当上述处理均无效，症状无法自行缓解或畸形明显，伴有严重并发症影响日常生活时，应及时考虑手术。常用的外科手术主要包括全甲单元旋转法、楔形切除法、甲母质切除术等。通过旋转甲母质，使其纵轴再次与跗趾末节指骨长轴平行，从而改善甲排列不齐。

甲排列不齐治疗前后对比见图 3-5-27。

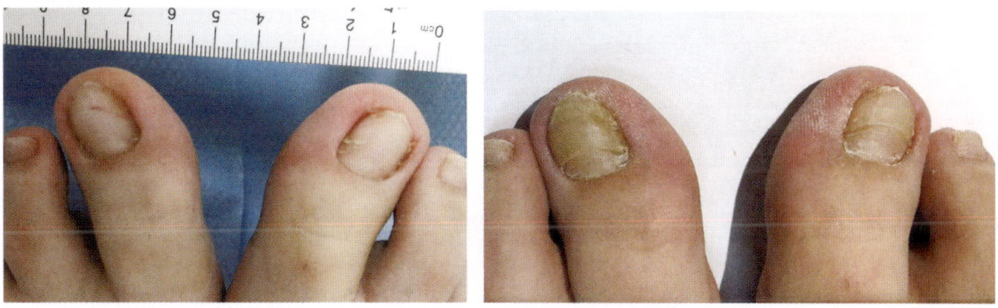

图 3-5-27 甲排列不齐治疗前后对比

五、甲营养不良

甲营养不良是由各种原因造成的甲损害，可出现指（趾）甲粗糙、甲分离、纵裂横沟、萎缩，甲板表面失去光泽、浑浊、粗糙（图 3-5-28）。还可能有短甲、薄甲、厚甲、嵌甲、钩甲等，部分患者可以合并多种损害。甲营养不良的表现可与甲真菌病类似，不同的是，甲营养不良常出现多个甚至全部甲的异常表现。甲营养不良较常见，但目前对其尚无确切的认识。以往认为其与遗传综合征有关，随着研究的深入，发现甲营养不良的病因众多且较为复杂，可能是特发性或与其他疾病相关。外源性因素可能直接影响甲板，内源性因素也可导致甲板的营养不良。目前针对甲营养不良的治疗尚未统一，疗效因人而异。

（一）发病原因

甲营养不良的病因很多，可能为遗传性或与其他系统性疾病或与皮肤病相关。临床上部分患者无明显诱因，称为特发性甲营养不良。

1. 遗传性甲营养不良

多见于常染色体显性遗传，发生甲生长畸形、发育障碍。

2. 与其他系统或皮肤疾病相关的甲营养不良

有些皮肤病如银屑病、扁平苔藓、湿疹会影响甲板。近年来也有因接触化学试

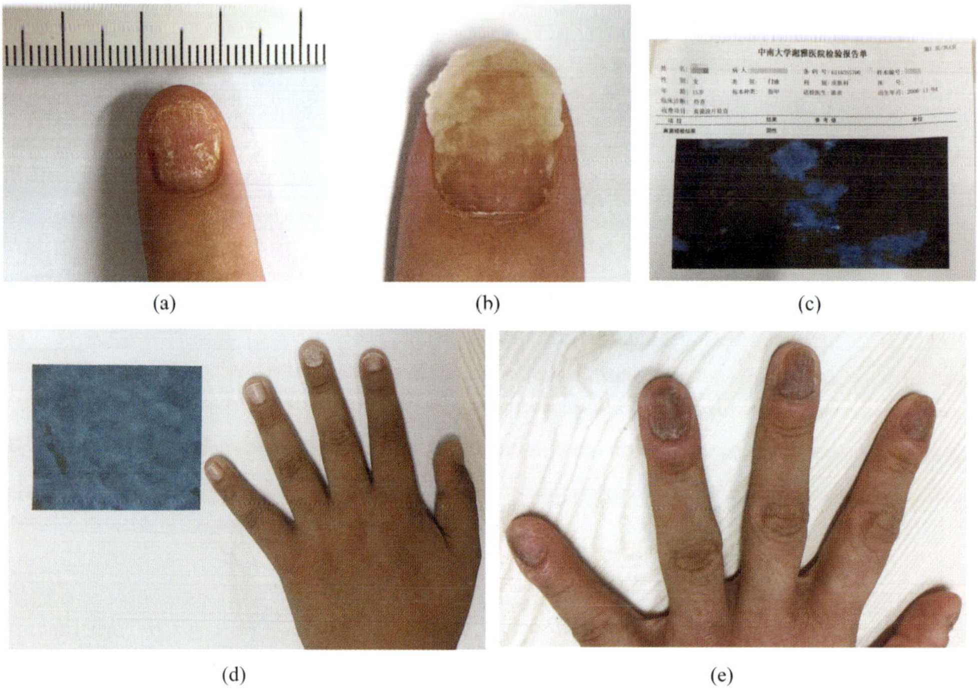

图 3-5-28 甲营养不良

剂发生接触性皮炎导致甲营养不良的报道，如美甲过程中使用的丙烯酸酯会引起接触性过敏反应，斑贴试验显示，这类患者对丙烯酸脂发生阳性反应。有报道，美甲过程中使用的钴、邻苯二甲酸酐、2-二苯甲酮等化学成分均可引起甲营养不良。此外也有先天性线状汗孔角化病、斑秃、蕈样肉芽肿合并甲营养不良的报道。有学者认为，甲营养不良与手足口病之间存在相关性，脱甲是手足口病的临床表现之一。Navarro Moreno 等认为，手足口病是甲脱落的相关危险因素。其他系统疾病如慢性心肺疾病、周围血管病、肾病、糖尿病、肝硬化、Ⅰ型人嗜 T 细胞病毒感染也会导致甲营养不良。儿童出现甲营养不良可能与体内营养缺乏有关，如锌缺乏。最近的研究表明，过多的铁可致细胞损伤，部分甲营养不良患儿中也存在血清铁增高的情况。

3. 药物引起的甲营养不良

某些药物如紫杉醇、青霉胺、依地那韦会导致甲色素沉着、甲萎缩，甚至是甲脱落，其确切原因尚未完全明了，推测可能与缺血、水肿、细胞成熟紊乱有关。

4. 特发性甲营养不良

特发性甲营养不良病因不明，可同时累及多个甲，20 个甲板均受累时，称 20 甲营养不良。特发性甲营养不良多见于婴幼儿及儿童，随着年龄增长有自愈倾向。

5. 局部因素引起的甲营养不良

习惯性咬甲、穿鞋导致的不恰当挤压，或是指（趾）部感染如细菌性甲沟炎、疱疹感染等引起甲营养不良的情况也有报道。

（二）治疗

甲营养不良的治疗分为系统用药与局部治疗。以病因治疗为主要原则，然而临床上甲营养不良患者的病因大多不明确。因此，目前尚无可靠有效的治疗方法。甲生长速度缓慢，口服药的疗效不尽如人意，局部外用药物也因甲板影响药物渗透，造成药物生物利用度低而效果不佳。

六、甲下血肿

甲的急性创伤是非常常见的，也是急诊科室中常见的会诊原因。但是，由于甲部的受损常不伴有相关指骨骨骼的损伤，所以临床并未引起足够的重视。因此，即使没有合并指骨骨折，这也可能会导致严重的甲营养不良。我们应当学会如何应对这种情况，或者在伤后及时请手外科医生会诊。

（一）定义

甲下血肿是指位于两个不可膨胀的刚性结构（如骨与甲板）之间的积血，这也可能是引起搏动性疼痛的原因（图 3-5-29）。拇指与食指是最常被累及的手指。

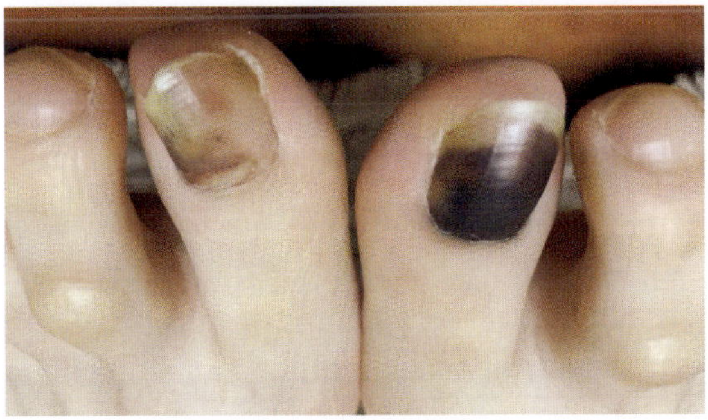

图 3-5-29 甲下血肿

（二）临床特征

① 由急性创伤引起的甲下血肿的患者常可提供相关病史。一旦确诊后，应尽快（48h 内）行手术治疗，以减轻疼痛和避免由甲床或甲母质撕裂引起的甲营养不良。

② 由反复慢性微小创伤引起的甲下血肿是无痛的，且应与许多其他诊断相鉴别。因此，为了排除该表现是否由黑色素引起，需将指甲剪下做 Fontana-Masson 染色。需要注意的是，甲下血肿不会在指甲边缘出现。

③ 如果可以从甲下刮出并收集一些色素材料，将其溶于一滴水中，再用采血器取一滴，血液将很容易通过该简单的检验得到证实。

④ 血肿面积小于指甲表面积 25% 的患者通常不需要接受引流。因为疼痛局限，积血包含在指甲角蛋白中，在生长至游离甲缘前就已消除。

⑤ 血肿面积大于指甲表面积 25% 的患者应该通过引流来缓解疼痛及避免继发感染（尤其是真菌感染），否则甲床上皮化可导致永久性甲松解症。

⑥ 有人曾提出对于血肿面积大于指甲表面积 50% 的患者应当进行手术探查，以排除任何甲床或甲母质的隐匿性损伤，这项处理现在被认为是过激的。最近有大量文献表明血肿的引流，不管其大小和是否合并骨折，总是能痊愈，而且患者多可免于甲营养不良，甚至在甲部脆弱的儿童中也是如此。环钻术作用等同于或更优于去甲术和正规的甲床修复术，且其价格明显较低。

（三）诊断

甲下出血或甲下血肿是最常见的甲异色原因之一。诊断甲下出血需详细询问病史，比如有无创伤和使用抗血栓的药物。甲下出血或甲下血肿的皮肤镜特点：不规则形或圆形的黑色、紫色或红色斑片，短而细的纵行条纹，周围颜色逐渐减退，呈紫色或褐色，有时可见甲周皮肤伴发出血。在甲下出血斑的周围可出现一些小的圆形出血点，尤其在皮肤镜下出血斑远端出现这种出血点是诊断甲下出血的有力证据。甲半月下的出血，因为近端甲板与其下甲母质连接较疏松，并且没有甲床与甲板的纵脊，血液可积聚形成圆形斑片，可通过透明的甲小皮观察到，此现象应与黑色素瘤的哈钦森征鉴别。

大部分甲下出血会持续伴随甲板的生长逐渐向远端移动。长期随访的患者可以用皮肤镜记录出血的位置，如病变逐渐向外生长，可明确甲下出血诊断。但部分血肿位置较深，有可能不随甲板长出。长时间存在并形成整个甲板纵行色变，需要做活检以排除肿瘤。

（四）治疗

（1）任何受伤严重的患者，X 线检查对于确定或排除骨折都是十分重要的。

（2）环钻术　准备回形针或电烙器。

① 用灼热的工具在甲板上穿孔（用红色灼热回形针或电烙器），应注意这个孔通常比较小，需要清除血凝块以避免阻碍进一步引流。

② 使用 3mm 钻孔机有助于确保孔足够大。将 3mm 钻孔机通过甲板按压至血块中央，为避免损伤甲母质，位置通常在甲半月前方。

③ 如果手术在受伤后 48h 内及时进行，积血尚为液体，轻轻按压，将很容易排出。

④ 关键点是甲半月在多数情况下会被血肿遮盖，故对于拇指，距离甲上皮 1cm 为较为可靠的安全距离。在其他指（趾），包括第 1 足趾，该距离可适当缩短 5mm。

（3）术后护理　利用加压敷料（如黏合绷带）将甲板压至甲床，避免盖住甲板上的孔，至少 2 周，加强附着，避免复发。在大多数情况下不需要镇痛药，因为通过引流可以成功缓解疼痛。

七、疣

产生于甲部的疣主要指甲周疣（periungual warts）和甲下疣（subungual warts），为生长在甲床的病毒疣。之所以将其归为肿瘤是因为甲周疣、甲下疣与甲单位的鳞状细胞膜有关。

（一）病因

甲周疣和甲下疣由不同基因型的人类乳头瘤病毒（human papillomavirus，HPV）侵入皮肤屏障不完整的甲下、甲周组织引起。其中 HPV1、2、4、27 和 5 基因 7 型在良性的甲周疣和甲下疣中最常见。HPV16、18、52、58 和 73 基因型引起者少见，但可能引起恶变，转变为鳞状细胞癌。有啃咬、挑刺、撕扯甲和甲周组织习惯的人（如咬甲癖患者）易患，且易传播。咬甲也使患者唇部和面部继发病毒感染，形成寻常疣。

（二）临床表现

疣体可以在病毒接种后数周到一年时间出现，逐渐生成一个大小不一的结节或斑块，表面粗糙。粗糙的表面可见集簇状出血点（图 3-5-30）。手指比足趾更易受累。大多数甲周疣位于甲皱襞，但有时也会扩散到甲床，造成甲分离。角化过度明显，可发生皲裂，患者可感觉疼痛。疣体影响甲母质、近端甲皱襞腹侧时，可引起甲分离、甲板沟脊。

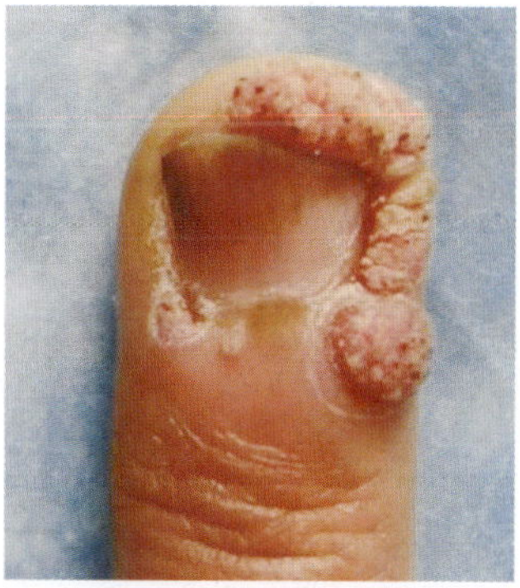
图 3-5-30 甲周疣

（三）病理表现

与寻常疣病理表现相同，疣体表皮可见大量挖空细胞。

（四）诊断标准

① 乳头状增生，治疗后易复发，甲下疣可造成甲板形态异常。

② 部分患者有咬甲、剔甲等损伤甲及甲周组织的习惯。

③ 对常规治疗无效、病变迁延者行组织病理检查以确诊。

（五）鉴别诊断

1. 甲鲍温病

甲鲍温病可表现为甲下新生物，常无渗出，疼痛不常见，甲下疣多伴有甲周疣，活检可帮助诊断。

2. 甲下骨疣

甲下疣可表现为甲下结节，上抬甲板，与甲下骨疣类似。甲下骨疣结节质硬，彩超或 X 线片可发现骨性增生。

（六）治疗

① 甲周疣、甲下疣治疗后容易复发，可行冷冻、激光等物理治疗。物理治疗后可外用干扰素、咪喹莫特软膏。

② 甲下疣因为在甲板下，常需要掀开甲板，充分暴露病灶，再予切削后，对创面及周围进行电凝治疗，减少复发率，必要时可加用光动力治疗。

八、假性黏液囊肿

假性黏液囊肿（myxoid pseudocysts，MPC）较常见，也被称为指（趾）背囊肿、黏液囊肿或黏液样囊肿。女性发病率是男性的 2 倍。

（一）病因

MPC 可能是退行性病变，几乎所有的病变均伴有退行性骨关节炎。MPC 与关节腔连通，且病变都发生在远端指关节产生骨刺处。此处关节囊产生渗漏，导致关节液外流，形成囊肿样结构并且不断增大，所以 MPC 并不是真正意义上的囊肿。这种关节囊与 MPC 的连通在 80% 的患者中可以通过 MRI 发现。部分 MPC 与外伤有关。

（二）临床表现

MPC 常表现为无症状皮下囊肿，略高于皮面，覆盖皮肤菲薄时，结节看似透明。其上皮肤破溃后可流出透明胶水样黏液，囊肿消失，一段时间后囊肿可再次出现。常见于指（趾）的近端甲皱襞，足趾发病较少。前三指（趾）发病多见，常单发。偶见一人同时出现 2 ～ 3 个皮损的报道。根据 MPC 发生的部位可将 MPC 分为 3 型：

1. A 型

最常见，病变发生在远端指（趾）关节和近端甲皱襞处，大小常不超过 10mm，无症状，质硬或柔软，囊肿可有波动感，呈圆顶状，表面光滑，其上皮肤较薄（图 3-5-31）。

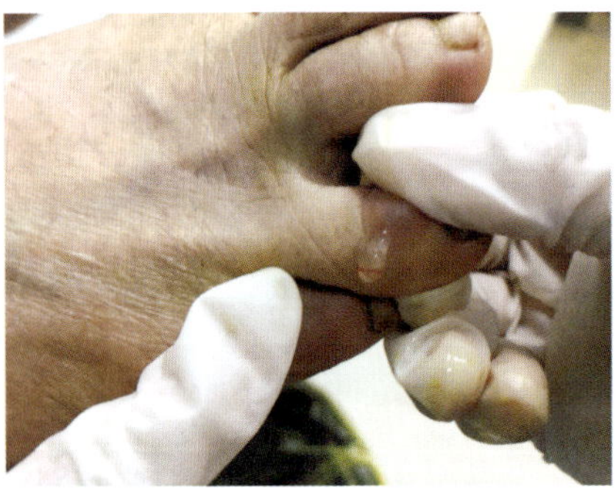

图 3-5-31 A 型假性黏液囊肿

2. B 型

MPC 发生在近端甲皱襞，并向下压迫甲母质，使甲板出现纵行沟。纵行沟光滑平整，代表囊肿大小稳定；沟底高低不平，代表囊肿容量在发生变化。

3. C 型

较少见，MPC 长入甲板下，难以辨认。甲半月呈红色或蓝色。半数患者会出现甲裂或其他形式的甲毁损。部分患者还可以出现甲横向过度弯曲，形成钳状甲。

（三）病理表现

组织学上表现为假囊肿的特点，可见黏液瘤结构及成纤维细胞浸润。其中黏液瘤样成分为新鲜皮损表现，成熟皮损部分表现为囊肿。黏液瘤区域退化会形成多室的假囊肿表现，在囊肿内可见到胶冻状物质，透明质酸染色阳性。

（四）诊断依据

① 大多数病例根据临床表现（甲单位尤其是近端甲皱襞的圆顶状皮下肿物）就可得出诊断。

② 囊肿表面破溃可流出透明、胶水质地内容液。

③ 可反复在同一部位发生。

④ 出现在近端甲皱襞可使甲板出现纵沟，出现在甲下的可破坏甲板。

（五）鉴别诊断

甲下种植性表皮囊肿也可表现为甲周囊肿，一般有手术或外伤史，发生于原手术、外伤处。

（六）治疗

治疗方法多样，基本原则是通过刺激关节漏液出口处纤维组织增生，以封堵漏口。对老年或不愿意手术的患者可使用注射器针头刺破囊壁，将囊液排出后，再使用辅料压迫包扎。对囊肿进行冷冻治疗，治愈率＞ 50%。具体方法是冷冻 30s，融化 4min，重复两个冻融周期。用注射器刺破囊肿，放出囊液后，向囊腔内注射糖皮质激素或组织硬化剂 0.1 ～ 0.2mL 也有一定疗效。

手外科治疗可将退行性变产生的骨刺去除，清除囊肿皮损，但大范围的手术治疗可能会影响术后的关节活动。临床常用的手术治疗是打开或剥离囊肿，找到囊肿与关节的连接处，可使用稀释后的亚甲蓝液从指（趾）关节掌侧面的裂隙注入关节腔，蓝色会指引 MPC 与关节囊的连接处。使用可吸收线结扎出口，造成局部炎症，纤维细胞增生，达到封闭出口的作用。皮肤的创面可以直接缝合、皮瓣修复或二期愈合。

九、甲下外生骨疣和甲下骨软骨瘤

甲下外生骨疣（subungual exostosis）是一种增生性良性肿瘤，表现为松质骨外覆纤维软骨帽。有人认为甲下外生骨疣为甲下骨软骨瘤（subungual osteochondroma）的另一种类型，但由于甲下骨软骨瘤外覆的是透明软骨帽，且骨软骨瘤常有蒂，硬度更低，因此也有人认为甲下外生骨疣是不同于骨软骨瘤的一类独立的肿瘤。甲下外生骨疣和甲下骨软骨瘤常发生于儿童和青少年，右踇趾最常见，创伤是最常见的诱因。因为临床表现有相似之处，治疗方法基本相同，所以在此将两种肿瘤放在一起介绍。

（一）病因

多数学者认为甲下外生骨疣和甲下骨软骨瘤是反复轻微创伤后的反应性增生。

部分患者有明确的外伤史（如运动损伤）。

（二）临床表现

甲下外生骨疣常表现为甲远端外侧面新生肿物，可将甲板抬起，掀开甲板后见瓷白色边界清楚的瘤体，质地较硬（图 3-5-32）。甲下骨软骨瘤常有蒂，质地更软，手术时更易去除。部分瘤体表面角化过度，去除表面角化物质后，可见瓷白色瘤体。X 线检查、彩超可见骨性新生物，可辅助诊断。

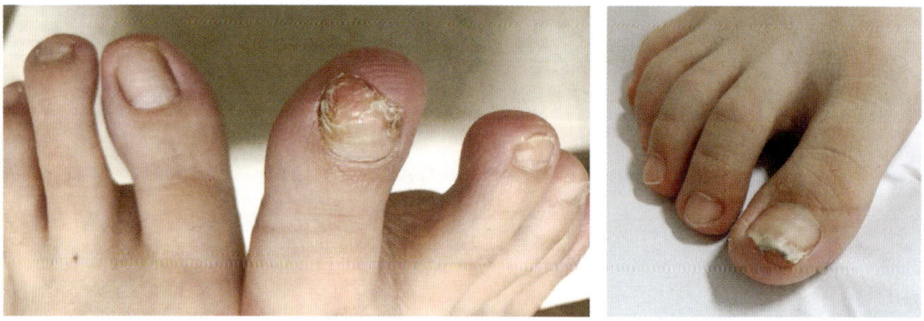

图 3-5-32 甲下外生骨疣

（三）病理表现

病理可见纤维帽或软骨帽覆盖的新生骨结构。

（四）诊断标准

① 患者常爱好体育活动，部分患者有明确外伤史。

② 被瓷白色瘤体掀起，甲板变形，甲分离，瘤体较硬。

③ 彩超可以观察到骨性增生物。

④ 镜下观察。

甲下、甲周疣常通过肉眼可得出诊断，而皮肤镜可以对亚临床和不易发现的甲下疣进行诊断，也可以用于评价治疗效果。甲下、甲周疣的皮肤镜表现为黄色或皮色结节、斑块，表面粗糙，呈疣状或绒毛状增生。常多个出现并可融合成片、集簇分布的红褐色点是扩张的毛细血管和出血点，此皮肤镜特点有诊断意义。

（五）鉴别诊断

① 化脓性肉芽肿质地较软，常有渗出。有外伤或慢性炎症史。

② 鳞状细胞癌可形成结节，顶起甲板，但常常伴有渗出、溃疡。X 线检查、彩超、活检可以明确诊断。

③ 甲下外生骨疣和甲下骨软骨瘤鉴别见表 3-5-2。

（六）治疗

手术治疗：切开甲床后，充分暴露肿瘤，在肿瘤的基底部用咬骨钳或止血钳咬除肿瘤，创面可二期愈合。部分学者提倡尽量保留甲床（充分剥离瘤体至基底处，

表 3-5-2 甲下外生骨疣和甲下骨软骨瘤的鉴别

疾病	甲下外生骨疣	甲下骨软骨瘤
病因	创伤特别是反复的轻微创伤、感染	先天性、创伤
发病	青少年	10 ～ 25 岁
性别（男:女）	1 : 2	2 : 1
部位	末端趾骨的远端	骨骺
生长速度	中等	慢
X 线片特点	底部宽，有骨小梁，远端密度高	有蒂，瘤体呈伞形，射线可透过透明软骨帽
生长方向	远离骨面方向	远离趾间关节方向
组织学	松质骨上有纤维软骨帽	松质骨上有透明软骨帽
恶变率	单发者未有恶变报道，3% ～ 5% 遗传性多发病例发生恶性变	1%
治疗	完整切除	完整切除

使用咬骨钳或血管钳将瘤体从基底剪断。瘤体与正常骨面交界处常残留病变组织，需咬除干净。病变组织一般较正常骨组织疏松，较易分辨。二期愈合常能获得较好的预后)。去除肿瘤后，甲床回植。

十、良性纵行黑甲

良性纵行黑甲（longitudinal melanonychia，LM），简称黑甲，指甲母质色素细胞激活或增生造成甲板形成褐色或黑色的条带，皮肤镜下可以观察到甲板有规则、平行的纵行条纹，主要见于甲母痣、甲雀斑样痣、甲下色素细胞活化，而后两者常被合称为甲黑斑（图 3-5-33）。恶性的纵行黑甲主要见于甲恶性黑色素瘤，表现为边界不清、色素不规则、进展较快，有时浸润周围皮肤。

（一）病因

甲母质色素细胞含有的黑素前体和黑素体Ⅰ、Ⅱ都是非成熟的黑素体，因此此处黑素细胞均处于休眠状态。良性纵行黑甲产生的原因是甲板上色素的沉积增多。其来源可以是正常时不产生色素的甲母质黑色素细胞被激活，开始产生色素（甲下色素细胞活化），也可以是痣细胞散在增多（甲雀斑样痣），或者痣细胞成巢增生（甲母痣）。

（二）临床表现

儿童纵行黑甲多为甲母痣，成年人纵行黑甲则以甲下色素细胞活化多见。色素细胞活化常表现为灰色的纵行条纹，长期微小创伤、摩擦等易引起甲周炎症的行为都可以导致色素细胞活化。甲雀斑样痣表现为褐色纵行条纹。甲母痣形成的纵行黑甲颜色可以从褐色到黑色。

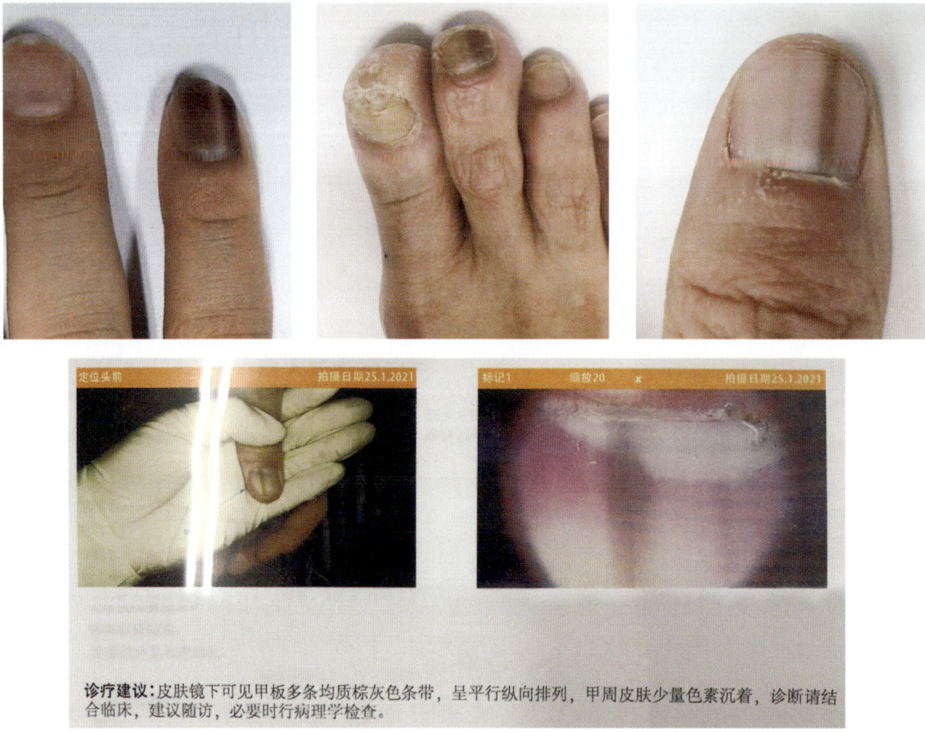

图 3-5-33 良性纵行黑甲

甲黑线的宽度基本对应了甲母质处病灶的宽度，但甲板不断向外生长时病灶有可能还未合成足够的色素使甲板产生相应宽度黑甲，所以术中需考虑甲母质色素灶应大于或等于甲黑线宽度。尤其是近端宽、远端窄的甲黑线，表明甲母质处色素灶扩大迅速。除了细胞增生有可能活跃外，色素细胞范围有可能明显宽于甲黑线近端的宽度，如忽略这一点，手术去除色素灶时很可能切除不彻底，造成复发。

色素在甲板中的层次提示了病灶在甲母质所处的位置。近端甲母质产生背侧的甲板，远端甲母质产生腹侧的甲板。因此，在观察远端游离缘（用皮肤镜更利于观察）时，如果黑色存在于上层甲板，则甲的色素灶应存在于近端甲母质，而黑色存在下层甲板时，则病灶可能存在于远端甲母质。

（三）病理表现

色素细胞活化主要表现为色素细胞活性增加，可伴个别色素细胞增加。雀斑样痣可见色素细胞活性显著增加，有时伴表皮增生，色素细胞明显增生，但不成细胞巢。甲母痣则可以看到色素细胞良性的增生，并至少可发现一个细胞巢。病理表现如下。

① 低倍镜下观察甲母痣，可见基底层有黑色条带。

② 放大后见低倍镜所见的黑色条带，为位于表皮与真皮交界处的痣细胞，故

称为交界痣。

③ 高倍镜下可清楚地见到痣细胞巢。

④ 甲黑斑在低倍镜下，表皮基底层未见明显痣细胞团块。

⑤ 甲黑斑在高倍镜下见甲母质上皮色素增加，发现真皮内噬色素细胞及色素颗粒。无成巢痣细胞，为甲黑斑与甲母痣的区别点。

（四）诊断标准

① 灰色、褐色、黑色条带甚至全黑甲，色素沉着位于甲板，部分可见色素颗粒。

② 皮肤镜观察对纵行黑甲诊断有意义。镜下灰色背景常提示甲母质色素细胞活化，棕色背景则提示色素细胞增生可能性更大。

③ 组织病理检查是诊断的金标准。

（五）鉴别诊断

1. 甲黑色素瘤

黑色条带，宽常大于 5mm，色素条带不规则，哈钦森征阳性，平行脊模式的色素沉着，组织病理检查可帮助诊断。提倡色素病灶全切并送检。

2. 鲍温病

部分甲下鲍温病可呈纵行黑甲样，甲板游离缘可见甲下角化物，色素可能不在甲板内。

（六）治疗

（1）儿童纵行黑甲多为甲母痣，一般可定期随访观察，部分病例可自行消退，但进展较快的病灶可手术治疗。成年人纵行黑甲以色素细胞活化为主，确诊需依据手术切除后的病理结果。对中老年新生单发纵行黑甲建议切除后活检。

（2）手术切除时需向边缘扩大 1 ～ 2mm 以确保切除干净。若纵行缺损（类似于梭形切除后）较窄，可使用可吸收线直接缝合甲母质及甲床，尽量回植甲板。

当缺损＞ 3mm，直接缝合不能很好闭合时，可以在骨平面上游离两侧创缘，增加甲床的可移动度。如移动度不够，可以使用双侧蒂皮瓣和 A-T 皮瓣闭合甲床创面。

对过宽的病灶可行薄层切削法，但切削厚度尚无定论。文献报道切削厚度约 0.3mm 即真皮浅层为佳，但操作困难，并且有较高的复发率（70%）。增加切削的深度，达到真皮与皮下组织的交界处可使复发率大大降低，但甲畸形出现的概率上升。

当甲黑线位于甲板两侧边缘时，病灶常累及周围甲皱襞腹侧，所以手术治疗时应将甲母质和甲皱襞腹侧病灶一起扩大切除，以免复发。

治疗黑甲的 4 种方法：

① 直接切除缝合法：适用于宽度＜ 3mm 的病灶，手术时间短（15min 左右），

急性炎症渗出时间短，愈合较快。甲板畸形发生率为28.38%，复发率为2.70%。

② 皮瓣缝合法：接受皮瓣术式的病灶未见复发但畸形发生率较高，且手术时间较长（30min）。

③ 薄层切削法：使用范围广，操作时间不长（20min），但甲板畸形发生率（42.42%）较高。对不能直接缝合的病灶薄层切削甲母质及甲床后回植甲板的术式效果较佳，术后患者痛苦轻，换药次数少，恢复时间快，部分患者能再长出较完整的甲板。

④ 侧面甲皱襞及甲母质切除法：手术时间较长（30min）但外观畸形发生较少，仅适用于病灶靠近侧面甲皱襞的患者。

4种手术方法的效果比较见表3-5-3。所以，病灶位于甲母质的相对远端，宽度＜3mm，切除后可直接缝合创缘者，术后甲板外观恢复情况最好。

表3-5-3 4种手术方法的效果比较

手术方法	直接切除缝合法	皮瓣缝合法	薄层切削法	侧面甲皱襞及甲母质切除法
适用范围	色素灶宽度＜3mm	色素灶宽度3～5mm	色素灶宽度＞5mm	色素灶邻近侧面甲皱襞
手术时间/min	15	30	20	30
红肿渗出时间/d	3	7	7	3
拆线时间/d	7	10	10	7
外观畸形发生率	28.38%（21/74）	55.56%（5/9）	42.42%（14/33）	5.13%（2/39）
复发率	2.70%（2/74）	—（0/9）	33.33%（11/33）	15.38%（6/39）
患者满意度	高	中	中	高

环钻法也可用于甲黑线的取材和治疗，但前提是色素灶宽度＜3mm且不成长条状，这限制了该方法的应用。另外，在不能保证完全暴露病灶的前提下，隔着甲板对色素病灶进行环钻，很难保证完整切取病灶，可导致复发。

还有一种方法是将甲黑线的边缘扩大1～2mm，全层切下甲皱襞、甲板等骨以上组织，直接缝合全层创缘。其优点是病理切片包含完整的甲单位结构。但其缺点也很明显，在没有掀开甲板暴露病灶的情况下手术有遗留病变的可能，另外还易出现甲板毁损（如甲裂）。

十一、甲下黑色素瘤

甲下黑色素瘤（subungual melanoma）在高加索人种中占所有黑色素瘤的0.7%～3.5%，在东亚人中，这一比例则为17%～23%。甲下黑色素瘤可在任何年龄发病，但儿童发病极少。拇指（踇趾）最常累及，常有外伤史，但外伤和黑色素瘤的确切关系尚不明确。甲母质或甲床的黑色素细胞在正常情况下不产生色素，该部位来源的甲下黑色素瘤 25% 为无色素黑色素瘤。来源于甲母质的黑色素瘤主要表现为纵行黑甲，与良性纵行黑甲常无法肉眼鉴别。哈钦森征是指色素向甲周组织扩散，是甲下黑色素瘤的临床特点之一。

（一）流行病学

① 肢端和黏膜黑色素瘤为中国黑色素瘤的主要病理亚型。

② 中国黑色素瘤患者的原发灶厚度较厚，多数合并溃疡。

③ 分期、厚度为中国黑色素瘤患者的预后不良因素，皮肤黑色素瘤预后好于黏膜黑色素。

④ *KIT* 基因和 *BRAF* 基因突变为皮肤黑色素瘤的独立预后不良因素，*KIT* 基因突变为黏膜黑色素瘤的独立预后不良因素。

（二）病因

外伤是否为甲下黑色素瘤的诱因尚有争议，但确有不少病例发病前都有外伤史。有可能是因为外伤才使患者注意到本已发病的区域。

（三）临床表现

中老年患者单指（趾）甲板出现不规则纵行黑甲，黑甲中可见色素团块。变化较快，颜色深，部分患者色素扩展到周围组织。来源甲床的黑色素瘤主要表现为无色素的甲下结节，与化脓性肉芽肿类似，伴甲分离。肿瘤生长时可见溃疡形成和出血。各类黑色素瘤见图 3-5-34。

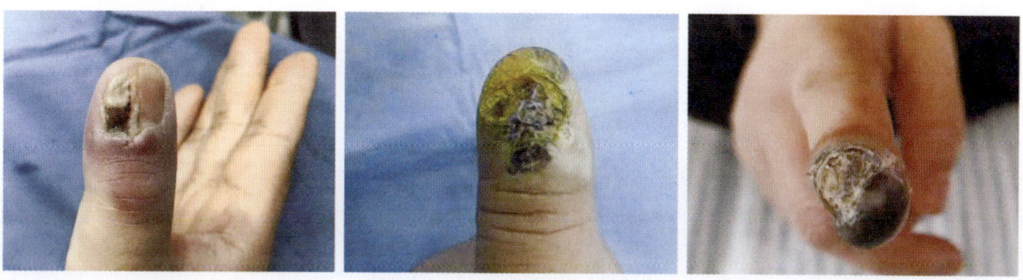

图 3-5-34 各类黑色素瘤

（四）病理表现

原位黑色素瘤通常发生于甲母质，由此延伸至近端甲皱褶腹侧或甲床，其特征为基底层黑色素细胞增多。由于甲母质黑色素细胞的分布，甲黑色素瘤亦可发生于基底层上方黑色素细胞，异形黑色素细胞主要在甲母质上皮的下 1/3 处，基底层细胞反而很少受累。在原位黑色素瘤中，多数视野可见单个黑色素细胞，但也有成巢现象出现。核异形性明显，呈 Paget 样播散。在早期病变中，异形性及 Paget 样播散常为灶性和中度。在进展期病变，可见单个细胞融合，核异形性更明显，出现大量 Paget 样播散。多数病例诊断为肢端雀斑样黑色素瘤，显微镜下表皮突延长通常没有掌跖部位病变中的那么明显。黑色素细胞呈梭形或上皮样，一些细胞有长长的色素性树突。侵袭性黑色素瘤特点为异形黑色素细胞浸润到真皮内。

（五）诊断标准

1. 病理组织学检查是金标准

取活检时提倡将色素皮损全切后送病检，避免取材时组织选择不当造成误诊，同时需要经验丰富的病理医生阅片。

2. 甲下黑色素瘤的 ABCDEF 原则

A.（age）：50 ～ 70 岁为发病高峰期。

B.（band）：条带黑色到褐色，宽度＞ 3mm，边界不清楚。

C.（change）：条带变宽、变黑。

D.（digit）：优势拇指 / 踇趾最易受累，单指（趾）常见。

E.（extension）：色素扩展到周围组织（哈钦森征阳性）。

F.（family）：有家族史或个人曾患黑色素瘤病史。

（六）鉴别诊断

1. 良性甲黑线

见良性甲黑线部分。

2. 化脓性肉芽肿

无色素性甲下黑色素瘤常表现为化脓性肉芽肿样，常经久不愈，难以解释。化脓性肉芽肿常有外伤史、慢性炎症史。

3. 甲下出血

甲下出血呈斑片状，不成纵行条带。颜色为紫红色或黑色斑片，边缘为紫红色。斑片可能随指甲生长向前移动。皮肤镜下两者区别更明显。

（七）治疗

1. 黑色素瘤的外科治疗

（1）扩大切除　早期黑色素瘤在活检确诊后应尽快行原发灶扩大切除手术。扩大切除的安全切缘是根据病理报告中的肿瘤浸润深度来决定的，具体如下：病灶厚度≤ 1.0mm 时，安全切缘为 1cm；厚度在 1.01 ～ 2mm 时，安全切缘为 1 ～ 2cm；厚度在＞ 2mm 时，安全切缘为 2cm。当厚度＞ 4mm 时，有学者认为安全切缘应为 3cm，但目前的循证医学证据还是支持安全切缘为 2cm 就已足够。

（2）前哨淋巴结清扫　对于厚度≥ 1mm 或有溃疡的患者推荐做前哨淋巴结活检，可与完整切除的同时或分次进行。前哨淋巴结活检有助于准确获得 N 分期，如果发现前哨淋巴结阳性，一般应及时进行淋巴结清扫。但鹿特丹 Erasmus 大学肿瘤中心的前瞻性研究发现，如果前哨淋巴结的转移灶直径＜ 0.1mm，其长期生存与前哨淋巴结阴性患者无区别，因此建议这部分患者进一步行淋巴结清扫。

（3）淋巴结清扫 不建议行预防性淋巴结清扫。前哨淋巴结阳性或临床诊断为Ⅲ期的患者在扩大切除的基础上应行区域淋巴结清扫，要求受累淋巴结基部完全切除，腹股沟淋巴结清扫要求至少应有 10 个，颈部及腋窝淋巴结应至少清扫 15 个；在腹股沟区，如临床发现股浅淋巴结转移数≥ 3 个，应行髂窝和闭孔区淋巴结清扫。如果盆腔影像学提示 Cloquet 淋巴结阳性则应当行髂窝和闭孔区淋巴结清扫。

（4）肢体移行转移 是Ⅲ期患者中的一种特殊类型，其表现为一侧肢体原发灶和区域淋巴结之间的皮肤、皮下和软组织的广泛转移，手术难以切除干净。该类型国际上以 ILP 和 ILI 治疗为主。ILI 是一种无氧合、低流量输注化疗药物的局部治疗手段，通过介入动静脉插管来建立化疗通路输注马法兰，要求设备简单。悉尼黑色素瘤中心自 1992 年开始，于 10 年间完成了 300 余例 ILI，Ⅲ期黑色素瘤有效率约 80%，无相关截肢病例和相关死亡。

2. 黑色素瘤的辅助治疗

黑色素瘤术后患者的预后根据危险因素不同而不同。根据病灶浸润深度、有无溃疡、淋巴结转移情况等危险因素，一般将术后患者分为 4 类：ⅠA 期（低危）、ⅠB ～ⅡA 期（中危）、ⅡB ～ⅢA 期（高危）、ⅢB ～Ⅳ期（极高危）。低危患者有可能长期存活，5 年生存率为 95% 左右。中危患者术后 5 年生存率为 80% 左右。高危和极高危患者的 5 年生存率为 10% ~ 50% 不等。不同危险度的患者应选择不同的辅助治疗方法。目前，对于低、中、高危患者的辅助治疗，已达成广泛共识，而极高危患者的辅助治疗还存在争议。某些特殊类型的黑色素瘤应被区别对待。

（1）低危患者 对于低危黑色素瘤患者未进行相关的临床试验。一项回顾性研究在随访 5 年后显示，黑色素瘤厚度＜ 0.5mm 的患者很少出现复发和死亡。目前无推荐的辅助治疗方案，更倾向于预防新的原发灶的出现，以观察为主。

（2）中高危患者 中高危黑色素瘤患者复发与死亡的危险明显升高，超过 25%。已进行了多个相关辅助治疗的临床试验，如黑色素瘤疫苗（包括全细胞疫苗、树突状细胞疫苗、肽疫苗、神经节苷脂疫苗、DNA 疫苗和病毒性疫苗等）、低中剂量干扰素、化疗、生物化疗、大剂量干扰素等，除大剂量干扰素（α-2b）以外，上述所有其他治疗均与安慰剂无显著差异。但多个Ⅲ期随机对照临床试验都证明了大剂量干扰素（α-2b）能延长患者的无复发生存和总生存。因此，FDA 在 1995 年批准了连用 1 年的高剂量 IFN-α 作为高危复发的黑色素瘤患者的辅助治疗。2011 年，FDA 新批准长效 α 干扰素（治疗 5 年）作为高危黑色素瘤患者的推荐治疗手段。

（3）极高危患者 其辅助治疗模式仍然在进一步尝试中，尚无标准治疗方案，但仍以高剂量干扰素治疗为主。

（4）我国黑色素瘤患者应用干扰素治疗的剂量推荐 可以沿用国外的 α 干扰素的标准剂量，即在诱导期，通过静脉注射 15 ～ 20MIU/1.73m^2，每周 5 次，持续 4 周；在维持期，通过皮下或肌内注射 10MIU/1.73m^2，每周 3 次，持续 48 周。在实际临床应用中，仍需根据患者的具体情况进行调整，考虑因素包括患者的体重、体表面积、肝肾功能和患者对药物的耐受性。

3. 黑色素瘤的放疗

一般认为黑色素瘤对放疗不敏感，但在某些特殊情况下放疗仍是一项重要的治疗手段。黑色素瘤的放疗分为辅助放疗和姑息放疗，前者主要用于淋巴结清扫和某些头颈部黑色素瘤（尤其是鼻腔）的术后补充治疗，可进一步提高局部控制率；后者主要用于骨转移和脑转移（详见姑息放疗原则）。但由于缺乏国内的循证医学证据，专家组对此没有达成广泛一致意见。

4. 黑色素瘤的全身治疗

晚期黑色素瘤预后差，尚无有效的治疗手段，一般以内科治疗为主的综合治疗，推荐参加临床试验。据统计 M_{1a} 期中位 OS 为 15 个月，M_{1b} 期为 8 个月，肝、脑转移为 4 个月，骨转移为 6 个月。总体中位 OS 为 7.5 个月，2 年生存率 15%，5 年生存率约 5%。30 年来，FDA 仅批准了 DTIC 和高剂量 IL-2 治疗晚期黑色素瘤，但有效率低，不能明显延长生存期。近 2 年来，晚期黑色素瘤的治疗取得了突破性进展，个体化靶向治疗和免疫靶向治疗是目前研究的方向，并取得了较好的疗效。

（1）Ipilimumab（1 类证据） 2011 年 3 月 25 日美国 FDA 批准了靶向免疫治疗药物 Ipilimumab（yervoy®，Ipi）用于治疗晚期黑色素瘤，这是近 30 年来首个被证明能延长晚期黑色素瘤患者生存的药物。Ipi 能够得到批准，是由于刊登在新英格兰医学杂志的一项Ⅲ期随机对照临床研究的结果证实了 Ipi 能够延长晚期黑色素瘤患者的生存期。Ipi 是一种抗 CTLA4 单克隆抗体，CTLA4 是一种在 T 细胞膜表面表达的抑制性受体。正常情况下，T 细胞的激活依赖于第一信号（抗体-抗体复合物形成）和第二信号（B7 介导的活化信号）双活化。而 CTLA4 与 B7 结合将产生抑制性信号而抑制 T 细胞的活化。Ipi 能阻断 CTLA4 与 B7 的结合，去除免疫抑制，从而调动特异性抗肿瘤免疫反应。Ipi 的这项Ⅲ期研究包含了 Ipi 组、Ipi+gp100 疫苗组和单纯 gp100 疫苗组，入组患者均为反复治疗失败的进展期黑色素瘤患者，最终结果显示 Ipi 单药组的中位 OS 最佳（10.1 个月），较单纯疫苗组延长 3.7 个月，降低死亡风险达 32% ~ 34%。目前推荐 Ipi 的剂量为 3mg/kg，90min 内滴注完毕，每 3 周重复，连续 4 个周期。Ipi 在国内未上市，还缺乏中国患者应用的经验。

（2）Vemurafenib（$BRAF^{V600E}$ 抑制剂） 在欧美白种人中 $BRAF^{V600E}$ 突变的黑色素瘤约占 50%，Vemu-rafenib（Zelboraf®）是近年来研制的 $BRAF^{V600E}$ 抑制剂，Ⅰ期和Ⅱ期临床试验已证实了其对 $BRAF^{V600E}$ 突变黑色素瘤患者的有效性，有效率约为 60% ～ 80%。BRIM-3 试验为一项多中心Ⅲ期随机对照研究，比较 Vemurafenib 与Ⅳ期黑色素瘤化疗的金标准单药达卡巴嗪（DTIC）在 $BRAF^{V600E}$ 突变患者中的疗效。在 103 个中心共入组了 675 例不能手术切除的Ⅲ期或Ⅳ期的初治黑色素瘤患者，结果 Vemurafenib 组的客观有效率（RR）达到 48.4%，而 DTIC 组仅 5.5%。所有的亚组分析均证明 Vemurafcnib 组比 DTIC 组大大提高了无进展生存期（PFS）和 OS，其风险比分别是 0.26 和 0.37。Vemurafenib 在我国未上市，我国黑色素瘤中

$BRAF^{V600E}$ 变异率接近 26%，虽然不如白种人约 50% 的变异率高，但仍然有可能通过这个药物解决 1/4 的黑色素瘤患者的问题，对于我国黑色素瘤的治疗也有着十分重要的意义。

（3）伊马替尼（KIT 抑制剂） 针对 KIT 变异药物的临床研究中规模最大的是来自中国的一项Ⅱ期临床研究，该研究结果在 2011 年 6 月 20 日 *JCO* 杂志得以发表。43 例来自全国多个中心的 *KIT* 基因突变或扩增的晚期黑色素瘤患者接受了伊马替尼治疗。结果显示，6 个月的 PFS 率为 36.6%，中位 PFS 为 3.5 个月。相比其他外显子突变的患者，11 号或 13 号外显子突变患者的中位 PFS 更长，多发 CKIT 变异的患者较单发的 PFS 长提示虽然有效率不如 $BRAF^{V600E}$ 抑制剂，但与目前大部分治疗缺乏明确预测疗效的因子相比，伊马替尼有一定的优势。

（4）化疗 由于 Ipi 和 Vemurafenib 尚未在国内上市，化疗药物仍然是重要的治疗手段。一线治疗推荐 DTIC 单药、替莫唑胺（TMZ）或 TMZ/DTIC 单药为主的联合治疗（如联合顺铂或福莫斯汀）；二线治疗一般推荐紫杉醇联合卡铂方案。长期以来，DTIC 是晚期黑色素瘤内科治疗的“金标准”，目前其他化疗药物在总生存率上均未超越 DTIC。1998 ～ 2006 年，4 项Ⅲ期多中心随机对照研究显示，单药 DTIC 的有效率为 7.5% ～ 12.2%，中位 PFS 不到 2 个月，中位 OS 为 5 ～ 6 个月。新的化疗药物如 TMZ 和福莫斯汀，虽然在疗效上并未明显超越 DTIC，但两者能透过血脑屏障，治疗和预防脑转移，因此在欧洲和北美很多国家用于黑色素瘤的一线治疗。TMZ 为口服制剂，与 DTIC 结构相似，疗效不逊于 DTIC，故 NCCN 推荐两者均可作为转移性黑色素瘤的一线治疗用药。2008 年《NCCN 黑色素瘤治疗指南（第 1 版）》新增紫杉醇 ± 卡铂作为晚期黑色素瘤二线推荐治疗，主要证据来源于 Rao 等 2006 年发表的对既往接受卡铂 + 紫杉醇治疗的回顾性分析，总有效率约为 26%，但缺乏与 DTIC 的对比研究结果。

十二、甲扁平苔藓

《Bolognial 皮肤病学（第四版）》提及成年人皮肤扁平苔藓的发病率为 0.2% ～ 1%。四川大学华西医院皮肤科 2018 年及 2019 年皮肤病理活检确诊皮肤黏膜扁平苔藓患者与门诊就诊患者频次比例分别为 0.499% 和 0.404%；甲扁平苔藓有时病理改变特异性不高，确诊需要临床与病理结合及长期随访观察，故发病率统计更困难。

扁平苔藓（lichen planus，LP）是一种相对常见的炎症性皮肤病，病程数月至数年。患者常在 30 ～ 70 岁发病，女性略多于男性。人群中发病率为 1% ～ 2%。扁平苔藓是许多苔藓类皮肤病中的一种，损害特点为扁平面有光泽的浅紫红色多角形丘疹，丘疹如绿豆大小，边缘境界清楚，质地坚硬干燥，融合后状如苔藓。损害区粗糙，丘疹间可见皮肤皱褶，由于瘙痒故多有搔抓痕（图 3-5-35）。以液状石蜡涂在丘疹表面，在放大镜下观察可看到细白纹，称 Wickham 纹。

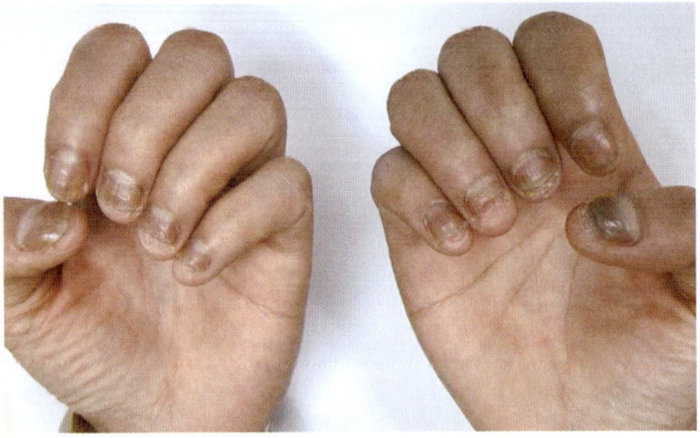

图 3-5-35 甲扁平苔藓

指甲与（或）趾甲损害常呈对称性，但十指（趾）甲同时罹患者并不多见。甲体变薄而无光泽，按压时有凹陷，有时在甲床显示红色针尖样小点，压诊疼痛。甲体表面可以表现为细鳞纵沟、点隙、切削面（状如被利刃削去一层而呈平面）。严重的指、趾甲损害可使甲体脱落，还可发生溃疡坏死。某些病例除指（趾）甲损害外还可发生脱发。

扁平苔藓主要累及皮肤、甲、阴道、阴茎，以及包括口唇在内的黏膜部位 1% ～ 15% 的病例累及一个或多个甲，指甲和趾甲均可累及，指甲更常见。

有 5 种 LP 甲损害：①典型的甲母质 LP（80%）；②甲床 LP；③糙甲症；④特发性甲萎缩；⑤大疱糜烂性 LP。

（一）LP 特征性改变

翼状胬肉是由甲母质炎症造成的，紧贴甲板腹侧面，导致甲下皮的甲下延长及远端甲沟消失。翼状胬肉极罕见（< 5%），往往只影响一个甲，与病程长短无关。

翼状胬肉累及两个指甲黄甲综合征样改变也是 LP 甲的一个可能征象，与受累及肢体或手指数量无关。LP 中出现甲变黄的原因不明，推测其产生原因是下肢淋巴循环较差。

儿童LP指甲损害并不罕见，但可能被低估了（病例的 10%）。它在男性中多见，常为不典型的临床表现，如二十甲营养不良或特发性甲粗糙。甲 LP 患者中，合并皮肤或黏膜损害的儿童（15%）较成人（25%）少见。儿童背侧形成翼状胬肉极为罕见。

甲床 LP 并不常见，常伴甲板异常，如甲分离和轻度甲下角化过度，在这种情况下甲床活检可明确诊断。

大疱性 / 糜烂性 LP 极罕见，以甲的疼痛性糜烂为特征，常累及 1 ～ 2 个趾甲，可能伴发其他部位糜烂。治疗后通常有瘢痕形成。

（二）诊断

仅根据 LP 的临床表现难以诊断。甲活检较困难，也不十分必要。LP 的病理特征为密集的正角化过度，颗粒层楔形增厚，不规则棘层增厚，基底细胞层破坏，真皮浅层带状炎症细胞浸润，浸润的细胞主要为淋巴细胞，伴少量的巨噬细胞、嗜酸性粒细胞和浆细胞。此外，与受损基底细胞相邻的真皮浅层也常见噬黑素细胞。Civatte 小体的存在（也称为胶样小体和透明小体）代表变性的发生、凋亡的角质形成细胞。

（三）鉴别诊断

包括移植物抗宿主病、扁平苔藓性药物反应、Stevens-Johnson 综合征后甲瘢痕形成、甲母质创伤和红斑狼疮导致的甲改变。

（四）治疗

因为本病的病因不明，常进行对症治疗及抗感染治疗。

甲 LP 表现可从轻微的甲营养不良到无甲症。因此，治疗需及时，以避免永久性甲畸形或全甲脱失。甲畸形或全甲脱失对大多数治疗无反应。

① 部分病例于皮损处外用糖皮质激素有一定疗效。封包使用治疗效果更为显著。

② 应用曲安奈德 0.5mg/kg 肌内注射，每 30 天一次，治疗 3 ～ 6 个月，然后逐渐停用，可以作为一个治疗选择。

③ 也可在皮损内注射糖皮质激素，治疗时非常疼痛，如曲安奈德每甲 0.5 ～ 0.1mg，每两个月治疗一次。

④ 口服泼尼松片 0.5mg/kg，治疗 3 周，对部分患者有效。

⑤ 阿维 A 单用或联合外用糖皮质激素。

⑥ Mostafa（1989）报道应用磷酸氯喹 250mg，每日两次治疗甲 LP，10 周后疗效显著，30 周后皮损消退。然而停药 10 周后，已治愈的病情复发。

⑦ 应用阿维 A 酸 30mg，每日一次，可能有效。

谨记：无须治疗背侧翼状胬肉，因其不可逆；不必治疗糙甲症，因其可自愈；约 50% 的患者无论采用何种治疗方法均无效；治疗应在翼状胬肉形成之前；12 岁以下儿童无须治疗，除非翼状胬肉已经开始出现；对系统应用糖皮质激素治疗无反应的患者，即使联合应用硫唑嘌呤或系统应用维 A 酸类药物，亦不能改善病情。

十三、甲银屑病

银屑病是一种常见的慢性炎症性皮肤病，50% 以上患者累及甲，当皮损和甲损害并存时诊断不难，有时要考虑是否合并甲真菌病。5% ～ 10% 的银屑病患者病变仅累及甲单位，此时诊断可能有困难（图 3-5-36 ～图 3-5-38）。

（一）临床特点

（1）甲分离伴内侧边缘红斑及甲下角化过度是成年寻常型银屑病患者手指甲的核心甲体征，是病变累及甲床的表现。

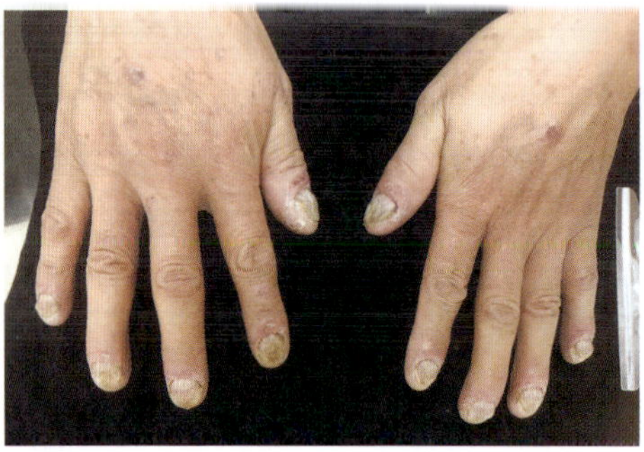

图 3-5-36 银屑病患者双手指甲改变

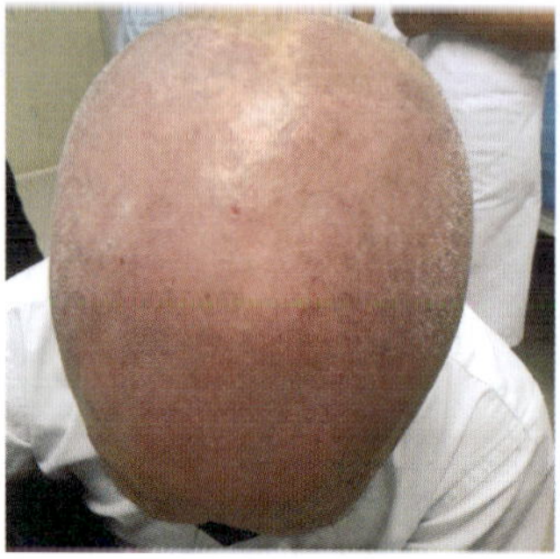

图 3-5-37 银屑病患者头部皮样改变

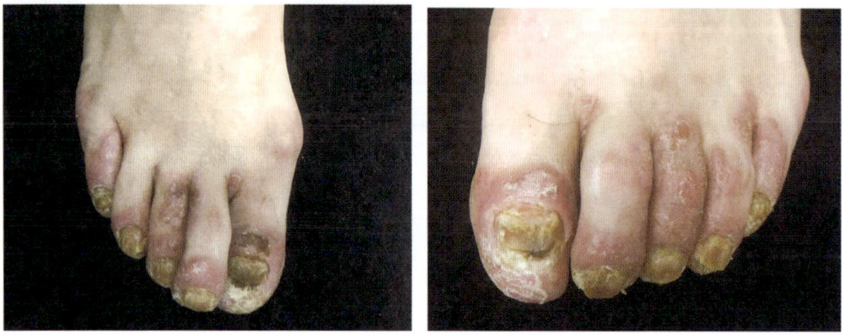

图 3-5-38 银屑病患者双足皮肤及趾甲改变

（2）甲凹点和油斑是皮肤科医师熟知的银屑病甲改变，但是对于存在诊断困难的成年甲银屑病患者，这两个体征的诊断价值有限。甲凹点可见于银屑病患者，但也可出现在甲母质轻度炎症改变的甲病中，类似点状白甲或点状甲板脱屑的改变在银屑病患者中比较常见。

（3）伴随甲体征 累及近端甲皱襞及侧面甲皱襞时可出现甲周红斑鳞屑及慢性甲周炎样表现，即甲皱襞肿胀、甲小皮缺失、甲皱襞和甲板之间沟槽；累及甲母质时出现甲板凹点、横向凹陷、甲 Beau's 线、甲板增厚、白甲、甲半月红点、甲碎屑化、粗面甲等；累及甲床时出现裂片状出血等。

（4）脓疱型银屑病通常不难诊断，但在初期可能仅表现为甲分离，需仔细观察才能发现微小脓疱，甚至通过甲活检才能发现微脓肿形成。脓疱型银屑病恢复期间可出现类似甲扁平苔藓的脆甲症样表现，甲板出现多条纵纹，此时如果不是连续观察随访患者，诊断不易。严重的脓疱型银屑病可能导致甲的永久性毁损，甲母质破坏，甲板缺失，甚至出现骨吸收。

（5）严重的甲银屑病可能与关节病型银屑病相关。约一半甲银屑病患者可伴有疼痛。

（6）趾甲银屑病往往缺乏特征性改变，须通过真菌检查排除甲真菌病后才能考虑诊断。真菌检查阳性时不排除合并甲银屑病的可能。

（7）儿童甲银屑病甲板病变更为多见，但也有以甲分离为主要表现者。详细询问家族史及对其家属的皮肤专科查体可能有助于诊断。

（8）甲银屑病患者初期可能仅有甲分离表现，其他体征都不明显，询问病史（包括家族史）、皮肤专科查体（包括头皮及外阴等皮肤皱褶部位）及长期随访观察有助于诊断。

（二）诊断

甲银屑病会出现肉眼可观察到的甲下角化过度、甲增厚、甲分离和甲板脆裂等特征性表现，而上述体征表现不典型时，皮肤镜可以辅助诊断。对于甲银屑病造成的甲分离，皮肤镜下可见甲分离边缘有黄色和红色的边界。银屑病的甲下裂片状出血和甲下角化过度在皮肤镜下表现得更为清晰。皮肤镜还可以分辨与甲银屑病有相似临床表现的疾病，如湿疹、接触性皮炎（美甲造成的刺激性皮炎）等。

（三）预后

银屑病甲的病程难以估计，可消退和复发，与皮肤损害伴随。如患者伴有甲损害，则应当了解日光暴晒会加重病情。

（四）治疗

治疗甲银屑病可采用外用药物治疗、系统治疗、生物治疗。

临床医师应当了解外用药物对于甲银屑病来说并不像对皮肤损害那样有效，因为甲板阻止了药物渗透。此外，更重要的一点是，因为甲生长速度较慢，需要花相当长的时间（3 ～ 9 个月）才能观察到甲的改变，因此需要告知患者。

1. 外用药治疗

外用药物治疗主要适用于轻中度甲银屑病的治疗，或作为重度甲银屑病的辅助治疗手段。对于需要系统治疗的重度甲银屑病患者，不推荐单独使用外用药物（需以系统治疗为主），但推荐外用药物与系统治疗联合使用以提升效果。

（1）糖皮质激素。

（2）维生素 D 类似物（单一或者与糖皮质激素联用）。

（3）维 A 酸类药物。

（4）含有 1% 氟尿嘧啶的丙二醇和尿素溶液。

（5）含有环孢素的油性溶液（不再使用）。

（6）钙泊三醇 + 倍他米松。

（7）蒽林（不再使用）。

2. 系统治疗

系统治疗适用于有多个甲损害以及累及甲的脓疱性银屑病（连续性肢端皮炎）。可以配合外用药物治疗，以减少系统治疗的剂量，或者缩短系统治疗的疗程，还可维持已经获得的缓解状态。

（1）维 A 酸类药物。

（2）甲氨蝶呤。

（3）环孢素。

（4）光疗和补骨脂。

（5）浅层 X 线治疗。

（6）生物制剂。

（7）激光。

（8）光动力治疗。

3. 生物治疗

我国批准上市并已经在临床用于银屑病治疗的生物制剂，包括：

（1）肿瘤坏死因子 α（TNF-α）抑制剂，依那西普、英夫利西单抗（inflaximab）、阿达木单抗。

（2）白细胞介素 12/23（IL-12/23）抑制剂，如乌司奴单抗。

（3）白细胞介素 17A 抑制剂，司库奇尤单抗。研发中的生物制剂或生物类似物，在国外已上市，但在中国大陆尚未上市或尚未获准用于治疗银屑病的生物制剂，以及尚缺乏中国大陆研究数据和实际应用经验的生物制剂，暂不纳入《中国银屑病生物治疗专家共识（2019 年版）》。

① 依那西普（重组人Ⅰ型肿瘤坏死因子受体抗体融合蛋白）

a. 适应证：我国批准依那西普生物类似物用于成年人中重度斑块状银屑病的治疗。美国食品药品监督管理局和欧洲药品管理局均批准依那西普用于治疗中重度斑块状银屑病和关节病型银屑病。文献中报道的超适应证应用包括脓疱型和红皮病型银屑病。

b. 使用方法：推荐 25mg 每周 2 次或 50mg 每周 1 次皮下注射。儿童（4 ～ 17 岁）用药剂量为每周 0.8mg/kg。

c. 疗效概况：国内多项随机对照试验显示，依那西普生物类似物治疗斑块状银屑病 12 周，PAS 评分为 75 分的在 41% ～ 76%。国外研究显示，每周 1 次和每周 2 次给予 50mg 依那西普改善关节炎效果类似，但较高剂量对改善皮损更有效。依那西普连续使用的疗效优于间歇治疗。

d. 不良反应：注射部位红肿、瘙痒等反应是依那西普最常见的不良反应，大多为轻至中度，无须特殊处理，极个别患者可能需要停药并对症处理。

e. 较少见的不良反应还有头痛、眩晕、皮疹、失眠、上呼吸道感染等，大多无须处理。与其他 TNF-α 抑制剂相比，依那西普引起结核和乙型肝炎病毒（HBV）再激活的风险较低。

② 英夫利西单抗

a. 适应证：我国批准的适应证包括需要系统治疗且对环孢素、甲氨蝶呤或光疗、光化学疗法（PUVA）等系统治疗无效、禁忌或不能耐受的成人中重度斑块状银屑病以及关节病型银屑病。美欧等多数国家批准的适应证也是中重度斑块状银屑病和关节病型银屑病。文献中报告的超适应证应用包括脓疱型和红皮病型银屑病。

b. 使用方法：首次给予 5mg/kg，然后在首次给药后的第 2 周和第 6 周及以后每隔 8 周各给予 1 次相同剂量静脉滴注，每次静脉输注时间不得低于 2h，输注结束后应继续观察 1 ～ 2h。若患者在第 14 周后（即给药 4 次后、第 5 次给药前评估）没有满意疗效，不应继续给药。

c. 疗效概况：我国一项多中心双盲安慰剂对照Ⅲ期临床研究显示，129 例中重度银屑病患者治疗 10 周后 57.1% 的受试者达到 PASI 评分 90 分，81% 的受试者达到 PASI 评分 75 分。美国和欧洲的临床研究疗效与我国研究数据基本一致。

d. 不良反应：输液反应是最常见的不良反应之一，一旦发生，应及时判断其严重程度，并采取降低输液速度、应用抗组胺药等措施。严重者应立即停止英夫利西单抗输注，并给予糖皮质激素等应对措施。对既往发生过输液反应的患者，再次输注前可给予异丙嗪 25mg 肌内注射。上呼吸道感染也是常见不良反应。少见的严重不良反应包括 HBV 再激活、充血性心力衰竭、严重感染（含败血症、机会性感染和结核病）、血清病样反应、系统性红斑狼疮 / 狼疮样综合征、脱髓鞘性疾病等。

③ 阿达木单抗

a. 适应证：我国批准的适应证是需要系统治疗的成人中重度斑块状银屑病，国外批准的适应证还包括关节病型银屑病。文献中报告的超适应证应用包括脓疱型和红皮病型银屑病。

b. 使用方法：首次剂量 80mg，第 2 周 40mg，此后每 2 周 40mg，皮下注射。治疗 16 周未出现满意疗效时应慎重考虑是否继续治疗。治疗超过 16 周而疗效不充分的患者，可通过增加给药频率至每周 40mg 来获益。

c. 疗效概况：国内一项针对中重度斑块状银屑病的随机双盲安慰剂对照Ⅲ期临床研究显示，12 周时 77.8% 的患者达到 PASI 评分 75 分的疗效。国外一项为期 52 周的Ⅲ期临床研究显示，治疗 16 周时 71% 的中重度斑块状银屑病患者达到 PASI 评分 75 分。随后的开放性研究表明，对于初始达到 PASI 评分 75 分的患者，维持治疗 3 年疗效稳定。国外一项针对儿童（4 ～ 18 岁）中重度斑块状银屑病的随机双盲Ⅲ期临床研究显示，治疗 16 周后 75% 以上患儿达到 PASI 评分 75 分。另一项临床试验显示，治疗 16 周时 58% 患儿达到 PASI 评分 75 分。治疗关节病型银屑病亦疗效显著。

d. 不良反应：最常报告的不良反应是感染（如上呼吸道感染）注射部位反应（红斑、瘙痒、出血、疼痛或肿胀）、头痛和骨骼肌肉疼痛；其他不良反应还有全身性感染、皮肤肿瘤、过敏反应、血液异常、高血压、代谢异常等；少见的严重不良反应包括致死性感染、心力衰竭、恶性肿瘤、乙肝复发等。

④ 乌司奴单抗

a. 适应证：我国批准的适应证为对环孢素、甲氨蝶呤等其他系统治疗疗效不满意、有禁忌或无法耐受的成人中重度斑块状银屑病。欧美国家批准的适应证包括中重度斑块状银屑病和关节病型银屑病。

b. 使用方法：首次给予45mg，然后在第4周及以后每隔12周给予1次相同剂量皮下注射。对体重＞100kg的患者，建议每次剂量为90mg。若患者在第28周（即给药3次后、第4次用药前评估）没有好转，应考虑停止给药。

c. 疗效概况：对于中重度斑块状银屑病，我国多中心双盲安慰剂对照Ⅲ期临床研究显示，治疗第12周时82.5%的受试者达到PASI评分75分，66.9%达到PASI评分90分；治疗第28周时，91.5%达到PASI评分75分。美国和欧洲的临床研究显示，治疗第12周时67.1%的受试者达到PASI评分75分效果，41.6%达到PASI评分90分效果；在治疗第28周时71.2%达到PASI评分75分效果，49.2%达到PASI评分90分效果；一项关于12～17岁中重度斑块状银屑病患者的临床研究结果显示，在治疗第12周时，80.6%的受试者达到PASI评分75分，61.1%达到PASI评分90分。

d. 不良反应：常见的不良反应有上呼吸道感染、头晕、头痛、口咽疼痛、腹泻、恶心、呕吐、皮肤瘙痒、背痛、肌痛、关节痛、疲乏、注射部位红斑疼痛。少见不良反应有蜂窝织炎、带状疱疹、过敏反应等。罕见不良反应有严重超敏反应、嗜酸性粒细胞性肺炎、剥脱性皮炎、红皮病型银屑病等。

⑤ 司库奇尤单抗

a. 适应证：我国批准司库奇尤单抗用于治疗符合系统治疗或光疗指征的成人中重度斑块状银屑病。美国和欧洲等国家批准的适应证还包括关节病型银屑病。国外文献中有用于脓疱型银屑病的报道，但应慎用，并且只有当其他药物无效或不耐受时才考虑使用。

b. 使用方法：每次300mg，分别在第0、1、2、3、4周皮下注射，随后维持该剂量每4周给药1次。既往研究显示，部分患者每次150mg即可获得满意疗效，因此对于体重低于50kg的患者也可尝试使用150mg剂量。

c. 疗效概况：一项为期52周、以中国患者为主的Ⅲ期临床研究入组中重度斑块状银屑病患者543例。结果显示，接受司库奇尤单抗300mg治疗的患者在治疗12周时PASI评分75分和PASI评分90分别为97.7%和80.9%，16周时PASI评分90分达到87%。国外开展了多项中重度斑块状银屑病随机双盲对照Ⅲ期临床试验。其中一项研究显示，司库奇尤单抗300mg组在治疗16周时，PASI评分75分达93.1%，PASI评分90分达79.1%，82.9%的患者达到研究者总体评分“清除”或“几乎清除”。

d. 不良反应：常见的不良反应有上呼吸道感染、口腔疱疹、头痛、腹泻、荨麻疹等。较少见的不良反应为皮肤或口腔黏膜念珠菌感染、足癣、中性粒细胞减少、结膜炎等。在临床研究中司库奇尤单抗组和安慰剂组均观察到克罗恩病加重的病例。

4. 生物治疗的应用原则

（1）生物制剂主要用于重症、难治以及特殊类型银屑病患者，建议：①中重度斑块状银屑病在传统治疗无效、失效或无法耐受时，或者疾病对患者生活质量有重大影响或带来重大健康风险时可以考虑生物治疗；②关节症状明确的关节病型银屑病，经抗风湿药物治疗不能有效缓解，或累及脊柱、骶髂关节者，可积极考虑生物治疗；③泛发性脓疱型银屑病和红皮病型银屑病尚未被批准为生物治疗的适应证，但国内外均有临床应用的报告，如需使用生物制剂，要根据患者的具体情况进行综合评估。

（2）治疗开始前应慎重权衡治疗的利弊，严格筛选适应证，充分考虑患者的可能不良反应风险和经济因素，同患者或其监护人进行充分沟通且取得其知情同意。对于超适应证应用者还应对其可能的获益与风险给予具体说明。医师和患者还需要在药物使用方式、监测和随访等方面达成一致意见。

（3）维持治疗与停药时机。银屑病是反复发作性疾病，多数生物制剂的治疗方案有诱导治疗和维持治疗两个阶段，且认为长期维持治疗对患者生活质量的改善优于间断治疗。根据我国国情，综合考虑治疗需求、安全性和患者经济承受能力，建议：①治疗效果达标并保持 6 个月以上时可以停药，也可开始减量维持治疗，即通过减少单次剂量（减少 20% ～ 50%）或增加用药间隔来实现；②对于重症、顽固和发作频繁的病例，特别是伴有关节损害、对患者生活质量影响严重者，尽可能进行长期维持治疗。

（4）停药后应注意观察病情变化，疾病复发时可酌情给予外用药物、紫外线光疗或传统系统药物治疗，病情需要时可重启生物治疗。重启生物治疗的用药方法可参考以下建议：① 病情较重的患者通常需要与初次治疗同样的负荷剂量重新诱导（除依那西普外）；②英夫利西单抗进行重新诱导可能会有更高的过敏发生率，故不推荐再次进行诱导治疗，可按照维持治疗方案再次给药；③复发病情较轻的患者如希望继续应用生物制剂，也可采用维持治疗方案。

出现药物相关严重不良反应，如包括活动性结核病在内的严重感染、心力衰竭、肿瘤、脱髓鞘疾病、狼疮样综合征等时应立即停药，并进行相应处理。

5. 联合外用药物

治疗初期联合外用药可以更快速地改善病情，治疗过程中部分皮损顽固或反复时也可联合外用药物治疗。多项临床研究表明，生物制剂联合外用糖皮质激素或维生素 D_3 衍生物可提高疗效。

6. 联合紫外线光疗

研究证明，依那西普、阿达木单抗、英夫利西单抗以及乌司奴单抗等与窄谱中波紫外线的联合应用可以进一步提高疗效。但对于多数患者这种联合的必要性不大，而且不能完全排除同时应用 TNF-α 抑制剂等生物制剂和紫外线疗法增加皮肤恶性肿瘤的风险。因此，不推荐将生物治疗联合紫外线光疗作为常规的治疗方案。

7. 联合传统系统性治疗药物

依那西普等生物制剂联合甲氨蝶呤可提高疗效，英夫利西单抗等生物制剂联合甲氨蝶呤可减少抗药物抗体（ADA）的产生，单用生物制剂疗效不满意或长期维持疗效不稳定者，可联合应用阿维 A，不推荐生物制剂与环孢素等其他免疫抑制剂联合应用。

8. 不同生物制剂的联合应用

虽然部分病例报告或病例系列分析中将不同生物制剂联合应用于难治性银屑病，但这种联合使用的安全性和有效性仍未可知，理论上不同生物制剂联用更容易带来严重感染或恶性肿瘤的风险，因此不推荐作为常规选择。

谨记：

（1）临床医师应牢记银屑病甲易受到真菌感染，因此要通过真菌镜检及培养排除真菌感染。

（2）系统性治疗要注意其不良反应。

（3）日光会加重银屑病甲。

（4）不要过度修剪指甲，因为同形反应会加重银屑病。

（5）复发较为常见，所以需维持治疗或重复治疗。

十四、损甲癖

损甲癖可以根据患者的损甲行为方式不同细分成许多种类，较常见的为咬甲癖（nail biting/Onychophagia）和剔甲癖（onychotillomania），分别为以牙齿和手作为损伤甲的工具，两者并不截然分开，而是可以出现在同一患者身上。除此之外还有习惯性吮指症、咬甲癖、剔甲周癖、习惯性刺激变形或习惯性抽搐畸形、剪甲癖、挫甲癖、指甲磨损综合征（盆状甲）、半月形甲分离等。这些疾病的临床表现主要为甲板损害和甲周炎症，由于致病原因和临床表现彼此之间有重叠，在本文中将其统称为损甲癖。

（一）咬甲癖

好发于儿童、青少年。成年人往往不会主动提供病史，因甲黑线就诊（图 3-5-39）。当咬甲癖患者出现慢性渗液和疼痛时，X 线片检查是必要的。咬甲小皮可使甲周疣从一个指甲传染到另一个指甲。

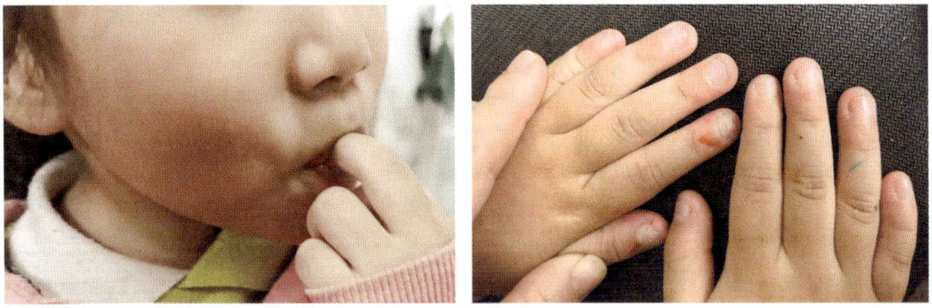

图 3-5-39 咬甲癖

临床特点：①短甲伴甲周鳞屑和痂。②甲板远端外周被咬掉，导致甲板变短，远端边缘不规则，甲下皮和甲床显露出来。甲周组织创伤，导致皮肤破损和出血。③近端甲皱襞的机械压力可导致甲母质损害，出现 Beau's 线和甲板表面异常，可诱导甲母质黑素细胞活化，产生黑素或出现纵行黑甲。④远端甲的机械损伤导致甲床毛细血管损伤从而出现裂片状出血。⑤仔细检查单发的纵行黑甲，伴发皮损及临床病史可帮助确认由于甲母质创伤导致黑素细胞活化从而导致黑甲。

（二）习惯性刺激变形或习惯性抽搐畸形

该疾病是患者会无意识用示指抓或者掐拇指（也有其他手指）的近端甲皱襞，导致近端甲皱襞和甲小皮以及其下方甲母质受到机械损伤（图 3-5-40）。患者没有意识到自身行为会导致甲损害。

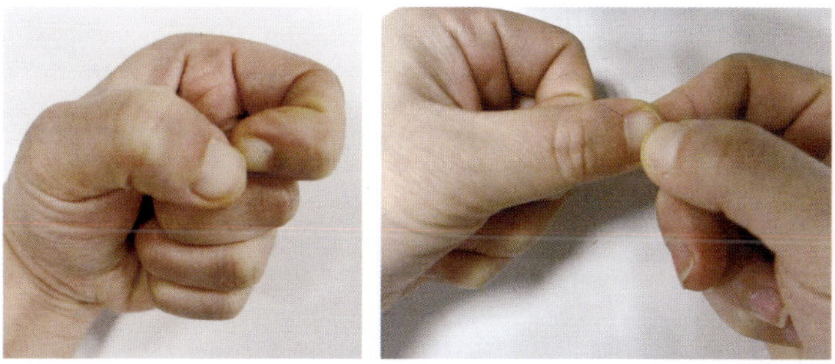

图 3-5-40　习惯性甲刺激

甲中线营养不良，其甲改变与习惯性刺激变形相似。习惯性刺激变形从诱发因素角度命名，临床表现以拇指纵向凹陷伴多条 Beau's 线为主要特征，但可以有其他临床表现。而甲中线营养不良以形态学命名，在病因上可由外伤、皮肤疾病等非自身损甲行为导致。Heller 中央管状甲营养不良，其临床表现为甲板中央纹路呈倒置的冷杉树样，可能由外伤诱发，也不排除自身行为因素，而纹路形成则可能与甲板不同位点的生长速度有关。

临床特点：①甲板中央多条平行横向裂纹，最常见于拇指；②机械损伤可导致甲母质黑素细胞活化出现纵行黑甲；③甲小皮近端到沟槽缺失或上抬，甲周皮肤鳞屑或痂壳；④多个甲可同时受累；⑤反复创伤可使甲半月增大；⑥患者会否认，但是当转移注意力时会不自觉开始损伤指甲。

（三）剔甲癖

这是一种严重的心理疾病，甲改变可能是诊断心理疾病的线索。患者不断剪切破坏指甲，用各种不同的工具，但往往否认这一行为，但是会提到甲生长不正常需要修甲或挫甲。

临床特点：①奇怪的甲板异常伴随血痂；②成年人或老年人；③甲板变短变薄，边缘可有纵向裂隙，甚至完全缺失；④伴有纵行黑甲和裂片状出血；⑤甲周组织和暴露的甲床可见皮肤变薄，有伤痕、鳞屑、糜烂、血痂。

（四）习惯性吮指症

几乎所有婴儿都会吮手指，通常是拇指，从而得到心理安慰。长时间暴露于唾液可导致甲周组织的浸渍和刺激性接触性皮炎、甲小皮破坏、甲沟炎。本病常见于 1 ～ 3 岁儿童，往往由家长发现患儿一个甲板异常。儿童慢性甲沟炎，由于唾液的刺激和浸渍导致，而非念珠菌感染。

临床特点：①手指远端刺激性皮炎；②拇指最常受累，呈慢性甲沟炎和甲板异常（Beau’s 线）。

参考文献

[1] Baran R, Kaoukhov A. Topical antifungal drugs for the treatment of onychomycosis: an overview of current strategies for monotherapy and combination therapy. J Eur Acad Dermatol Venereol, 2005, 19(1): 21-29.

[2] Hémidy P Y, Woronoff-Lemsi M C. Le médicament. Composition, formes galéniques et voies d’administration [The drug. Composition, Galenic forms and ways of administration]. Soins, 1998, (622): 49-50.

[3] Seah B Z, Wu C C, Sebastin S J, Lahiri A. Tactile sensibility on the fingernail. J Hand Surg Am, 2013, 38(11): 2159-2163.

[4] Chou S L, Chou M Y, Kao W F, et al. Cessation of nail growth following Bajiaolian intoxication. Clin Toxicol (Phila), 2008, 46(2): 159-163.

[5] Yousif J, Farshchian M, Potts G A. Oral nail growth supplements: a comprehensive review. Int J Dermatol, 2022, 61(8): 916-922.

[6] Özçelik S, Kılıç F A. Effects of ısotretinoin on the growth rate and thickness of the nail plate. Int J Dermatol, 2021, 60(10): 1258-1262.

[7] Palmer D J, Scheman A, Tanna A P, et al. The effect of cutaneous prostaglandin application on nail growth, nail brittleness, and intraocular pressure. J Cosmet Dermatol, 2018, 17(2): 263-267.

[8] Geyer A S, Onumah N, Uyttendaele H, et al. Modulation of linear nail growth to treat diseases of the nail. J Am Acad Dermatol, 2004, 50(2): 229-234.

[9] Forouzan P, Cohen P R. Parrot Beak Nail: Case Report and Review of Parrot Beak Nail Dystrophy. Cureus, 2021, 13(6): e15974.

[10] Payne-James J J, Munro M H, Rowland Payne C M. Pseudosclerodermatous triad of perniosis, pulp atrophy and ‘parrot-beaked’ clawing of the nails--a newly recognized syndrome of chronic crack cocaine use. J Forensic Leg Med, 2007, 14(2): 65-71.

[11] Castro L Á, Álvarez M I. Nail dermatophytoma in HIV-infected patients in Cali, Colombia. J Mycol Med, 2021, 31(3): 101172.

[12] 黄显，冯佩英，席丽艳 . 非真菌的感染性甲病 [J]. 皮肤科学通报，2018，35（04）：410-416，372.

[13] Stöss H. Pathologische Anatomie der Osteogenesis Imperfecta. Licht- und elektronenmikroskopische Untersuchungen an Stützgewebe und Haut [Pathologic anatomy of osteogenesis imperfecta. Light and electron microscopic studies of supportive tissue and skin]. Veroff Pathol, 1990, 134:1-88.

[14] Frazier W T, Santiago-Delgado Z M, Stupka K C. Onychomycosis: Rapid Evidence Review. Am Fam Physician, 2021, 104(4): 359-367.

[15] Scheinfeld N, Dahdah M J, Scher R. Vitamins and minerals: their role in nail health and disease. J Drugs Dermatol, 2007, 6(8): 782-787.

[16] Ekeng B E, Kibone W, Itam-Eyo A E, et al. Onychomycosis in Patients with Diabetes Mellitus in Africa: A Global Scoping Review, 2000-2021. Mycopathologia, 2023, 188(3): 173-182.

[17] Klaassen K M, Dulak M G, van de Kerkhof P C, et al. The prevalence of onychomycosis in psoriatic patients: a systematic review. J Eur Acad Dermatol Venereol，2014, 28(5): 533-541.

[18] 范建宁 . 甲真菌病临床类型与病原学及中医体质类型构成分析 . 广州中医药大学，2015.

[19] 江萍 . 伊曲康唑加除甲疗法治疗甲真菌病 . 右江医学，2003（02）：148-149.

[20] Sigurgeirsson B, Olafsson J H, Steinsson J T, et al. Efficacy of amorolfine nail lacquer for the prophylaxis of onychomycosis over 3 years. J Eur Acad Dermatol Venereol，2010, 24(8): 910-915.

[21] 缪飞，王宏伟 . 嵌甲的治疗进展 . 皮肤科学通报，2018，35（04）：427-433, 372.

[22] Harrer J, Schöffl V, Hohenberger W, et al. Treatment of ingrown toenails using a new conservative method: a prospective study comparing brace treatment with Emmert's procedure. J Am Podiatr Med Assoc, 2005, 95(6): 542-549.

[23] 郑舒月 . 应用“止痒平肤液”治疗 EGFRIs 相关甲沟炎的临床和网络药理学研究 . 北京中医药大学，2021.

[24] Tosti A, Piraccini B M, Ghetti E, et al. Topical steroids versus systemic antifungals in the treatment of chronic paronychia: an open, randomized double-blind and double dummy study. J Am Acad Dermatol, 2002, 47(1): 73-76.

[25] De Simone C, Maiorino A, Tassone F, et al. Tacrolimus 0.1% ointment in nail psoriasis: a randomized controlled open-label study. J Eur Acad Dermatol Venereol, 2013, 27(8): 1003-1006.

[26] 郭婕，王玉龙，麦凤怡，等 . 铁自噬介导铁死亡机制和检测方法的研究进展 . 中国病理生理杂志，2024，40（02）：365-374.

第四章　其他足部相关疾病

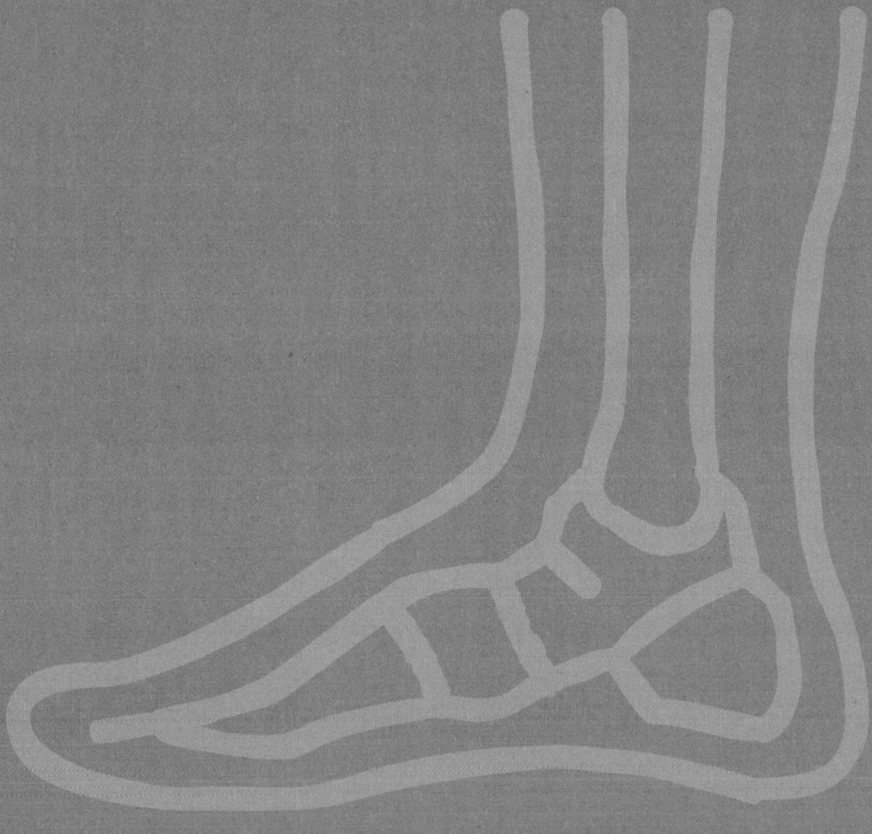

第一节　足畸形

足畸形是指足部形态或结构异常，正常人足部形状是有对称的外在肌和内在肌维持其平衡，一些先天性或后天性疾病可造成足部畸形。临床常见的足部畸形包括踇外翻、高弓足、扁平足、锤状趾、爪状趾以及既往的创伤和手术有关的畸形。本章节主要介绍常见类型。

一、踇外翻

踇外翻（hallux valgus）是指第 1 跖骨内翻、趾斜向外侧，踇趾骨和第 1 跖骨的关节倾斜超过 15°，是一种常见的向足外侧过度倾斜、第 1 趾骨骼内收的前足畸形，又名“大脚骨”或“大觚拐”（图 4-1-1）。踇外翻畸形是足的一种常见病，始于青年，其发病率很高，文献报道达 20% ～ 50%，男女比例 1 ：（9 ～ 15）。早期除了造成外观不美丽、选鞋困难及容易损坏鞋形等不良影响，还没有给人们带来太多的不适症状。但是随着年龄增长，踇外翻畸形程度的加重，会产生很多严重的并发症，如囊肿、足底筋膜炎、爪形趾、鸡眼、胼胝、扁平足、横弓塌陷等，这些并发症的发生不仅影响足部功能，产生疼痛，还严重影响生活和工作，甚至因双足受力失衡引发人体负重力线的改变，导致膝关节，骨盆移位，引起腰酸、背痛、颈椎不适等一系列疾病。穿高跟尖头鞋是踇外翻形成的主要因素之一，一些全身性疾病如类风湿关节炎、痛风性关节炎等，特别是老年性骨关节炎也是引起踇外翻的因素。此外，踇外翻还与遗传、足结构异常相关。

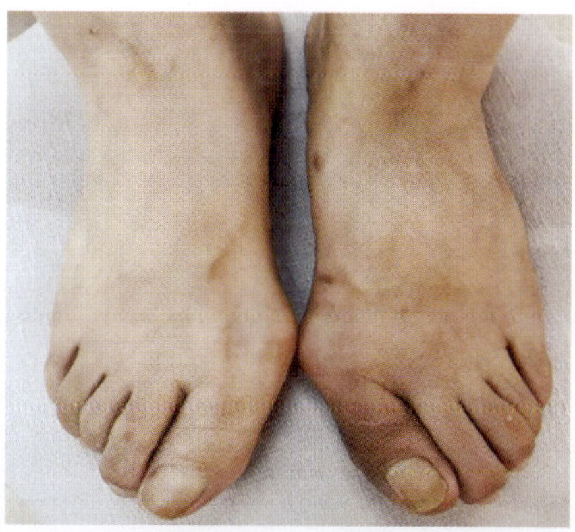

图 4-1-1　踇外翻

（一）病因

踇外翻病因主要有：①遗传因素；②长久站立或行走过久、负重过度；③经常穿尖头鞋或高跟鞋。

踇外翻的发病与遗传有关，女性患病率高，何时开始穿高跟鞋对女性踇外翻的发生有重要影响。父母有踇外翻，子女患踇外翻的概率明显增大。此外，女性足部韧带较男性弱，在同等遗传条件下，更易发生踇外翻。若站立过久，行走过多，经常穿高跟或尖头鞋时，第 1 楔骨和跖骨承受压力超过 25%，促使第 1 跖骨向内移位，引起足纵弓和横弓塌陷，踇趾因拇收肌和踇长伸肌牵拉向外移，第 1、2 跖骨间的夹角加大。第 1 跖骨头在足内侧形成一骨赘，蹞外翻逐渐加重，第 2 趾被蹞趾挤向背侧，趾间关节屈曲，形成锤状趾。青少年期是身体骨骼结构形成的关键时期，此时儿童的软组织相对较松弛，骨骼迅速发育身高增长，身体结构尚未定型。若此时过早穿高跟鞋，则高跟尖头鞋将前足紧紧地包裹着，使足趾处于一种病理状态，并触发一系列的外翻发生机制，最终形成外翻。第 1 跖骨内移后，使得该处明显隆起，容易与鞋形成摩擦，该处皮肤和皮下有关组织增厚、红肿，滑囊形成，而产生蹞囊炎，引起疼痛，局部溃烂后可造成感染，蹞外翻畸形患者因为前足生物力学发生异常，常合并足底部胼胝或鸡眼。

（二）病理

正常足楔骨间和跖骨间有坚强的韧带连接，但第 1 楔骨与第 1 跖骨比其他楔骨与跖骨的连接较弱。蹞外翻的病理表现有以下几方面：

（1）第 1 跖骨内收，第 1、2 跖骨间角增大，是大多数患者最重要的病理改变；跖骨头内侧与鞋帮摩擦而形成骨赘、蹞囊炎。

（2）第 1 跖趾关节结构的异常，近端关节面固定或远端关节面固定角增大，其中近端关节面固定角的异常增大是一部分患者主要的病理改变。

（3）蹞外翻、部分患者伴有旋前外翻。

（4）胫侧籽骨向腓侧移位。

（5）第 1 趾内侧关节囊松弛，外侧关节囊挛缩，蹞内收肌与长屈肌腱外侧头挛缩，弓形的形成。

（6）第 1 跖骨头抬高，第 2、3 跖骨头楔骨下沉形成的前足横弓减弱或消失，前足增宽。

（7）跖楔关节松弛、不稳定等。

（三）临床表现和诊断

蹞外翻常呈对称性，蹞趾的跖趾关节轻度半脱位，内侧关节囊附着处因受牵拉可有骨赘形成。第 1 跖骨头的突出部分，因长期受鞋帮的摩擦，局部皮肤增厚，可在该处皮下产生滑囊，如红肿发炎，成为滑囊炎，局部可溃烂、感染。严重者第 1 跖趾关节可产生骨关节炎，引起疼痛。足趾外翻、旋转畸形，第 2 趾朝背面挤出，形成锤状趾。第 2、3 跖骨头跖面皮肤因负担加重，形成胼胝。第 2 趾近侧趾间关节处背侧皮肤因与鞋帮摩擦可形成胼胝或鸡眼。可以根据典型的临床表现，如足趾外翻畸形、疼痛和蹞囊炎、足底胼胝形成等来诊断。

（1）患者常合并有平足症，部分有家族史或长久站立工作或经常穿尖头鞋史。

（2）蹞外翻、旋转畸形，局部疼痛，行走困难。

（3）第 2 趾锤状趾，第 2、3 跖骨头跖面形成胼胝，第 1 跖趾关节突出部形成蹞囊炎。

（4）X 线检查

① 第 1、2 跖骨夹角＞ 10°。

② 各跖骨头张开，第 1 跖骨头跖面的籽骨向外移位。

③ 第 1 跖趾关节内侧关节附近处可有骨赘形成，严重者可产生骨性关节炎。

④ 足踇的跖趾关节轻度脱位。

（四）治疗

以往治疗踇外翻的目的主要是解除痛苦，对于无痛性或疼痛不剧烈的畸形不主张矫正。而随着人们生活水平的提高，一些患者，主要是年轻女性患者，就诊目的主要是由于足趾外形不美观，不能穿着时髦的鞋，或者由于某些场合需要穿高跟鞋，但又痛得不能穿。手术方式分为骨性手术和软组织手术，以矫正骨骼的畸形和引起畸形或畸形导致的软组织问题。

1. 非手术疗法

轻度外翻、疼痛较轻者，可按摩、搬动踇趾向足内侧、理疗、穿合适的鞋，亦可在第 1、2 足趾间用棉卷垫起或夜间在足的内侧绑一个直夹板，使足趾变直。同时可在沙土上赤足行走，锻炼足部肌肉或穿矫形鞋、平足鞋垫矫正平足。

2. 传统的手术疗法

适用于疼痛严重或畸形严重者。踇外翻手术方式主要包括软组织修复手术、截骨术、关节成形术及关节融合术等。一般而言：踇外翻角（hallux valgus angle，HVA）＜ 30°，跖骨间角（inter metatarsal angle，IMA）＜ 13°为轻度畸形；30°＜ HVA ＜ 40°，13°＜ IMA ＜ 20°为中度畸形；HVA ＞ 40°，IMA ＞ 20°为重度畸形。对于轻度畸形，远端软组织手术，如改良的 McBride 手术有时可以解决问题。中度的外翻可根据畸形的类型选择不同的截骨手术。严重的畸形，合并骨关节炎，关节稳定性差，可以考虑行关节成形术或关节融合术。一般的原则是对活动要求高的年轻体力劳动者可以选择关节融合，而对活动没有太多要求的老年患者可以选择 Keller 手术。而微创手术有损伤小、无须内固定、术后即可下地等优点。但需严格掌握适应证，严重的畸形还是开放手术效果更理想。根据术前诊断及 X 线片确定踇外翻的类型，再来制订适合的手术方案。具体分类如下：

（1）趾外翻角（单纯 HVA） 可用软组织手术矫正，调整软组织平衡，如 Silver 手术和 McBride 手术，或用远端截骨术如 Akin 手术。

（2）远端关节固定角（distal articular set angle，DASA） 此为单纯趾骨外翻，不累及跖趾关节，可用 Akin 手术矫正。

（3）近端关节固定角（proximal articular set angle，PASA） 远端截骨术可矫正此类畸形，如 Reverdin 手术、Austin 手术或 Mitchell 手术。

（4）跖骨间角（IMA） 此类手术方法较多，基本手术是跖骨基底截骨术，又可分为如下 3 类：

① 第 1 跖骨远端截骨：如 Mitchell 手术、Austin 与 Chevron 截骨术式、Scarf

手术等。

② 第 1 跖骨干部截骨：有改良 Ludloff 术式和 Glickman 跖骨干部“Z”形截骨。

③ 第 1 跖骨基底截骨：以往施行 Loison-Balacescu 手术，当前临床中最常用的是 Juvara 手术。

（5）混合型　软组织手术、联合远端或基底截骨术。

（6）关节炎型　关节成形术，如 Keller 手术。

3. 足外翻的微创手术治疗

局部麻醉许可后，首先行第 1 跖趾关节囊外侧组织松解，取第 1 跖趾关节背外侧切口，长约 0.3cm，直达关节囊，用小骨膜剥离器松解关节囊及外侧组织，用手法将踇趾矫正至内翻 10°，无张力，可伴有踇收肌止点处的撕脱骨折，不需特殊处理。随后行第 1 跖骨头内侧骨赘切除术、跖骨头颈斜形截骨术，取踇趾近节趾骨近端内侧横切口长约 1cm，直达骨质，用小骨膜剥离器自远端向近端分离骨赘表面踇囊，用削磨钻磨去骨赘，用骨锉锉平。取第 1 跖骨头颈处内侧切口，长约 0.3cm，直达骨质，用削磨钻自远端向近端斜形截骨，角度＜ 30°。用手法将跖骨头向外侧推开约 1 个皮质，冲洗切口。用直径 1 ～ 2cm 纱布卷置于 1、2 趾蹼间，用绷带自 1、2 趾间绕踝关节做“8”字包扎固定，将趾固定于轻度跖屈内翻 5°～ 10°位。术后第 1、2、4 周换药，第 1、6 周摄 X 线片复查，必要时再行手法整复。术后第 6 周去除包扎。术后可下床活动，生活可自理，以床上功能锻炼为主。

4. 预防

本病重在预防，尽管非手术疗法和手术疗法均可取得较好的疗效。因此，做好预防工作十分重要。防止平足症，穿合适的鞋子，可防止踇外翻的发生和发展。轻度踇外翻可在第 1、2 趾间夹棉垫，夜间在右趾内侧绑一直夹板，使趾逐渐变直。同时应用矫形鞋或平足鞋垫矫正平足症。畸形严重且已并发滑囊炎者，可行滑囊骨赘切除术，重叠缝合跖趾关节内侧关节囊，内收肌腱切断术和第 1 跖骨截骨术。

具体防治措施如下：

（1）避免穿着尖头高跟鞋，走路时可穿有足弓支撑的专业健康鞋，睡觉时可配戴踇外翻矫正带或矫正器。选择一双合适的鞋子，如鞋跟不要太高、鞋头要宽松一些，使足趾面有一定的活动空间，尤其不能穿尖而小的高跟鞋。对于轻度患者，可以用负跟鞋进行前足减压。这种负跟鞋的特征是鞋底前高后低，常用于平足症的非手术治疗，减轻足弓压力，前高后低的负跟鞋更有利于减轻前足踇趾关节的压力，可防止病情加重和恶化，有利于囊肿的回纳，适用于没有手术指征的患者。

（2）做赤足运动，加强足底肌肉力量，防止踇外翻恶化。

（3）每日用手指将趾向内侧掰动，也可以有效地防止踇外翻病情加剧。

（4）借助矫形器械，如踇外翻矫正带（分日用、夜用矫正带），长期佩戴踇外翻矫正带，对踇外翻有较好的治疗效果。

（5）踇外翻严重，无法矫正时，应采取手术治疗。

（6）术后需穿健康鞋，但要间歇性佩戴踇外翻矫正带，预防踇外翻复发，负跟鞋较为适宜。

二、高弓足

高弓足（pes cavus）即弓形足，是常见的足部畸形，多继发于神经肌肉性疾病而引起的前足固定性跖屈，从而使足纵弓增高，伴前足或后足异常的复合畸形（图 4-1-2）。有时合并后足内翻畸形。偶见原因不明者，可称为特发性或先天性高弓足，其发病率非常少见。足弓增高通常伴有一系列畸形，包括跖趾关节过伸及趾间关节过屈、前足旋前并内收、中足背侧“骨性”增高且足底内侧皮肤出现皱褶、足外侧缘延长而内侧缘短缩、跖骨头下胼胝、不同程度的距下关节僵直或强直、固定或柔性足跟内翻和伴（或不伴）有马蹄足挛缩畸形的跟腱绷紧。

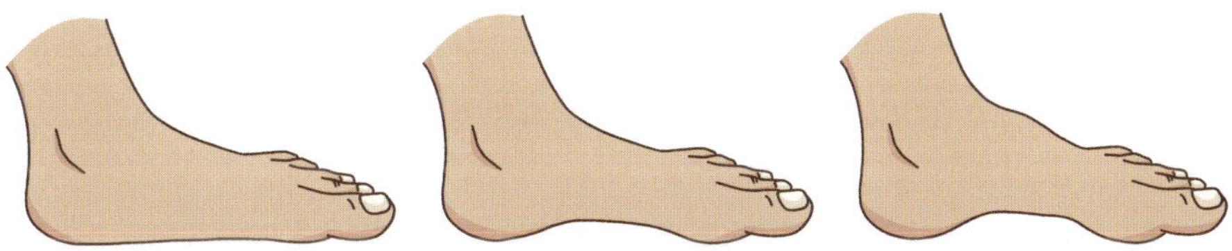

图 4-1-2　扁平足，正常足，高弓足

（一）病因

高弓足的发病原因非常复杂，其中约 80% 为神经肌肉性疾病，通过详细的体检，并依靠肌电图和神经病学研究、磁共振成像、脊髓造影术、动脉造影术甚至基因学研究，80% 患者的病因可以确定。足部骨骼发育成熟的高弓足患者，常见的神经肌肉疾病有进行性神经性腓骨肌萎缩（Charcot-Marie-Tooth 病）和脊髓灰质炎。脊柱闭合不全、脑瘫、原发性小脑疾病、关节弯曲或严重畸形足的患者也可能发展为高弓足。

1. 神经肌肉性疾病

约 80% 高弓足症病例是神经肌肉性疾病，致使足弓降低的动力性因素，如胫前肌和（或）小腿三头肌肌力减弱，以及足跖侧内在肌挛缩，从而造成足纵弓增高。这些神经肌肉性疾病可发生在大脑锥体系、脊髓皮质束、脊髓前角细胞、周围神经和肌肉等不同水平。常见的疾病包括脊髓皮质炎、大脑性瘫痪、脑脊髓脊膜膨出、神经管闭合不全，少见的疾病如脊髓纵裂、脊髓栓系综合征、Charcot-Marie-Tooth 病等。

2. 遗传因素

常有家族史。

3. 特发性

某些病例有明确的家族史，又无神经肌肉病变的证据，可能是先天性病变，或为特发性高弓足，系出生不久即发现，无明显创伤史，经检查无明确的神经肌肉或其他疾病。

（二）病理

高弓足症常见的类型有高弓仰趾足、高弓爪状足、高弓内翻足、高弓外翻足和高弓跟型足5类。主要是由于腓肠肌和比目鱼肌瘫痪，而足的部分背伸肌有力，同时跖腱膜挛缩，二者常合并存在。高弓爪状足乃足内在肌或足外在肌一组或几组肌力不平衡所致，兼跖腱膜挛缩。若足的内外肌力不平衡，也常伴有足内、外翻畸形。主要病理变化是足纵弓升高，足长度变短，某些肌肉发生挛缩和纤维化。

（三）临床表现

根据足弓增高的程度，是否伴发足的其他畸形，通常将高弓足分成4个类型。

1. 单纯型高弓足

主要是前足有固定性跖屈畸形，第1和第5跖骨均匀负重。足内外侧纵弓呈一致性增高，足跟仍保持中立位，或者有轻度的踇外翻。

2. 内翻型高弓足

此型只有前足内侧列即第1、2跖骨的跖屈畸形，使足内纵弓增高。而外纵弓仍正常。在不负重时第5跖骨很容易被抬高至中立位，而第1跖骨因固定性跖屈，则不能被动背伸至中立位，并有20°～30°的内旋畸形。初期后足多正常。站立和行走时，第1跖骨头所承受的压力明显增加。为减轻第1跖骨头的压力，患者往往采取足内翻姿势负重，晚期出现后足固定性内翻畸形。患者多有爪形趾，第1跖骨头向足底突出，足底负重区软组织增厚，胼胝体形成和疼痛。

3. 跟型高弓足

常见于脊髓灰质炎、脊膜脊髓膨出。主要是小腿三头肌麻痹所致，其特点是跟骨处于背伸状态，前足固定在跖屈位。

4. 跖屈型高弓足

多继发于先天性马蹄内翻足手术治疗之后。此型除前足呈固定性跖屈畸形外，其后足、踝关节也有明显的跖屈畸形。各型高弓足的临床表现不尽一致，但均有固定性跖屈畸形。足趾早期多正常，随着病程的发展，则逐渐出现足趾向后退缩，关节跖屈，跖趾关节过度背伸，呈爪状趾畸形，严重者足趾不能触及地面。由于跖趾关节过伸畸形引起跖趾关节半脱位，使近节趾骨基底压在跖骨头的背侧，将加重跖骨的跖屈畸形，导致负重处皮肤增厚，胼胝体形成，甚至形成溃疡。

（四）检查

足顶角测定，把第1跖骨头、内踝、跟骨结节三点连成一个三角形，顶角95°为正常。高弓足顶角达60°左右，扁平足顶角达105°～120°。靠跟骨侧的底角正常为60°，扁平足为50°～55°，高弓足为65°～70°。

Hibbs 测量跟骨中轴线与第 1 跖骨中轴线所形成的夹角，正常值为 150°～175°。而高弓足畸形此角度减小。此外，正位片测量跟距角，若＜ 20°表明有后足内翻畸形。

应摄负重条件下的足正侧位 X 线片，以了解踝关节位置、跟骨角情况和中、前足位置，尤其是第 1 跖骨的跖屈程度，这对术前计划有重要意义。前足马蹄畸形可能只需松解跖腱膜和足内在肌，进行或不进行第 1 跖骨截骨术，或者在跗跖关节或跗骨间关节行多个闭合楔形截骨术。站立位侧位 X 线片还可以评价后足（距骨、跟骨）、中足（舟状骨和骰楔关节）和前足（lisfranc）在高弓足畸形形成过程中的作用。负重时可以依据跖趾关节的过伸情况来确定畸形是否固定及其严重程度。正常足第 1 楔骨远、近端关节面相互平行，而高弓足者因前足有跖屈畸形，多发生在第 1 楔跖关节，使远近端关节面的平等线在跖侧汇聚。M’eary 角为测量距骨中轴线与第 1 跖骨中轴线的夹角，足弓正常时两条线相连续。若可测量出角度，表明足弓增高。

足内在肌在高弓足尤其是创伤性高弓足畸形形成过程中的确切作用尚不清楚。如果触摸和针刺一个或多个趾端时其感觉缺失，或者在屈肌支持带下方胫神经通路和支配第 2、3 趾蹼的趾间神经通路上有压痛时，行肌电图或神经传导速度测定有助于诊断足内肌神经性异常。

（五）诊断和鉴别诊断

根据步态异常、足纵弓增高伴爪形趾畸形，以及足顶角减小、Hibbs 角减小、X 线检查 M’eary 角增大，可做出高弓足的诊断。但是，高弓足多系神经肌肉性疾病所引起的畸形，应该进一步检查，寻找原发性疾病或潜在的发病因素，如做肌电图、头颅或脊髓 CT 或 MRI 检查。明确病因对判断预后有着重要意义。

（六）治疗

高弓足的治疗有非手术治疗和手术治疗两种：

1. 非手术治疗

早期轻型高弓足可采取被动牵拉足底挛缩的跖筋膜、短缩的足底内在肌等方法。为缓解跖骨头受压，使体重呈均匀性分布，在鞋内相当跖骨头处加一厚 1cm 毡垫，并在鞋底后外侧加厚 0.3 ～ 0.5cm，以减轻走路时后足出现的内翻倾向。但是，这些措施只能减轻症状，既不能矫正高弓足畸形，也不能防止畸形加重。

2. 手术治疗

当高弓足已妨碍负重行走、穿鞋，或进行性加重时，则应进行手术治疗。关于高弓足的手术治疗，一般根据患者年龄、畸形类型及严重程度、原发性疾病所处的状态等因素，选择手术方法。原则上先做软组织手术，如足跖侧软组织松解、胫前胫后肌腱移位及趾长伸肌后移等。若软组织手术仍未能矫正畸形，或年长儿童有固定性高弓足畸形，可选择骨性矫形手术。一般可概括为单纯性软组织松解和截骨矫形两类，前者主要包括以跖筋膜切断为主的跖侧软组织松解，而后者则有中跗骨截骨、跟骨截骨或跖骨基底楔形截骨，有时还需要采用 Jones 足踇长伸肌腱后移和趾间关节融合治疗爪状趾。单纯软组织松解往往不能彻底矫正高弓足，且术后复发率高，建议采取软组织松解和截骨矫形联合手术治疗儿童复杂性高弓足。

（七）预后

一般高弓足，整体足部结构失去应有的弹性，不能适当地减震，站立或步行时可能感到足部疲倦不适。另外，高弓足患者只有前足和后足接触地面，足底平均承受的压力较正常人大，所以容易疲劳或出现疼痛，甚至造成溃疡。适当治疗可以减轻症状、矫正畸形及防止复发。

（八）预防

预防的关键是伸展大腿前肌，舒缓因高弓足引起的大腿前肌群过分紧张。其方法是右手扶墙，左手把右脚拉向后，直至感到大腿前肌拉紧，维持 10s，重复 10 次。

三、扁平足

扁平足即平足症（flatfoot deformity），是指先天性或姿态性导致足内侧纵弓平坦，负重力线不正常，足部软组织松弛，出现疲乏或疼痛症状的足扁平畸形。平足症患者因无法承受身体重量，造成足弓塌陷或消失，足底因而变得扁平而平贴于地面，失去足部应有的弹性，也无法将人体的重量均匀分配到足底各区，使得在行走或跑步时，对于地面的反作用力，无法达到吸收、减震的效果，进而失去适度的稳定性、弹力及扭力。同时，容易造成足底的血管和神经受到压迫，使足部产生疲劳，且易引起足部韧带的过分拉扯，所以患者经常会感到足痛、小腿痛及膝盖疼痛。

（一）足弓的解剖结构及功能

足弓是由跗骨与跖骨借韧带、关节及辅助结构按一定的空间布阵排列，形成的向上凸起的弓。正常足由两条纵弓和一条横弓构成。内侧纵弓由跟骨、距骨、足舟骨、3 块楔骨和内侧 3 个跖骨构成；外侧纵弓由跟骨、骰骨和第 4、5 跖骨构成；足横弓由 5 个跖骨基底、骰骨和 3 块楔骨构成；横弓由骰骨、3 块楔骨和跖骨链接构成，弓的最高点在中间楔骨。除骨性结构外，还有跖腱膜、跖长短韧带、弹簧韧带、内侧距跟韧带、距跟骨间韧带和三角韧带的胫舟部分 6 条韧带，以及胫骨后肌、胫骨前肌、腓骨长短肌、跟腱等足外在肌一起共同维持足弓的稳定性。其中弹簧韧带、三角韧带胫舟部分和距跟骨间韧带对足弓的维持最重要，这些韧带虽很坚韧，但缺乏主动收缩能力，一旦韧带拉长或损伤，足弓将塌陷成为扁平足。

内侧纵弓其顶位于距下关节，较长较高，活动性大，富于弹性，为足弓的主要部分。这使足可适应不同的路面，并把来自胫骨的负荷传至足的前中、后部。外侧纵弓较低、短，整个外侧纵弓常接触地面，且与地面的接触面积比内侧纵弓大，为足弓的负重部分，活动度较小，比较稳定，并支持内侧纵弓。足纵弓和横弓使足呈半穹隆形，保护足底的神经、血管免受压迫；足弓存在一定活动，具有柔性，使足在着地时能适应不同的路面；它又具有坚韧性和弹性，使足在离开地面时具有一定的弹推力，利于跑、弹跳等各种运动；它可使载荷由弓顶分散到足的前、后部，缓冲地面对身体的冲击，保护脑和内脏器官免受震荡。

（二）病因

平足症的病因中较常见的有胫骨后肌腱功能不全、足部骨韧带结构的创伤、足骨、韧带发育异常及神经肌肉病变等。其先天性致病因素如下：①足副舟骨、足舟骨结节过大，胫后肌附着处软弱；②第 2 跖骨较短，其他跖骨承受重力过多，促使足弓扁平；③足跗骨间软骨性或纤维性联合，常见有跟距、跟骨及跗骨间等联合均可导致平足症。后天性致病因素如下：①双足长期负重站立，体重增加，长途跋涉过度疲劳，导致维持足弓肌肉、韧带、关节囊及腱膜等软组织逐渐衰弱，足弓逐渐低平；②长期有病卧床，缺乏锻炼，肌萎缩，张力减弱，负重时足弓下陷；③穿鞋不当，鞋跟过高，长期体重前移，跟骨向前下倾斜，足纵弓遭到破坏；④足部骨病，如类风湿关节炎、骨关节结核等；⑤脊髓灰质炎后遗平足症。

（三）病理生理及分类

病理改变涉及骨、韧带和肌腱 3 个方面，包括胫骨后肌腱功能不全，弹簧韧带、三角韧带等损伤，骨关节错位或解剖异常等。根据病理改变不同，平足症可分为结构性或僵硬性平足症和生理性或功能性平足症。前者是由于先天性跗骨黏合、韧带松弛、肿瘤、感染性关节炎及神经系统病变等使足底功能降低，造成不稳定、变形，多为严重性平足症，手法不易扳正。足跗关节间跖面突出，足弓消失，跟骨外翻，双侧跟腱呈“八”字形，距骨头内移，呈半脱位，距骨内侧突出，有时合并腓骨长、短及第 3 腓骨肌痉挛。后者指足在无重量负荷时，足弓明显，但在重量负荷时，足弓是塌陷的，多半原因是韧带松弛，足底筋膜或肌肉张力不协调产生的。临床可见太早使用学步车走路的幼儿比一般较晚并自然学步的幼儿更容易造成平足症。这是因为幼儿若过早学走路，足部韧带的强韧度不足以支撑体重，以致足部韧带因过度拉扯而松弛，造成足部扁平外翻畸形。严重的先天性平足症，距骨极度下垂，纵轴几乎与胫骨纵轴平行，足舟骨位于距骨头上。足前部背伸，跟骰关节外侧皮肤松弛，形成皱褶悬挂于足外侧。

（四）临床表现及诊断

平足症早期症状为踝关节前内侧疼痛，长时站立或步行加重，休息减轻，疼痛关节外面肿胀，以足舟骨结节处为甚，行走艰难，踝关节扭力由外向内旋转，后足跟会呈现外翻的现象。儿童发育时期多没有症状，容易被家长忽略，多注意常有“内八”或“外八”的步态，走路容易绊倒，足弓扁平，足弓发育不良，随着生长发育及活动量增大，产生慢性足部肌肉拉伤、肌腱炎、足底筋膜炎、跖痛、膝痛、舟骨突出等并发症。站立时容易产生构造性长短脚，因而形成骨盆不正，导致斜肩，进一步恶化成脊椎侧弯，同时膝关节两侧压力不平均，较易形成“X”形腿。白粉染纸及足印检查证明，足印纵弓空缺部分消失，跖中部变宽，有时跟部亦变宽。X线检查发现足弓消失，跟骨纵轴与距骨纵轴的角大，12岁以后显示骨桥形成。

（五）治疗

平足症的处理，贵在早期发现及早治疗。3～12岁是矫正平足症的黄金时期，尤其对平足症的孩童应适时穿着足弓垫做有效矫正。即使错过了矫正时机，仍须穿着矫正鞋垫，改正其异常的骨头结构，减少其对软组织及其他关节的伤害。

1. 手术治疗

主要是针对先天性的重度患者，用以提高生活质量。治疗不再针对某单一的因素，如进行单一肌腱修复、转移手术或单一骨性手术，而转向骨性手术和软组织手术相结合的联合手术，旨在恢复3种足弓维持因素的作用。骨性手术提供足弓的静态维持因素，并为软组织发挥正常作用提供力学和解剖学环境。软组织手术则为骨性手术提供动力支持，并维持骨性结构的正常对位。因此，它们之间能够相互弥补和支持，临床实践也证明这种联合手术可取得持久稳定的疗效。

2. 矫形鞋

平足矫形鞋的作用是矫正重力线的位置，是使重力线偏离足弓，减小对足弓的压力。负跟鞋要求是鞋底内侧厚度稍高于外侧，使足外侧受力多一些，降低内纵弓的压力，鞋底是前高后低的，在此基础上又将重力线后移，使重力线移动到力最强的足跟，可以最大限度地减轻足弓压力，负跟鞋在美国比较普遍。

3. 足弓垫

放在普通的鞋内使用，足弓垫会增加跖腱膜的受力，而跖腱膜是足弓的重要组成部分（相当于弓弦的作用），很多人用了足弓垫感到足底疼痛，就是跖腱膜受到了不合理牵拉。跖腱膜的松弛会使平足加剧，因此临床中应根据患者实际情况使用。

（六）注意事项

平足患者不宜穿有跟的鞋，包括中跟鞋和坡跟鞋。鞋跟具有力学功能，可以使重力线由足跟向前移动，增加足弓和前足的压力，高跟鞋所造成的足病多发就是这个原因。而中跟鞋的作用也是一样的，平足患者应特别注意。

（七）疾病预防

对发育尚未完全的儿童，应注意营养，避免长时间站立。

（1）本病重在预防，而治疗的目的则是针对站立和行走的改善。有遗传倾向或经常站立工作者，要常用足底外缘着地练习行走，避免足部长期处于一种姿势，防止疲劳。

（2）早期采用体疗法也能奏效，用足趾行走，也可做屈趾运动。

（3）可穿用平足鞋垫或平足矫形鞋，将鞋跟内侧垫高，使负重线向外移，以此预防和减轻足的疲劳。常用的方法是在足跟内侧楔形垫高（0.3 ～ 0.5cm），目的是使后足内翻。

（4）可以在足纵弓上垫以毡、皮革或橡胶等支持垫（0.9cm）。如果畸形严重或非手术治疗无效者可采用各种外科手术治疗。

（5）理疗，按摩，加强足内、外肌锻炼，穿用平足矫形鞋或平足鞋垫矫正。

四、锤状趾

锤状趾是一种易弯曲或僵硬的畸形，以足趾弯曲为特征，足趾呈现出一种天鹅颈样的异常形态。在糖尿病神经病变时，锤状趾通常由于足内部的小肌肉萎缩（骨间肌和蚓状肌）而不能保持足趾在地面的稳定，肌肉失去平衡后导致受累的足趾向跖骨头前或后轻度移位。这种畸形导致跖骨头、突起的趾骨间关节及足间周围压力的增高，趾部分易形成溃疡（图 4-1-3）。

爪状趾与锤状趾相似，但是变形和弯曲更为严重（图 4-1-4）。在趾骨间关节存在固定的弯曲畸形，伴有趾骨间关节尖端及背侧的胼胝和溃疡。尽管爪状趾可能与神经病变有关，但二者经常是不相关的，特别是当存在于单侧并伴有创伤及前足的外科手术时。外翻是第 1 跖趾关节的一种畸形，伴有趾向外侧偏离并在足内侧形成突出。神经缺血足这一部位特别容易受伤，加之穿鞋过紧受伤频率会升高。跖跗关节及跗中关节的骨关节损害导致两种典型畸形：一种是 Rockerbot-tom 畸形，存在跗骨下的移位和亚脱臼；另一种是内侧凸起，由于距舟关节或跖跗关节脱位。二者都伴有一种骨性突出。后者易于形成溃疡且难于愈合。但累及踝和距跟关节时会导致足后部的不稳定。

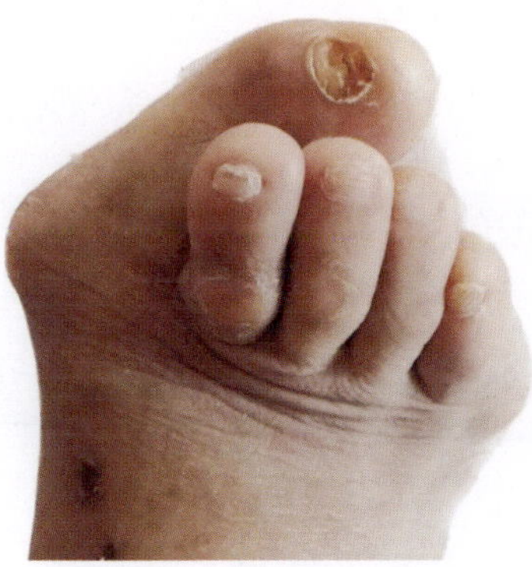

图 4-1-3　蹈外翻合并锤状趾

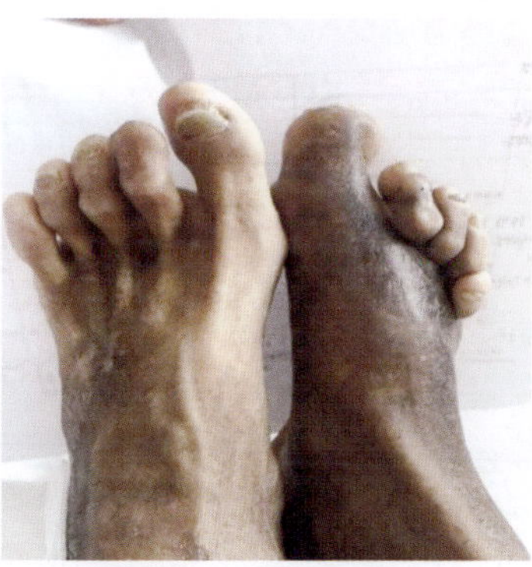

图 4-1-4　爪形趾

既往的创伤和手术有关的畸形和胫腓骨折导致下肢缩短与步态异常可造成足溃疡倾向。放射状切除术能去除足趾及部分跖骨，但会破坏足部的生物力学稳定性，导致相邻跖骨头的高压。因此在截除了一个足趾后经常会出现截肢术后的畸形

（图 4-1-5、图 4-1-6）。

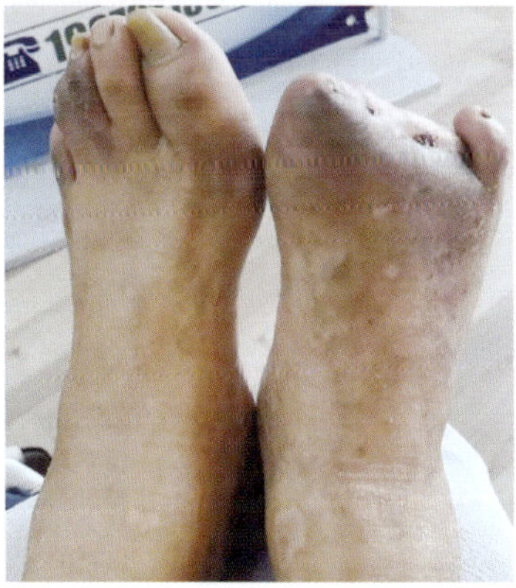

图 4-1-5 截趾术后足部畸形

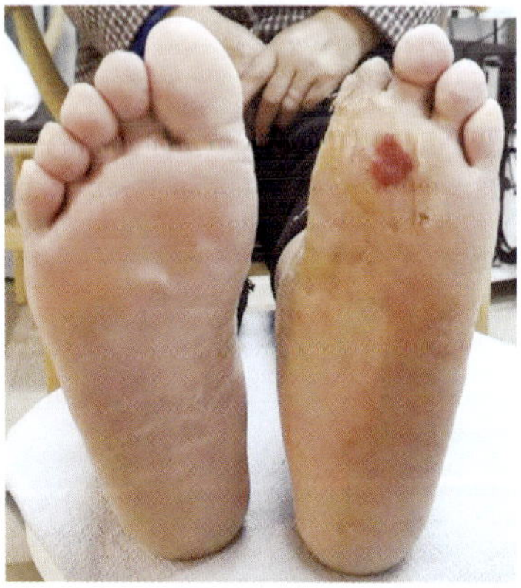

图 4-1-6 截趾术后足部畸形合并胼胝

第二节 皮肤概述

皮肤是人体最大的器官，位于人体表面，在口、鼻、尿道口、阴道口、肛门等处与体内各种管腔表面的黏膜相移行，与人体所处的外界环境直接接触，是人体的第一道防线，对维持人体内环境稳定极其重要。皮肤由表皮、真皮和皮下组织构成，其中含血管、淋巴管、神经、肌肉及各种皮肤附属器（如毛发、皮脂腺、汗腺和甲）等，表皮与真皮之间由基膜带相连接。

根据皮肤的结构特点，可将其大致分为有毛的薄皮肤和无毛的厚皮肤两种类型。前者被覆身体大部分区域，后者分布于掌跖和指（趾）屈侧面，具有较深厚的摩擦脊，能耐受较强的机械性摩擦。有些部位皮肤的结构比较特殊，不属于上述两种类型，如口唇、外阴、肛门等皮肤与黏膜交界处。皮肤的颜色因种族、年龄、性别、营养及部位不同而有所差异。

一、表皮

表皮位于皮肤最外层，由角质形成细胞、树突状细胞（黑素细胞、朗格汉斯细胞）和麦克尔细胞等多种细胞构成。表皮借基膜带与真皮相连接。

（一）角质形成细胞

由外胚层分化而来，是表皮的主要构成细胞，数量占表皮细胞的 80% 以上，在分化过程中可产生角蛋白。角质形成细胞之间及与下层结构之间存在一些特殊的连接结构，如桥粒和半桥粒。可分为五层，由内至外，分为基底层、棘层、颗粒层、透明层和角质层，前四层又称为活的表皮，最外的一层为死亡的角化产物。

1. 基底层

位于表皮底层，被认为是表皮干细胞所在地，由一层立方形或圆柱状细胞构成，细胞长轴与真皮-表皮交界线垂直。基底层细胞分裂，逐渐分化成熟为角质层细胞并最终由皮肤表面脱落是一个受到精密调控的过程。正常情况下约 30% 的基底层细胞处于分裂期，由基底层移行至颗粒层约需 14 天，再移行至角质层表面并脱落又需 14 天，共约 28 天，称为表皮通过时间或更替时间。

2. 棘层

由多层多角形细胞构成，细胞轮廓渐趋扁平。细胞表面有许多细小突起，相邻细胞的突起互相连接，形成桥粒。

3. 颗粒层

位于棘层上方，由多层梭形或扁平细胞构成，跖等部位细胞较厚，可达十余层，细胞长轴与皮面平行。细胞核和细胞器溶解，胞质中可见大量形态不规则的透明角质颗粒。

4. 透明层

位于颗粒层与角质层之间，仅见于掌跖等部位中，由 2 ～ 3 层较扁平的细胞构成。

5. 角质层

位于表皮最外层，由多层已经死亡的角化细胞构成，并不断脱落。细胞正常结构消失，胞质中充满角蛋白，可吸收大量水分。角质层为人体提供了一个主要的保护屏障。正常的口腔黏膜不含有角质层和颗粒层。

（二）黑素细胞

黑素细胞起源于外胚层的神经脊，散布于基底层的角质形成细胞间，数量约占基底层细胞总数的 10%，其数量与部位、年龄有关而与肤色、人种、性别等无关。几乎所有组织内均有黑素细胞，但以表皮、毛囊、黏膜、视网膜色素上皮等处居多。细胞表面有较多树枝状突起。电镜下可见黑素细胞胞质内含有特征性黑素小体，后者为含酪氨酸酶的细胞器，是合成黑素的场所。1 个黑素细胞可通过其树枝状突起向周围 10 ～ 36 个角质形成细胞提供黑素，形成 1 个表皮黑素单元。黑素能遮挡和反射紫外线，保护真皮及深部组织免受辐射损伤。

（三）朗格汉斯细胞

在表皮内分布均匀，是由骨髓分化而来的单核细胞，是一种免疫活性细胞。朗格汉斯细胞有多种表面标记，包括 IgG 和 IgE 的 FeR、C3b 受体、MHC Ⅱ 类抗原（HLA-DR、HLA-DP、HLA-DQ）及 CD4、CD45、S-100 等抗原。参与细胞介导的超敏反应、抗原呈递与识别、免疫细胞的活化和移植物排斥。

（四）麦克尔细胞

多分布于基底层细胞之间，细胞有短指状突起，胞质中含致密的神经分泌颗粒。麦克尔细胞借桥粒与角质形成细胞相连，常固定于基膜而不跟随角质形成细胞向上迁移。麦克尔细胞在感觉敏锐部位（如指尖和鼻尖）密度较大，这些部位的神经纤维在邻近表皮时失去髓鞘，扁盘状的轴突末端与麦克尔细胞基底面形成接触，构成麦克尔细胞-轴突复合体，可能具有非神经末梢介导的感觉作用。

（五）角质形成细胞间及其与真皮间的连接

1. 桥粒

是角质形成细胞间连接的主要结构，由相邻细胞的细胞膜发生卵圆形致密增厚而共同构成。桥粒本身即具有很强的抗牵张力，加上相邻细胞间由张力细丝构成的连续结构网，使得细胞间连接更为牢固。在角质形成细胞的分化过程中，桥粒既可以分离，也可重新形成，使表皮细胞逐渐到达角质层而有规律地脱落。桥粒结构的破坏可引起角质形成细胞之间相互分离，形成表皮内水疱或大疱。

2. 半桥粒

是基底层细胞与下方基膜带之间的主要连接结构，系由角质形成细胞真皮侧胞膜的不规则突起与基膜带相互嵌合而成，其结构类似于半个桥粒。

3. 基膜带

位于表皮与真皮之间，PAS（过碘酸希夫）染色显示为一条 0.5 ～ 1.0μm 的紫红色均质带，可被银浸染法染成黑色。皮肤附属器与真皮之间、血管周围也存在基膜带。基膜带除使真皮与表皮紧密连接外，还具有渗透和屏障等作用。表皮无血管，血液中的营养物质通过基膜带进入表皮，而表皮的细胞产物又可通过基膜带进入真皮。一般情况下，基膜带限制分子量大于 40000 的大分子通过，但当其受到损伤时，炎症细胞、肿瘤细胞以及其他大分子物质都可以通过基膜带进入表皮。基膜带结构的异常可导致真皮与表皮分离，形成表皮下水疱或大疱。

二、真皮

真皮由中胚层分化而来。全身各部位厚薄不一，一般为 1 ～ 3mm，眼睑最薄，为 0.3mm。真皮内有各种皮肤附属器及血管、淋巴管、神经和肌肉。

真皮由浅至深可分为乳头层和网状层，两层之间无明确界限。乳头层为凸向表皮底部的乳头状隆起，与表皮突呈犬牙交错样连接，内含丰富的毛细血管和毛细淋巴管，还有游离神经末梢和囊状神经小体；网状层较厚，位于乳头层下方，有较大的血管、淋巴管、神经穿行其中。

真皮属于不规则的致密结缔组织，以纤维成分为主，纤维之间有少量基质和细胞成分。

（一）胶原纤维

含量最丰富，HE 染色呈浅红色。在真皮中下部形成几乎与皮面平行的粗大纤维束相互交织成网，在不同水平面上各自延伸。主要成分为Ⅰ型胶原，少数为Ⅲ型胶原。胶原纤维韧性大，抗拉力强，但缺乏弹性。

（二）网状纤维

是幼稚的、纤细的未成熟胶原纤维，并非独立的纤维成分。主要分布在乳头层及皮肤附属器、血管和神经周围。HE 染色难以显示，银染呈黑色，故又称嗜银纤维。网状纤维由网状原纤维聚合而成，主要成分为Ⅲ型胶原。

（三）弹力纤维

弹力纤维较胶原纤维细，呈波浪状，相互交织成网，缠绕在胶原纤维束之间。弹力纤维由弹力蛋白和微原纤维构成。弹力纤维具有较强的弹性。

（四）基质

基质为填充于纤维、纤维束间隙和细胞间的无定形物质，主要成分为蛋白多糖。蛋白多糖以曲折盘绕的透明质酸长链为骨架，通过连接蛋白结合许多蛋白质分子形成支链，后者又连有许多硫酸软骨素等多糖侧链，使基质形成具有许多微孔隙的分子筛构型。小于这些孔隙的物质如水、电解质、营养物质和代谢产物等小分子物质可以自由通过，进行交换；而大于孔隙的物质(如某些病原微生物等）则不能通过，被限制于局部，有利于吞噬细胞吞噬。

（五）细胞

主要有成纤维细胞、内皮细胞、肥大细胞和其他细胞，如平滑肌细胞、神经细胞和造血细胞，其中造血细胞包括淋巴细胞、巨噬细胞等，还有少量淋巴细胞和白细胞，其中成纤维细胞和肥大细胞是真皮结缔组织中主要的常驻细胞。在某些病理情况下，细胞的数量会有所增加或减少。

三、皮下组织

皮下组织又称皮下脂肪层，占人体脂肪组织的比例最高，位于真皮下方，脂肪的厚度随部位、性别及营养状况的不同而有所差异。其下与肌膜等组织相连，由疏松结缔组织及脂肪小叶组成，含有血管、淋巴管、神经、外泌汗腺（小汗腺）和顶泌汗腺等。皮下组织不仅是脂肪产生和储藏的场所，而且也是脂类代谢的重要场所。皮下组织还能使机体免受外界的物理性损伤，维护机体体温恒定。

四、皮肤附属器

皮肤附属器包括角化的附属器（毛发和甲）和腺状附属器（皮脂腺、汗腺等），由外胚层分化而来。

（一）毛发

掌跖、指趾屈面及其末节伸面、唇红、乳头、龟头、包皮内侧、小阴唇、大阴唇内侧、阴蒂等部位皮肤无毛，称为无毛皮肤；其他部位皮肤均有长短不一的毛，称为有毛皮肤。头发、胡须、阴毛及腋毛为长毛；眉毛、鼻毛、睫毛、外耳道毛为短毛；面、颈、躯干及四肢的毛发细软、色淡，为毳毛。毛发位于皮肤以外的部分称为毛干，位于皮肤以内的部分称为毛根，毛根末端膨大部分称为毛球，包含在由上皮细胞和结缔组织形成的毛囊内。毛球下端的凹入部分称为毛乳头，包含结缔组织、神经末梢和毛细血管，为毛球提供营养。毛囊位于真皮和皮下组织中，由内毛根鞘、外毛根鞘和结缔组织鞘组成。

毛发的生长周期可分为生长期（约3年）、退行期（约3周）和休止期（约3月），其中80%毛发处于生长期。各部位毛发并非同时或按季节生长或脱落，而是在不同时间分散地脱落和再生。正常人每日可脱落70～100根头发，同时也有等量的头发再生。头发生长速度为每天0.35～0.37mm。毛发的性状与遗传、健康、激素水平、药物和气候等因素有关。

（二）皮脂腺

皮脂腺是一种可产生脂质的器官，属泡状腺体，由腺泡和短的导管构成。腺泡无腺腔，腺体细胞破裂后脂滴释出并经导管排出。导管由复层鳞状上皮构成，开口于毛囊上部，位于立毛肌和毛囊的夹角之间，立毛肌收缩可促进皮脂排泄。在颊黏膜、唇红部、妇女乳晕、大小阴唇、眼睑、包皮内侧等区域，皮脂腺不与毛囊相连，腺导管直接开口于皮肤表面。头、面及胸背上部等处皮脂腺较多，称为皮脂溢出部位。皮脂腺分布广泛，存在于除掌跖和指（趾）屈侧以外的全身皮肤。皮脂腺的生长周期与毛发生长周期无关，一般一生只发生两次（青春期和老年期），主要受雄激素水平控制。

（三）汗腺

根据结构与功能不同可分为小汗腺和顶泌汗腺。

1. 小汗腺

小汗腺为单曲管状腺，由分泌部和导管部构成。分泌部位于真皮深部和皮下组织，由单层分泌细胞排列成管状，盘绕如球形；导管部由两层小立方形细胞组成，管径较细，其与腺体相连接的一段较为弯曲，其后的一段较直并上行于真皮，最后一段呈螺旋状穿过表皮并开口于汗孔。小汗腺主要分泌汗液、黏蛋白和回收钠离子。除唇红、鼓膜、甲床、乳头、包皮内侧、龟头、小阴唇及阴蒂外，小汗腺遍布全身，以掌跖、腋、额部较多，背部较少。小汗腺受交感神经系统支配。

2. 顶泌汗腺

顶泌汗腺曾称为大汗腺，属大管状腺体，由分泌部和导管组成。分布于皮下脂肪层，腺体为一层扁平、立方或柱状分泌细胞，其外有肌上皮细胞和基膜带；导管的结构与小汗腺相似，但其直径约为小汗腺的10倍，通常开口于毛囊上部皮脂腺开口的上方，少数直接开口于表皮。顶泌汗腺主要分布在腋窝、乳晕、脐周、肛周、包皮、阴阜和小阴唇，偶见于面部、头皮和躯干，此外外耳道的耵聍腺、眼睑的睫腺以及乳晕的乳轮腺也属于变形的顶泌汗腺，顶泌汗腺的分泌主要受性激素影响，青春期分泌旺盛。

（四）甲

参见第三章相关内容。

五、皮肤的神经、血管和肌肉

（一）神经

皮肤中有丰富的神经分布，可分为感觉神经和运动神经，通过与中枢神经系统之间的联系感受各种刺激、支配靶器官活动及完成各种神经反射。皮肤的神经支配呈节段性，但相邻节段间有部分重叠。神经纤维多分布在真皮和皮下组织中。

1. 感觉神经

感觉神经可分为神经小体和游离神经末梢，后者呈细小树枝状分支，主要分布在表皮下和毛囊周围。神经小体分为囊状小体和非囊状小体（如麦克尔细胞-轴突复合体）。囊状小体由结缔组织被囊包裹神经末梢构成，主要分布在无毛皮肤（如手指）。过去认为这些小体可分别感受压觉、触觉、热觉和冷觉，但目前发现仅有游离神经末梢而无神经小体的部位也能区分这些不同刺激，说明皮肤的感觉神经极为复杂。

2. 运动神经

运动神经来自交感神经节后纤维，其中肾上腺素能神经纤维支配立毛肌、血管、血管球、顶泌汗腺和小汗腺的肌上皮细胞；胆碱能神经纤维支配小汗腺的分泌细胞；面部横纹肌由面神经支配。

（二）血管

皮肤血管具有营养皮肤组织和调节体温等作用。皮下组织的小动脉和真皮深部较大的微动脉都具有血管的三层结构，即内膜、中膜和外膜。真皮中有由微动脉和微静脉构成的乳头下血管丛（浅丛）和真皮下血管丛（深丛），这些血管丛大致呈层状分布，与皮肤表面平行，浅丛与深丛之间有垂直走向的血管相连通，形成丰富的吻合支。皮肤的毛细血管大多为连续型，由连续的内皮构成管壁，相邻的内皮细胞间有细胞连接。皮肤血管的这种结构不仅有利于给皮肤提供充足的营养，而且可以有效地进行体温调节。

（三）淋巴管

皮肤的淋巴管网与几个主要的血管丛平行，皮肤毛细淋巴管盲端起始于真皮乳头层的毛细淋巴管，逐渐汇合为管壁较厚的具有瓣膜的淋巴管，形成乳头下浅淋巴网和真皮淋巴网，再连通到皮肤深层和皮下组织的更大淋巴管。毛细淋巴管管壁很薄，仅由一层内皮细胞及稀疏的网状纤维构成，内皮细胞之间通透性较大，且毛细淋巴管内的压力低于毛细血管及周围组织间隙的渗透压，故皮肤中的组织液、游走细胞、细菌、肿瘤细胞等均易通过淋巴管到达淋巴结，最后被吞噬处理或引起免疫反应，此外肿瘤细胞也可通过淋巴管转移到皮肤。

（四）肌肉

立毛肌是皮肤内最常见的肌肉类型，由纤细的平滑肌纤维束构成，其一端起自真皮乳头层，另一端插入毛囊中部的结缔组织鞘内，当精神紧张及寒冷时立毛肌收缩引起毛发直立，即所谓的“鸡皮疙瘩”。此外尚有阴囊肌膜、乳晕平滑肌、血管壁平滑肌等，汗腺周围的肌上皮细胞也具有某些平滑肌功能，面部表情肌和颈部的颈阔肌属于横纹肌。

六、皮肤病的治疗

皮肤病和性病的治疗主要包括内用药物治疗、外用药物治疗、物理治疗和皮肤外科治疗等。

（一）内用药物治疗

药物治疗是皮肤病和性病的主要治疗手段，其中许多皮肤病和性病需通过口服或注射等方式进行治疗。抗过敏药物、糖皮质激素及抗感染药物等在皮肤性病科应用较多。

1. 抗组胺药

多有与组胺相同的乙基胺结构，能与组胺争夺受体，根据其竞争受体的不同，可分为 H_1 受体拮抗药和 H_2 受体拮抗药两大类，H_1 受体主要分布在皮肤、黏膜、血管及脑组织，H_2 受体则主要分布于消化道黏膜。它具有缓解组胺引起的毛细血管扩张、血管通透性增高、平滑肌收缩、呼吸道分泌增加、血压下降、胃液分泌增多等作用。此外，还有不同程度的抗胆碱及抗 5- 羟色胺作用。H_1 受体拮抗药根据其对中枢神经系统的镇静作用不同可分为第一代和第二代。

常用的第一代 H_1 受体拮抗药见表 4-2-1。本组药物多易透过血-脑脊液屏障，可导致乏力、困倦、头晕、注意力不集中等；部分药物还有抗胆碱作用，可导致黏膜干燥、排尿困难、瞳孔散大。

常用的第二代 H_1 受体拮抗药见表 4-2-2。本组药物一般口服吸收很快，最大的优点是不易透过血-脑脊液屏障，对中枢神经系统影响较小，不产生或仅有轻微困倦作用，故也称非镇静抗组胺药。同时，抗胆碱能作用较小，作用时间较长，一般每天口服 1 次即可。因此目前在临床上应用较广，尤其适用于驾驶员、高空作业者及需长期使用者。

H_2 受体拮抗药在皮肤科主要用于慢性荨麻疹、皮肤划痕症等。不良反应有头痛、眩晕。长期应用可引起血清转氨酶升高、勃起功能障碍和精子减少等，孕妇及哺乳妇女慎用。主要药物有西咪替丁、雷尼替丁和法莫替丁等。

表 4-2-1　常用的第一代 H_1 受体拮抗药

药名	拮抗药成人剂量	常见不良反应
氯苯那敏（chlorpheniramine）	12～48mg/d，分 3 次口服或 5～20mg，肌内注射或 1mL（10mg），皮下注射	嗜睡、痰液黏稠、胸闷、咽喉痛、心悸、失眠、烦躁等
苯海拉明（diphenhydramine）	50～150mg/d，分 2～3 次口服或 20～40mg/d，分次肌内注射	头晕、嗜睡、口干，长期应用（6 个月以上）可引起贫血
多塞平（doxepin）	75mg/d，分 3 次口服	嗜睡、口干、视物模糊、体重增加，孕妇儿童忌用
赛庚啶（cyproheptadine）	4～12mg/d，分 2～3 次口服	光敏性增加、低血压、心动过速、头痛、失眠、口干、尿潴留、体重增加
异丙嗪（promethazine）	50mg/d，分 4 次口服或 25mg，肌内注射	嗜睡、低血压、注意力不集中，大剂量和长期应用时可引起中枢兴奋性增加
酮替芬（ketotilen）	2mg/d，分 2 次口服	嗜睡、疲倦、口干、恶心、头晕、体重增加

表 4-2-2　常用的第二代 H_1 受体拮抗药

药物名称	成人口服剂量	注意事项
非索非那定（fexofenadine）	120mg/d，分 2 次	婴幼儿、孕妇、哺乳期妇女慎用
氯雷他定（loratadine）	10mg/d	2 岁以下婴幼儿禁用，孕妇、哺乳期间肝肾功能损害患者慎用
西替利嗪（cetirizine）	10mg/d	婴幼儿、孕妇、哺乳期妇女慎用
美喹他嗪（mequitazine）	10～20mg/d，分 2 次	有下尿路梗阻性疾病患者禁用，青光眼；肝病患者和前列腺肥大患者慎用
阿伐斯汀（acrirastine）	8～24mg/d，分 1～3 次	12 岁以下儿童，孕妇、哺乳期妇女，肾功能损害、重度高血压患者禁用、老年人慎用
咪唑斯汀（mizolastine）	10mg/d	严重的肝病、心脏病患者禁用，轻度困倦者、婴幼儿、孕妇、哺乳期妇女禁用；忌与大环内酯类抗生素、唑类抗真菌药合用

2. 糖皮质激素

具有免疫抑制、抗炎、抗细胞毒、抗休克和抗增生等多种作用。常用于药疹、多形红斑、严重的急性荨麻疹、过敏性休克、接触性皮炎、系统性红斑狼疮、皮肌炎、天疱疮、类天疱疮和变应性皮肤血管炎等。常用种类见表 4-2-3。

使用糖皮质激素应根据不同疾病及个体情况决定剂量和疗程（即激素使用的个体化）。糖皮质激素剂量可分为小剂量、中等剂量和大剂量。一般成人用量泼尼松 30mg/d 以下为小剂量，用于较轻病症如接触性皮炎、多形红斑、急性荨麻疹等；泼

表 4-2-3 常用的糖皮质激素

药物名称		抗炎效价	等效剂量	成人剂量
低效	氢化可的松（hydrocortisone）	1	20	20 ～ 40mg/d，口服；100 ～ 400mg/d，静脉滴注
中效	泼尼松（prednisone）	4	5	15 ～ 60mg/d，口服
	泼尼松龙（prednisolone）	4 ～ 5	5	15 ～ 60mg/d，口服；10 ～ 20mg/d，静脉滴注
	甲泼尼龙（methyprednisolone）	7	4	16 ～ 40mg/d，口服
	曲安西龙（triamcinolone）	5	4	8 ～ 16mg/d，口服
高效	地塞米松（dexamethasone）	30	0.75	1.5 ～ 12mg/d，口服；2 ～ 20mg/d，静脉滴注
	倍他米松（betamethasone）	40	0.5	1 ～ 4mg/d，口服；6 ～ 12mg/d，肌内注射

尼松 30 ～ 60mg/d 为中等剂量，多用于自身免疫性皮肤病如系统性红斑狼疮、皮肌炎、天疱疮、大疱性类天疱疮等的治疗；泼尼松 60mg/d 以上为大剂量，一般用于较严重患者如严重系统性红斑狼疮、重症天疱疮、重症药疹、中毒性大疱性表皮松解症等。冲击疗法为一种超大剂量疗法，主要用于危重患者如过敏性休克、红斑狼疮脑病等，方法为甲泼尼龙 0.5 ～ 1.0g/d，加入 5% 或 10% 葡萄糖注射液中静滴，连用 3 ～ 5 天后用原口服剂量维持治疗。

自身免疫性疾病如系统性红斑狼疮、天疱疮等糖皮质激素的使用往往需要数年甚至更长时间，由于剂量较大、疗程较长，应当特别注意糖皮质激素的不良反应，递减到维持量时可采用每日或隔日早晨顿服，以减轻对下丘脑-垂体-肾上腺（HPA）轴的抑制。

糖皮质激素皮损内注射适用于瘢痕疙瘩、斑秃等，常用 1% 曲安奈德或泼尼龙混悬液 0.3 ～ 1.0mL 加等量 1% 普鲁卡因注射液进行皮损内注射，可根据病情重复治疗，但不宜长期反复使用，以免出现不良反应。

长期大量系统应用糖皮质激素的不良反应较多，主要有感染（病毒、细菌、结核、真菌等）、消化性溃疡或消化道穿孔、皮质功能亢进或减退、电解质紊乱、骨质疏松或缺血性骨坏死以及对神经精神的影响等，还可加重原有的糖尿病、高血压等。不适当的停药或减量过快还可引起病情反跳。长期外用本组药物可引起局部皮肤萎缩、毛细血管扩张、痤疮及毛囊炎等，故应慎用于面部、外生殖器部位，以及婴儿。长期大面积外用还可导致系统吸收而引起全身性不良反应。

3. 抗菌药物

主要包括青霉素类、头孢菌素类、氨基糖苷类、四环素类、大环内酯类、喹诺酮类、磺胺类、抗结核药、抗麻风药等等，主要用于细菌感染（如疖、痈、丹毒、蜂窝织炎等）。某些药物使用前需询问有无过敏史并进行常规皮试，以防过敏性休克等严重反应。

4. 抗病毒药物

主要有阿昔洛韦及同类药物以及利巴韦林。通过干扰病毒核酸合成而阻止病毒复制，对多种 DNA 病毒或 RNA 病毒有效。可用于疱疹病毒等的治疗。不良反应为静脉炎、暂时性血清肌酐升高、口渴、白细胞减少等。

5. 抗真菌药物

通过干扰真菌 DNA 合成，阻止真菌细胞分裂，或与真菌胞膜上的麦角固醇结合，使膜上形成微孔，改变细胞膜的通透性，引起细胞内物质外渗，导致真菌死亡。主要包括多烯类药物（两性霉素 B 及制霉菌素等）、5- 氟胞嘧啶、唑类（克霉唑、咪康唑、益康唑、联苯苄唑、伊曲康唑等）、丙烯胺类（特比萘芬）等。主要不良反应为胃肠道反应。

6. 维 A 酸类药物

是一组与天然维生素 A 结构类似的化合物，可调节上皮细胞和其他细胞的生长和分化，对恶性细胞生长有抑制作用，还可调节免疫和炎症过程等。主要不良反应有致畸、高三酰甘油血症、高血钙、骨骼早期闭合、皮肤黏膜干燥、肝功能异常等。根据分子结构的不同可分为 3 代：第一代维 A 酸是维 A 酸的天然代谢产物，主要包括全反式维 A 酸、异维 A 酸和维胺脂。全反式维 A 酸外用可治疗痤疮，后两者口服对寻常型痤疮、掌跖角化病等有良好疗效。第二代维 A 酸为单芳香族维 A 酸，主要包括阿维 A 酯、阿维 A 酸及维 A 酸乙酰胺的芳香族衍生物，主要用于治疗重症银屑病、各型鱼鳞病、掌跖角化病等，与糖皮质激素、PUVA 联用可用于治疗皮肤肿瘤。本组药物不良反应比第一代维 A 酸轻。第三代维 A 酸为多芳香族维 A 酸，包括芳香维 A 酸乙酯、阿达帕林和他扎罗汀，可用于银屑病、鱼鳞病、毛囊角化病和痤疮。

7. 免疫抑制药

可单独应用，也可与糖皮质激素联用以增强疗效、减少其不良反应。本组药物不良反应较大，包括胃肠道反应、骨髓抑制、肝损害、诱发感染、致畸等，因此应谨慎使用，用药期间应定期监测。主要包括环磷酰胺（CTX）、硫唑嘌呤（AZP）、甲氨蝶呤（MTX）、环孢素（CSA）、他克莫司、吗替麦考酚等。

8. 免疫调节药

能增强机体的非特异性和特异性免疫反应，使不平衡的免疫反应趋于正常。主要用于病毒性皮肤病、自身免疫性疾病和皮肤肿瘤等的辅助治疗。主要包括干扰素（IFN）、卡介菌（BCG）、左旋咪唑、转移因子及胸腺素等。

9. 维生素类药物

主要有维生素 A、β- 胡萝卜素、维生素 C、维生素 E、烟酸和烟酰胺、维生素 K 以及 B 族维生素等。主要用于皮肤病的辅助治疗。

10. 其他药物

氯喹和羟氯喹能降低皮肤对紫外线的敏感性、稳定溶酶体膜、抑制粒细胞趋化、吞噬功能及免疫活性，主要用于红斑狼疮、多形性日光疹、扁平苔藓等。雷公藤多苷为中药雷公藤提取物，有抗炎、抗过敏和免疫抑制作用，主要用于痒疹、红斑狼疮、皮肌炎、变应性皮肤血管炎、关节病型银屑病、天疱疮等。静脉免疫球蛋白（IVIg）大剂量可治疗皮肌炎等自身免疫性疾病。钙剂可增加毛细血管致密度、降低通透性，有消炎、消肿、抗过敏作用，主要用于急性湿疹、过敏性紫癜等。硫代硫酸钠具有非特异性抗过敏作用，主要用于花斑癣、湿疹等的治疗。

（二）外用药物治疗

皮肤被覆于人体表面，外用药物治疗是治疗皮肤病的重要手段，局部用药时皮损局部药物浓度高、系统吸收少，因而具有疗效高和不良反应少的特点。药物经皮吸收是外用药物治疗的理论基础。

1. 外用药物的种类和代表药物及常用糖皮质激素外用制剂（表 4-2-4 和表 4-2-5）

表 4-2-4 外用药物的种类和代表药物

种类	作用	代表药物
清洁药	清除渗出物、鳞屑、痂皮和残留药物	生理盐水、3% 硼酸溶液、1∶1000 呋喃西林溶液、植物油和液状石蜡等
保护药	保护皮肤、减少摩擦和缓解刺激	滑石粉、氧化锌粉、炉甘石、淀粉等
止痒药	减轻局部瘙痒感	5% 苯唑卡因、1% 麝香草酚、1% 苯酚、各种焦油制剂、糖皮质激素等
角质促成药	促进表皮角质层正常化、收缩血管、减轻渗出和浸润	2% ～ 5% 煤焦油或糠馏油、5% ～ 10% 黑豆馏油、3% 水杨酸、3% ～ 5% 硫黄、0.1% ～ 0.5% 蒽林、钙泊三醇软膏等
角质剥脱药	使过度角化的角质层细胞松解脱落	5% ～ 10% 水杨酸、10% 间苯二酚、10% 硫黄、20% ～ 40% 尿素、5% ～ 10% 乳酸、0.01% ～ 0.1% 维 A 酸等
收敛药	凝固蛋白质、减少渗出、抑制分泌、促进炎症消退	0.2% ～ 0.5% 硝酸银、2% 明矾液和 5% 甲醛等
腐蚀药	破坏和去除增生的肉芽组织或赘生物	30% ～ 50% 三氯醋酸、纯苯酚、硝酸银棒、5% ～ 20% 乳酸等
抗菌药	杀灭或抑制细菌	3% 硼酸溶液、5% ～ 10% 过氧化苯甲酰、0.5% ～ 3% 红霉素、1% 克林霉素、0.1% 小檗碱、1% 四环素、0.5% ～ 3% 红霉素、2% 莫匹罗星等
抗真菌药	杀灭和抑制真菌	2% ～ 3% 克霉唑、1% 益康唑、2% 咪康唑、2% 酮康唑、1% 联苯苄唑、1% 特比萘芬等；10% 十一烯酸、5% ～ 10% 水杨酸、6% ～ 12% 苯甲酸、10% ～ 30% 冰醋酸、5% ～ 10% 硫黄等，也具有抗真菌作用
抗病毒药	抗病毒	3% ～ 5% 阿昔洛韦、5% ～ 10% 碘苷、10% ～ 40% 足叶草酯、0.5% 足叶草酯毒素等
杀虫药	杀灭疥螨、虱、蠕形螨	5% ～ 10% 硫黄、1% γ-666、2% 甲硝唑、25% 苯甲酸苄酯、20% ～ 30% 百部酊、5% 过氧化苯甲酰等

续表

种类	作用	代表药物
遮光药	吸收或阻止紫外线穿透皮肤	5% 二氧化钛、10% 氧化锌、5% ～ 10% 对氨基苯甲酸、5% 奎宁等
脱色药	减轻色素沉着	3% 氢醌、20% 壬二酸等
维 A 酸类	调节表皮角化、抑制表皮增生、调节黑素代谢等作用	0.025% ～ 0.05% 全反式维 A 酸霜、0.1% 他扎罗汀凝胶
糖皮质激素	抗炎、止痒、抗增生	1% 醋酸氢化可的松、0.05% 醋酸地塞米松、0.1% 丁酸氢化可的松

表 4-2-5　常用糖皮质激素外用制剂

分级	药物	常用浓度
弱效	醋酸氢化可的松	1%
	醋酸甲泼尼龙	0.25%
中效	醋酸地塞米松	0.05%
	醋酸泼尼松龙	0.5%
	丁氯倍他松	0.05
	曲安奈得	0.025% ～ 0.1%
	氟轻松	0.01%
	醋酸氟氢可的松	0.25%
	去氯地塞米松	0.05%
强效	丁酸氢化可的松	0.1%
	双丙酸倍氯米松	0.025%
	双丙酸倍他米松	0.05%
	双丙酸地塞米松	0.1%
	戊酸倍他米松	0.05%
	氟轻松	0.025%
	哈西奈德	0.025%
	丙酸氯倍他索	0.02% ～ 0.05%
	哈西奈德	0.1%
	戊酸倍他米松	0.1%
	卤米他松	0.05%

2. 外用药物的剂型

（1）溶液　药物的水溶液，具有清洁、收敛作用，主要用于湿敷。常用的有 3% 硼酸溶液、0.05% ～ 0.1% 小檗碱溶液、1：8000 高锰酸钾溶液、0.2% ～ 0.5% 醋酸铝溶液、0.1% 硫酸铜溶液等。

（2）酊剂和醑剂　药物的乙醇溶液或浸液，酊剂是非挥发性药物的乙醇溶液，醑剂是挥发性药物的乙醇溶液。酊剂和醑剂外用于皮肤后，酒精迅速挥发，将其中所溶解的药物均匀地分布于皮肤表面，发挥其作用。常用的有 2.5% 碘酊、复方樟脑醑等。

（3）粉剂　有干燥、保护和散热作用。主要用于急性皮炎无糜烂和渗出的皮损，特别适用于间擦部位。常用的有滑石粉、氧化锌粉、炉甘石粉等。

（4）洗剂　也称振荡剂，是粉剂与水的混合物，二者互不相溶。有止痒、散热、干燥及保护作用。常用的有炉甘石洗剂、复方硫黄洗剂等。

（5）油剂　用植物油溶解药物或与药物混合。有清洁、保护和润滑作用，主要用于亚急性皮炎和湿疹。常用的有 25% ～ 40% 氧化锌油、10% 樟脑油等。

（6）乳剂　油和水经乳化而成的剂型。有两种类型，一种为油包水（W/O），有轻度油腻感，主要用于干燥皮肤或在寒冷季节的冬季使用；另一种为水包油（O/W），也称为霜剂，容易洗去，适用于油性皮肤。水溶性和脂溶性药物均可配成乳剂，具有保护、润泽作用，渗透性较好，主要用于亚急性、慢性皮炎。

（7）软膏　用凡士林、单软膏或动物脂肪等作为基质的剂型。具有保护创面、防止干裂的作用，软膏渗透性较乳剂更好，其中加入不同药物可发挥不同治疗作用，主要用于慢性湿疹、慢性单纯性苔藓等疾病。由于软膏可阻止水分蒸发，不利于散热，因此不宜用于急性皮炎、湿疹的渗出期等。

（8）糊剂　含有 25% ～ 50% 固体粉末成分的软膏。作用与软膏类似，但其含有较多粉剂，具有一定吸水和收敛作用，多用于有轻度渗出的亚急性皮炎、湿疹等。

（9）硬膏　脂肪酸盐、橡胶、树脂等组成的半固体基质贴附于布料、纸料或有孔塑料薄膜上，可牢固地黏着于皮肤表面，作用持久，可阻止水分散失、软化皮肤和增强药物渗透的作用。常用的有氧化锌硬膏、肤疾宁硬膏、剥甲硬膏等。

（10）涂膜剂　将药物和成膜材料溶于挥发性溶剂中制成。外用后溶剂迅速蒸发，在皮肤上形成一均匀薄膜，常用于治疗慢性皮炎。

（11）凝胶　以高分子化合物和有机溶剂如丙二醇、聚乙二醇等为基质配成的外用药物。凝胶外用后可形成一薄层，凉爽润滑，无刺激性，急、慢性皮炎均可使用。常用的有过氧化苯甲酰凝胶、阿达帕林凝胶等。

（12）气雾剂　又称为喷雾剂，由药物与高分子成膜材料和液化气体混合制成。喷涂后药物均匀分布于皮肤表面，用于治疗急、慢性皮炎或感染性皮肤病。

3. 外用药物的治疗原则

（1）正确选用外用药物的种类　应根据皮肤病的病因与发病机制等进行选择，如细菌性皮肤病宜选抗菌药物，真菌性皮肤病可选抗真菌药物，变态反应性疾病选择糖皮质激素或抗组胺药，瘙痒者选用止痒药，角化不全者选用角质促成剂，角化过度者选用角质剥脱剂等。

（2）正确选用外用药物的剂型　应根据皮肤病的皮损特点进行选择。急性皮炎仅有红斑、丘疹而无渗液时可选用粉剂或洗剂，炎症较重，糜烂、渗出较多时宜用溶液湿敷，糜烂但渗出不多时则用糊剂；亚急性皮炎渗出不多者宜用糊剂或油剂，如无糜烂宜用乳糊剂；慢性皮炎可选用乳剂、软膏、硬膏、酊剂、涂膜剂等；单纯瘙痒无皮损者可选用乳剂、酊剂等。

（3）详细向患者解释用法和注意事项　开具处方外用药后，应当向患者详细解释使用方法、使用时间、部位、次数和可能出现的不良反应及其处理方法等。

（三）物理治疗

1. 电疗法

（1）电解术　用电解针对较小的皮损进行破坏，一般用 6V、1.5mA 的直流电。适用于毛细血管扩张和脱毛。

（2）电干燥术　也称为电灼术，一般用较高电压、较小电流强度的高频电源对病变组织进行烧灼破坏。适用于较小的寻常疣、化脓性肉芽肿等。

（3）电凝固术　一般用比电干燥术电压低、电流强度大的高频电源，可使较大较深的病变组织发生凝固性坏死。适用于稍大的良性肿瘤或增生物。

（4）电烙术　用电热丝对皮损进行烧灼破坏。适用于各种疣和较小的良性肿瘤。

2. 光疗法

包括红外线、紫外线等。适用于皮肤感染、慢性皮肤溃疡、冻疮和多形红斑等。分为短波紫外线（UVC，波长 180 ～ 280nm）、中波紫外线（UVB，波长 280 ～ 320nm）和长波紫外线（UVA，波长 320 ～ 400nm），UVB 和 UVA 应用较多。其效应有加速血液循环、促进合成维生素 D、抑制细胞过度生长、镇痛、止痒、促进色素生成、促进上皮再生，此外还有免疫抑制作用。适用于玫瑰糠疹、银屑病、斑秃、慢性溃疡、痤疮、毛囊炎、疖病等。照射时应注意对眼睛的防护，活动性肺结核、甲亢或严重心、肝、肾疾病及光敏感者禁用。

光化学疗法（photochemotherapy）是内服或外用光敏剂后照射 UVA 的疗法，原理为光敏剂在 UVA 的照射下与 DNA 中的胸腺嘧啶形成光化合物，抑制 DNA 的复制，从而抑制细胞增生和炎症。一般方法为口服 8- 甲氧补骨脂素（8-methoxypsoralen, 8-MOP）0.6mg/kg 2h 后或外用 0.1% ～ 0.5% 8-MOP 酊剂 0.5 ～ 1h 后进行 UVA 照射。初始照射剂量一般为 0.5 ～ 1J/cm^2，之后逐渐增加，每周 3 次，大部分皮损消退后次数逐渐减少，部分患者需进行维持治疗。适用于银屑病、白癜风、原发性皮肤 T 细胞淋巴瘤、斑秃、特应性皮炎等。不良反应包括白内障、光毒性反应、皮肤光老化、光敏性皮损等，长期应用有致皮肤癌的可能。禁忌证包括白内障、肝病、卟啉病、着色干皮病、红斑狼疮、恶性黑素瘤、儿童及孕妇等。治疗期间禁食酸橙、香菜、芥末、胡萝卜、芹菜、无花果等，忌用其他光敏性药物或与吩噻嗪类药物同服。

3. 激光

激光的特点是单色性好、相干性强和功率高。近年来皮肤科激光治疗技术进展迅速，不断有新的激光技术开发成功，用于治疗太田痣、文身、去除皮肤皱纹和嫩肤等。皮肤科常用的激光技术主要有以下几类。

（1）激光手术　用二氧化碳激光器等发射高功率激光破坏组织。适用于寻常疣、尖锐湿疣、跖疣、鸡眼、化脓性肉芽肿及良性肿瘤等。

（2）激光理疗　氦氖激光和砷化镓半导体激光可促进炎症吸收和创伤修复。适用于毛囊炎、疖肿、甲沟炎、带状疱疹、斑秃、皮肤溃疡等。

（3）选择性激光　与二氧化碳激光不同，近年来根据“光热分离”理论，激光治疗的选择作用得到明显提高。如果脉冲时间短于靶组织的释放时间，即靶组织吸收光能后所产生的热能释放50%所需要的时间，可使热能仅作用于靶组织，而不致引起相邻组织的损伤，从而提高治疗的选择作用。常用选择性激光见表4-2-6。

表4-2-6　皮肤科常用选择性激光

激光类型	波长/nm	颜色	适应证
氩离子激光	488、514	蓝、绿色	血管性损害
photoderm	515～1000	绿-红色、红外线	血管性损害、色素性损害、脱毛等
Q开关Nd：YAG激光（倍频）	532	绿色	血管性损害、色素性损害、红色文身
铜蒸气激光	578/511	黄-绿色	血管性损害、色素性损害
闪光灯泵脉冲燃料激光	585～600	黄色	血管性损害
Q开关红宝石激光	694	红色	深在或浅在性色素性损害如太田痣、文身（黑、蓝、绿）
长脉冲红宝石激光	694	红色	脱毛
Q开关翠绿宝石激光	755	红外线	文身（黑、蓝、绿）
长脉冲绿宝石激光	755	红外线	脱毛
二极管（半导体）激光	810	红外线	脱毛
Q开关Nd：YAG	1064	不可见	深在性真皮色素、文身（黑、蓝）
铒：YAG激光	2940	不可见	皮肤磨削去皱、浅表瘢痕、浅表肿物
CO_2激光	10600	不可见	去除疣、各种肿物

（4）光子嫩肤术　是一种使用连续的强脉冲光子技术的非剥脱性疗法，可消除细纹、去除毛细血管扩张、色素斑。适应证可分为Ⅰ型和Ⅱ型：Ⅰ型光子嫩肤术适用于治疗皮肤损伤（如日光损伤、色素沉着、雀斑）、良性血管性病变、皮肤异色症、毛细血管扩张及其他治疗术产生的红斑等；Ⅱ型光子嫩肤术适用于治疗涉及胶原组织变化的皮肤损伤（如毛孔、弹性组织变性和皱纹）。

（5）光动力疗法（PDT）　光敏剂进入体内并在肿瘤组织中聚集，在特定波长激光的照射下被激发，产生单态氧或其他自由基，造成肿瘤组织坏死，而对正常组织损伤降至最低。皮肤科应用最多的光敏剂是氨基乙酰丙酸，是一种卟啉前体，一般外用后 4 ～ 6h 照射；常用光源有氩离子染料激光（630nm）、非连续性激光（卟啉可用 505、580、630nm）、脉冲激光等。适应证有基底细胞上皮瘤、Bowen 病、鳞状细胞癌等皮肤肿瘤。不良反应为局部灼热感、红斑、疼痛。

4. 微波疗法

微波（microwave）可使组织中电解质偶极子、离子随微波的频率变化而发生趋向运动，在高速振动和转动中互相摩擦产生热效应和非热效应。适用于各种疣、皮赘、血管瘤、淋巴管瘤、汗管瘤等的治疗。

5. 冷冻疗法

冷冻疗法（cryotherapy）是利用制冷剂产生低温使病变组织坏死达到治疗的目的，细胞内冰晶形成、细胞脱水、脂蛋白复合物变性及局部血液循环障碍等是冷冻的效应机制。冷冻剂主要有液氮（−196℃）、二氧化碳雪（−70℃）等，前者最为常用。可选择不同形状、大小的冷冻头进行接触式冷冻，亦可用喷射式冷冻。冻后可见局部组织发白、肿胀，1 ～ 2 天可发生水疱，然后干燥结痂，1 ～ 2 周脱痂。适用于各种疣、化脓性肉芽肿、结节性痒疹、瘢痕疙瘩、浅表良性肿瘤等。不良反应有疼痛、继发感染、色素变化等。

6. 水疗法

也称浴疗，是利用水的温热作用和清洁作用，结合加入药物的药效来治疗皮肤病。常见的有淀粉浴、温泉浴、人工海水浴、高锰酸钾浴、中药浴等。适用于银屑病、慢性湿疹、瘙痒病、红皮病等。

7. 放射疗法

用射线照射治疗疾病的方法，皮肤科常用的放射源有浅层 X 线、核素，常用的核素主要为磷-32 和锶-90 等。适应证包括各种增殖性皮肤病如血管瘤（特别是草莓状和海绵状血管瘤）、瘢痕疙瘩、恶性肿瘤等，也可用于脱毛、止汗等。在对阴囊、胸腺、甲状腺、乳腺等部位进行治疗时，一定要注意对腺体的保护。

（四）皮肤外科治疗

皮肤外科治疗可用于皮肤肿瘤切除、皮肤创伤清理、活体组织取材、改善或恢复皮肤正常功能及美容整形。常用的皮肤外科手术如下：

1. 切割术

以特制的五锋刀做局部切割，可破坏局部增生的毛细血管及结缔组织。适用于酒渣鼻，尤其是毛细血管扩张明显和鼻赘期更佳。

2. 皮肤移植术

包括游离皮片移植术、皮瓣移植术和表皮移植术。游离皮片有表层皮片（厚度约 0.2mm，含少许真皮乳头）、中厚皮片（约为皮肤厚度的 1/2，含表皮和部分真皮）和全层皮片（含真皮全层），游离皮片移植术适用于烧伤后皮肤修复、浅表性皮肤溃疡、皮肤瘢痕切除后修复等。皮瓣移植因为将相邻部位的皮肤和皮下脂肪同时转移至缺失部位，有血液供应，故易于成活，适用于创伤修复、较大皮肤肿瘤切除后修复等。自体表皮移植术是用负压吸引法在供皮区和受皮区吸引形成水疱（表皮下水疱），再将供皮区疱壁移至受皮区并加压包扎，适用于白癜风、无色素性痣的治疗方式。

3. 毛发移植术

包括钻孔法、自体移植法、头皮缩减术、条状头皮片、带蒂皮瓣和组织扩张术与头皮缩减术的联用等。适用于修复雄激素源性秃发等。

4. 体表外科手术

用于活检、皮肤肿瘤、囊肿的切除、脓肿切开引流、拔甲等。

5. 皮肤磨削术

利用电动磨削器或微晶体磨削皮肤，达到消除皮肤凹凸性病变的目的。适用于痤疮和其他炎症性皮肤病遗留的小瘢痕、雀斑、粉尘爆炸着色等。瘢痕体质者禁用。

6. Mohs 外科切除技术

将切除组织立即冷冻切片并进行病理检查，以决定进一步切除的范围。适用于体表恶性肿瘤如基底细胞上皮瘤、鳞状细胞癌的切除。此法的皮肤肿瘤根治率可达98% 以上。

第三节 常见足部皮肤病变

一、胼胝

（一）病因

胼胝是足部最常见的角化过度性皮肤病，易形成于受压部位，常位于足部骨突部，最大的病灶多位于足部。胼胝为非穿透性、局限性表皮角化过度的增厚物，发生原因主要是由于足部结构及功能异常如跖、趾骨逐渐增生变厚。其病理变化主要是病变部位围绕致密的角质层形成，无穿透性角质中心核，常有弥漫性肥厚表现，去除压力后，可自行消失。高低不平、反常距下关节后转，使骨隆突部位的皮肤长期受到挤压、摩擦等机械损伤作用，不合脚的鞋袜及年龄老化致足部变形更加重了局部的压迫，导致该处皮肤角质层逐渐增生变厚（图 4-3-1、图 4-3-2）。

胼胝被认为是糖尿病足溃疡的早期重要预测指标，胼胝感染、破溃已成为导致糖尿病足溃疡甚至肢端坏疽最常见、最严重的诱发因素。有报道发现 82.4% 的糖尿病足溃疡患者在溃疡出现前有胼胝形成。糖尿病合并神经病变及缺血患者胼胝部出现溃疡的相对危险度可增加 11 倍。而另一项横断面调查则发现有胼胝形成的感觉异常患者发生足溃疡的风险增加近 77 倍，对这些患者进行随访后发现溃疡仅出现在胼胝部位。因此，正确认识、预防并处理胼胝成为预防足部坏疽的重要措施（图 4-3-3、图 4-3-4）。

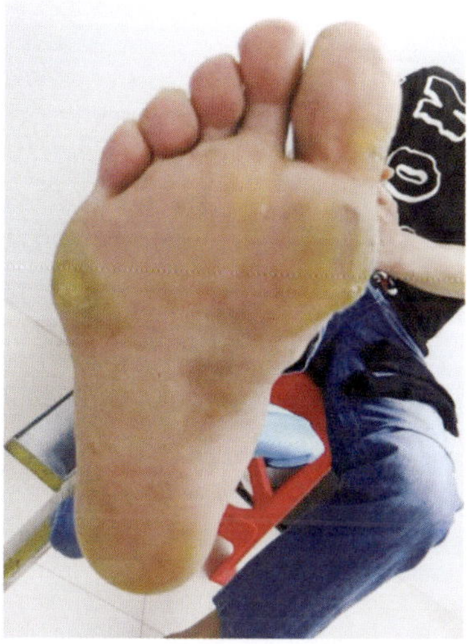

图 4-3-1　穿鞋不当导致胼胝

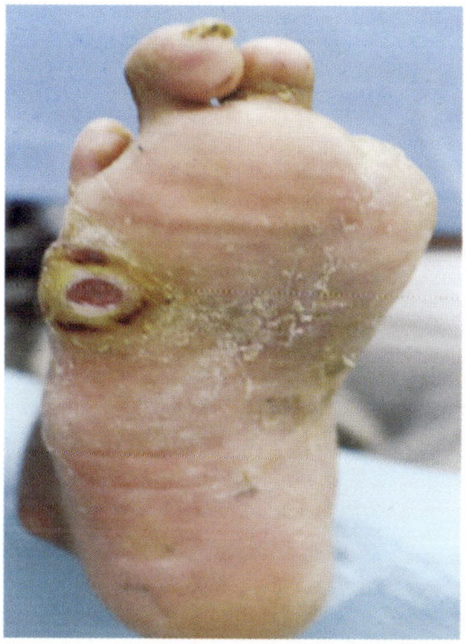

图 4-3-2　胼胝引起足部溃疡

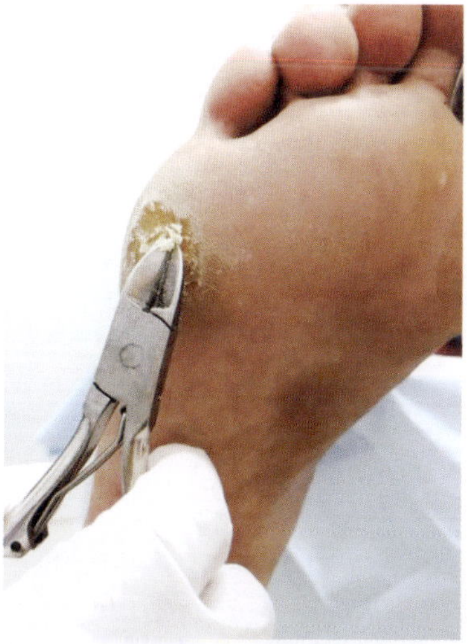

图 4-3-3　修剪胼胝

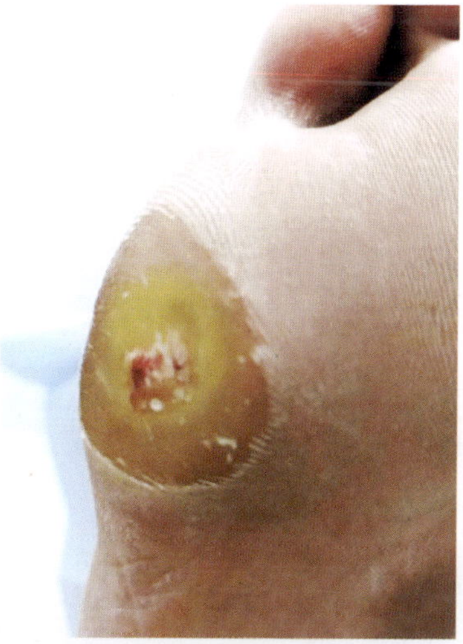

图 4-3-4　胼胝修剪后

胼胝是人的皮肤组织对外部压力的反应，通常发生于足底压力增高区。单纯神经性病变的患者容易出现胼胝。胼胝下常存在出血、感染、坏死、溃疡。胼胝下感染不易被发现，常被患者及医护人员忽略。只要胼胝有出血征象、变色、水疱形成等表现时，就应该列为临床急症处理，及时清除胼胝有利于发现病变及促进病变愈合，积极的抗感染治疗可避免发生严重的后果。此处分享一个胼胝导致足部溃疡的治疗案例，患者左足第 1 趾胼胝破溃后 1 个月余，第 1 趾可见一处溃疡，大小为 2cm×0.5cm×1cm，溃疡基底为黄色，中量渗液，予以换药 9 天痊愈。患者溃疡痊愈后，康复科定制减压鞋，足部涂抹润肤霜滋润皮肤（图 4-3-5 ～图 4-3-7）。

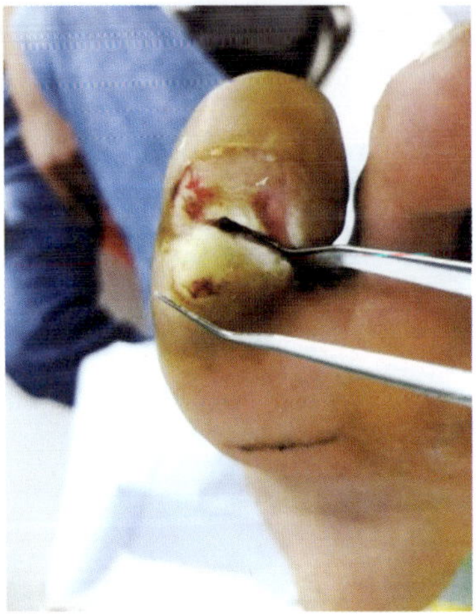

图 4-3-5　胼胝导致溃疡

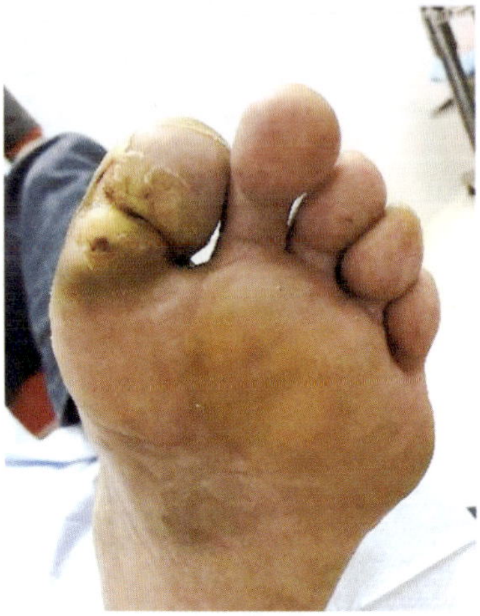

图 4-3-6　换药后愈合

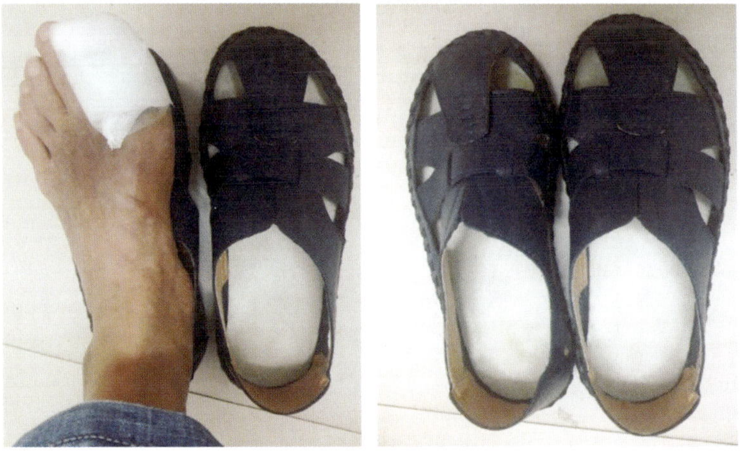

图 4-3-7　患者定制减压鞋

（二）临床表现

胼胝常见于受压部位，尤其好发于掌跖和距下关节的骨性隆起部位，外观为扁平或隆起的局限性片状角化增厚板，呈黄白色，质坚硬，可清楚观察到表面皮纹。胼胝增大或足的畸形如平足症、弓形足、锤状趾等导致足压力点改变，造成胼胝增大加深时可发生疼痛，尤其行走时疼痛加重。部分患者甚至出现表皮裂缝合并胼胝形成。

胼胝是重要的溃疡前期损伤。神经性足的胼胝通常坚硬、干燥，可导致胼胝下组织压力性坏死、形成溃疡。神经缺血性足也会形成胼胝，但比较薄、比较光滑。胼胝变厚、胼胝内出现小的血斑点，完全清除胼胝表层后发现其深层呈白色且被泡软，或发现上皮内水疱常为溃疡前期的征象，提示即将出现溃疡。

（三）诊断与鉴别诊断

对胼胝的评估需要详细询问病史。包括患者的医疗保健条件、外伤史、手术史，以及穿什么鞋子会加重或减轻疼痛、鞋底磨损情况、既往治疗情况。从患者的站立位开始进行体格检查。仔细观察足趾的姿势，跖趾关节和足弓的特点，前后足之间的位置和姿势关系。对各组肌肉进行肌力检查，彻底检查血管神经束，踝关节、距下关节、跗横关节及跖趾关节活动度也应加以注意。第 1 跖骨过度活动、踇僵硬、皮肤水肿、皮肤增厚、滑膜炎，以及跖趾关节不稳等都是重要的诊断参考依据。仔细检查足底情况，观察病变的位置和特点。胼胝内可能含有鸡眼，如果存在这种情况，需要拍摄籽骨负重轴位片。如果需要，可以在胼胝上做一个小的标记来识别这一结构。

正确鉴别胼胝和足部其他角化过度性疾病如鸡眼、跖疣等是非常重要的，因为不同疾病治疗方案不同。鉴别足部角化过度性疾病的最好办法是用 15 号手术刀轻轻地削除表面角化过度的角质层，在削除角化过度的角质层后，重要的鉴别点就会显现出来。首先，胼胝边缘模糊不清，而跖疣和鸡眼的边界非常清楚；其次，胼胝没有明显的核心，但鸡眼可见明显的核心；再者，胼胝无明显的毛细血管出血点，而跖疣在角质层削除后可见明显的毛细血管出血点。另外患者症状表现有助于诊断，胼胝一般无疼痛，但鸡眼和跖疣疼痛非常明显。鸡眼是直接按压痛，而跖疣是挤压痛。胼胝治疗需要去除引起胼胝形成的压力。这就要求患者穿更舒适的袜子或者为常穿的鞋配置特定的鞋垫。覆盖的角质层可以通过一些去角质的药物来进行软化祛除，如购买化妆品柜台或者医院开出的含乳酸或水杨酸的保湿剂。对于更严重的胼胝，焦油或者尿素软膏单独或联合使用来减轻角化过度问题非常有必要，通过密封疗法来促进这些去角质药物的吸收可提高疗效。

（四）预防和治疗

1. 预防

对高危足患者建议根据测压系统使用定制标准鞋及鞋垫，以有效减轻足部（跖肌）高压，预防足溃疡。常规足部护理：每日洗浴时要洗脚，保持趾间干燥；用中性肥皂，洗完后仔细漂净双脚；脚不要泡太长时间，否则会导致皮肤更加干燥；对于干性皮肤，可适当涂抹润肤膏（护手霜、花生油、橄榄油等），趾间避开；同时鼓励穿合适的鞋袜；而对于湿性皮肤，则使用收敛剂或止汗剂（如氯化铝）可能会有效；此外应避免赤足行走。

出现前述溃疡前期警惕征象，应尽快至足病专科就诊，由足科师清创切除过度角化的胼胝，并配合定制鞋、鞋垫或矫形器等减压设备，使足部压力从胼胝等部位分散，有效减轻或重新分布足部高压，进而降低溃疡发生。

患者不应自行切除胼胝，也不宜购买所谓鸡眼或胼胝去除剂，否则可能损伤皮肤导致足部感染。对不能去足病专科就诊的糖尿病足病患者，可通过温盐水浸泡，用浮石或尼龙清洁垫摩擦胼胝区域以减少厚度，48h 内尽可能少走路。如足部出现渗液或组织损伤，应及时去专科就诊。对于皮肤裂缝合并胼胝，应清除深裂缝边缘的胼胝，用免缝胶带将裂缝绑在一起以加速愈合。足后跟部裂缝的患者应避免穿无后跟鞋。胼胝增大、较深、疼痛影响行走和工作者，或由足部畸形或趾骨突出引起者，必要时可采取手术切除治疗。

2. 治疗

胼胝的明确诱因是反复接触压力及摩擦作用，针对胼胝诱因对患者进行鞋袜选择、足部检查、足部清洁、步态矫正等方面的健康教育。宜定期去除胼胝及局部减压，根据胼胝生长速度适时接受专业处置。胼胝去除应由接受过糖尿病足病专业培训的足病治疗师进行，局部减压治疗包括以下几种方式：①助行及足部减压装置；②硅胶垫 / 套及局部垫；③减压鞋具等。

（1）保守治疗　可以使用刀片修剪跖侧的胼胝。17 号足病刀片是专门用来修剪跖侧角化皮肤的工具。当修剪胼胝时，我们应该尽量清除角化组织，对于角化组织凹陷的患者，也应如此。对于深部病变，一次修剪是不可能完全清除所有角化组织的，应该进行多次修剪来使其转移到表面。对于直径 2 ～ 3mm 的局部鸡眼来说，一般一次就可修剪完全，但也有可能需要二次修剪。

胼胝清除结束后，可以用一个柔软的跖骨垫来减少相应区域的压力。如果鞋子足够大可以使用全足的柔软支撑垫。如果患者穿时髦的女式鞋子，就可能没有足够的空间来放置跖骨和足部支撑垫。对于明显角化损伤的患者，应鼓励他们使用宽松、柔软、舒适、低跟的鞋子，可使足跖侧得到更多的缓冲。骨的支撑垫可以放在胼胝的近端。应提前告知患者使用这种支撑垫之后会感到不舒服，并且需要 7 ～ 10 天的时间来适应，这一点很重要。患者应周期性地修剪角化组织，调整跖骨支撑垫，如有必要也可更换更大的跖骨支撑垫。如果患者存在足部的畸形如蹞外翻、扁平外翻或高弓畸形等，个人定制塑形良好的足部矫形器是有益的。其他的足部矫形器，如宽鞋盒、高鞋盒和摇杆底部鞋底可起到缓解作用。如果疾病的原因是马蹄足畸形，物理疗法可以使痉挛的肌肉伸展开从而增加跟腱的长度，增加踝关节背屈功能。如果保守治疗后胼胝继续存在，且症状明显，就要考虑手术治疗。

（2）手术治疗　对于胼胝严重及反复发作的足溃疡患者，在评估患者获益的前提下，足病治疗师遇到需要手术治疗的胼胝应该及时转介外科医生进行进一步治疗，采取何种手术方式治疗由胼胝的特征决定。

二、鸡眼

鸡眼是由摩擦或局部压力共同引起的，具有穿透性的中心核，基底部位于表面，形成圆锥的角质栓尖端朝内，压迫邻近的结构（图 4-3-8）。硬性鸡眼多发生在第 5 趾近端，趾间关节的背外侧；软性鸡眼可发生在任何两趾间，但以第 4、5 趾间最多，可因汗液浸渍而变软发白。

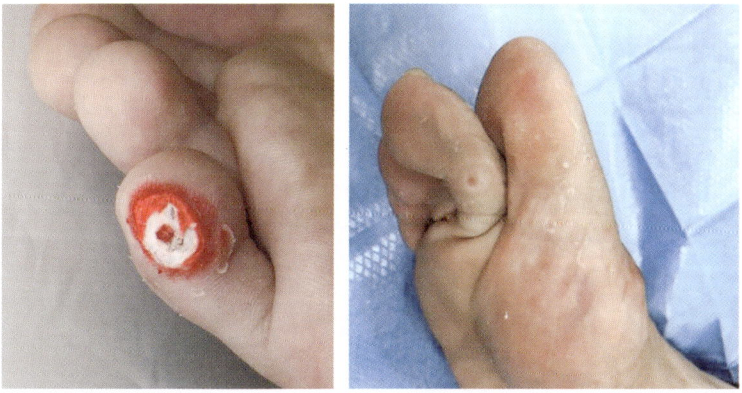

图 4-3-8　鸡眼

对鸡眼最有效的治疗是用手术刀对角质层进行处理，当覆盖厚的角质层被移除，在病变基底部可见小（1 ～ 2mm）的中心核，鸡眼疼痛主要是与中心核有关。有时整个中心核可以被清除掉，则可以暂时性缓解患者的疼痛。如果护理不当，鸡眼可能很快就会复发。一旦病变的硬壳被清除掉，使用软垫来减轻压力是非常重要的。如果难以移除整个中心核，需持续联合使用前面治疗胼胝所需的角质溶解剂。穿能够缓解压力的鞋子、使用特定的鞋子或者鞋垫对治疗也同样有效。

三、寻常疣（疣）

疣是由不同类型的人乳头瘤状病毒（HPV）感染引起的良性上皮增生，好发于足部。足底的疣常为单发，也有多发的情况，但是很少会直接发生在跖骨头下。

趾疣可表现为许多不同临床类型，其临床表现可以从角化小丘疹（1～ 2mm）到不同直径的病变，且皮损有明显的个体差异（图 4-3-9）。目前，鉴别趾疣最有用的特征是毛细血管出血点。毛细血管出血点是疣体表面直径小于 1cm 的红色、褐色或黑色斑点。如果毛细血管出现点不是非常明显，往往要将趾疣表面的角质层削除后才可以看到，削除病变的角质层对鉴别趾疣、鸡眼及足底其他角化非常重要。

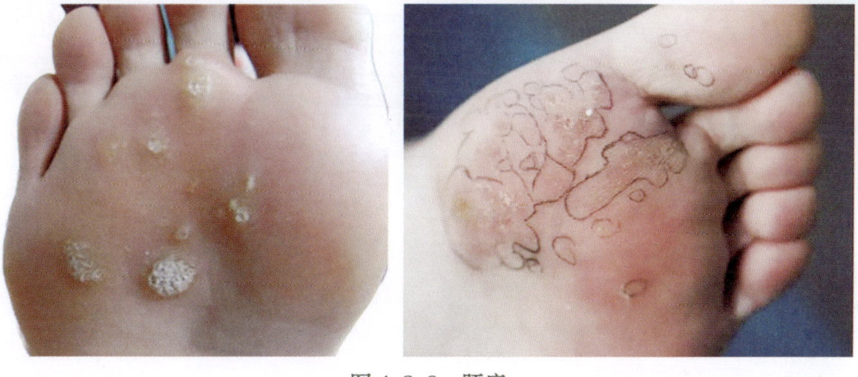

图 4-3-9　趾疣

目前，对疣的治疗有多种有效的治疗方法。在对趾疣进行治疗前应切记，许多疣在不经过任何治疗的情况下可自行消失，尤其见于儿童。儿童中，大约有50%疣在不进行任何治疗的情况下，可在2年内自行消失。因此我们要确保用于疣的治疗是必须的。

疣常以乳头状成排或突出于皮肤表面，散在于病变周围，然而胼胝正好相反，贯穿病变部位。使用刀片进行修整之后不仅有利于鉴别还有利于医师辨别胼胝的边界。因为局限性角化病胼胝本身有明确的边界而弥漫性角化病正好相反，它是一种弥漫性无边界的皮肤增厚。另外，疣的表面可能覆盖较少的角化皮肤，用刀片修整时会很快伤到其本身组织，该组织内有丰富的动脉分布而出现明显的出血。

去除表面角质后，跖疣有延伸性真皮乳头，其中有血管存在，但无角质核心。胼胝正好相反，是一种无血供的病变。疣的产生多是因为HPV感染，鞋内阴暗潮湿的环境可促进其形成。对这种顽固的病变，有包括化学腐蚀、免疫抑制和手术在内的多种治疗方法。化学烧蚀包括苯酚、10%甲酸和一氯乙酸合剂、氟尿嘧啶、硫酸博来霉素。局部用药包括水杨酸、氟尿嘧啶、足叶草酯毒素、甲酸、硝酸银等。

四、糖尿病性大疱

糖尿病性大疱（diabetic bullae）是糖尿病患者特有的皮肤病变。自发性大疱是糖尿病患者皮肤损害特征之一，糖尿病性大疱比较罕见。近期文献报道在糖尿病患者中，糖尿病性大疱的发病率为0.5%，多发生在老年患者，且男性多于女性。

糖尿病性大疱的发生多为自发的、无创伤的，常见于肢体的末端。其典型病变位于足趾和足跟，在小腿胫侧或其他部位也偶有出现，直径数毫米至3～5cm，常常复发。糖尿病性大疱表现为有一定的张力，疱壁菲薄透明，内含透明浆液，无炎性红晕（图4-3-10）。大多数患者无症状，仅有少数患者诉有轻微的烧灼感。糖尿病性大疱常可在2～6周内自发愈合，不留瘢痕。

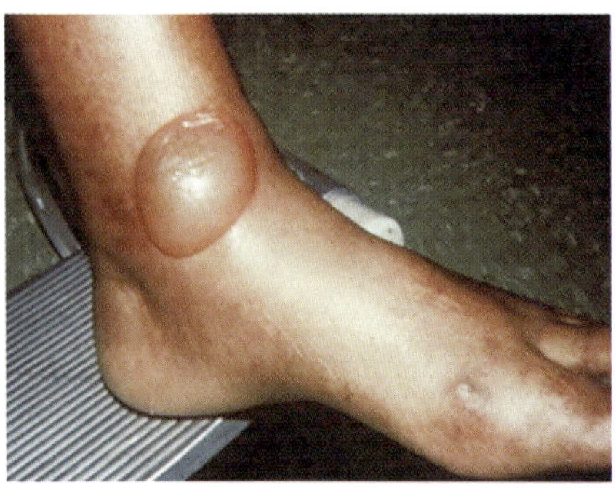

图4-3-10 糖尿病性大疱

（一）发病机制

病变的原因尚不清楚，目前多认为与糖尿病合并微循环障碍，周围神经病变等因素有关。

1. 微血管病变

糖尿病性大疱发病的机制可能是糖尿病患者的皮肤静脉压的增加和供血不足导致水疱形成，水疱处皮肤血流较非糖尿病患者的慢。糖尿病性大疱组织病理学特征为微血管壁透明变性。

2. 糖代谢障碍、周围神经病变

糖尿病性大疱中葡萄糖浓度与静脉血中的葡萄糖浓度相近，如果疱中葡萄糖浓度低于血浆中葡萄糖浓度，则水疱形成速度较慢。糖尿病性大疱的发生与糖尿病患者神经组织中山梨醇和肌醇代谢异常有关，山梨醇代谢途径活跃引起血管通透性增强，神经营养障碍导致皮肤组织代谢障碍而形成水疱。

3. 电解质紊乱

糖尿病患者体内镁离子减少可能引起表皮基底细胞液化变性而形成大疱，糖尿病肾病损害导致钙镁离子代谢失调与大疱形成有关。糖尿病性肾脏损害会引起钙镁离子的负平衡，造成皮肤结构脆弱、分离，形成大疱。

4. 局部皮肤持续受压

部分糖尿病患者的皮肤对摩擦的耐受力下降，因此大疱的形成可能与局部皮肤持续受压有关。

（二）诱发因素

糖尿病患者足部的大疱多为自发，病变迅速遍及足部其他区域，大部分没有创伤、摩擦或感染等诱发因素，但是这些因素往往使紧张的水疱逐步发展，变得越来越松弛。

（三）诊断及治疗

1. 诊断及鉴别诊断

糖尿病或糖尿病前期的患者，无创伤史，在正常的皮肤表面出现有张力的水疱，就要考虑糖尿病性大疱。目前没有糖尿病性大疱的特异性诊断试验，其诊断基于临床表现和排除其他原因引起的水疱。

糖尿病性大疱主要见于糖尿病病程较长的老年 2 型糖尿病患者。发病部位多位于下肢肢端，特别是下肢多发或单发紧张性清亮的大疱，偶见上肢和面部，有时可见血疱，疱壁较薄，发病突然，形态为圆形、椭圆形或不规则形，数目可多可少，分批出现，多数大疱周围无炎症改变。

摩擦、昆虫叮咬、水肿、烧伤后、迟发性皮肤卟啉病和假卟啉症也可以引起有张力的水疱，往往通过详细地询问病史及查体可帮助排除。

大疱性类天疱疮也常见于老年患者的下肢，尤其在小腿，其诊断往往需要取活检免疫荧光来明确，但也有少数病例为阴性。大疱性表皮松解症也可以通过组织学和免疫荧光明确诊断。

服用某些药物也可以导致出现药疹性水疱，如普奈生、呋塞米、四环素及萘啶酸。如果水疱发生在同一部位，愈合伴有色素沉着，则要怀疑为混合性药疹，最为常见的是磺胺类药物、四环素类药物、非甾体抗炎药。

2. 治疗

糖尿病性大疱多在糖尿病控制不良时发生，患者血糖和尿糖水平较高，首要的任务是控制血糖。临床上，这种病变预防尤其困难，因为大多数为自发性。如果大疱是完整的，不必刺破，用抗菌软膏或保护性敷料覆盖是必要的。有人认为直径较小、张力低的大疱能够吸收自愈，直径超过 1cm 的张力性水疱应该用手术刀在水疱的表面做“十”字切开引流，并用抗菌或无菌的敷料外敷，以预防大疱及周围组织感染。

如果大疱即将自行破损或已经破裂，则应在无菌条件下抽去液体并和其他溃疡病变进行同样的处理；如使用磺胺嘧啶银或氯已定软膏或水凝胶或藻酸盐辅料，并且注意愈后处理，检查是否有继发感染迹象。

五、足部接触性皮炎

（一）病因

足部最常见两种接触性皮炎，即刺激性接触性皮炎和过敏性接触性皮炎。刺激性接触性皮炎表现为弥漫性鳞屑、红斑，常见于足部背侧。皮疹一般仅有轻度瘙痒。这种类型皮炎常由特定类型的酸性、皂性物质或其他类型的物质刺激皮肤引起。这是一种非特异性反应，可以发生于任何人。

过敏性接触性皮炎是一种特异性皮疹，由免疫系统介导，发疹前必须有过敏性复合物的暴露史。慢性接触性皮炎是一种边界清楚的红斑、鳞屑性皮疹。急性接触性皮炎常表现为水疱。两者均有明显瘙痒。足部接触性皮炎最常见的诱发原因是橡胶和皮革产品中所使用的复合成分。

在鉴别过敏性接触性皮炎或刺激性接触性皮炎时，患者常被要求使用最常见的致敏性物质在特定部位行斑贴试验。一旦被确诊为刺激性过敏性皮炎或接触性过敏性皮炎，就必须避免接触致敏原。如果不能找到致敏原，可以使用含二甲硅油的日常保湿剂，因为二甲硅油可以有助于重建皮肤的屏障功能。若这两种治疗方法的疗效都欠佳，则可依照特应性皮炎的方法来治疗过敏性接触性皮炎和刺激性接触性皮炎，局部外用糖皮质激素和口服抗组胺药的联合应用有助于降低皮损的瘙痒。

（二）临床表现

发病前有刺激物或致敏物接触史。经一定潜伏期后发病。接触致敏物后经数分钟至数小时内发病，亦可达几天或几周。损害仅限于接触部位，边界明显。损害表现为红斑、丘疹、水疱、大疱，严重时出现坏死溃疡，边缘鲜明，有明显瘙痒或灼痛感。病程有自限性，去除接触物并经积极处理后一般于 1 ～ 2 周痊愈。斑贴试验阳性。

（三）鉴别诊断

本病需与湿疹相鉴别，见表 4-3-1。

表 4-3-1 接触性皮炎与急性湿疹鉴别

鉴别要点	接触性皮炎	急性湿疹
病因	常发现明显致病外因、原发性刺激或变应原	常不明确，以内因为主
起病	常突然急性发作	急性发作，但不骤然发作
接触史	非常明确	常不明确
损害表现	从红斑到大疱，损害较单一，境界清楚	原发性多形性皮疹，边界不清
发病部位	局限于接触部位	任何部位，对称，泛发
病程	去除病因后较快痊愈	常持续较长时间，易变为慢性
复发	不再接触则不复发	有复发倾向
斑贴试验	常呈阳性	不易发现致敏原

（四）治疗

（1）寻找并去除病因，避免再接触。

（2）内用疗法　一般用抗组胺药（如赛庚啶片、氯苯那敏片等）口服。也可应用钙剂、硫化钠、维生素 C 等。

（3）外用疗法　根据皮损情况，选择适当剂型和药物。轻度红肿、丘疹、水疱用炉甘石洗剂或粉剂；有明显渗液时可用溶液湿敷，如用 3% 硼酸溶液、生理盐水等；损害干燥，无明显渗液，可用糊剂或软膏。

（4）中医疗法　治则为清热、凉血、祛风、除湿。方用龙胆泻肝汤或化瘀解毒汤加减。

（五）预后

去除病因后，常数日痊愈，偶变为慢性。

六、丹毒

（一）病因

丹毒多由乙型溶血性链球菌感染引起。细菌可通过皮肤或黏膜细微损伤处侵入。足癣、趾甲真菌病、小腿溃疡、鼻炎、慢性湿疹等均可成为该病的诱发因素。机体抵抗力低下，如糖尿病、慢性肝病、营养不良等，也可成为促发因素。

（二）临床表现

发病急，常先有畏寒发热、头痛、恶心等前驱症状。皮损好发于小腿或颜面，多为一侧性。皮疹表现为略高出皮面的水肿性鲜红色斑，表面紧张发亮，边界清晰，有时可发生水疱或大疱。患者自觉灼热疼痛，触痛明显。

（三）实验室检查

白细胞总数升高，以中性粒细胞为主，可出现核左移和中毒颗粒。

（四）诊断和鉴别诊断

本病根据典型临床表现，结合全身中毒症状和血白细胞计数即可确诊，需与接触性皮炎、类丹毒和癣菌疹等进行鉴别。

（五）预防和治疗

反复发作的患者应注意寻找附近有无慢性病灶，有足癣等丹毒诱发因素应积极处理。本病以内用药物治疗为主，同时辅以外用药物治疗。

1. 内用治疗

早期、足量、高效的抗生素治疗可减缓全身症状、控制炎症蔓延并防止复发。丹毒治疗首选青霉素，每天 480 万～ 640 万 U 静脉滴注，一般于 2 ～ 3 天体温恢复正常，但应持续用药 2 周左右以防止复发。青霉素过敏者可选用红霉素或喹诺酮类药物。蜂窝织炎发展较为迅速者宜选用抗菌谱较广的第二代或第三代头孢菌素类抗生素，亦可选用喹诺酮类或新一代大环内酯类药物，必要时依据药敏试验选择抗生素。

2. 外用治疗

可用 25% ～ 50% 硫酸镁或 0.5% 呋喃西林液湿敷，并外用抗生素软膏（如莫匹罗星软膏、诺氟沙星软膏等）。

3. 物理治疗

采用紫外线照射、音频电疗、超短波、红外线等有一定疗效。

4. 手术治疗

已化脓者应行手术切开排脓。

七、急性蜂窝织炎

（一）病因

蜂窝织炎多由溶血性链球菌和金黄色葡萄球菌感染引起，少数可由流感杆菌、大肠埃希菌、肺炎链球菌和厌氧菌等引起。本病常继发于外伤、溃疡、其他局限性化脓性感染，也可由细菌直接通过皮肤小的创伤而侵入。

（二）临床表现

初起为局部弥漫性浸润性红肿，可为凹陷性，边界不清，局部有发热疼痛。重者皮疹表面可起水疱、大疱，亦可组织软化破溃形成溃疡。常伴有局部淋巴管炎和淋巴结炎，甚至发生败血症。急性期常伴有高热、寒战和全身不适。皮疹好发于四肢、颜面，发生于指（趾）的蜂窝织炎称为瘭疽，局部常有明显的搏动痛及压痛。

（三）鉴别诊断

有时要与丹毒鉴别，后者多发生于颜面及小腿，病变部位较浅，损害边缘较明显，无脓，局部水肿较轻。

（四）治疗

（1）全身应用抗生素，如青霉素等。

（2）局部用莫匹罗星等抗生素软膏，或用 0.08% 庆大霉素生理盐水湿敷。

八、皮肤结核病

（一）病因和发病机制

本病可由人型结核杆菌或牛型结核杆菌所致。主要由自身结核灶通过血行、淋巴系统或邻近结核灶传播和皮肤黏膜轻微外伤感染而来。组织病理变化以典型的结核结构为主。

结核杆菌的致病性与细菌在组织细胞内大量繁殖引起的炎症反应、菌体成分的毒性作用及机体对某些菌体成分产生的超敏反应有关。

（二）临床表现

1. 分类

由于感染结核杆菌的数量、毒力、传播途径的不同及机体抵抗力的差异，临床表现较为复杂，通常分为以下四类：

（1）外源性接种所致，如原发性皮肤结核综合征、疣状皮肤结核。

（2）内源性扩散或自身接种所致，如瘰疬性皮肤结核、口腔部皮肤结核等。

（3）血行播散至皮肤，如寻常狼疮、急性粟粒性皮肤结核等。

（4）结核疹，如硬红斑、丘疹坏死性结核疹、瘰疬性苔藓等。

2. 主要临床类型及其表现

（1）寻常狼疮　最常见，多见于儿童和青年。好发于面部，特别是鼻和颊部，其次为臀和四肢暴露处。基本损害为米粒至黄豆大小之鲜红或暗红色软性结节或斑块，边界清晰，可互相融合成片。愈合后形成萎缩性瘢痕，在瘢痕上又可出现新结节，玻片压之见淡黄或苹果酱色。本病呈慢性进行性发展，部分伴内脏结核，无痒痛感。

（2）疣状皮肤结核　少见，多见于成人男性，好发于手、足、臀等暴露部位。多系外伤感染所致。皮疹多为单个暗红色的丘疹或疣状结节，质硬，逐渐扩张成片状，呈乳头瘤样增殖，覆以黏着性痂或浅溃疡。损害中心可见光滑柔软的萎缩性瘢痕。

（3）瘰疬性皮肤结核　常由骨或淋巴结核蔓延而来。多见于儿童。好发于颈侧，其次为腋下、腹股沟、胸部等。皮疹初起为黄豆至白果大的可移动的皮下结节，无痛、质硬，呈红色或暗红色，中心发生干酪样坏死、破溃，形成口小底大的瘘管，愈后遗留萎缩性瘢痕。邻近可陆续新发皮下结节，并相互连接呈带状分布。

（4）丘疹性坏死性结核疹　少见，一般系血行播散所致，多见于青年女性。多见于四肢伸侧，尤见于肘膝关节伸侧，也见于躯干或臀部。皮疹为高粱至黄豆大的硬性丘疹，呈暗红色或紫红色，对称、散在分布，有群集倾向，中央坏死干结黑色痂，愈后留有色素性萎缩性瘢痕。可成批出现，尤以春秋为甚。

（5）颜面粟粒性狼疮　较少见，中青年多见。好发于足部、眼睑周围、眉间、鼻唇沟、口周等。原发疹为鲜红色，褐红或黄红色丘疹，顶端略呈扁平，边界清晰，覆白色屑，呈散在或簇集分布，玻片压视呈苹果酱色。愈后留有小瘢痕。

（6）硬红斑　少见，是否为结核尚有争议。多见于年轻女性。好发于小腿后外侧下 1/3 处。皮疹基本损害为暗红色或紫红色的皮下硬结，常对称分布，数目不多，与皮肤粘连，可逐渐软化破溃，分泌稀薄淡黄色带干酪样颗粒的脓液。经久不愈，愈后留有萎缩性瘢痕或色素沉着。

（三）实验室检查

1. 组织病理检查

各型皮肤结核的共同特征是聚集成群的上皮样细胞和数量不等的多核巨细胞形成典型的结核结节，中心可有干酪样坏死。

2. 结核菌素纯蛋白衍生物（PPD）试验

阳性仅说明过去曾感染过结核杆菌或接种过卡介苗，强阳性反应说明体内可能存在活动性结核病灶。

3. 胸部 X 线检查

可发现活动性或陈旧性结核病灶征象。

4. 细菌学检查

直接涂片或组织切片进行抗酸染色，可发现结核杆菌，有助于诊断。必要时可做细菌培养和 PCR 检测结核杆菌 DNA。

（四）诊断和鉴别诊断

根据皮肤结核的临床特点，结合组织病理检查一般不难诊断。

1. 寻常狼疮与盘状红斑狼疮、结节性梅毒疹、结核样型麻风的鉴别

（1）盘状红斑狼疮　为红色斑块，表面附有黏着性鳞屑，毛囊口扩大，含有角质栓。

（2）结节性梅毒疹　多发于感染后 3 ～ 4 年，为 0.3 ～ 1.0cm 大小的浸润性结节，呈铜红色，质硬，常破溃，溃疡呈凿孔状，新旧皮疹此起彼伏，梅毒血清反应阳性。

（3）结核样型麻风　结节较硬，患处感觉和痛觉障碍，周围神经粗大及肢体畸形。

2. 疣状皮肤结核与疣状痣、着色真菌病的鉴别

（1）疣状痣　皮损为条状排列，表面角化明显，无炎症反应，自幼发病。

（2）着色真菌病　好发于小腿，有外伤史，炎症明显，真菌培养阳性。

3. 瘰疬性皮肤结核与放线菌病、孢子丝菌病的鉴别

（1）放线菌病　患部坚硬，为大片浸润块，溃破后有“硫黄样颗粒”分泌物。

真菌培养阳性。

（2）孢子丝菌病　有外伤史，为孤立的结节或溃疡，可沿淋巴管成串状排列。真菌培养阳性。

4. 丘疹坏死性结核疹与毛囊炎、痘疮样痤疮的鉴别

（1）毛囊炎　表现为毛囊性炎性脓疱，无中心坏死，好发于头皮、后颈和背部。

（2）痘疮样痤疮　为无痛性毛囊性丘疹或脓疱，为毛囊性损害。

5. 硬红斑与结节性红斑、变应性血管炎的鉴别

（1）结节性红斑　参见结核样型麻风。

（2）变应性血管炎　多发于小腿和足背，为多形性损害，可伴发热、肌肉和关节疼痛等症状，可累及内脏器官，肾损害较常见。

（五）预防和治疗

积极治疗患者其他部位结核病灶，同时对易感人群普遍接种卡介苗是预防皮肤结核的关键。

本病需内用药物治疗，应以“早期、足量、规则、联合及全程应用抗结核药”为原则。常用药物及成人剂量如下。

（1）异烟肼　与其他抗结核药合用时，5mg/（kg · d），最高 300mg，或每次 15mg/kg，最高 900mg，每周 2 ～ 3 次。

（2）乙胺丁醇　15mg/（kg · d），顿服或分 3 次口服，或 25 ～ 30mg/（kg · d），最高 2500mg，每周 3 次，或 50mg/（kg · d），最高 2500mg，每周 2 次。

（3）链霉素　1000mg/d，分 2 次肌内注射，或 750mg/（kg·d）。本药需做皮试，用药后应注意听神经损害。

（4）利福平　450 ～ 600mg/d，顿服，疗程 6 个月。通常采用 2 ～ 3 种药物联合治疗，疗程一般不少于 6 个月。

九、急性淋巴管炎

淋巴管炎多数是由溶血性链球菌通过皮肤破损处或其他感染源蔓延到邻近淋巴管所引起。

（一）病因

多由溶血性链球菌引起，可能来源于口咽炎症、足部真菌感染、皮肤损伤以及前述的各种皮肤、皮下化脓性感染。其主要病理变化为淋巴管壁和周围组织充血、水肿，淋巴管腔内充满细菌，凝固的淋巴液及脱落的内皮细胞。

（二）临床表现

本病多见于四肢，往往有一条或数条红色的线向近侧延伸，沿行程有压痛，所属淋巴结可肿大、疼痛。严重者常伴有发热、头痛、全身不适、食欲缺乏及白细胞

计数增多。

（三）预防和治疗

（1）积极治疗原发病。

（2）局部热敷、理疗。

（3）有全身症状时，可用抗生素治疗。

十、足癣

足癣（俗名脚气），系真菌感染引起，其皮肤损害往往是先在单侧（即单足）发生，数周或数月后才感染到对侧（图 4-3-11），是一种传染性皮肤病。水疱主要出现在趾腹和趾侧，最常见于第 3、4 趾间，足底亦可出现，为深在性小水疱，可逐渐融合成大疱。足癣的皮肤损害有一特点，即边界清楚，可逐渐向外扩展。因病情发展或搔抓，可出现糜烂、渗液，甚至细菌感染、出现脓疱等。唯一可以确诊的方法是真菌镜检。

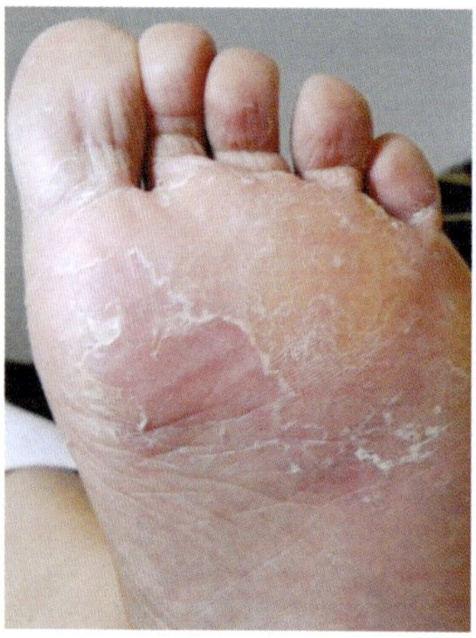

图 4-3-11 足癣

（一）临床表现

临床表现为足趾间起水疱、脱皮或皮肤发白湿软，也可出现糜烂或皮肤增厚、粗糙、开裂，并可蔓延至足跖及边缘，剧烈瘙痒。可伴局部化脓、红肿、疼痛，腹股沟淋巴结肿大，甚至形成小腿丹毒及蜂窝织炎等继发感染。由于用手抓痒处，常传染至手而发生手癣（鹅掌风）。真菌在指（趾）甲上生长，形成甲癣（灰指甲）。真菌喜爱潮湿温暖的环境，夏季天热多汗，穿胶鞋、尼龙袜者更是为真菌提供了温床；冬季病情多好转，表现为皮肤开裂。足癣有以下几种类型。

1. 水疱型

多发生在夏季，表现为趾间、足缘、足底出现米粒大小，深在性水疱，疏散或成群分布，疱壁较厚，内容清澈，不易破裂，相互融合形成多房性水疱，撕去疱壁，可见蜂窝状基底及鲜红色糜烂面，剧烈瘙痒。

2. 糜烂型

表现为局部表皮角质层浸软发白。由于走动时不断摩擦使表皮脱落，露出鲜红色糜烂面。严重者趾缝间、趾腹与足底交界处皮肤均可累及，瘙痒剧烈，多发于第 3、4、5 趾缝间。常见于多汗者。

3. 鳞屑角化型

症状是足跖、足缘、足跟部皮肤增厚、粗糙、脱屑，鳞屑成片状或小点状，反复脱落。

（二）临床治疗

1. 趾间有糜烂、渗液者

不可以外用刺激性强的药，最好先使创面收敛干燥后再用药。可以用1：8000高锰酸钾溶液湿敷，然后外用油剂或粉剂，待皮肤干燥后改用盐酸特比萘芬等霜剂或软膏。

2. 如果皮肤角化增厚严重，抗真菌药物很难渗透吸收

可以先用10%水杨酸软膏或复方苯甲酸软膏等使角质软化，再用抗真菌药。皮肤干裂明显者，可以每次温水浸泡后局部涂油膏，然后用塑料薄膜封包，外缠绷带，24～48h后除去，然后再用抗真菌药。

3. 足部起小水疱，未破溃者

可以先用3%硼酸溶液浸泡，然后选用联苯苄唑乳膏等抗真菌霜剂。

4. 足癣合并细菌感染，原则上应先局部抗细菌感染

可以用呋喃西林溶液或1：2000小檗碱（黄连素）溶液湿敷，严重感染者，可以口服抗生素，如头孢氨苄胶囊、红霉素等。

5. 全身治疗

对于顽固的足癣，在没有禁忌证的情况下，可以给予口服药。如特比萘芬、伊曲康唑、氟康唑等。这些口服药物效果较好，但应注意其可能带来的不良反应，肝功能不良者忌用。

6. 坚持用药

足癣是一种慢性感染，真菌寄生于角质层中生长繁殖，需长期用药才能彻底去除。因此，足癣的症状缓解后，仍需坚持用药，皮肤的代谢周期为28天左右，用药时间一定要坚持4周以上。最好进行真菌检查及培养，连续3周都是阴性才算治愈。

7. 不乱用药

足癣治疗最关键的是应按照分型进行连贯正规的治疗。切勿自行盲目治疗，否则往往会导致病情延误甚至加重。

8. 用药要根据病变的具体情况

破溃处不能用酊剂，皮肤变厚、裂口处应该用软膏。

9. 局部出现急性炎症的治疗

不能按一般足癣治疗，应该先处理继发感染。如有红肿，局部可外用硼酸水或呋喃西林液冷湿敷，必要时还要全身应用抗生素。

（三）足癣预防措施

（1）注意清洁，保持皮肤干燥，保持足部清洁，每天清洗数次，勤换袜子。

（2）洗脚盆及擦脚毛巾应分别使用，以免传染他人。

（3）平时不宜穿运动鞋、旅游鞋等不透气的鞋子，以免造成脚汗过多、脚臭加剧。趾缝紧密的人可用干净纱布或棉球夹在中间或选择分趾袜，以利于吸水透气。

（4）勿吃容易引发出汗的食物，如辣椒、生葱、生蒜等。

（5）情绪宜平和，兴奋和激动容易诱发多汗，加重足癣。

（6）应避免搔抓，防止自身传染及继发感染。

十一、汗疱疹

（一）临床表现

汗疱疹是一种常见的局限于手足部的湿疹性皮炎。最早的临床表现为发生于手足、手指、足趾等处的瘙痒性皮下水疱，进而发展为鳞屑性丘疹（图 4-3-12）。汗疱疹曾被认为与过度出汗或异常出汗有关，因此被定义为出汗障碍。虽然汗疱疹患者大多数都存在多汗情况，但当前已不认为汗疱疹是由多汗引起的。汗疱疹的治疗在大多数情况下与异位性皮炎相同。

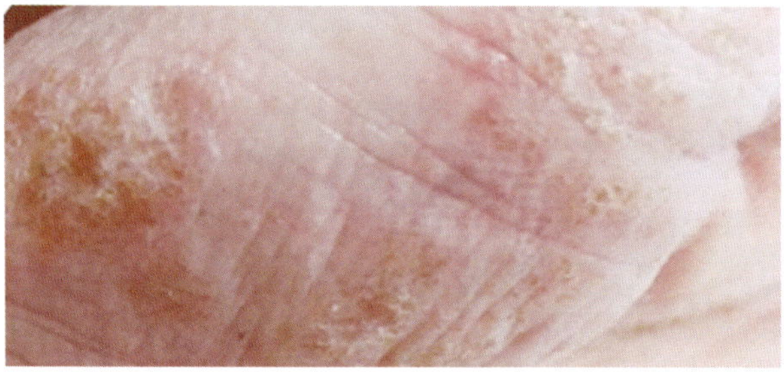

图 4-3-12　汗疱疹

（二）临床治疗

（1）1% 的炉甘石洗剂或者 3% ～ 5% 的福尔马林溶液外擦，可干燥止痒。

（2）若局部反复脱皮，干燥疼痛者可外用 2% ～ 5% 的水杨酸软膏，10% 的尿素霜等也可以外用。

（3）糖皮质激素（激素药膏），如艾洛松、卤米松等，每天涂抹 1 ～ 2 次，改善后逐渐减量使用。

（4）如果水疱破了，出现化脓、臭味，就提示已经感染，可以考虑外用莫匹罗星软膏，每天涂抹 2 次左右，直到感染消失。

（5）若瘙痒明显，可以配合口服抗组胺药物如氯雷他定、西替利嗪等来止痒，每天 1 片，好转后减量。

十二、角皮病

（一）临床表现

角皮病是皮肤表皮角质层增厚的一组疾病的统称。角皮病既可以表现为泛发型、也可以表现为局限型。两种类型几乎都可累及手掌和足底部（图 4-3-13）。

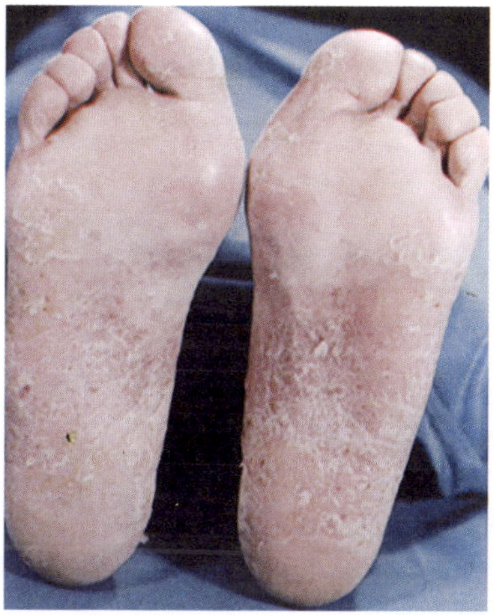

图 4-3-13　角皮病

（二）日常护理

1. 使用温水并限制洗澡时间

使用温水，而非热水。热水和长时间淋浴或浸浴会去除皮肤上的油脂。应将沐浴或淋浴时间限制在 10min 左右或更短。

2. 对待皮肤要轻柔

避免使用刺激性、造成皮肤干燥的肥皂。用毛巾或丝瓜络轻轻擦除死皮，用力擦洗或去除毛囊角栓可能会刺激皮肤，加重病情。

3. 遵医嘱使用药膏

涂抹含有尿素、乳酸、α-羟基酸或水杨酸的非处方乳膏。这些乳膏有助于松解和清除死皮细胞，还能滋润和软化干燥的皮肤。在使用保湿剂之前，先使用这些产品。

4. 保湿

在浸浴后皮肤仍然湿润时，涂抹含有羊毛脂、凡士林胶或甘油的保湿剂。这些成分能舒缓干燥的皮肤，有助于吸收水分。

5. 使用加湿器

低湿度会使皮肤干燥，便携式家用加湿器或与暖气炉相连的加湿器可以为家中的空气增加湿度。

参考文献

[1] 张建中 . 踇外翻畸形的发生、发展与外科矫正 [J]. 医学与哲学，2007，28（5）：16-18.

[2] 李建军，郑洁，方建文，等 . 实施足病护理师介入糖尿病足治疗室创面处理模式的体会 [J]. 中华损伤与修复杂志（电子版），2013，8（5）：2.

[3] Michael J Coughlin, Charles L. Saltz man, Robert B. Anderson. 唐康来，徐林，主译 . 曼氏足踝外科学 [M]. 北京：人民卫生出版社，2016.

[4] 李炳辉，谷涌泉，王鹏华．糖尿病足及下肢慢性创面修复 [M]. 北京：人民军医出版社，2011.

[5] 吴志华．皮肤性病学 [M]. 5 版．北京：人民卫生出版社，2004.

[6] 罗颖琪，李炳辉，许樟荣，等．国际糖尿病足工作组：糖尿病足溃疡预防指南——《国际糖尿病足工作组：糖尿病足防治国际指南（2019）》的一部分 [J]. 感染、炎症、修复，2019，20（03）：14-31.

[7] 高素文，刘青董，建芳．足病师在糖尿病足病工作室中的作用 [J]. 现代消化及介入诊疗，2019，A01，0389-0390.

[8]Arosi I, Hiner G, Rajbhandari S. Pathogenesis and treatment of callus in the diabetic foot[J]. Current Diabetes Reviews, 2016, 12(3): 179-183.

[9]Akdemir O, Bilkay U, Tiftikcioglu Y O, et al. New alternative in treatment of callus[J]. The Journal of dermatology, 2011, 38(2): 146-150.

[10] 黄英，廖阳英，连石．扁平疣的治疗研究进展 [J]. 中国麻风皮肤病杂志，2007，23（9）：805-807.

[11] 徐光耀．扁平疣治疗方法研究进展 [J]. 辽宁中医药大学学报，2012，14（11）：220-222.

[12] 茅婧怡，张明，李斌．中西医治疗扁平疣临床研究进展 [J]. 世界临床药物，2018，39（5）：293-297.